Hefte zur Zeitschrift „Der Unfallchirurg"

Herausgegeben von:
L. Schweiberer und H. Tscherne

261

Hefte zur Zeitschrift „Der Unfallchirurg"

Herausgegeben von:
L. Schweiberer und H. Tscherne

Springer
Berlin
Heidelberg
New York
Barcelona
Budapest
Hongkong
London
Mailand
Paris
Santa Clara
Singapur
Tokio

E. Schneider (Hrsg.)

Biomechanik des menschlichen Bewegungsapparates

Erkenntnisse, Methoden und Perspektiven

Mit 211 Abbildungen in 277 Einzeldarstellungen
und 28 Tabellen

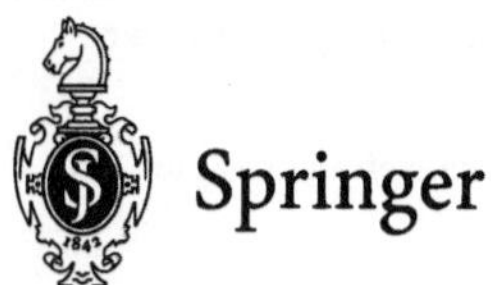

Springer

Reihenherausgeber
Professor Dr. Leonhard Schweiberer
Direktor der Chirurgischen Universitätsklinik München Innenstadt
Nußbaumstraße 20, D-80336 München

Professor Dr. Harald Tscherne
Medizinische Hochschule, Unfallchirurgische Klinik
Konstanty-Gutschow-Straße 8, D-30625 Hannover

Bandherausgeber
Prof. Dr. Erich Schneider
Technische Universität Hamburg-Harburg
Arbeitsbereich Biomechanik
Denickestr. 15, 21073 Hamburg

ISBN-13: 978-3-540-61698-6   e-ISBN-13: 978-3-642-60552-9
DOI: 10.1007/978-3-642-60552-9

Die Deutsche Bibliothek – CIP-Einheitsaufnahme
[Der **Unfallchirurg / Hefte**] Hefte zur Zeitschrift „Der Unfallchirurg". – Berlin ; Heidelberg ;
New York ; Barcelona ; Budapest ; Hongkong ; London ; Mailand ; Paris ; Santa Clara ; Singapur ;
Tokio ; Springer.
Früher Schriftenreihe
Bis 226 (1992) u.d.T.: Hefte zur Unfallheilkunde
Reihe Hefte zu: Der Unfallchirurg
NE: HST
261. Biomechanik des menschlichen Bewegungsapparates. – 1997
Biomechanik des menschlichen Bewegungsapparates : Erkenntnisse, Methoden und Perspektiven ;
mit 28 Tabellen / E. Schneider (Hrsg.). – Berlin ; Heidelberg ; New York ; Barcelona ; Budapest ;
Hongkong ; London ; Mailand ; Paris ; Santa Clara ; Singapur ; Tokio : Springer, 1997
(Hefte zur Zeitschrift „Der Unfallchirurg" ; 261)
ISBN-13: 978-3-540-61698-6
NE: Schneider, Erich [Hrsg.]

Satz: FotoSatz Pfeifer GmbH, 82166 Gräfelfing
SPIN: 10540248   24/3135 – 5 4 3 2 1 0 – Gedruckt auf säurefreiem Papier

Inhaltsverzeichnis

Teil I. Biomechanik der Gelenke und des Gelenkersatzes

Res biomechanica (hamburgensis)

E. Schneider

Arbeitsbereich Biomechanik, Technische Universität Hamburg-Harburg, Denickestr. 15, D-21073 Hamburg

Die Entwicklung der Biomechanik zu einer eigenen Disziplin ist vorangekommen. Dies läßt sich an der Denk- und Vorgehensweise bei heutigen wissenschaftlichen Untersuchungen des menschlichen Bewegungsapparates erkennen. Forscher mit einer technisch ausgerichteten Grundausbildung verfügen über ein zunehmendes Verständnis und Interesse für die biologischen Abläufe, z. B. bei kongenitalen, degenerativen oder traumatischen Vorgängen. Wissenschaftler mit einer biologischen oder medizinischen Grundausbildung setzen in zunehmendem Maße die Methoden und Definitionen der Ingenieur- und Materialwissenschaften ein, um die Eigenschaften und Veränderungen des Bewegungsapparates zu quantifizieren. Wo bisher die rein mechanischen oder biologischen Erklärungen einer Krankheit, wie z. B. der Osteochondrosis dissecans, konkurrierend gegeneinander angeführt wurden, verwenden biomechanisch orientierte Forscher heute einen neuen Ansatz, der von einem engen Zusammenhang zwischen mechanischer und biologischer Funktion ausgeht. Jede Änderung der mechanischen Integrität des Bewegungsapparates muß unausweichlich zu einer biologischen Reaktion führen und jede Änderung der biologischen Funktionalität wird eine mechanische Konsequenz nach sich ziehen. Es ist ein Geschehen, z. B. bei einer Fraktur, wenn als Folge einer lokalen Überlastung eine Diskontinuität des Knochens und ein Hämatom entstehen und anschließend auf Grund der neuen mechanischen Situation im Frakturspalt entsprechende reparative Vorgänge ausgelöst werden. Es ist die faszinierende Aufgabe der Biomechanik, die grundsätzlichen Zusammenhänge zwischen wirkenden Kräften und resultierenden Bewegungen oder Deformationen der lebenden Gewebe zu begreifen, dieses Wissen auf die chirurgischen oder therapeutischen Eingriffe anzuwenden und dadurch die Eingriffe wirksamer zu machen. Der menschliche Bewegungsapparat kann weder durch eine rein mechanisch orientierte noch durch eine rein biologisch basierte Analyse seiner Komponenten erfaßt werden. Er ist eine Angelegenheit, eine Sache beider Seiten geworden, eine Res biomechanica.

Im Laufe der Zeit entstanden an verschiedenen Orten auf der Welt unterschiedliche Organisationsformen dieser Zusammenarbeit. Biomechanische Forschung wird oft an medizinischen Institutionen vorgenommen und die dazu notwendige technische Einrichtung dort aufgebaut. Der technische Stand dieser Ausrüstung ist anfänglich hoch, kann aber meist nicht über längere Zeit aufrecht erhalten werden. Dafür ist die Aktualität der Fragestellungen durch die Nähe zum klinischen Alltag gewährleistet. Biomechanische Forschung an technischen Institutionen hat den Vorteil, daß die technische Einrichtung aktuell ist und mit der Komplexität der Fragestellungen

Hefte zu „Der Unfallchirurg", Heft 261
E. Schneider (Hrsg.), Biomechanik des menschlichen Bewegungsapparates
© Springer-Verlag Berlin Heidelberg 1997

Schritt halten kann. Hier besteht die Schwierigkeit darin, daß die täglichen Probleme der Klinik weiter weg und deshalb die Forschungsziele tendenziell eher akademischer Natur sind. In Hamburg wurde ein völlig neuer Ansatz gewählt: das hier errichtete Zentrum für Biomechanik besteht aus zwei Gruppen von Forschern, die jeweils entweder in eine technische (Technische Universität Hamburg-Harburg) oder in eine medizinische Institution (Universitäts-Krankenhaus Eppendorf) integriert, aber in ihrer Forschung selbständig sind. Je nach Fragestellung können dann die einzelnen Forscher in den Laboratorien des anderen Teilbereiches mit den einschlägigen Methoden arbeiten. Wesentlich bei diesem Ansatz ist die enge Zusammenarbeit der beiden Seiten im selben Zimmer, die das fruchtbare Zwiegespräch eigentlich erst ermöglichen. Verschiedene medizinische Institutionen und die Stadt Hamburg fördern diesen Gedanken zusätzlich durch Delegation von Ärzten an die Technische Universität. Die Sache der Biomechanik hat damit eine spezifisch hamburgische Variante erfahren, die Res biomechanica (hamburgensis).

Die Interaktion der biologischen mit der technischen Seite ist einfacher geworden, aber noch lange nicht ausreichend. Das persönliche Gespräch tut not und die nicht wenigen Kongresse sind ein Ausdruck dieses Bedürfnisses. Die in Hamburg stattfindende BIOMECHANICA, ein Symposium zur Biomechanik des menschlichen Bewegungsapparates, möchte in besonderer Weise dazu beitragen. Sie bringt bei wechselnder Thematik internationale Kapazitäten mit den Forschern im norddeutschen Raum zusammen und erlaubt es, aktuelle Fragen ausführlicher als sonst üblich zu diskutieren.

Im ersten Symposium im Jahre 1991, dem Gründungsjahr des Arbeitsbereichs Biomechanik an der Technischen Universität Hamburg-Harburg, ging es darum, den heutigen Stand des Wissens auf den Gebieten der Osteosynthese und des künstlichen Gelenkersatzes darzustellen. Dabei wurden einerseits grundsätzliche Aspekte der Frakturheilung, wie z. B. die Bedeutung der Mechanik für die Häufigkeit von Mikrokallus in spongiösem und die Orientierung von Kollagen in kortikalem Knochen, besprochen. Andererseits wurde die kontrovers diskutierte Interaktion zwischen Implantat und Gewebe in den verschiedenen Phasen der Frakturbehandlung weiter analysiert. Wichtige Themen aus dem Bereich der Endoprothetik waren grundsätzliche Überlegungen zum Designprozeß bei Gelenkprothesen und die nach wie vor bestehende Schwierigkeit, das bei Patienten auftretende Implantatverhalten und die damit zusammenhängenden Schädigungsmuster auch im Labor reproduzierbar nachzuvollziehen.

Das Hauptthema der zweiten Veranstaltung im Jahre 1993 waren biomechanische Modelle und Gesetze des Bewegungsapparates. Modelle sind die Grundlage jeder theoretischen, experimentellen oder klinischen Forschungsarbeit, auch wenn sie nicht immer formuliert werden. Sie sind in der Biomechanik wie in anderen Wissenschaften dazu da, Zusammenhänge in möglichst einfacher Form zu beschreiben. Dabei ist es wichtig, die Grenzen der Modelle und ihrer Aussagefähigkeit zu respektieren. Vor allem die Möglichkeiten moderner mathematischer Verfahren, wie z. B. der Finiten-Elemente-Methode, sollen nicht dazu verleiten, den Ergebnissen solcher „Abbilder" der Natur ungeprüft zu vertrauen, auch wenn sie scheinbar der Komplexität des Originals hinsichtlich Geometrie und Eigenschaften Rechnung tragen. Die Frage nach der Existenz von Gesetzen in der Biomechanik ist legitim. Welcher Wissenschaftler wünschte sich nicht, in seiner Disziplin ein neues Gesetz erkannt, formuliert und verifiziert zu haben! Die Wissenschaftsgeschichte lehrt uns, daß Gesetze z.B. in der Physik von vielen Forschergenerationen überdacht, modifiziert und in ihrer Bedeutung oft erst nach langer Zeit erkannt wurden. Die Gesetze in einem vergleichsweise jungen Gebiet wie der Biomechanik zum Thema zu machen, ist nicht Vermessenheit, sondern Ausdruck eines menschlichen Bedürfnisses, die Gründe für die Phänomene der alltäglichen Erscheinungen zu verstehen und in ein Gesamtbild zu integrieren.

Eine Auswahl der auf Grund der ursprünglichen Vorträge schriftlich niedergelegten Beiträge liegt jetzt vor und soll einer weiteren Leserschaft zugänglich gemacht werden.

Design of Total Joint Replacement: Science, Art, or Empiricism?

P.S. WALKER

Center for Biomedical Engineering, University College and Middlesex School of Medicine, RNOH Trust, Brockley Hill Stanmore, Middlesex HA7 4LP, UK

Introduction

Even in engineering disciplines, the design process is not easily defined. The usual approach is: the objectives are stated, different solutions are formulated and the solution most closely satisfying the objectives is selected. Theoretical or experimental methods are frequently used to verify, optimise and test the structural characteristics. In artificial joint design, however, while the above design method can be used, there are other important considerations. The forces and kinematics are only generally known and in any case vary from patient to patient. The properties of the structures into which the artificial joint is implanted, and their future remodelling, must be considered. The geometry is highly variable and the remodelling rules are known only in general terms. Finally, there is a variability introduced by the way in which the surgical procedure is carried out. In such a milieu, while empirical knowledge from the wide experience must play a major role, there needs to be even greater efforts made to define the system in precise scientific terms in order to enable the design process to become more systematic and the outcome more reliably predictable.

The Problem

Before the objectives for a design can be stated, the problem or need must be defined. In this case, the problem is to relieve pain and restore function to the arthritic or degenerate joint. While this article deals with total joint replacement, it will be realised that there are other possible approaches to the problem.

Definition of Terms

Design is the expression of an idea in the form of plans or drawings. It provides sufficient information for realisation into a final physical form. As such, it must provide not only dimensions, but materials specifications as well.

Science is knowledge determined by observation and experiment, critically tested. Generally a hypothesis is proposed, and experiments are designed to validate or invalidate this hypothesis. It is of course easier to invalidate, because in general, data which support a hypothesis are merely consistent with it and may well not constitute a rigorous validation.

Hefte zu „Der Unfallchirurg", Heft 261
E. Schneider (Hrsg.), Biomechanik des
menschlichen Bewegungsapparates
© Springer-Verlag Berlin Heidelberg 1997

Art is a work of creative imagination or practical skill. It may be represented by a new design form with useful or attractive features, or it may be the way in which a particular technical task is performed.

Empiricism is a mode of knowledge resting solely on experience. By observation and consideration of previous experiences, combinations of design features can be assembled, while other features can be modified.

A further term will be introduced here, because of its significant role in joint design, explained later:
Heuristic Art. This is the art of discovery in the use of logic, for making decisions when all possibilities cannot be fully explored.

Pre-clinical and Clinical Experiments

A note is required about what constitutes scientific experiments. Today, increasing efforts are being made to formulate pre-clinical experiments. An example of this is finite element analysis, where the stresses and strains can be calculated for the whole system and the design iterated to produce the most favourable combination of stresses and strains. Some models even include bone remodelling changes. Another example is the use of specimens to determine the surface strains on the bone, components, cement and so on, using strain gauges or photoelastic coating techniques. In this context, cyclic load fatigue testing can be considered as a scientific experiment to test the hypothesis that the components will endure physiological loading conditions without failure or undue change of shape. An intermediate step, prior to inserting newly designed components into humans, is the use of animal experiments. These, together with other methods such as cell culture techniques, are often invaluable to obtain data on tissue response and remodelling. All possible steps should be taken prior to launching into human use. The degree to which the latter constitutes an "experiment" depends upon how many new or unknown features there are. In any case, the follow-ups in humans must still be regarded as a necessary part of the experimental plan, to test the hypothesis and modify the design if necessary.

Conceptual Models

The first of these is the **simple model** (Fig. 1). Here, art and empiricism are combined to produce a design. The very first efforts at artificial joints, by Gluck in the nineteenth century, could only use art, and such attempts must be given high recognition because there were no empirical data to draw upon. Thereafter, up to perhaps the 1970's, most designs of joint replacement used this simple model, and even today many of the modern systems use the model for reasons of expedience, conservation and predictability. However, there are two major weak links in this approach. First of all, adverse effects of seemingly innocuous new or modified design features may be overlooked. For example, the effect of backing patella replacements with metal, to provide reinforcement to the plastic and allow bone ingrowth, was to cause dramatic wear through the plastic. Secondly, innovative features which could represent a real advance are ignored because of lack of existing data of their efficacy.

What then is the **ideal model** where both innovation and predictability can be combined? The starting point is the simple model, but this time the design is regarded as a proposed design or hypothesis. Scientific experiments are then formulated to test out each new feature. For example, the hypothesis may be that hydroxyapatite coating on the proximal region of a hip stem will result in improved osseointegration and less stress shielding compared with a non-coated stem. An animal experiment might be set up, backed up by a finite element analysis to study the theoretical remodelling changes. For each new feature, the experiments will either be considered supportive or a failure, in which latter case a modification to the original design is proposed. Following as much pre-clinical scientific experimentation as possible, human trials are begun, regarded as still being part of the testing of the design hypothesis. Migration measurements of components using the RSA method might be carried out. Dual-energy X-ray absorptiometry (DEXA) might be used to determine bone remodelling changes. Experiments such as these, which can give short-term data, have strong advantages. On the other hand, a hypothesis that a particular bearing geometry will reduce wear by 50 % may require 5 – 10 years to demonstrate.

A practical limitation to the ideal model is that it may not be possible to test all of the features satisfactorily. For example, is a more flexible material suitable for a femoral stem? Experiments will show that the bone stresses are closer to

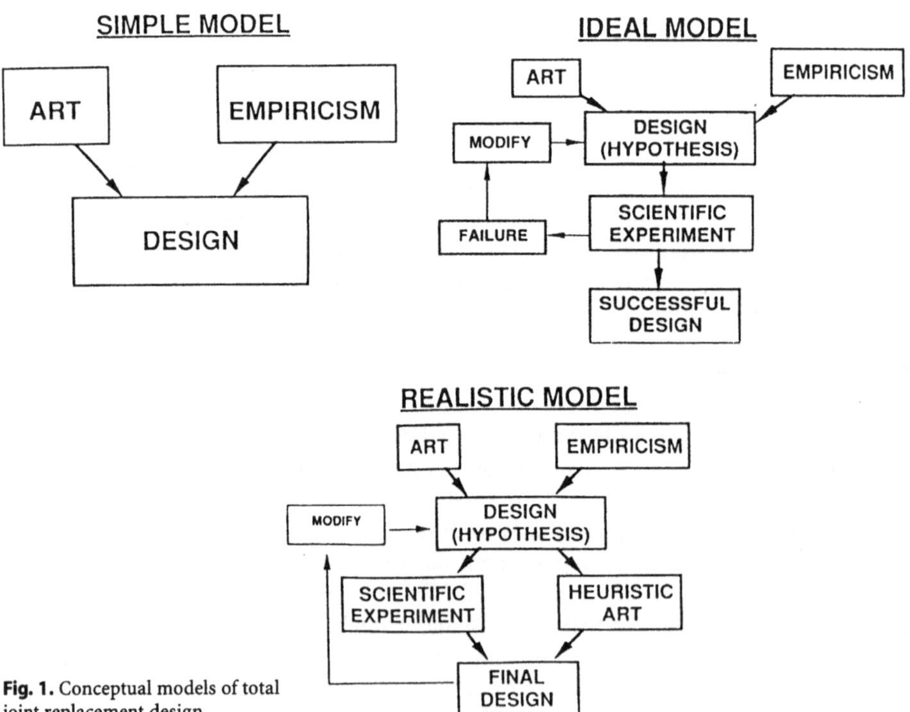

Fig. 1. Conceptual models of total joint replacement design

normal but that the proximal interface stresses are higher than for a more rigid material. What will ultimately result in the most favourable outcome cannot easily be discerned. In condylar replacement knees, are flatter tibial surfaces preferable to more dished ones? Flat surfaces are more forgiving at surgery and allow each individual knee to find its own preferred path of motion. On the other hand, dished surfaces provide more inherent stability and reduce the amount of femoral-tibial sliding, which should reduce wear. Which is the preferable set of advantages and disadvantages is difficult if not impossible to determine. To pose an idealised question, is it better to have a joint which provides better function but wears out in 8 years or one which provides slightly less function but lasts for 12 years? This brings the issue into the realm of subjectivity. Nevertheless the **realistic model** for joint replacement design can how be proposed. This is similar to the ideal model, but includes heuristic art to account for those factors where for practical reasons features cannot be realistically tested, and for those areas where judgement and logic are the most appropriate tools of design.

Conclusions

The increase in knowledge and the availability of more advanced design tools provide the opportunity for more rigorous design procedures to be carried out.

Multidisciplinary collaborative efforts are now becoming the usual way of developing new products. Finally, government regulations are playing an increasing role, which should ideally be consistent with a systematic design approach.

References

Transactions of the ASME (1985), 117 (B), 1–270.
Clausing DP (1994) Total Quality Development. Publ. ASME, Fairfield, NJ 07007, USA
Taguchi G (1993) Robust Technology Development. Publ. ASME, Fairfield, NJ 07007, USA
Pugh S (1994) Total Design. Addison-Wesley Publishing Co., Wokingham, UK

Mechanische und biologische Verankerung einer vorgespannten Hüftpfanne im Tierversuch

H. Bereiter[1], M. Bürgi[2] und B. A. Rahn[3]

[1] Orthopädisch-traumatologische Abteilung des Rätischen Kantons- und Regionalspitals Chur, CH-7000 Chur
[2] Firma Sulzer AG, Medizinaltechnik, CH-8401 Winterthur
[3] Labor für experimentelle Chirurgie, AO-Forschungszentrum, Clavadelerstraße, CH-7270 Davos Platz

Einleitung

Als Voraussetzung für eine dauernde Verankerung und „Einheilung" einer künstlichen zementfreien Hüftgelenkpfanne muß die primäre übungsstabile Befestigung des Pfannenimplantates im Knochen angesehen werden. Diese Bedingung ist notwendig, um die Knochenreaktionen um das Implantat analog den Gesetzen der Frakturheilung in physiologischer Weise zu gewährleisten. Dies bedeutet, daß im Pfannenlager weitgehendst mechanische Ruhe herrschen muß, auch wenn direkt nach der Operation auf das Implantat Kräfte einwirken [4, 12–15, 21].

Knocheneinwachstum in definierte Oberflächenstrukturen ist bei Mikrobewegungen von 28 μm noch möglich, wobei 150 μm nicht überschritten werden darf, da dies unweigerlich zu Bindegewebebildung ohne Knochenbildung führen würde [16, 24].

Das künstliche zementfreie Implantat soll zur dauernden festen Verankerung im Laufe der Zeit weitgehendst in den umgebenden Knochen integriert werden. Ein Zuviel an Bewegung zwischen Implantat und Knochen führt analog einer Pseudarthrose zur bindegeweblichen Einheilung [22]. Weitere Voraussetzungen sind bioinerte Materialien, die mit Knochen in direktem Kontakt stehen, und entsprechend gestaltete Oberflächen, so daß Knochenan- und Knocheneinbau möglich wird.

Demzufolge müssen folgende Voraussetzungen bei der zementfreien Implantation einer künstlichen Hüftgelenkpfanne beachtet werden:

Primäre mechanisch stabile Verankerung. Die notwendige primäre mechanisch stabile Verankerung wird durch entsprechende Befestigungselemente des Implantates im Knochen erzielt. Technisch stehen dabei als Kraftschlußprinzipien Reibschluß, Formschluß und Stoffschluß zur Verfügung [2, 18, 25].

Einzelne dieser Möglichkeiten, oder eine Kombination derselben, kommen grundsätzlich bei der Implantatverankerung zur Anwendung (Tabelle 1).

Das Befestigungselement kann dabei in das Design des Implantates integriert (Intrinsicfixationssystem) oder zusätzlich am Implantat angebracht sein (Extrinsicfixationssystem) [23].

Material- und Oberflächenbeschaffenheit der dem Knochen anliegenden Implantatfläche. Titan und Titanlegierungen haben sich im Hinblick auf die Gewebeverträglichkeit unter den bisher geprüften Metallen als optimal erwiesen [1].

Durch Vergrößerung der Oberfläche, sei es durch Makro-, Mini- oder Mikroporen, wird die Haftung des direkt an- oder eingewachsenen Knochens zusätzlich

Hefte zu „Der Unfallchirurg", Heft 261
E. Schneider (Hrsg.), Biomechanik des
menschlichen Bewegungsapparates
© Springer-Verlag Berlin Heidelberg 1997

Tabelle 1. Kraftschlußprinzipien

Kraftschlußprinzip	Funktionsweise	Befestigungsart
Reibschluß: Zwei Teile werden auf- oder aneinander gepreßt	Die Zugebelastung wird durch Reibung auf den Untergrund übertragen. Dazu ist eine Spreizkraft nötig, welche z. B. durch Einschlagen eines Konus erzeugt wird	Dübel Nägel Bolzen Klammern Klemmelement
Formschluß: Das Befestigungselement und der Grundwerkstoff durchdringen einander	Die Zuglast steht mit den auf der gegenüberliegenden Fläche des Untergrundes wirkenden Abstützkräften im Gleichgewicht	Schrauben Nieten Einlegeteile Ankerschienen
Stoffschluß	Zwei Materialien werden durch Adhäsion oder durch Verschmelzen miteinander verbunden	Verbundanker Verklebung Verschweißung

erhöht. Für Porengröße und Porosität sind optimale Größen experimentell erarbeitet worden [8, 9, 24].

Sekundäre stabile Verankerung. Eine Vorspannkraft nimmt über die Zeit durch Kriechen und Relaxation des Materials im Spreizbereich ab [2]. Im Knochen besteht eine plastische Deformation einerseits und andererseits werden auf Grund des Wolff-Gesetzes durch Kraftflußänderungen oder Deformationen Umbauvorgänge ausgelöst, wodurch die Vorspannkraft abnimmt [4, 17]. Die biologische Aktivität des Knochens muß nun im Sinne der Knochenheilung diesem Verlust an Verankerungsqualität durch zunehmende Integration des Implantates entgegenwirken. Durch diese Integration des Implantates in den Knochen wird die Langzeitverankerung gewährleistet [11, 21, 22].

Äußere Form des Implantates. Einerseits finden sich Pfannenkonzeptionen mit konischer oder zylindrischer und andererseits Pfannen mit sphärischer Außenform. Eine konische Außenform bedingt beim Vorbereiten des knöchernen Pfannenlagers wesentlich mehr Knochenverlust, und die physiologisch vorgegebene sphärische Form der knöchernen Pfanne zur Krafteinleitung wird dabei aufgegeben. Hingegen wird dadurch insbesondere bei konischen Schraubpfannen die primäre Verankerungsqualität erhöht. Sphärische Pfannenformen hingegen lassen eine wesentlich sparsamere Knochenpräparation zu und erhalten die physiologisch vorgegebene Krafteinleitung auf eine Kugelform im Beckenknochen [23].

Zur Qualitätsbeurteilung sind histologische Untersuchungen der wichtigste Parameter. Im Tierexperiment können Knochenreaktionen gegenüber dem Implantat systematisch untersucht werden. Biomechanischen Unterschieden beim Vierfüßler ist dabei Rechnung zu tragen, wie nicht direkter Vergleichbarkeit von tierischem und menschlichem Knochen [3, 7].

Der Begriff der mechanisch festen Verankerung im Knochen

Festigkeit und Stabilität sind in der Mechanik Begriffe für Materialeigenschaften und können daher in dieser Bedeutung nicht im eigentlichen Sinne verwendet werden [19]. Der Begriff „Verankerung" aus der Befestigungstechnik scheint unter diesen Gesichtspunkten adäquat [2, 18, 25].

Die Verankerungsqualität, mit der das Implantat im knöchernen Pfannenlager gehalten wird, ist mittels Messungen des maximalen Dreh- und Kippmomentes bis zum Auslockern des Implantates bestimmbar. Das gemessene Moment in Newtonmetern ist somit das Maß für die mechanische Verankerung des Implantates im Knochen.

Die Press-fit-Pfanne PFC als künstliches Hüftgelenkpfannenimplantat beim Menschen[1]

Durch das spezifische Design und die Elastizität dieses Implantates wird eine gleichmäßige Verteilung der Druckübertragung auf den Knochen erzielt, die sich vor allem auf die Flanken der Pfanne konzentriert (Abb. 1).

Bei der Implantation wird das Acetabulum im Durchmesser 1,5 mm kleiner gefräst, als der Nenndurchmesser der Pfanne beträgt. Durch diesen „Oversize" erreicht man beim Einschlagen eine periphere Verkeilung, die zu einer primär festen Verankerung führt. Es kommt dadurch das Prinzip des Reibschlusses zum Tragen. Die Forderung nach hoher, primär stabiler Verankerung wird durch diesen sog. Press-fit-Mechanismus erreicht.

Die mit dem Knochen in direktem Kontakt stehende Implantatoberfläche besteht aus einer Gitterschale, dem Sulmesh[2].

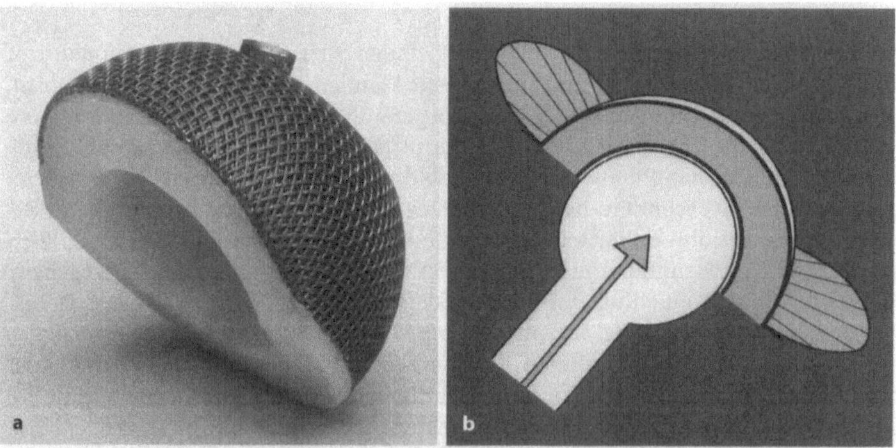

Abb. 1. a Press-fit-Pfanne Humanimplantat. **b** Durch die Dornabflachung und Abweichung von einer reinen Kugelform wird ein Pressfitmechanismus (Verklemmung) erzeugt, der sich hauptsächlich auf die Flanken der Pfanne konzentriert

---

1 Produkt der Protek AG, Bern, Schweiz.
2 Sulzer AG, Winterthur, Schweiz.

Beim Sulmesh handelt es sich um eine Gitterstruktur, von der 4 Lagen mit genau definierter Porengröße und bekanntem Porositätsvolumen übereinander angeordnet, widerstandsgeschweißt und im Polyäthylen fest verankert sind. Das Gitter ist aus Rein-Titandrähten hergestellt. Die gesamte Gitterdicke liegt zwischen 2,3 und 2,6 mm. Daraus resultiert eine Porengröße zwischen 400 µm und 600 µm, wobei der Porositätsanteil maximal 65 % beträgt.

Durch die Sulmesh-Gitterschale entsteht eine Verminderung der Elastizität des Implantates. Gleichwohl liegt sie höher als bei einer kompakten Metallschale. Somit wird nur ein partieller „metalbacking-effect" erreicht, ohne dabei die verhältnismäßig hohe Eigenelastizität der Pfanne zu verlieren.

Durch die sphärische Grundform der Press-fit-Pfanne ist die chirurgische Bearbeitung des knöchernen Implantatlagers äußerst schonend. Die vorgegebene physiologische Kugelform wird aufrechterhalten. Der Knochen wird nur so weit vorgefräst, daß die subchondrale Kortikalis möglichst erhalten bleibt. Die Fräsung erfolgt so tief, bis makroskopisch Blutpunkte sichtbar werden, um vitalen Knochen mit der Sulmesh-Gitterschale in direkten Kontakt zu bringen [13 – 15].

Material und Methodik

Für den Tierversuch am Schaf wurde eine entsprechend dimensionierte Press-fit-Pfanne angefertigt. Die Außenform dieser Pfanne ist gleich dem Humanimplantat. Der Pfannendurchmesser beträgt 30 mm. Die Übergröße der Pfanne zur Acetabulumfräsung beträgt 1 mm. Dadurch ist bei diesen geometrischen Verhältnissen ein guter Reibschluß bzw. Press fit gegeben.

Die im Tierversuch verwendete Sulmesh-Gitterschale besteht aus 4 Lagen rostfreiem Stahl, da aus herstellungstechnischen Gründen in dieser Dimensionierung Reintitangitter nicht verwendet werden konnten. Deshalb wurde zur Verbesserung der Biokompatibilität das Stahlgitter mit Titannitrit beschichtet. Die Gesamtnetzdicke liegt bei 2 mm. Die Porengröße beträgt 400 µm und der Porositätsanteil maximal 65 %. Stirnseits der Pfanne ist der Polyäthylenmantel etwas überstehend und mit Löchern versehen, in welche die Meßinstrumente zur Ermittlung des Dreh- und Kippmomentes befestigt werden können.

Die mechanische Qualität der Verankerung bis zum Ausriß der Pfannen ist über einen Drehmomentschlüssel ermittelt worden, welcher direkt an den künstlichen Hüftgelenkpfannen befestigt werden konnte. Das kraniokaudale Kippmoment wurde über eine geeichte Federwaage ermittelt.

Ermittlung der primären mechanisch festen Verankerung

Direkt nach dem Einbringen der Pfanne ins Kadaveracetabulum des Schafes wurde mit dem Drehmomentschlüssel dasjenige Moment ermittelt, welches zum Herausdrehen bzw. Auslockern der Pfanne nötig war. In analoger Weise ist mit der Federwaage das kraniokaudale Kippmoment in Newtonmetern bestimmt worden.

Bestimmung der sekundären Verankerung

Bei 8 Bergschafen wurde das linke Hüftgelenk durch eine Totalendoprothese ersetzt. Die Operation wurde gemäß standardisierter Technik entsprechend veterinärmedizinischen Regeln vorgenommen [10].

Nach Einsetzen der Press-fit-Pfanne wurde ein Prothesenstiel mit einem Keramikkopf von 16,5 mm Durchmesser nach konventionellen Methoden in das Femur einzementiert. Adäquate postoperative Bewegung und Belastung wurde in Stichproben mittels einer Druckmeßplatte unter der operierten Extremität geprüft.

8 und 52 Wochen nach der Implantation der künstlichen Hüftgelenke wurden je 4 Tiere getötet. Das Becken ist freipräpariert worden und die Qualität der Verankerung der künstlichen Hüftgelenkpfanne im Knochenbett wurde ermittelt. Die Ermittlung der Verankerungsqualität wurde mit der gleichen Methode und den gleichen Meßinstrumenten wie im In-vitro-Versuch durchgeführt.

Histologische Aufarbeitung

Nach Ablauf der Implantationsdauer wurden die Tiere in Narkose getötet, die Kadaverbecken geröntgt, und nach Bestimmung der Verankerungsqualität die Beckenknochen in Alkohol fixiert. Darauf wurden die Knochen mit den in situ liegenden Press-fit-Pfannen in Methylmetacrylat eingebettet. In der Folge ist der Knochen mit den Pfannen in kraniokaudaler Richtung mit einer Drahtsägemaschine in 800 µm dicke Schnitte zerteilt worden. Die einzelnen 800-µm-Schnitte wurden als erstes geröntgt, wodurch eine weitgehende Beurteilung der Verhältnisse am Interface „Knochen-Implantat" möglich wurde. Die wichtigsten Schnitte sind in der Folge auf 100 µm hinuntergeschliffen worden. Mit Fuchsin-Lichtgrün erfolgte die Färbung des Präparates zur weiteren histologischen Untersuchung.

Resultate

Primäre stabile Verankerung in vitro

Die Press-fit-Pfannen benötigen durchschnittlich 14 Nm (12 – 15 Nm) Drehmoment und 7,5 Nm Kippmoment (7 – 8 Nm) bis zur Auslockerung aus dem Knochenlager. In keinem Fall konnte ein Knochenbruch beobachtet werden. Die gemessenen Werte zeigen also die Pfannenverkeilung im Knochenlager, d.h. den Press-fit-Mechanismus dieses Systems direkt nach dem Einschlagen der Pfanne.

Sekundäre stabile Verankerung in vivo

Sowohl nach einer Implantationszeit von 8 Wochen als auch 52 Wochen war festzustellen, daß die in situ liegenden Pfannen mit der angewandten Meßmethode nicht mehr aus dem knöchernen Lager herausgedreht bzw. -gekippt werden konnten. Bei allen 8 Pfannen wurde das am Polyäthylen befestigte Meßinstrument aus der Polyäthylenverankerung herausgerissen, wobei das Polyäthylen verformt und destruiert wurde (Abb. 2).

Die dabei ermittelten Meßwerte von 30 Nm Drehmoment und 25 Nm Kippmoment

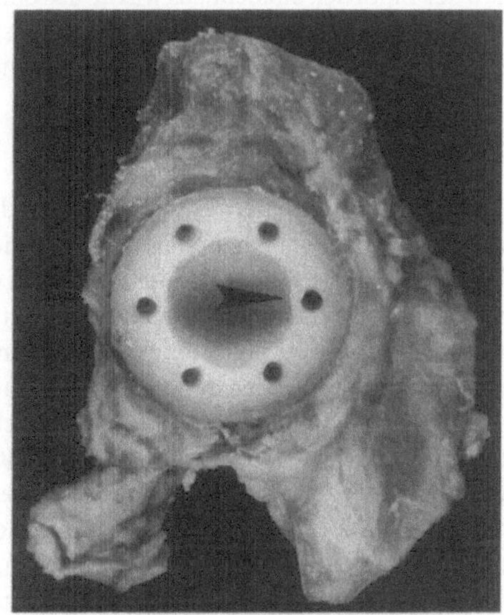

Abb. 2. Ausrißversuch im In-vivo-Präparat. An der Verankerung des Meßinstrumentes am Polyäthylenkörper typische Polyäthylenverformung mit Ausriß der Befestigungsschrauben (*Pfeil*)

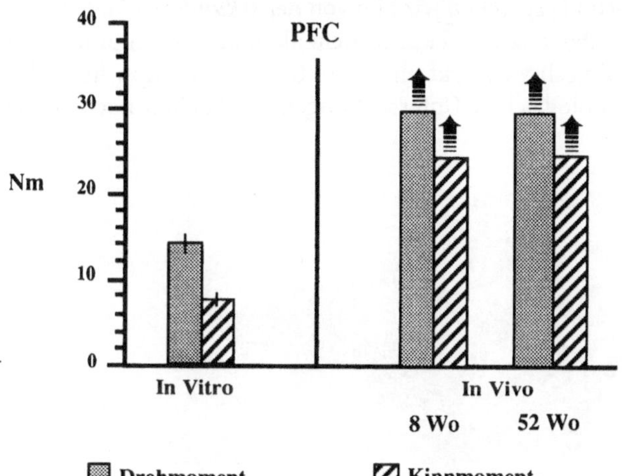

Abb. 3. Ausrißmomente der Press-fit-Pfanne in vitro und in vivo (*Säule* Mittelwert x = ± 1 SD). Zunahme der Verankerungsqualität in vivo (*Pfeil* Grenze der Meßmethode erreicht)

zeigen also die Qualität der Verankerung des Meßinstrumentes im Polyäthylen der Press-fit-Pfanne (Abb. 3).

Histologie

Die histologischen 100-µm-Schnitte zeigen ein intensives Knocheneinwachstum von ein bis zwei Netzgittertiefen mit direktem Knochenkontakt zur titannitritbeschichteten Oberfläche. Nach 8 Wochen ist nicht strukturierte Knochenneubildung ins Sulmesh hinein sichtbar. Nach 52 Wochen hat eine Strukturierung der Knochentrabekel stattgefunden. Diese bestehen nun aus lamellärem Knochen. Die Ausrichtung erfolgt gemäß der mechanischen Beanspruchung, direkt ausgehend von der Sulmesh-Gitterschale, so daß der Eindruck entsteht, als würde das Sulmesh die subchondrale Kortikalis ersetzen. Je nach Ort der mechanischen Belastung ist eine Übertragung von Druck-, Zug- und Scherkräften anhand der Ausrichtung der neugebildeten Trabekel gegeben (Abb. 4).

Diskussion

Die tierexperimentellen Untersuchungen der primären und sekundären mechanisch stabilen Verankerung haben gezeigt, daß sich die Verankerungsqualität der Press-fit-Pfanne nach einer Verweildauer von 8 bzw. 52 Wochen in vivo um mindestens das 3fache erhöht. Das bis zum Ausreißen der Pfanne aus dem Knochenlager notwendige Moment liegt aber höher und war auf Grund der Limite der Meßanordnung nicht zu ermitteln. Man hat die Grenzen der Meßmethodik erreicht.

Durch die biologische Aktivität des Knochens kommt es zu einer zunehmenden Verzahnung und Verbindung mit der Sulmesh-Gitterschale. Die histologischen und radiologischen Untersuchungsergebnisse zeigen eine Umstrukturierung der unter Beanspruchung stehenden Spongiosatrabekel. Einerseits ist eine Ausrichtung derselben entsprechend der auftretenden Kräfte festzustellen. Andererseits besteht ein Einwachsen von neugebildetem Knochen in die Sulmesh-Gitterschale mit direktem Kontakt zum titannitritbeschichteten Netzgitter. Dies erklärt die hohe Verankerungsqualität. Aus diesem Grunde sprechen wir hier von der *sekundären biologischen Verankerung*.

Der enge, direkte Knochenkontakt zur titannitritbeschichteten Oberfläche des Sulmesh weist auf eine gute Osseointegration hin [5]. Unter Berücksichtigung der histologischen Untersuchungen 52 Wochen nach Implantation muß dieser Begriff

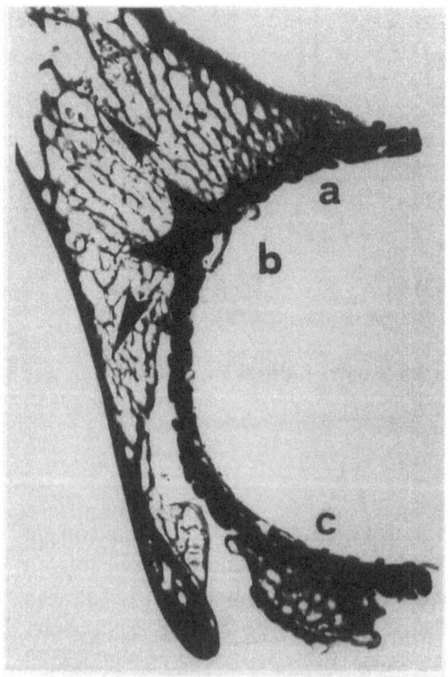

Abb. 4 a–c. Osseointegration im Sinne von direktem Knochenkontakt und an die Krafteinleitung angepaßte Knochenstruktur.

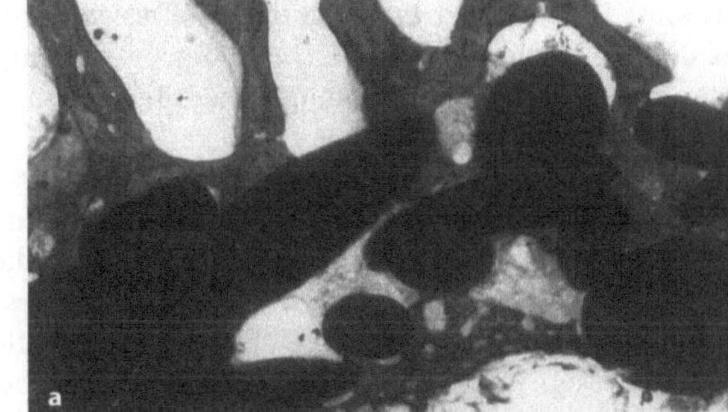

Abb. 4
a „Pedunkulärer" Knochenkontakt: Aufnahme von Druckkräften in der Hauptbelastungszone kranial (60fache Vergrößerung).

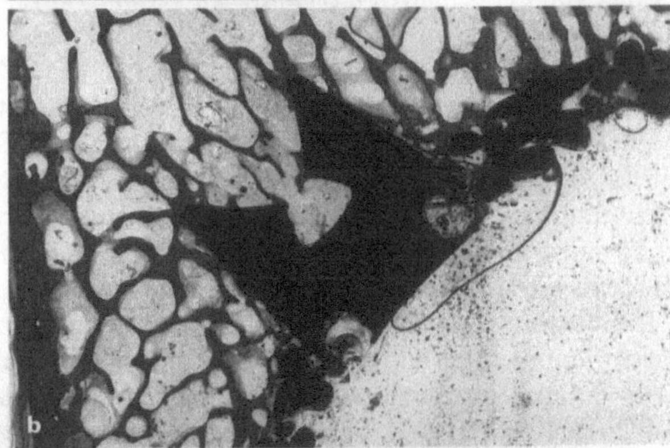

b Änderung der Trabekelrichtung: Aufnahme von Scherkräften (20fache Vergrößerung).

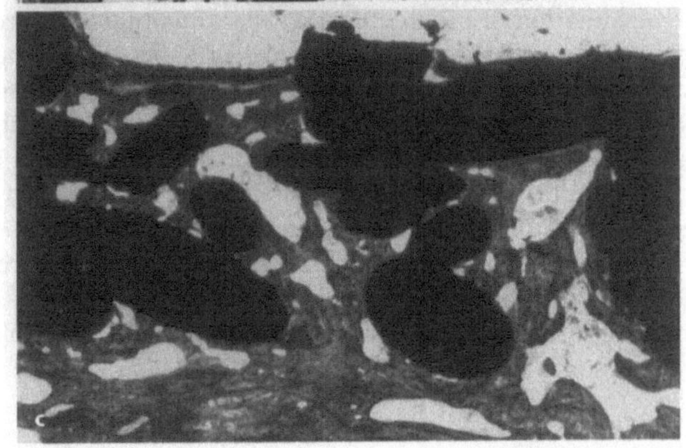

c Umfassen der Sulmesh-Gitterstruktur kaudal: Aufnahme von Zugkräften (60fache Vergrößerung) (*grau* Knochen; *schwarz* Sulmesh)

erweitert werden. Dies bedeutet direkten Knochenkontakt und an die Krafteinleitung angepaßte Knochenstruktur [20]. Die quantitative Beurteilung bezüglich Knochen-einwachstiefe und Menge ist in der zeitlichen Betrachtung unter diesem Gesichtspunkt der Osseointegration sekundär.

Die histologischen Ergebnisse decken sich mit analogen Experimenten am Hund. Als poröse Oberfläche zum Knocheneinbau sind sowohl aufgesinterte Chromcobaltkugeln wie ein Reintitan fiber-mesh verwendet worden. Der Knocheneinbau war beim Titanmesh besser, wobei aber auf eine sehr gute primäre Verankerung und einen guten Sitz der dem Knochen anliegenden porösen Oberfläche hingewiesen wird. Gerade diese Forderungen werden durch das Design der Press-fit-Pfanne erfüllt.

Bei diesen Tierversuchen am Hund betrug die Implantationszeit maximal 4 Monate. Mechanische Untersuchungen zur Beurteilung der Verankerungsqualität sind nicht durchgeführt worden [6, 12].

Die In-vitro-Untersuchungen der Verankerungsqualität am Kadaverbecken repräsentieren die Verhältnisse direkt nach dem Einbringen einer künstlichen Hüftgelenkpfanne. Eine biologische Reaktion des Knochens hat zu diesem Zeitpunkt noch nicht stattgefunden. Die Verankerungsqualität des Implantates beruht in dieser Situation allein auf seinen mechanischen Befestigungseigenschaften, welche durch das entsprechende Design oder Befestigungselement vorgegeben sind. Deshalb sprechen wir hier von der *primären mechanischen Verankerung.*

Die Abweichungen der Meßergebnisse der Press-fit-Pfanne bei der primären mechanischen Verankerung in vitro lassen sich durch Varianten in der Größe der knöchernen Pfannen erklären. Die oberen Werte präsentieren einen optimalen knöchernen Sitz mit tiefen Acetabula. Bei den unteren Meßwerten war zu beobachten, daß die Pfess-fit-Pfannen auf Grund kleineren Acetabula weniger tief ins knöcherne Lager eindringen konnten. Auf Grund nur einer zur Verfügung stehenden Pfannengröße mußte diese Ungenauigkeit in Kauf genommen werden, wobei die Streuung der Meßergebnisse als gering zu betrachten ist.

Die Messungen erfolgten direkt nach der Implantation. Die Beeinflussung der primären Verankerung durch das Kriech- und Fließverhalten des Knochens und die damit verbundene Abnahme der primären Verankerungsqualität über die Zeit wurde nicht berücksichtigt [17]. Die gemessenen Momente widerspiegeln also die bestmögliche Situation des Reibschlusses. Die Abnahme der Spreizkraft des Press-fit durch plastisches Verhalten des Knochens kann aber teilweise über die Muskelkräfte, welche die Pfanne ins Knochenbett hineinpressen, kompensiert werden [3]. Die biologische Potenz des Knochens muß aber in der zeitlichen Folge sämtliche rein mechanischen Befestigungselemente übernehmen oder ersetzen. Diese müssen aber von solcher Qualität sein, daß die diesbezüglich biologischen Abläufe physiologisch im Sinne der Knochenheilung ablaufen [21, 22].

Neue durch das Experiment aufgeworfene Problemkreise wie Eigenelastizität der Pfanne, Quantifikation des absolut notwendigen Reibschlusses, Restrelativbewegung des Implantates, Reaktion des Knochens auf die durch das Implantat hervorgerufene Deformation sowie Langzeitverläufe über 5 Jahre sind Fragen an weiterführende Experimente.

Zusammenfassung

In einem Tierexperiment am Schaf wurde die Verankerung der zementfrei implantierten Hüftpfanne, der sog. Press-fit-Pfanne, untersucht. Die mechanisch stabile Verankerung im Pfannenlager wurde mittels Messungen des Drehmomentes und des kraniokaudalen Kippmomentes bis zur Auslockerung des Implantates bestimmt. Die primäre Verankerung wird durch eine Übergröße der Pfanne gegenüber dem Pfannenlager gewährleistet, wodurch ein Reibschluß, der sog. Press-fit, entsteht. Die äußere Oberfläche dieser Pfanne besteht aus einer Reintitangitterschale, dem sog. Sulmesh, das Knocheneinbau erlaubt und die sekundäre Verankerung gewährleistet.

Es konnte festgestellt werden, daß die sekundäre, sog. biologische Verankerung der Pfanne sowohl 8 wie 52 Wochen nach Implantation, die vorgängig bei In-vitro-Versuchen nachgewiesene primäre mechanische Verankerung an Quantität um etwa das 3fache übertrifft. Diese Zunahme der mechanischen Verankerung im knöchernen Pfannenlager der Press-fit-Pfanne ist durch das histologisch nachgewiesene Ein- und Anwachsen des umgebenden Knochens in die Sulmesh-Gitterschale im Sinne der Osseointegration bedingt.

Literatur

1. Albrektsson T, Branemark PL, Hansson HA, Lindström J (1981) Osseointegrated titanium implants. Acta Orthop Scand 52: 155–170
2. Amann W (1990) Komponenten des Befestigungssystems. Schweizer Baublatt No. 86
3. Bergmann G, Siraky J, Rohlmann A, Kölbel R (1984) A comparison of hip joint forces in sheep, dog and man. J Biomech 17: 907–921
4. Bereiter H, Huggler AH, Jacob HAC (1989) Künstliche Hüftgelenke – Probleme und Fortschritte. Swiss Med 11/4: 7–18
5. Bronemark PJ, Hansson BO, Adell R, Breine U, Lindström J, Hallén O, Ohmann A (1977) Osseointegrated implants in the treatment of the edentulous jaw. Experience from a 10-year period. Scand J Plast Reconstr Surg 11: 1–132
6. Cockshutt JR, Schatzker J, Summner-Smith G, Fornasier VL (1988) Biological fixation of a porous-coated, metal-backed acetabular component in canine total hip arthroplastie. VCOT 3: 141–145
7. Eitel F, Seiler H, Schweiberer L (1981) Vergleichende morphologische Untersuchungen zur Übertragbarkeit tierexperimenteller Ergebnisse auf den Regenerationsprozeß des menschlichen Röhrenknochens. Unfallheilkunde 84: 250–264
8. Galante J, Rostoker W, Luek R, Ray RD (1971) Sintered fiber metal composite as a basis for attachment of implants to bone. J Bone Joint Surg (Am) 53: 101–114
9. Galante J, Summner DR, Gächter A (1987) Oberflächenstrukturen und Einwachsen von Knochen bei zementfrei fixierten Prothesen. Orthopäde 16: 197–205
10. Hohn RB, Olmstead ML, Turner TM, Matis U (1986) Der Hüftgelenksersatz beim Hund. Tierärztl Prax 14: 377–388
11. Harrys WJ, White RE, Mc Carthy JC, Walker PS, Weinberg EH (1983) Bony ingrowth fixation of the acetabular component in canine hip arthroplastie. Clin Orthop 176: 7–11
12. Jasty M, Harris H (1990) Experience with cementless porous surfaced acetabular components. Orthop Rel Sci 1: 52–61
13. Morscher E, Bereiter H, Lampert C (1989) Cementless Press-Fit Cup. Clin Orthop 249: 12
14. Morscher E (in press) Current status of acetabular fixation. Clin Orthop
15. Morscher E (1987) Current state of cementless fixation of Endoprostheses. Swiss Med 9: 8
16. Pilliar RM, Lee JM, Maniatopoulos C (1986) Observations on the effect of movement on bone ingrowth into porous-surfaced implants. Clin Orthop 208: 108–113
17. Perren SM, Huggler A, Russenberger M et al. (1969) The reaction of cortical bone to compression. Acta Orthop Scand Suppl 125: 19
18. Rehm G, Eligehausen R, Mallée R (1988) Befestigungstechnik. Betonkalender 1988
19. Sass F, Bouché C, Leitner A: DUBBEL Taschenbuch für Maschinenbau, Bd 1, 13. Aufl. Springer, Berlin Heidelberg New York, S 412 ff
20. Schenk RK (1991) Reaktion des Knochens auf Implantate. In: Stühler Th (Hrsg) Hüftkopfnekrose. Springer, Berlin Heidelberg New York Tokyo, S 533–538
21. Schenk RK, Wehrli U (1989) Zur Reaktion des Knochens auf eine zementfreie SL-Femur-Revisionsprothese. Orthopäde 18: 454–462
22. Schenk R, Willenegger H (1977) Zur Histologie der primären Knochenheilung. Modifikationen und Grenzen der Spaltheilung in Abhängigkeit von der Defektgröße. Unfallheilkunde 80: 155–160
23. Ungetüm M, Blömer W (1987) Technologie der zementlosen Hüftendoprothetik. Orthopäde 16: 170–184
24. Winkler-Gniewek W (1989) Die Plasmapore-Beschichtung für die zementlose Verankerung von Gelenksendoprothesen. Aesculap – Wissenschaftliche Information 22. Aesculap, Tuttlingen
25. Wisniewsky GK: Befestigungstechnik. Systeme und Komponenten zur Anwendung im Bauwesen. Verlag moderne Industrie, Landsberg/Lech (Die Bibliothek der Technik, Bd 11)

Biomechanische Aspekte zementfreier Revisions-endoprothesen des Hüftgelenks – Eine biomechanische Analyse der Verankerungssituation im Falle von Primär- und Revisionsschäften

W. Blömer und U. Fink

Aesculap AG, D-78532 Tuttlingen

Einleitung

Voraussetzung für eine gute Einheilung zementfreier Hüftendoprothesenschäfte durch funktionelle Anpassung des Knochenlagers ist die primärübungsstabile Verankerung der Implantate, wobei als Parameter dieser Verankerungsstabilität die am Implantat-Knochen-Interface auftretenden Mikrobewegungen herangezogen werden können [31, 33, 38, 43]. Im Falle oberflächenstrukturierter bzw. porös beschichteter Implantatkomponenten können außerhalb der knöchernen Toleranzgrenze auftretende Mikrobewegungen das angestrebte An- bzw. Einwachsen knöcherner Strukturen verzögern oder auch verhindern und zur bindegewebigen Ummantelung des Prothesenschaftes führen.

So zum Beispiel konnten Pilliar et al. in tierexperimentellen Studien zeigen, daß geringe Mikrobewegungen um ca. 28 µm ein knöchernes Einwachsen in poröse Strukturen nicht behindern, während Relativbewegungen > 150 µm einer knöchernen Integration entgegenstehen [31]. Die Werte dieser Grenzbereiche werden gestützt durch Messungen von Engh et al. an 14 autoptisch gewonnenen Femurpräparaten. Unter simulierter physiologischer Belastung zeigten Präparate mit deutlichen Anzeichen einer knöchernen Implantatintegration reversible Mikrobewegungen im Bereich von maximal 40 µm und ein Präparat mit ausgebliebener Knochenapposition Mikrobewegungen von ca. 150 µm [9]. Auch wenn die genauen Grenzen der ein knöchernes Einwachsen noch gewährleistenden Mikrobewegungen bisher nicht bekannt sind, zeigen diese und auch andere Studien die übergeordnete Bedeutung einer initial hohen Verankerungsstabilität als Voraussetzung für eine dauerhafte Integration des Prothesenschaftes [3, 4, 8–12, 19, 20, 27–31, 34–37, 40–43].

Analog diesen, zunächst für zementfreie Primärimplantate gültigen Richtlinien muß darüber hinaus auch für Revisionsimplantate die primärstabile Implantatverankerung zur Übertragung der komplexen, dreidimensional gerichteten Kraftkomponenten angesehen werden. In Fällen von Revisionseingriffen erweisen sich die oftmals eng mit der Lockerung einhergehenden Knochenresorptionen sowie Defekt- und Nekrosebildungen im Implantatlager als ein zentrales Problem, wobei auch hier in zunehmendem Maße zementfreie Implantationstechniken gegenüber Defektauffüllungen mit Knochenzement zur Anwendung gelangen [13, 33, 39]. Zusammen mit entsprechenden Knochentransplantationen erlauben speziell gestaltete, zementfreie Prothesenschäfte eine weitgehende Rekonstruktion der verlorengegangenen Knochensubstanz, wie z. B. von Wagner [39] mehrfach eindrucksvoll berichtet wurde.

Zielsetzung dieses biologischen Wiederaufbaus des Knochens ist einerseits die dauerhafte Stabilisierung des zunächst nur partiell verankerten Prothesenschaftes

Hefte zu „Der Unfallchirurg", Heft 261
E. Schneider (Hrsg.), Biomechanik des
menschlichen Bewegungsapparates
© Springer-Verlag Berlin Heidelberg 1997

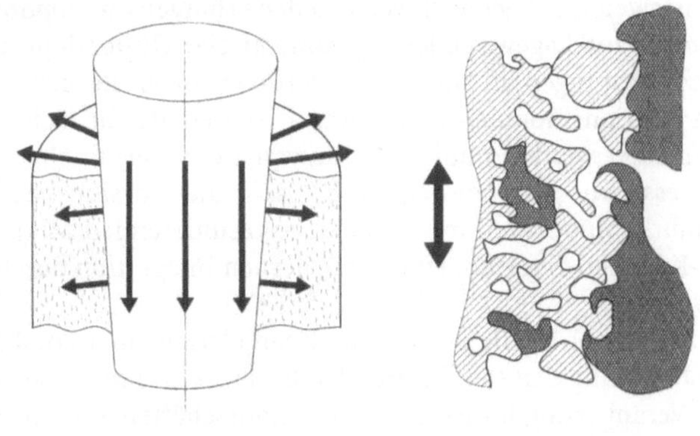

Abb. 1. Phasen der zementfreien Implantatverankerung: Primärstabilität: mechanische Initialstabilität; Sekundärstabilität: gleichmäßige Kraftübertragung durch Knochenapposition

sowie andererseits die Schaffung einer verbesserten Ausgangssituation für eventuell erneut notwendige Revisionseingriffe. Dabei ist eine ausreichend hohe mechanische Initialstabilität unverzichtbare Basis einer dann sekundär durch An- bzw. Einwachsen von Knochengewebe beginnenden Implantatintegration (Abb. 1).

Zielsetzung

Aus der Forderung nach einer hohen Primärstabilität lassen sich wiederum zahlreiche Einflußfaktoren ableiten, welche einerseits das Implantat betreffen, wie z. B. die Materialeigenschaften, das Prothesendesign sowie die Oberflächengestaltung, und andererseits durch das operationstechnische Vorgehen, wie z. B. die Vorbereitung des Implantatbettes sowie die Größenauswahl und Lage des Prothesenschaftes im räumlich komplex gestalteten Femur, vorgegeben werden. In verschiedenen experimentellen Studien zur Ermittlung der Mikrobewegungen wurden diese Einflußgrößen an unterschiedlichen Prothesenkonzepten untersucht, wobei die biomechanische Wertigkeit einzelner Designelemente eine nur untergeordnete Rolle spielte. Darüber hinaus variieren Versuchsmodelle, Meßmethodik und insbesondere Belastungsverhältnisse in weiten Bereichen, so daß eine Vergleichbarkeit der jeweils ermittelten Mikrobewegungen nur bedingt gegeben ist. Die häufig getrennte Applikation z. B. axialer und rein torsionaler Beanspruchungen entspricht dabei nur unzureichend der komplexen Belastungssituation unter physiologischen Bedingungen. Erst neuere Studien berücksichtigen die nicht zu vernachlässigenden Auswirkungen einer kombinierten Biege- und Torsionsbelastung auf das endoprothetisch versorgte Femur.

Verschiedene sowohl biomechanische als auch klinische Arbeiten machen deutlich, daß Torsionsbelastungen möglicherweise eine überaus wichtige Rolle im Lockerungsgeschehen der femoralen Komponente einnehmen. So zeigen zum Beispiel die Ergebnisse von Bergmann et al. aus In-vivo-Studien mit instrumentierten Hüftendoprothesen, daß unter anderem höchste Gelenkbelastungen mit ausgeprägten rotatorischen Komponenten im Bereich von 15–20 Nm beim Treppensteigen oder Aufstehen vom Stuhl, aber auch beim schnellen Gehen auftreten [1]. Vergleichbare Torsionsmomente um die Femurachse ermittelte Davy et al. mit bis zu 22 Nm beim Treppensteigen [7]. Aber auch verschiedene röntgen-stereophotogrammetrische In-vivo-Studien zur Lageveränderung zementfreier Hüftendoprothesen weisen auf häufige Setzbewegungen im Sinne einer Retroversion als Resultat eines nach dorsal gerichteten Torsionsmomentes hin, womit dieses als die Schaftlockerung begünstigend betrachtet werden muß [23]. Sugiyama et al. ermittelte und folgerte aufgrund der gemessenen Mikrobewegungen, daß die Torsionsbeanspruchung zementfreier Femurkomponenten mit den daraus resultierenden Mikrobewegungen am Implantat-Knochen-Interface einer knöchernen Integration durchaus entgegenstehen kann [36].

Ziel dieser Studie war es, durch Simulation einer kombinierten Biege- und Torsionsbelastung den stabilisierenden Einfluß einzelner Designelemente bei metaphysärer Verankerung im Falle von Revisionsschäften am Beispiel des zementfreien und mikroporös beschichteten BiCONTACT-Hüftendoprothesensystems im Hinblick auf die initiale Verankerungsstabilität – und hier insbesondere auf die Rotationsstabilität – zu untersuchen.

Material und Methodik

Implantatkonzepte

In Abhängigkeit von der jeweils vorliegenden Femurgeometrie gewährleistet das Design der zementfreien BiCONTACT-Hüftendoprothese aufgrund des insbesondere im proximalen Schaftbereich angestrebten Form- und Kraftschlusses ein hohes Maß an Primärstabilität. Während eine großflächige mediale Anlage in Kombination mit den lateral angeordneten Stützstegen Relativbewegungen in axialer Richtung entgegenwirkt, bietet die proximal flache, im Querschnitt rechteckförmige Schaftgeometrie eine wirksame Rotationsstabilisierung. Alle Prothesenschäfte sind aus der klinisch bewährten und durch hohe mechanische Eigenschaften sich auszeichnenden TiAlV-Legierung geschmiedet. Die hohe Biokompatibilität von Titan begünstigt ein Heranwachsen von Knochengewebe an die Implantatgrenzfläche, während die hohe Dauerfestigkeit in Verbindung mit einem niedrigen Elastizitätsmodul eine für die Prothesensteifigkeit günstige Dimensionierung der Schäfte zuläßt. Der biomechanische Ansatz der überwiegend metaphysären Krafteinleitung der BiCONTACT-Hüftendoprothese entspricht dabei weitgehend den physiologischen Verhältnissen.

Hingegen steht bei Revisionseingriffen mit ausgedehnten Knochenresorptionen und Defektzonen dieser Verankerungsbereich nicht oder nur teilweise zur Verfügung, so daß die für eine knöcherne Integration bedeutungsvolle Axial- und Rotationsstabilität ausschließlich im distalen Schaftbereich zu erzielen ist (Abb. 2). Diese im Vergeich zu Primärimplantaten grundlegend verschiedene Verankerungssituation bedarf zur Minimierung der Mikrobewegungen am Implantat-/Knochen-Interface im Sinne einer hohen Primärstabilität speziell abgestimmter Designkriterien. Das Basisdesign der neu entwickelten Revisionsimplantate entspricht im proximalen Bereich dem klinisch langjährig bewährten BiCONTACT-Konzept, während der nach distal verlängerte Schaftabschnitt zur Erzielung einer Press-fit-Verankerung sowohl in der Frontal- als auch in der Sagittalebene konisch gestaltet ist. Der vorwiegend rechteckige Schaftquerschnitt ist zur Erhöhung der Rotationsstabilität durch jeweils eine sich ventral und dorsal in den Knochen einschneidende Rippe ergänzt. Das bio-

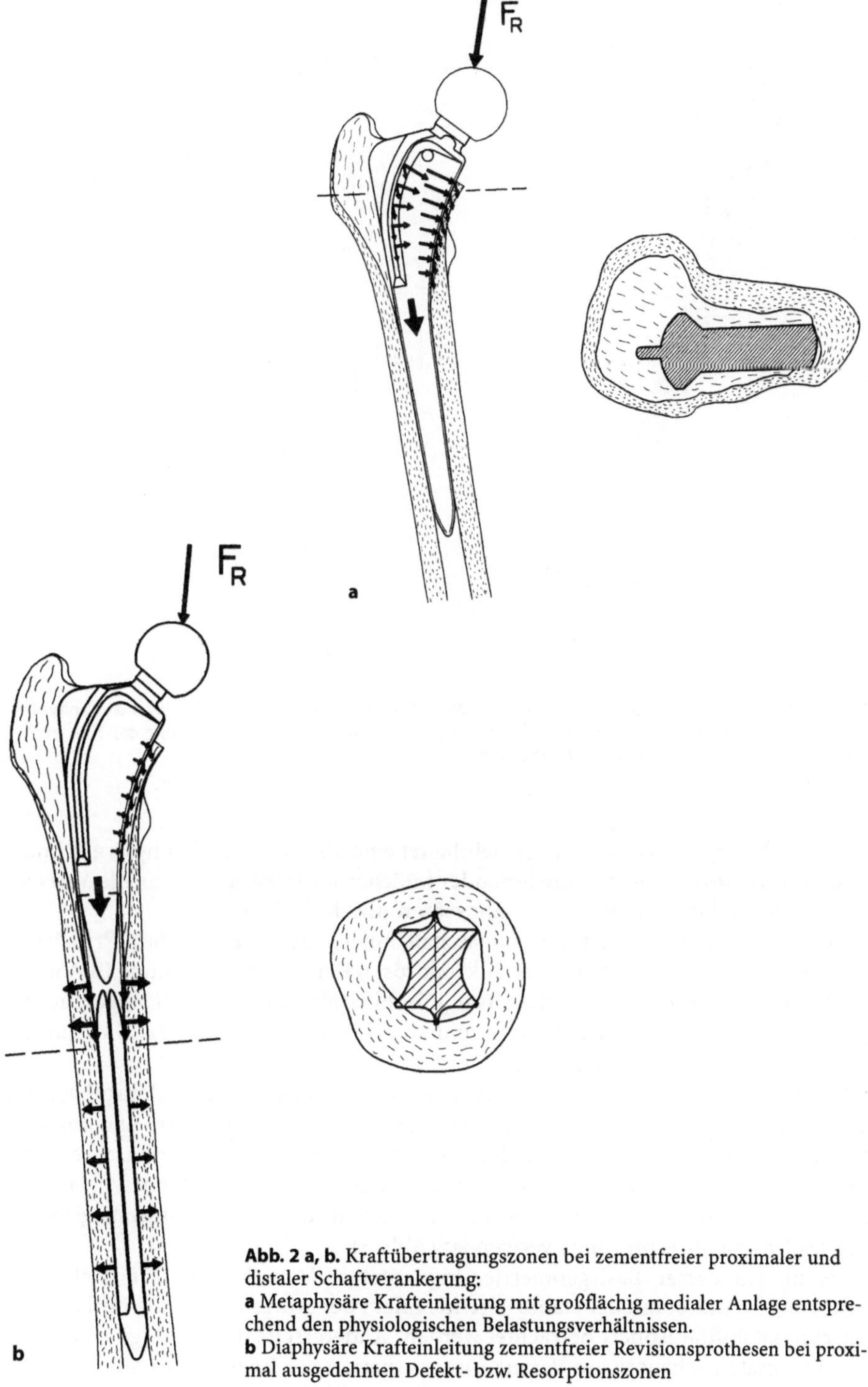

Abb. 2 a, b. Kraftübertragungszonen bei zementfreier proximaler und distaler Schaftverankerung:
a Metaphysäre Krafteinleitung mit großflächig medialer Anlage entsprechend den physiologischen Belastungsverhältnissen.
b Diaphysäre Krafteinleitung zementfreier Revisionsprothesen bei proximal ausgedehnten Defekt- bzw. Resorptionszonen

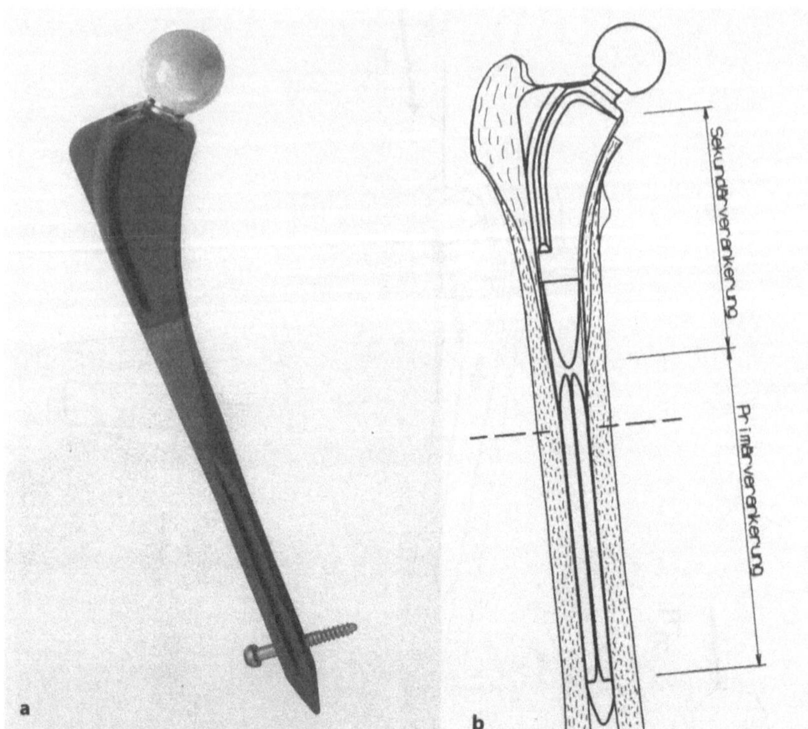

Abb. 3 a, b. Verankerungskonzept des BiCONTACT-Revisionsschaftes; bei überwiegend diaphysärer Primärverankerung wird mit zunehmender knöcherner Integration eine Verlagerung der Krafteinleitung in den metaphysären Abschnitt angestrebt

mechanische Verankerungskonzept beinhaltet eine überwiegend diaphysäre Primärverankerung sowie eine mit zunehmender knöcherner Integration schnelle Verlagerung der Krafteinleitung in den metaphysären Abschnitt (Abb. 3).

Dementsprechend ist der Revisionsschaft analog den zementfreien Primärimplantaten im oberen Drittel mit der mikroporösen Reintitanbeschichtung PLASMA-PORE versehen, welche gegebenenfalls in Kombination mit zusätzlich eingebrachter Spongiosa die knöcherne Anbindung und somit den proximalen Kraftfluß auf die knöchernen Strukturen unterstützt.

Mit dem Originaldesign der zementfreien BiCONTACT-Hüftendoprothese als Vergleichsgruppe haben wir die biomechanische Bedeutung der ventro- und dorsolateral angeordneten Stützstege als charakteristische Designelemente durch experimentelle Bestimmung der im proximalen Schaftbereich sich ausbildenden Relativbewegungen ermittelt. Dazu wurde ein durch Entfernung der lateralen Stützstege modifiziertes Design als Prüfgruppe verwendet (Abb. 4).

Bei unveränderter Basisgeometrie, Implantatgröße und auch Oberflächenbeschichtung konnte somit der stabilisierende Effekt der Stützstege auf die initiale Verankerungsstabilität isoliert betrachtet werden. Andererseits die im Vergeich zu Primärimplantaten schwierigere Verankerungssituation der Revisionsschäfte betrach-

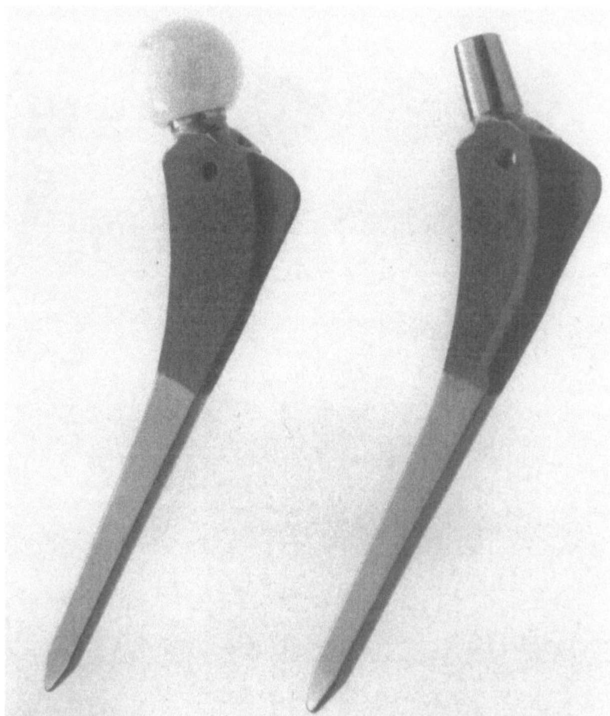

Abb. 4. Designvarianten der untersuchten Primärschäfte. Das Originaldesign der BiCON-TACT-Hüftendoprothese (*rechts*) als Vergleichsgruppe verwendend, haben wir die stabilisierende Wirkung der ventro- und dorsolateral angeordneten Stützstege als charakteristische Designelemente untersucht. Dazu wurde ein durch Entfernung der Stützstege modifizierter Schaft (*links*) als Prüfgruppe eingesetzt

tend, haben wir außerdem – in Abänderung des Basisdesigns der BiCONTACT-Revisionsprothese – die stabilisierende Wirkung eines zusätzlich in Höhe des Femuristhmus integrierten Doppelkonus im Hinblick auf die in axialer Richtung sich ausbildenden Relativbewegungen sowie die Auswirkung einer zusätzlichen distalen Schaftverriegelung auf die Axial- und Rotationsstabilität untersucht (Abb. 5).

Experimentalmodell

Um eine hohe Reproduzierbarkeit der Meßergebnisse zu gewährleisten, wurden speziell für biomechanische Untersuchungen hergestellte und hinsichtlich Geometrie und auch mechanischer Eigenschaften mit natürlichen Femora weitgehend vergleichbare Knochenmodelle verwendet. Die synthetisch hergestellten Femora (Pacific Research Lab., Vashon Island, WA) weisen eine die natürliche Situation gut widerspiegelnde Innen- und Außengeometrie auf, wobei die kortikalen Strukturen durch in Epoxydharz gebundene, längs laminierte Fasern und die Spongiosa durch Polyuretanschaum simuliert werden (Abb. 6).

Die mechanischen Eigenschaften ergeben sich aus dieser Materialkombination mit 276 N/mm^2 für die Biegefestigkeit, 172 N/mm^2 für die Zugfestigkeit und 14 200 N/mm^2 für den Elastizitätsmodul. Die weitgehende Übereinstimmung der geometrischen und mechanischen Kenndaten mit denen von Femurpräparaten wurde in vergleichenden Studien von Bianco et al. und McNamara et al. eingehend untersucht

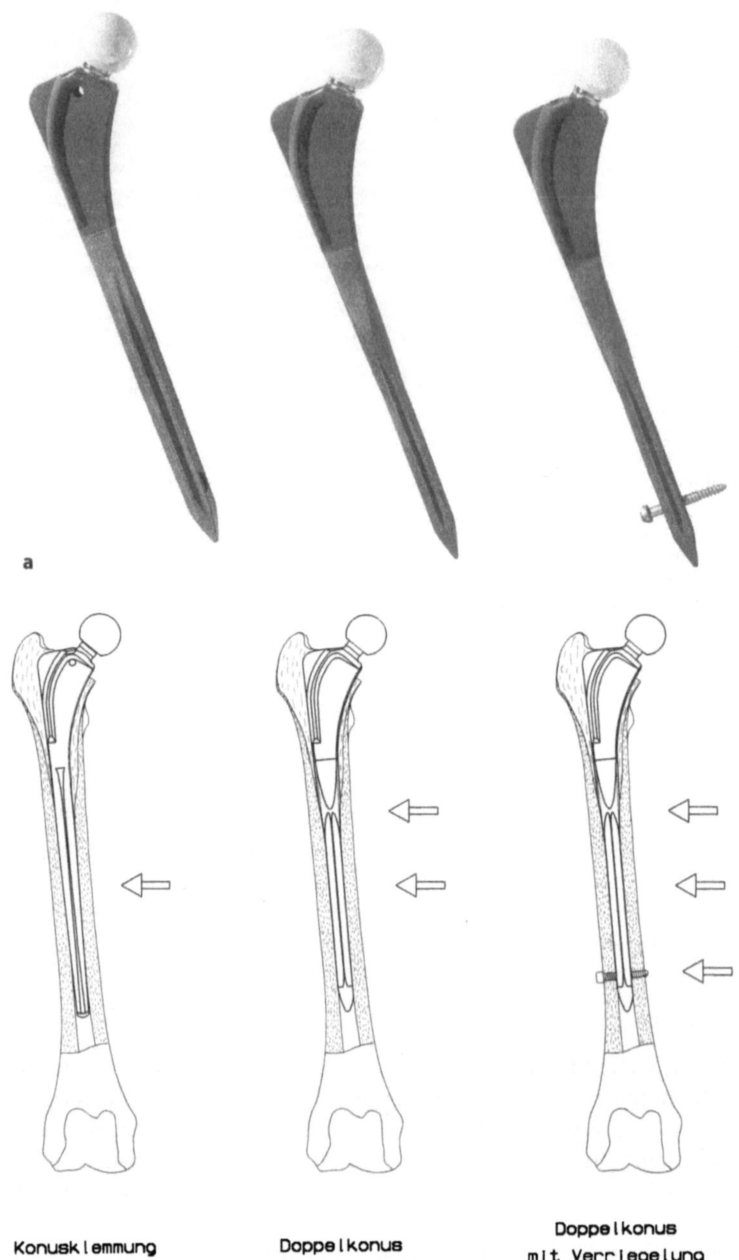

Abb. 5 a, b. Designvarianten der untersuchten Primärschäfte. In Abänderung des Basisdesigns (einfache Konusklemmung) der BiCONTACT-Revisionsprothese wurde die stabilisierende Wirkung einer zusätzlich in Höhe des Femuristhmus integrierten Konusanlage (Doppelkonus) sowie weiterhin der Einfluß einer distalen Schaftverriegelung (Doppelkonus mit Verriegelung) untersucht und bestätigt [2, 22]. Vorteile in der Verwendung synthetisch hergestellter Femora liegen aus unserer Sicht schwerpunktmäßig in der nur geringen Variation der Formausführung, der geometrischen Abmessungen und der mechanischen Eigenschaften, welche wesentlich zu einer nur geringen Streubreite der Meßergebnisse beiträgt.

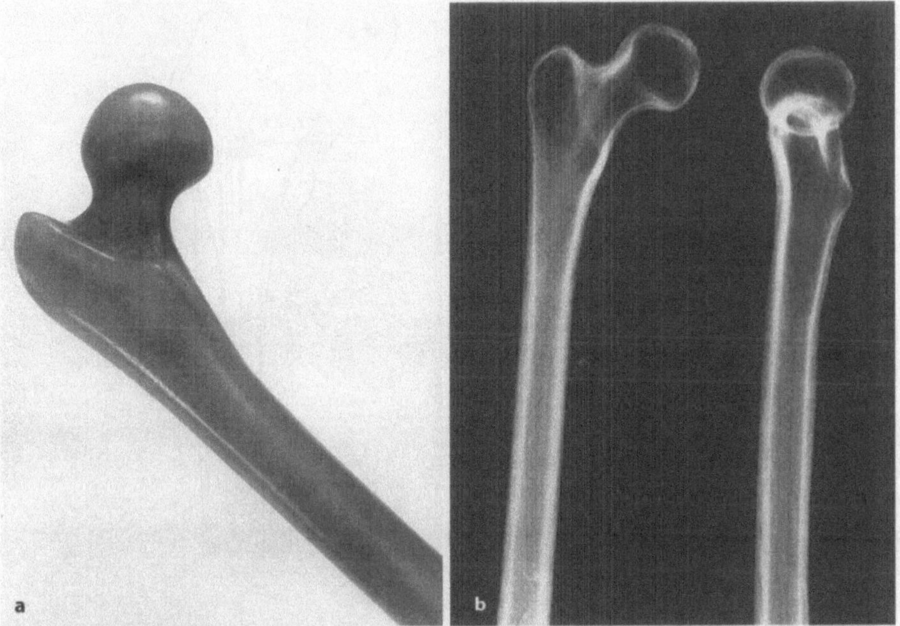

Abb. 6 a, b. Synthetisches Knochenmodell. Die in den Versuchen verwendeten Knochenmodelle weisen – wie im Röntgenbild ersichtlich – hinsichtlich Geometrie, Strukturausbildung und mechanischer Kenndaten eine gute Übereinstimmung mit natürlichen Femora auf.

Geometrie:	Länge:	46,0 cm	± 0,2
	CCD-Winkel:	136,3 °	± 1,2
	Anteversion:	8,2°	± 0,9
	Schaft-$\varnothing$:	3,1	± 0,3 (22 mm unterhalb Trochanter major)
Mechanische	Biegefestigkeit:	276 N/mm^2	
Eigenschaften:	E-Modul:	14200 N/mm^2	
	Zugfestigkeit:	172 N/mm^2	

Die Erfassung der Relativbewegungen im Verankerungsbereich erfolgte mittels hochauflösender optischer und somit berührungsloser Wegsensoren (Opto NCDT 1605, Micro-Epsylon-Meßtechnik). Dabei wird das von einer Infrarotdiode ausgesandte Lichtbündel vom Meßobjekt reflektiert und auf dem opto-elektronischen Positionsdetektor abgebildet. Zusammen mit der nachgeschalteten Auswertelektronik ermöglicht diese Sensorik eine Genauigkeit von ± 1 µm, wobei systematische Meßfehler, z. B. durch Verkippung des Meßobjektes, durch entsprechende Rechnerprogrammierung kompensiert wurden. Zur Ankopplung der insgesamt vier Sensoren an das prothetisch versorgte Kunstfemur wurde eine spezielle Meßvorrichtung entwickelt, welche am Prothesenschaft befestigt eine räumliche Ausrichtung und Anpassung entsprechend unterschiedlicher Implantatgeometrien erlaubt (Abb. 7).

Zusammen mit den definiert am Kunstfemur befestigten Meß- bzw. Reflektionsflächen waren somit die relativen Mikrobewegungen am Implantat-/Knochen-Interface in medio-lateraler, ventro-dorsaler und axialer Richtung bestimmbar. Die rotatorische Relativbewegung wurde aus diesen vier Meßwerten rechnerisch ermittelt. Unabhängig von der räumlichen Lage des Femurs war die Meßebene als eine senk-

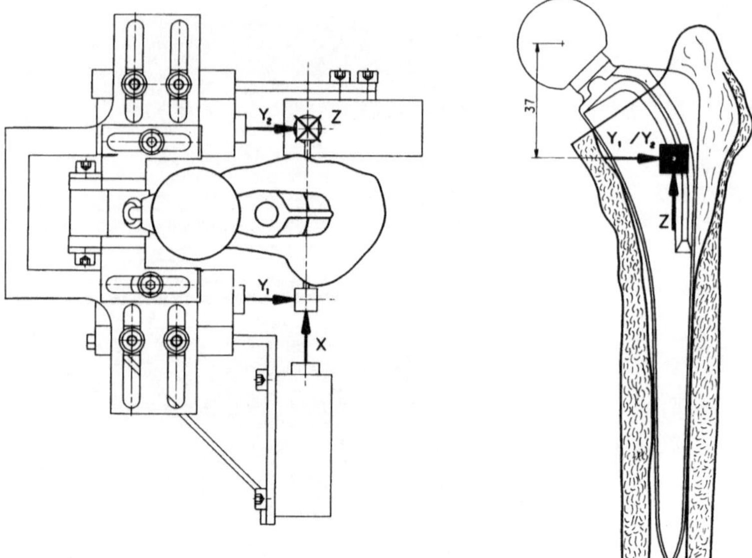

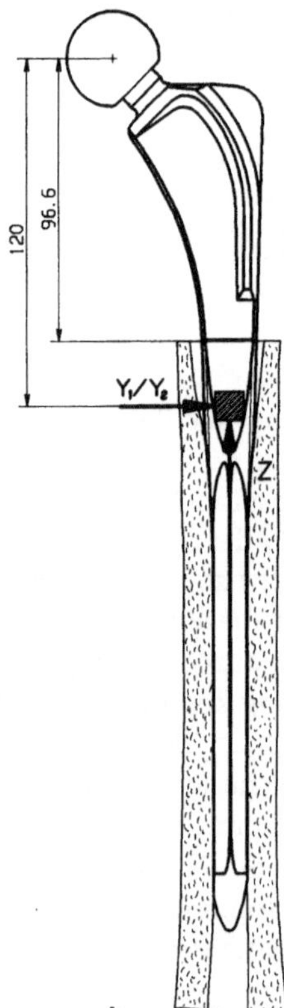

Abb. 7 a, b. Meßvorrichtung zur Ermittlung der Relativbewegungen. Die Ankopplung der insgesamt 4 optoelektronischen Sensoren erfolgt über eine universelle, auf verschiedene Implantatgeometrien einstellbare Vorrichtung: x ventrodorsale Relativbewegungen, Y_1/Y_2 mediolaterale Relativbewegungen, z axiale Relativbewegungen. Die jeweilige Meßebene wurde für die Primärimplantate (**a**) 37 mm von Kopfmittelpunkt und für die Revisionsimplantate (**b**) im Abstand von 120 mm definiert

recht zur Frontal- und Sagittalebene verlaufende Ebene im Abstand von 37 mm im Falle der Standardschäfte und 120 mm bei den Revisionsimplantaten bezogen auf den Kopfmittelpunkt definiert. Während die Resektion des Schenkelhalses der für die Primärimplantate vorgesehenen Modellfemora standardisiert ca. 10 mm oberhalb des Trochanter minor erfolgte, wurde zur Simulation ausgedehnter knöcherner Defekte das proximale Femurende auf ca. 95 mm vom Kopfmittelpunkt vollständig entfernt. Damit ergab sich für die Revisionsimplantate eine ausschließlich diaphysäre Verankerungssituation ohne zusätzliche Abstützung im proximalen Femur, womit im Hinblick auf die Primärstabilität insgesamt eher ungünstige Voraussetzungen nachvollzogen wurden.

Kombinierte Biege- und Torsionsbelastung

Nach standardisierter Implantation der für das Kunstfemur bestpassenden BiCON-TACT-Prothesenschäfte wurden alle Prüfmodelle visuell und röntgenologisch sorgfältig hinsichtlich entstandener Fissuren bzw. Frakturen kontrolliert (Abb. 8). Das Untermaß der distalen Schaftbohrung gegenüber dem Prothesenschaft betrug 0,5 mm, womit entsprechend einer Arbeit von Otani [29] die günstigsten Voraussetzun-

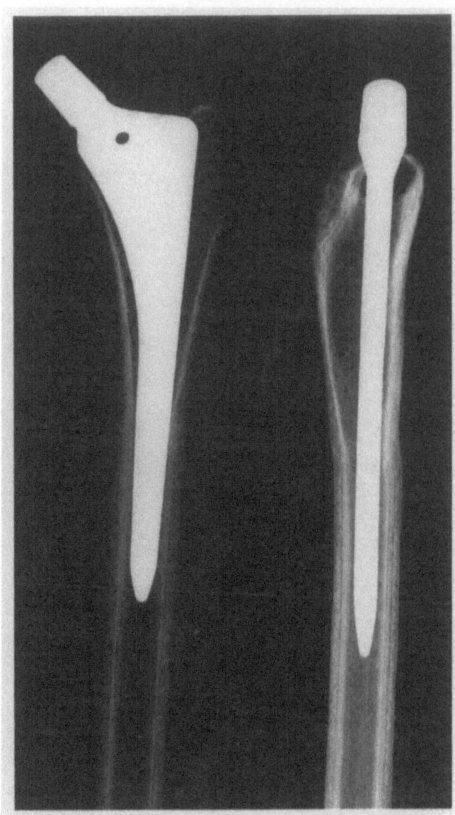

Abb. 8. Röntgenologische Kontrolle der Versuchsmodelle. Die endoprothetisch versorgten Kunstfemora wurden hinsichtlich Anzeichen einer mechanischen Schädigung, wie z. B. Fissuren oder Frakturen, sorgfältig überprüft. Die Röntgenaufnahme zeigt das durch Entfernung der Stützstege modifizierte Design der BiCON-TACT-Hüftendoprothese

gen für eine hohe Rotationsstabilität bei geringstmöglicher Gefahr einer Schaftsprengung gegeben ist. Fehlerhaft implantierte Schäfte sowie Femora mit Anzeichen einer mechanischen Schädigung wurden von der Prüfung ausgeschlossen. Die kombinierte Biege- und Torsionsbelastung der in einem Metallzylinder mittels PMMA fest verankerten Kunstfemora wurde durch eine zusätzlich zur Frontalneigung von 10° ausgeführte Sagittalneigung des Femurschaftes von 9° realisiert. Damit wurde neben der Biegebelastung und axialen Krafteinleitung auch ein Torsionsmoment in das Femur eingeleitet, womit annähernd die von Bergmann et al. für das Treppensteigen ermittelte Torsionsbelastung simuliert werden konnte. Unter Berücksichtigung einer Hüftgelenkresultierenden von 2 kN ergaben sich bei gegebener Prüfanordnung Kraftvektoren von 320 N in medio-lateraler, 360 N in ventro-dorsaler und 1940 N in axialer Richtung (Abb. 9).

Die dynamische Belastung der instrumentierten Femurmodelle erfolgte kraftgeregelt auf einer servo-hydraulischen Dauerschwingprüfmaschine (SCHENK Hydropuls PSB) und wurde für alle getesteten Designvarianten jeweils dreimal unabhängig voneinander durchgeführt. Um initiale Setzvorgänge am Prothesenschaft zu eliminieren, wurden zunächst 100 Lastzyklen mit 1,25 ± 0,75 kN aufgebracht. Nach erneuter Kalibrierung der Meßvorrichtung erfolgte dann die sinusförmige Dauerbelastung über 20 000 Zyklen bei einer Frequenz von 2 Hz. Größere Lastspielzahlen ließen aufgrund von Vorversuchen keine wesentliche Veränderung der kontinuierlich registrierten Mikrobewegungen in der Verankerungszone erwarten.

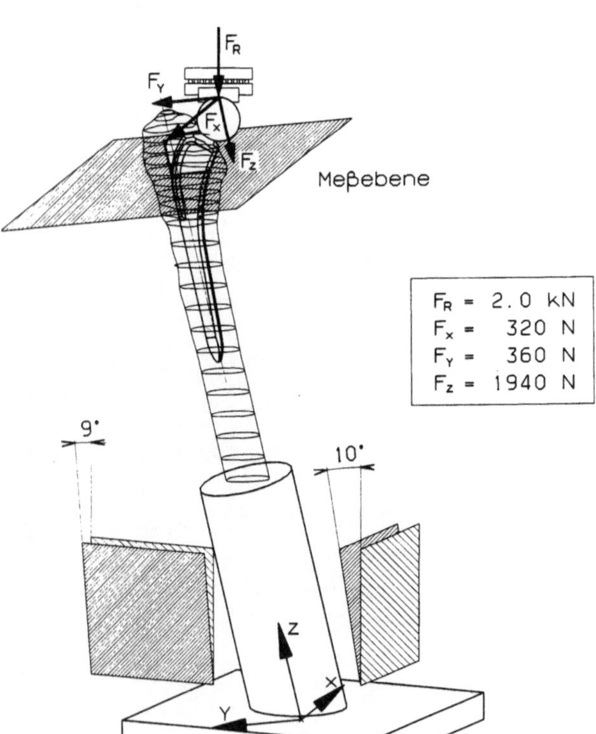

Abb. 9 a. Belastungsvorrichtung zur Ermittlung der Relativbewegungen.
Zur kombinierten Biege- und Torsionsbelastung wurde das in einen Metallzylinder eingebettete Femur zusätzlich zur Frontalneigung von 10° um 9° in der Sagittalebene gekippt. Bei gewählter Hüftgelenkresultierenden von max. 2 kN ergaben sich damit 320 N in medio-lateraler, 360 N in ventro-dorsaler und 1940 N in axialer Richtung.

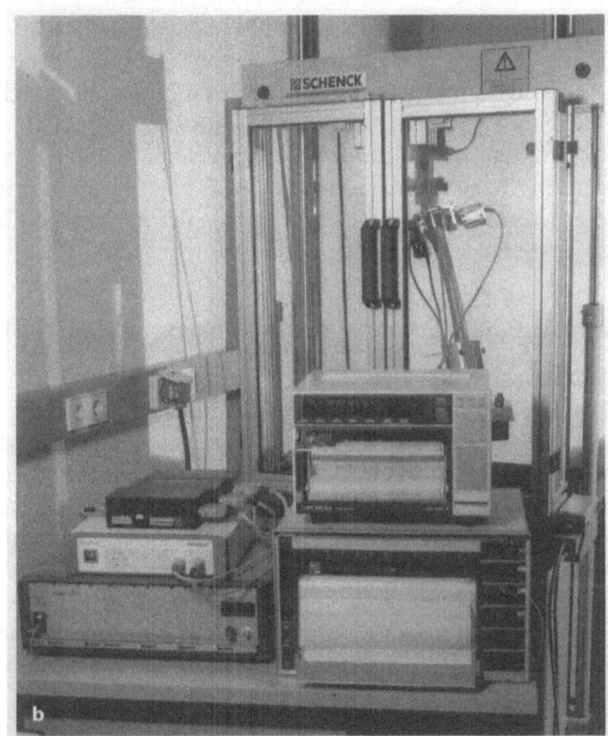

Abb. 9 b. Versuchsanordnung zur dynamischen Belastung auf einer servohydraulischen Dauerschwingprüfmaschine

Ergebnisse

Aus den Ergebnissen der Vorbelastungsphasen bis zu 200 Lastzyklen wird deutlich, daß zunächst unabhängig von der Implantatausführung eine initiale Setzbewegung des Prothesenschaftes erfolgt (Abb. 10). Nach abgeschlossenem Belastungsanstieg

Abb. 10. Komponenten der Mikrobewegung.
Nach Kraftanstieg ändern sich in der frühen Belastungsphase Setzbewegungen und Relativbewegungen nur noch langsam. Setzbewegungen: nach Entlastung nicht reversible Schaftverschiebungen. Relativbewegungen: durch die zyklische Belastung hervorgerufene und nach Entlastung vollständig reversible Bewegungsamplitude

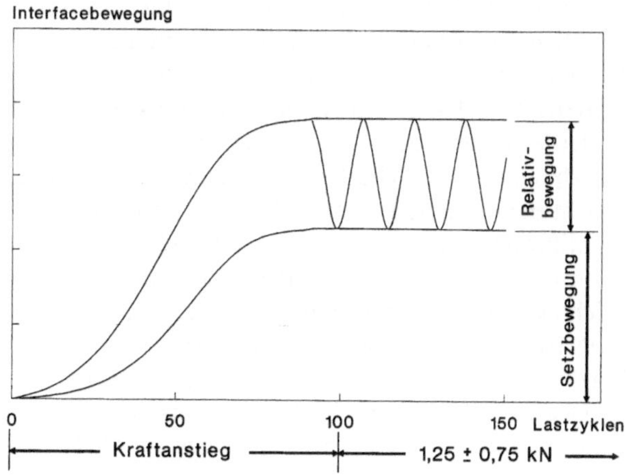

ändern sich sowohl die Setzbewegungen – definiert als nach Entlastung nicht reversible Schaftverschiebungen – als auch die Relativbewegungen – gekennzeichnet durch die von der zyklischen Belastung hervorgerufenen vollständig reversiblen Bewegungsamplituden – nur noch langsam mit zunehmenden Belastungszyklen. Aufgrund der zu differenzierenden Auswirkungen dieser sich überlagernden und das Gesamtmaß der Mikrobewegungen ausmachenden Bewegungsmuster sind im folgenden die Setzbewegungen im Sinne einer Positionsänderung des Implantates und die zyklischen Relativbewegungen als der knöchernen Integration entgegenstehend separat betrachtet.

Primärstabilität der proximal verankerten BiCONTACT-Hüftendoprothese

Setzbewegungen

Während sich anfänglich sowohl für das Originaldesign des BiCONTACT-Schaftes als auch für die durch Entfernung der lateralen Stützstege modifizierten Ausführung in anterior-posteriorer Richtung kaum eine Positionsänderung – also Setzbewegung – darstellte, wurden die Schäfte im Mittel um ca. 40 – 60 µm in axialer Richtung in das Femur hineinbewegt. Die ventral und dorsal entgegengesetzte Schaftbewegung in medial-lateraler Richtung von ca. ± 100 – 120 µm zeigte deutlich die sich initial einstellende Torsion im Sinne einer Retroversion. Nach Entlastung der Versuchseinrichtung waren diese Positionsänderungen nur teilweise reversibel, wobei maximal ca. 35 % des Bewegungsausmaßes einem Setzvorgang zugeordnet werden konnte.

Relativbewegungen

Die im Sinne einer knöchernen Implantatintegration weitaus bedeutsameren, sich zyklisch ausbildenden Relativbewegungen am Implantat-/Knochen-Interface erreichten zu diesem frühen Zeitpunkt der Belastung eine maximale Bewegungsamplitude von 30 µm. Bei weiterer Belastung bis zu 20 000 Lastzyklen mit 1,25 ± 0,75 kN zeigten sich für die Amplituden der Relativbewegungen die in Abb. 11 dargestellten Mittelwerte. In beiden Fällen, jedoch beim modifizierten Schaft tendenziell stärker ausgeprägt, wurde ein Anstieg der Relativbewegungen während der ersten 2000 bis 3000 Lastzyklen und ein anschließendes Abfallen auf einen dann zunächst annähernd konstant bleibenden Wert beobachtet. Dieses Verhalten werten wir als eine nach ca. 3000 Lastwechseln erreichte optimale Stabilisierung des Prothesenschaftes im Implantatbett. Andererseits wird aus diesen Ergebnissen jedoch auch deutlich, daß statische oder nur kurzzeitig dynamische Messungen ein nur unvollständiges Bild der Verankerungsstabilität aufzeigen.

Unabhängig vom Schaftdesign betrachtet, zeigen die Relativbewegungen in axialer Richtung die größten Werte. Während die medial-lateralen und anterior-posterioren Mikrobewegungen sich dauerhaft zwischen 20 bis 40 µm bewegten und hier ein nur unwesentlicher Unterschied zwischen den beiden Schaftausführungen bestand, erreichten die Relativbewegungen in Schaftachse im Falle des Originaldesigns der BiCONTACT-Hüftendoprothese maximal 50 – 60 µm und erhöhten sich nach Entfernung der Stützstege (modifizierte Ausführung) auf ca. 100 µm. Ein direkter Vergleich der getesteten Prothesenschäfte nach beispielsweise 10 000 Lastzyklen verdeutlicht den nur bedingten Einfluß der Stützstege auf die Relativbewegungen in medial-late-

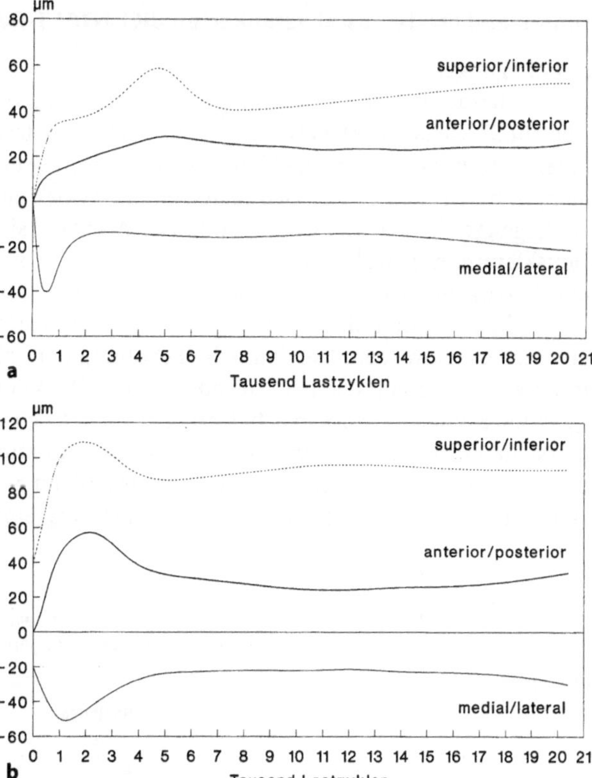

Abb. 11 a, b. Relativbewegungen der untersuchten Primärimplantate in Abhängigkeit von den Lastzyklen.
a BiCONTACT-Originaldesign, **b** BiCONTACT-modifiziert. Unter Beachtung der unterschiedlichen Ordinatenskalierung wurden für die sich am stärksten ausbildenden Axialbewegungen im Mittel 50–60 µm im Falle des Originaldesigns und ca. 100 µm für die modifizierte BiCONTACT-Hüftendoprothese ermittelt. Den nach ca. 4000–5000 Lastzyklen zu beobachtenden Abfall der Relativbewegungen werten wir als Abschluß der Kompaktierungsvorgänge und Erreichen der „optimalen" Schaftstabilisierung

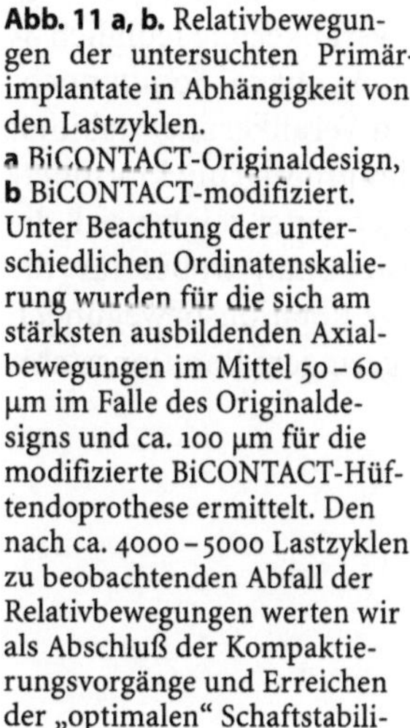

Abb. 12. Vergleichende Darstellung der an den Primärimplantaten ermittelten Relativbewegungen.
Während für die medial-lateralen und anterior-posterioren Relativbewegungen als Parameter der Rotationsstabilität nur geringfügige Unterschiede gemessen wurden, zeigt das durch Entfernung der Stützstege modifizierte Design eine deutlich geringere Axialstabilität

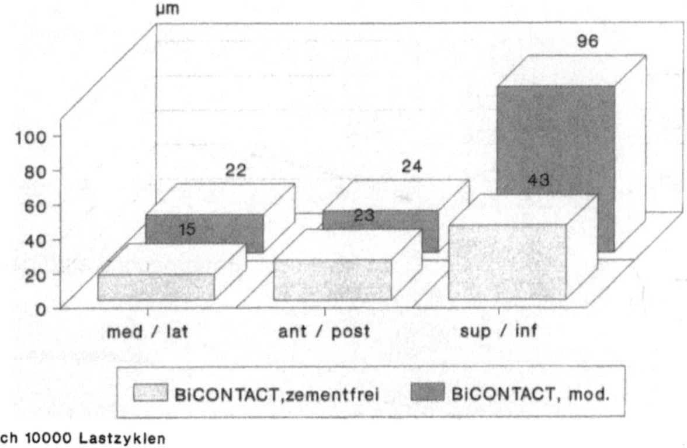

raler und anterior-posteriorer Richtung, welche indirekt als Parameter der Torsionsstabilität zu werten sind (Abb. 12). Hingegen wurden bezüglich der axialen Verankerungsstabilität deutlich größere Relativbewegungen nach Entfernung der Stützstege ermittelt, womit diese – ähnlich der Funktion eines Prothesenkragens – die in Schaftrichtung wirkende Kraftkomponente kompensieren und größere Mikrobewegungen wirksam verhindern.

Primärstabilität der distal verankerten BiCONTACT-Revisionsprothese

Setzbewegungen

Bei anhaltender Belastung der Revisionsschäfte bis zu 20 000 Lastzyklen zeigten sich – sowohl die distalen Setzbewegungen als auch die rotatorischen Bewegungskomponenten betreffend – deutliche Unterschiede zwischen den untersuchten Designvarianten, wobei in allen Fällen nach ca. 10 000 Lastzyklen eine gewisse Stabilisierung des Setzvorganges beobachtet wurde (Abb. 13). Während sich das Basisdesign (einfache Konusklemmung) nach Versuchsende um ca. 135 μm in axialer Richtung bewegt hatte, betrug dieser Wert für die Variante mit Doppelkonus-Verankerung lediglich 85 μm und konnte durch die zusätzlich distale Schaftverriegelung auf ca. 60 μm nochmals verbessert werden. Die deutliche Erhöhung der axialen Verankerungsstabilität führen wir im wesentlichen auf die abstützende Wirkung des großflächig kraftübertragenden Konusbereiches in Schaftmitte zurück. Noch ausgeprägter zeigten sich die unterschiedlichen Meßergebnisse im Fall der Rotationsstabilität, wobei für die Modellvariante mit distaler Verriegelung nur äußerst geringe Rotationsbewegungen von unter 0,05° festzustellen waren. Die erwartungsgemäß geringere Rotationsstabi-

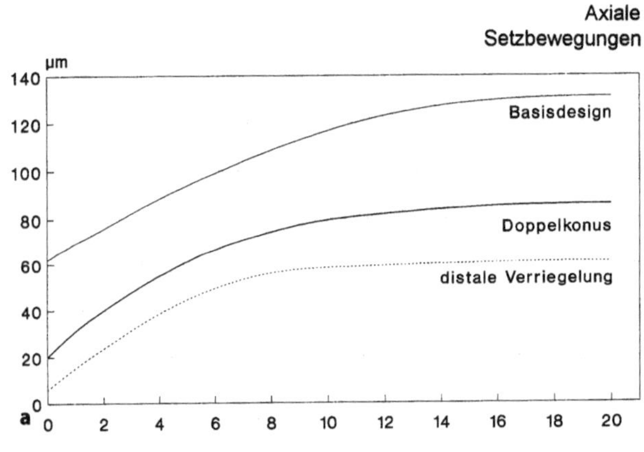

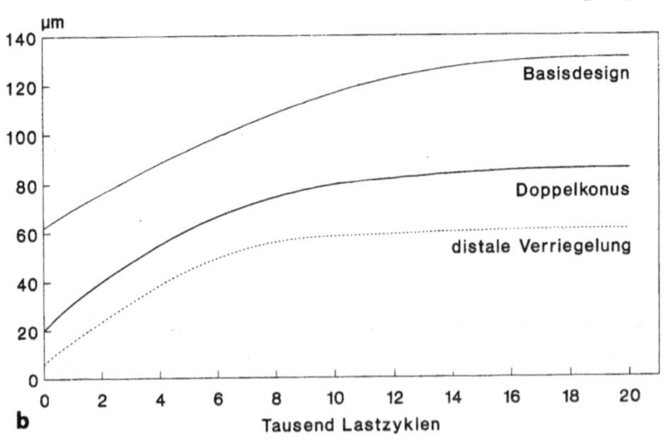

Abb. 13 a, b. Setzbewegungen der untersuchten Revisionsimplantate.
Sowohl die axialen als auch die rotatorischen Setzbewegungen zeigen deutliche Unterschiede zwischen den Designvarianten, wobei die Doppelkonus-Verankerung mit zusätzlich distaler Schaftverriegelung das günstigste Stabilitätsverhalten im Sinne eines minimierten Nachsinkens aufweist

lität des Basisdesigns erreichte hingegen Werte von über 0,2°, während die Variante „Doppelkonus" – bedingt durch die deutlich spitzer gestalteten und somit besser in den Knochen einschneidenden Längsrippen – ein Bewegungsausmaß von im Mittel 0,1° erreichten (Abb. 13). Insgesamt zeigten die ermittelten Setzbewegungen eine deutliche Überlegenheit der Doppelkonus-Geometrie sowie der zusätzlichen distalen Verriegelung.

Relativbewegungen

Die zyklischen Relativbewegungen vergleichend, ergaben sich im Gegensatz zu den Setzbewegungen weniger deutliche Unterschiede zwischen den Designvarianten (Abb. 14). Sowohl die in medial-lateraler und axialer Richtung sich ausbildenden Relativbewegungen als auch die zyklischen Rotationsbewegungen zeigten nur geringfügige, im Bereich der Standardabweichung liegende Differenzen zwischen Basisdesign, Doppelkonus-Verankerung und zusätzlich distaler Verriegelung, so daß die Voraussetzungen für eine dauerhafte Implantatverankerung für diese Designvarianten als vergleichbar anzusehen sind. Ein Vergleich mit den Meßergebnissen des BiCONTACT-Standardschaftes zeigt jedoch die auf einer insgesamt schwierigeren Verankerungssituation basierende reduzierte Primärstabilität der Revisionsschäfte. Dabei entstanden unter gegebener Voraussetzung einer fehlenden metaphysären

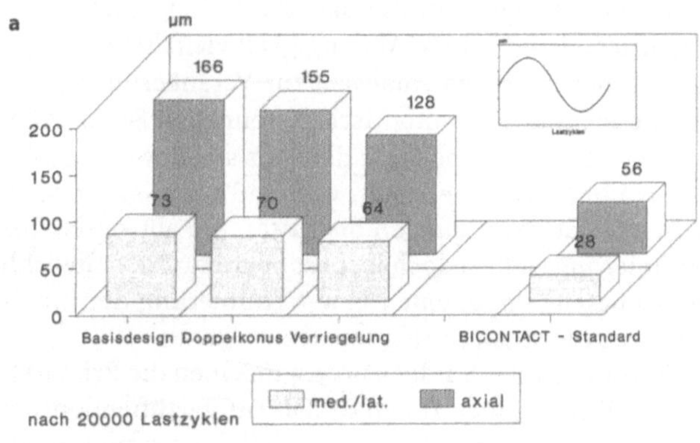

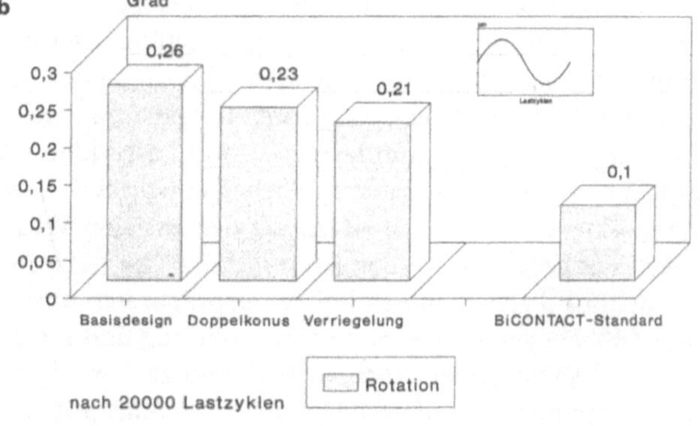

Abb. 14 a, b. Relativbewegungen der untersuchten Revisionsimplantate.
a Medial-laterale und axiale Bewegungsamplitude,
b Rotationsbewegung.
Im Gegensatz zu den Setzbewegungen zeigen die sich zyklisch ausbildenden Relativbewegungen keine deutlich designabhängigen Unterschiede. Ein Vergleich mit den Ergebnissen des BiCONTACT-Originaldesigns macht jedoch die insgesamt schwierigere Verankerungssituation der ausschließlich diaphysären Fixierung mit entsprechend reduzierter Primärstabilität deutlich

Abstützung Relativbewegungen – und hier insbesondere in axialer Richtung – in der Größenordnung von 150 μm, während diese bei der proximal verankerten BiCON-TACT-Standardprothese auf ca. 40–60 μm begrenzt blieben.

Diskussion

Als wesentliche Voraussetzung für eine gute Einheilung zementfreier Hüftendoprothesenkomponenten ist die primärstabile Implantatverankerung anzusehen, wobei die Aufrechterhaltung dieser anfänglich erreichten Stabilität in hohem Maße von der Übertragung und Verteilung der auftretenden Beanspruchungsgrößen sowie der daraus resultierenden Relativbewegungen am Implantat-/Knochen-Interface abhängig ist. Als wesentliche Einflußgröße ist das Implantatdesign einschließlich dem jeweiligen Verankerungskonzept sowie der Oberflächenbeschaffenheit mitbestimmend für das Ausmaß der in der Verankerungszone sich ausbildenden Mikrobewegungen, so daß durch biomechanisch günstige Designelemente die Voraussetzungen für eine stabile biologische Schaftintegration optimiert werden können [4, 8, 12, 13, 30, 34, 42].

Auch wenn das Ausmaß der für ein knöchernes Einwachsen noch tolerierbaren Mikrobewegungen bisher nicht genau bekannt ist, lassen sich die von Pilliar und Engh ermittelten Relativbewegungen, z.B. bei ausgebliebener knöcherner Integration von ca. 150 μm [9, 31], als Anhaltswerte verwenden. Auswirkungen größerer Relativbewegungen auf die dauerhafte Implantatverankerung wurden bisher nicht beschrieben und sind in Abhängigkeit vielfältiger Parameter zu werten. Resultierend aus biomechanischen Analysen zur Verankerungsstabilität zementfreier Hüftendoprothesenschäfte an autoptisch gewonnenen Femurpräparaten beschreibt Whiteside [43] eine Schaftkomponente dann als stabil, wenn das Ausmaß der Relativbewegungen 150 μm nicht übersteigt, während gelockerte oder unstabil verankerte Komponenten Relativbewegungen bis zu 500 μm aufweisen. Im Sinne einer Verankerungsoptimierung sollte jedoch insbesondere für Neuentwicklungen zementfreier Hüftendoprothesenkomponenten eine Minimierung der initialen designabhängigen Relativbewegungen angestrebt werden.

In vorliegender Studie wurde zum einen die Primärstabilität der klinisch langjährig bewährten zementfreien BiCONTACT-Hüftendoprothese sowie der Einfluß spezifischer Designelemente durch Ermittlung der am Implantat-/Knochen-Interface auftretenden Relativbewegung überprüft und zum anderen für den neu entwickelten BiCONTACT-Revisionsschaft eine auf den gemessenen Relativbewegungen basierende Verankerungsoptimierung durchgeführt. Der dabei von uns gewählte experimentelle Ansatz zur vergleichenden Ermittlung der Relativbewegungen beinhaltete eine kombinierte Biege- und Torsionsbelastung, welche in Verbindung mit einer Dauerbelastung über mindestens 10 000 Lastzyklen – was einer Belastungssimulation der ersten postoperativen Wochen entspricht – sowie hochauflösenden Wegsensoren eine umfassende Beurteilung der initialen Verankerungsstabilität gewährleistete. Die gegebene Vereinfachung durch die Verwendung eines Knochenmodells wurde im Vergleich zu den bei Femurpräparaten unvermeidlichen Variation bezüglich Knochengeometrie, Strukturausbildung und mechanischer Festigkeitswerte im Sinne vergleichender Versuchsbedingungen weniger stark gewichtet. Aufgrund unterschiedlicher Prüfansätze und Belastungsgrößen ist jedoch ein direkter Vergleich der ermittelten Relativbewegungen mit denen anderer Arbeitsgruppen nur bedingt möglich. So zum Beispiel berücksichtigen erst neuere Studien die nicht zu vernachlässigenden Auswirkungen einer kombinierten Biege- und Torsionsbelastung des endoprothetisch versorgten Femurs. Entsprechend den Analysen von O'Connor [27], Schneider [34] und Sugiyama [35] zeigen im Vergleich zu rein axialen Belastungen kombiniert aufgebrachte Belastungsgrößen ein deutlich größeres Ausmaß an Relativbewegungen bei somit verminderter Primärstabilität der jeweiligen Prothesenkomponente.

Die unter kombinierter Biege- und Torsionsbelastung für die zementfreie BiCONTACT-Hüftendoprothese gemessenen Relativbewegungen von max. 40 – 60 µm zeigen die insgesamt hohe Primärstabilität dieses Prothesenkonzeptes und bestätigen den biomechanischen Ansatz der proximalen Stabilisierung und Krafteinleitung. Diesen deutlich unter dem Grenzwert von 150 µm liegenden Relativbewegungen stehen Literaturangaben anderer Studien von z.B. 10 – 80 µm bei Fischer [11] oder 25 – 280 µm bei O'Connor [27] und Sugiyama [35] gegenüber. Darüber hinaus konnte aufgrund der vergleichenden Analyse sowie der isolierten Betrachtung eines einzelnen Designelements des BiCONTACT-Hüftendoprothesenschaftes eine in hohem Maße stabilisierende Wirkung der lateralen Stützstege ermittelt werden. Dies jedoch weniger deutlich für die sich transversal ausbildenden Mikrobewegungen im Sinne einer Rotationsstabilität als vielmehr für die axiale Verankerungsstabilität. Gegenüber 43 µm zyklischer Bewegungsamplitude nach 10 000 Lastwechseln zeigte der durch Entfernung der lateralen Stützstege modifizierte Schaft bereits 96 µm Bewegung in axialer Richtung. Damit wird erneut deutlich, daß neben anderen Faktoren das Prothesendesign die primäre Verankerungsstabilität als Voraussetzung einer dauerhaften Implantateinheilung maßgeblich mitbestimmt und dies abhängig vom jeweils vorliegenden Verankerungskonzept entsprechend biomechanischen Kriterien zu definieren ist.

Vergleichsweise ungünstigere Voraussetzungen zur Erzielung einer primären Verankerungsstabilität liegen im Falle von Revisionsschäften vor. Die mit wiederholter Implantatlockerung oftmals einhergehenden ausgedehnten Knochenresorptionen bedingen eine vorwiegend distale Verankerung der meist langschäftigen Revisionsimplantate, womit sowohl die initiale Rotations- als auch axiale Verankerungsstabilität im Bereich der intramedullären Fixation zu gewährleisten ist. In Übereinstimmung mit Untersuchungen anderer Arbeitsgruppen, wie z.B. Gustilo [13] oder Whiteside [42], liegen die an den neu entwickelten BiCONTACT-Revisionsschäften ermittelten Relativbewegungen, daß bei ausschließlich diaphysärer Verankerung eine mit Standard-Implantaten vergleichbare Primärstabilität nicht erreicht werden kann. Dementsprechende klinische Konsequenzen sind eine deutlich verlängerte postoperative Entlastungsphase sowie eine verglichen mit Primärimplantationen nur langsam steigende Teilbelastung des operierten Hüftgelenks.

Bedingt durch die isolierte Betrachtung einzelner Designvarianten der BiCONTACT-Revisionsprothese konnte im Sinne reduzierter Setzbewegungen eine deutlich stabilisierende Wirkung der in Schaftmitte angeordneten Konusanlage sowie der zusätzlichen distalen Verriegelung ermittelt werden. Sowohl hinsichtlich axialer als auch rotatorischer Verankerungsstabilität zeigte die Doppelkonus-Variante im Vergleich zum Ausgangsdesign mit einfacher konischer Verklemmung eine nur etwa halb so große nicht reversible Setzbewegung. Dieses Verhalten stellte sich nochmals verbessert dar durch eine zusätzliche distale Verriegelung des Revisionsschaftes. Diesen Ergebnissen entsprechend weist der BiCONTACT-Revisionsschaft eine Kombination dieser Designparameter auf, wobei durch Doppelkonus-Verankerung und die Möglichkeit einer distalen Schaftverriegelung eine Reduktion des für Revisionsschäfte häufig berichteten Nachsinkens angestrebt wird.

Demgegenüber konnte in unseren experimentellen Untersuchungen keine sehr ausgeprägte designabhängige Beeinflussung der sich zyklisch ausbildenden Relativbewegungen ermittelt werden. Mit einem maximalen Bewegungsausmaß in axialer Richtung von im Mittel 128–166 µm liegen die Relativbewegungen im angenommenen Grenzbereich der für eine knöcherne Integration noch zulässigen Interface-Bewegungen, wobei längere Entlastungsphasen nach Revisionseingriffen mit zunehmenden knöchernen Anpassungsreaktionen diese zunächst ungünstige Situation positiv beeinflussen.

Insbesondere den stabilisierenden Effekt der distalen Schaftverriegelung betrachtend, zeigen die eigenen, bei simulierter proximaler Defektstrecke gemessenen Mikrobewegungen eine tendenzielle Übereinstimmung mit den von Mahomed [19] an kurzen, jedoch metaphysär unzureichend verankerten Schaftkomponenten ermittelten Ergebnissen. Obwohl diese Studie über axiale Interface-Bewegungen von bis zu 800 µm berichtet, konnte vergleichbar mit unseren Ergebnissen eine durch die distale Schaftverriegelung gegebene prozentuale Stabilitätserhöhung von ca. 200 % in axialer Richtung und 350 % bezüglich Torsion gefunden werden. Die sich ergebende erhöhte Initialstabilität des distal verriegelten Prothesenschaftes bietet somit günstige Voraussetzungen für eine stabile knöcherne Integration mit möglichst schneller Verlagerung der Krafteinleitung in den metaphysären Bereich. Zusammen mit der bei der BiCONTACT-Revisionsprothese realisierten proximalen mikroporösen Reintitanbeschichtung PLASMAPORE wird damit nach knöcherner Anpassung und zunehmender Rekonstruktion der Defektbereiche eine mit Standard-Implantaten vergleichbare Verankerungssituation angestrebt, womit der distalen Verriegelung eine ausschließlich temporäre Funktion zugeschrieben werden könnte. Mit der Schaftverriegelung in engem Zusammenhang stehende Fragestellungen, wie z. B. proximales „Stress shielding", Überlastungsfrakturen der Verriegelungsbolzen oder auch Schaftfrakturen durch Stress-Konzentrationen im Bereich der Verriegelung, können aufgrund des gewählten biomechanischen Ansatzes nicht diskutiert werden. Klinische Anzeichen dafür konnten bisher nicht beobachtet werden und mit frühzeitiger Entfernung der Verriegelungsbolzen sind möglicherweise diese sich eher langfristig einstellenden Auswirkungen von untergeordneter Bedeutung.

Gesamthaft ist festzustellen, daß die Voraussetzungen für eine stabile knöcherne Implantatintegration durch biomechanisch günstige Designelemente der Prothesenschäfte – wie am Beispiel des zementfreien BiCONTACT-Hüftendoprothesen-Systems gezeigt – optimiert werden können. Dazu erscheint aus unserer Sicht der beschriebene experimentelle Ansatz zur Ermittlung der sich initial am Implantat-/Knochen-Interface ausbildenden Relativbewegungen als geeignet und sollte insbesondere bei Neuentwicklungen und Designoptimierungen zur Überprüfung der Primärstabilität herangezogen werden. Bei den ermittelten Resultaten ist jedoch zu berücksichtigen, daß das Experimental-Modell knöcherne Anpassungsreaktionen unberücksichtigt läßt und unter physiologischen Bedingungen die Verankerungsstabilität sich eher positiver darstellt.

Zusammenfassung

Die Integration zementfreier Hüftendoprothesenschäfte in das knöcherne Implantatlager mit daraus resultierender dauerhafter Prothesenfixation läßt sich im wesentlichen als Funktion der Grenzfläche zwischen Implantat und Knochen darstellen. Als Voraussetzung für eine funktionelle Anpassung des Knochenlagers ist die primärstabile Implantatverankerung anzusehen. Als Parameter dieser Primärstabilität können die am Implantat-/Knochen-Interface auftretenden Mikrobewegungen herangezogen werden, welche bei Werten oberhalb der knöchernen Toleranzgrenze das angestrebte An- bzw. Einwachsen verzögern oder auch verhindern.

Als wichtige Einflußgröße ist das Implantatdesign sowie die Oberflächenbeschaffenheit mitbestimmend für das Ausmaß der in der Verankerungszone sich ausbildenden Mikrobewegungen, so daß durch biomechanisch günstige Designelemente des Prothesenschaftes die Voraussetzungen für eine stabile biologische Schaftintegration optimiert werden können. In einer biomechanischen vergleichenden Studie wurde zum einen die Primärstabilität eines vorwiegend proximal verankerten zementfreien Prothesenschaftes überprüft und zum anderen eine Designoptimierung des systemkompatiblen, ausschließlich distal verankerten Revisionsschaftes durchgeführt. Der dabei gewählte experimentelle Ansatz beinhaltete eine kombinierte Biege- und Torsionsbelastung, welche in Verbindung mit einer Dauerbelastung über 10 000 Lastzyklen sowie hochauflösenden optischen Wegsensoren eine umfassende Beurteilung der jeweiligen initialen Verankerungsstabilität gewährleistete. Durch die isolierte Betrachtung einzelner Designelemente konnte eine in hohem Maße stabilisierende Wirkung ventro- und dorsolateral angeordneter Stützstege im Falle der proximal verankerten Primärimplantate ermittelt werden, während für die insgesamt schwierigere Verankerungssituation der Revisionsschäfte reduzierte Setzbewegungen durch Designoptimierungen, wie z. B. die Doppelkonus-Verankerung und eine zusätzlich vorgesehene distale Schaftverriegelung, erreicht wurden.

Literatur

1. Bergmann G, Rohlmann A, Graichen F (1990) In vivo hip joint force measurements in one patient. Clinical Implant Materials, edited by G Heimke, U Soltész and AJC Lee, Advances in Biomaterials, Volume 9, Elsevier Science Publishers BV, Amsterdam 1990: 639–644
2. Bianco PT, Bechtold JE, Kyle RF, Gustilo RB (1989) Synthetic composite femurs for use in evaluation of torsional stability of cementless femoral prostheses. Presented at the Joint Session of the ACE/ASME, July 12, San Diego
3. Butler CA, Jones LC, Hungerford DS (1988) Initial implant stability of porous coated total hip femoral components: A mechanical study of micromovement. Presented at the 34th Annual Meeting, Orthopaedic Research Society, Febr. 1–4, Atlanta
4. Callaghan JJ, Fulghum CS, Glisson RR, Stranne SK (1992) The effect of femoral stem geometry on interface motion in uncemented porous-coated total hip prostheses. J Bone Joint Surg (Am) 74/6: 839–848
5. Cameron HU (1989) Proximal femoral osteotomy in difficult revision hip surgery: How to revise the unrevisable. Contemp Orthop 18: 5
6. Cook SD, Manley MT, Kester MA, Dong NG (1993) Torsional resistance and wear of a modular sleeve-stem hip system. Clin Mat 12: 153–158
7. Davy, DT, Kotzar GM, Brown RH et al. (1976) Telemetric force measurement across the hip after total arthroplasty. J Bone Joint Surg (Am) 58: 618
8. Ebramzadeh E, McKellop H, Wilson M, Sarmiento A (1988) Design factors affecting micromotion of

porous-coated and low modulus total hip prostheses. Presented at the 34th Annual Meeting, Orthopaedic Research Society, Febr. 1–4, Atlanta

 9. Engh CA, O'Connor D, Jasty M, McGovern TF, Bobyn D, Harris WH (1992) Quantification of
implant micromotion, strain shielding, and bone resorption with porous-coated anatomic medullary locking femoral prostheses. Clin Orthop Relat Res 285: 13–29

10. Evans B, Cohen C, Mitchell J, Heppenstall R, Ducheyne P, Cuckler J (1990) Relationships between
canal fill and interfacial displacement for an in vivo loaded porous ingrowth femoral prosthesis.
Presented at the 36th Annual Meeting of the Orthopaedic Research Society, Febr. 5–8, New Orleans

11. Fischer KJ, Carter DR, Maloney WJ (1992) In vitro study of initial stability of a conical collared
femoral component. J Arthroplasty 7: 389–395

12. Gebauer D, Refior HJ, Haake M (1989) Micromotions in the primary fixation of cementless femoral
stem prostheses. Arch Orthop Trauma Surg 108: 300–307

13. Gustilo RB, Bechtold JE, Giacchetto J, Kyle RF (1989) Rationale experience and results of long-stem
femoral prosthesis. Clin Orthop Relat Res 249: 159–168

14. Harman MK, Toni A, Cristofolini L, Viceconti M (1995) Initial stability of uncemented hip stems: an
in-vitro protocol to measure torsional interface motion. Med Eng Phys 17/3: 163–171

15. Hua J, Walker PS (1994) Relative motion of hip stems under load. J Bone Joint Surg (Am) 76: 95–103

16. Jasty M, Krushell R, Zalenski E, O'Connor D, Sedlacek R, Harris W (1993) The contribution of the
nonporous distal stem to the stability of proximally porous-coated canine femoral components. J
Arthroplasty 8/1: 33–41

17. Kärrholm J, Suorrason F (1993) Subsidence, tip, and hump micromovements on noncoated ribbed
femoral prostheses. Clin Orthop Relat Res 287: 50–60

18. Keaveny TM, Bartel DL (1993) Effects of porous coating, with and without collar support, an early
relative motion for a cementless hip prosthesis. J Biomech 26/12: 1355–1368

19. Mahomed N, Schatzker J, Hearn T (1993) Biomechanical analysis of a distally interlocked press-fit
femoral total hip prosthesis. J Arthroplasty 8: 129–132

20. Maloney WJ, Jasty M, Burke DW, O'Connor DO, Zalenski EB, Bragdon C, Harris WH (1989) Biomechanical and histologic investigation of cemented total hip arthroplasties: A study of autopsy-
retrieved femurs after in vivo cycling. Clin Orthop Relat Res 249: 129–140

21. Martin JW, Sugiyama H, Kaiser AD, Van Hoech J, Whiteside LA (1990) An analysis of screw fixation
of the femoral component in cementless hip arthroplasty. J Arthroplasty 5: 15–20

22. McNamara BP, Cristofolini L, Toni A, Taylor D (1994) Evaluation of experimental and finite element
models of synthetic and cadaveric femora for pre-clinical designanalysis. Clin Mat 17: 131–140

23. Mjöberg B, Hansson LI, Selvik G (1984) Instability of total hip prostheses at rotational stress: A
roentgen stereophotogrammetric study. Acta Orthop Scand 55: 504–506

24. Morrey BF, Kavanagh BF (1992) Complications with revisions of the femoral component of total hip
arthroplasty. J Arthroplasty 7: 71–79

25. Morscher E, Dick W, Seelig W (1989) Revisions-Arthroplastik des Hüftgelenkes mit autologer und
homologer Spongiosa. Orthopäde 18: 428–437

26. Noble PC, Kamaric E, Alexander JW (1989) Distal stem centralization critically affects the acute
fixation of cementless femoral stemps. Presented at the 35th Annual Meeting of the Orthopaedic
Research Society, Febr. 6–9, Las Vegas

27. O'Connor DO, Davey JR, Zalenski E, Burke DW, Harris WH (1989) Femoral component offset: Its
effect on micromotion in stance and stair climbing loading. Presented at the 35th Annual Meeting
of the Orthopaedic Research Society, Febr. 6–9, Las Vegas

28. Ohl MD, Whiteside LA, McCarthy DS, White SE (1993) Torsional fixation of a modular femoral hip
component. Clin Orthop Relat Res 287: 135–141

29. Otani T, White SE, Whiteside LA (1993) Biomechanical evaluation of reaming technique of the
femoral diaphysis in cementless total hip arthroplasty. Presented at the 60th Annual Meeting,
AAOS, Febr. 18–23, San Francisco

30. Otani T, Whiteside LA, White SE, McCarthy DS (1991) Effects of femoral component flexibility on
cementless fixation in total hip arthroplasty. Presented on the 17th Annual Meeting of the Society
for Biomaterials, May 1–5, Scottsdale/USA

31. Pilliar RM, Lee JM, Maniatopoulos C (1986) Observations on the effect of movement on bone
ingrowth into porous-surfaced implants. Clin Orthop 208: 108–113

32. Refior HJ, Parhofer R, Ungethüm M, Blömer W (1988) Special problems of cementless fixation of total
hip-joint endoprostheses with reference to the PM-type. Arch Orthop Trauma Surg 107: 158–171

33. Schenk RK, Wehrli U (1989) Zur Reaktion des Knochens auf eine zementfreie SL-Femur-Revisionsprothese. Orthopäde 18: 454–462

34. Schneider E, Kinast C, Eulenberger J, Wyder D, Eskilsson G, Perren SM (1989) A comparative study
of the initial stability of cementless hip prostheses. Clin Orthop Relat Res 248: 200–209

35. Sugiyama H, Kaiser AD, Whiteside LA (1989) Examination of rotational fixation of the femoral

component in total hip replacement: a mechanical study of micromovement and acoustic emission. Presentation John Charnley Award from the Hip Society, Las Vegas, Febr. 12
36. Sugiyama H, Whiteside LA, Engh CA (1990) Torsional fixation of the femoral component in total hip replacement: The effect of surgical technique. Presented at the 36th Annual Meeting of the Orthopaedic Research Society, Febr. 5 – 8, New Orleans
37. Sugiyama H, Whiteside LA, Engh CA (1992) Torsional fixation of the femoral component in total hip arthroplasty: The effect of surgical press-fit-technique. Clin Orthop Relat Res 275: 187 – 193
38. Ungethüm M, Blömer W (1987) Technologie der zementlosen Hüftendoprothetik. Orthopäde 16: 170 – 184
39. Wagner H (1989) Revisionsprothese für das Hüftgelenk. Orthopäde 18: 438 – 453
40. Walker PS, Schneeweis D, Murphy S, Nelson P (1987) Strains and micromotions of press-fit-femoral stem prostheses. J Biomech 20/7: 693 – 702
41. Whiteside LA, Amador D, Russell K (1988) The effects of the collar on total hip femoral component subsidence. Clin Orthop Relat Res 231: 120 – 126
42. Whiteside LA, Easley JC (1989) The effect of collar and distal stem fixation on micromotion of the femoral stem in uncemented total hip arthroplasty. Clin Orthop Relat Res 239: 145 – 153
43. Whiteside LA, White SE, Engh CA, Head W (1993) Mechanical evaluation of cadaver retrieval specimens of cementless bone-ingrown total hip arthroplasty femoral components. J Arthroplasty 8/2: 147 – 155

Biomechanische und morphologische Untersuchungen zu den Versagensursachen von Gelenkflächenersatzprothesen

L. Claes, H.-J. Wilke, S. Faiss und H. Gerngross

Abteilung Unfallchirurgische Forschung und Biomechanik, Universität Ulm, Helmholtzstraße 14, D-89081 Ulm

Einleitung

In den siebziger Jahren wurde in großen Stückzahlen die Schalenprothese als Gelenkflächenersatz bei Koxarthrosen eingesetzt (Wagner 1975).

Als Frühkomplikation wurde dabei die subkapitale Schenkelhalsfraktur beobachtet (Dustmann u. Godolias 1984; Leger 1979; Spranger u. Eder 1980). Als Ursache für diese Komplikation wurden überwiegend operationstechnische Fehler vermutet, die beim Fräsen des Prothesenlagers zu einer Schwächung der tragenden Knochenstruktur und damit zu einer biomechanischen Überlastung führen.

Nach anfänglich sonst guten Ergebnissen kam es über längere Implantationszeiträume zu einem erheblichen Anstieg der Lockerungsraten sowohl der femoralen wie auch acetabulären Komponenten, die Größenordnungen bis zu 20 % erreichten und weitgehend zum Verlassen dieser Methode führten (Dustmann u. Godolias 1984; Freeman u. Bradley 1983; Head 1981).

Um die biomechanischen Hintergründe dieser Komplikationen zu analysieren, haben wir zwei Untersuchungen durchgeführt. Eine experimentell-biomechanische Studie soll helfen, die Ursachen der frühen Schenkelhalsfrakturen zu verstehen, und eine morphologische Studie an explantierten Hüftköpfen nach Schalenprothesenimplantation soll Aufschlüsse über Langzeitveränderungen des Knochens unter den Prothesen und damit über Lockerungsursachen geben.

Experimentelle Untersuchungen zu Beanspruchungsänderung nach Schalenprothesenimplantation

Material und Methoden

Um die Beanspruchung des Schenkelhalses vor und nach Prothesenimplantation zu bestimmen, wurden Dehnungsmeßstreifen (DMS) auf dem Knochen appliziert. Solange Belastungen des Knochens im elastisch-reversiblen Verformungsbereich durchgeführt werden, sind die mit den DMS gemessenen Oberflächendehnungen den Oberflächenspannungen proportional und ergeben damit ein Bild der Beanspruchung des Knochens.

Eine DMS-Rosette mit 3 Dehnungsmeßstreifen (Hottinger, Typ 6/120 RY) wurde auf die Spongiosa des medialen Schenkelhalses appliziert (Abb. 1). Dazu wurde der oberflächliche Knochen ca. 5 mm tief angefräst, mit einem Kunststoff (Hottinger, X60) oberflächlich aufgefüllt und glattgeschliffen. Auf der kranialen Oberfläche des Schenkelhalses wurden zusätzlich noch 5 lineare DMS (Hottinger, Typ 1.5/120 LY 11) mit einer medial-lateralen Orientierung aufgeklebt (Abb. 1).

Hefte zu „Der Unfallchirurg", Heft 261
E. Schneider (Hrsg.), Biomechanik des
menschlichen Bewegungsapparates
© Springer-Verlag Berlin Heidelberg 1997

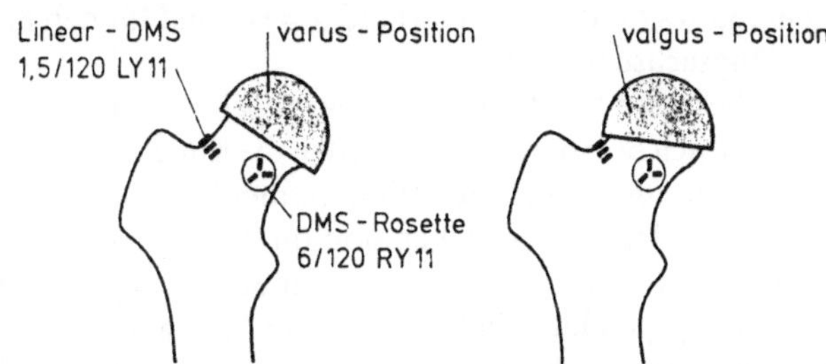

Abb. 1. Anordnung der Schalenprothesen und Dehnungsmeßstreifen am proximalen Femur

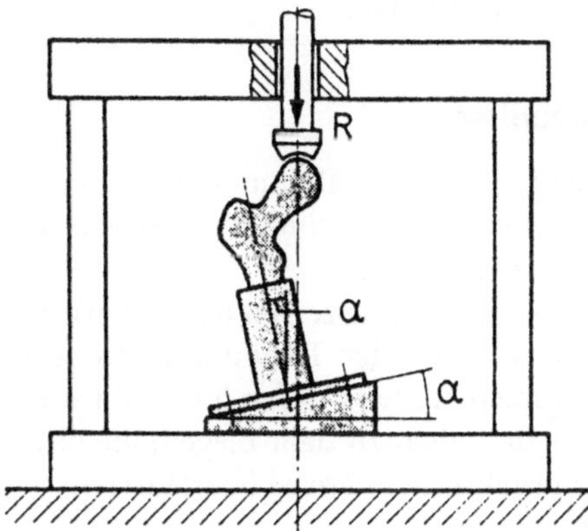

Abb. 2. Schematische Darstellung der Belastung
des proximalen Femurs

Alle applizierten Dehnungsmeßstreifen wurden zur Temperaturkompensation mit passiven Dehnungsmeßstreifen auf einem separaten Knochenstück zu Halbbrükken verschaltet.

Im ersten Versuch wurden die so ausgerüsteten Knochen im unversehrten Zustand der mechanischen Prüfung unterzogen. Für die nächsten Versuche wurde das Prothesenlager gefräst und die Schalenprothese mit Knochenzement (Sulfix) auf den Oberschenkelkopf aufgesetzt. Der Knochenzement hat dabei die Aufgabe, die Schalenprothese formschlüssig auf dem Knochen zu verankern. Verwendet wurden Schalenprothesen vom Typ „Wagner" mit dem dazugehörigen Instrumentarium. In zwei getrennten Versuchen am gleichen Knochen setzten wir die Schalenprothesen in Varus- und Valgusposition auf die Hüftköpfe auf. Abbildung 1 zeigt in schematischer Darstellung die Anordnung der Dehnungsmeßstreifen am Knochen mit aufgesetzter Schalenprothese links in Varusposition und rechts in Valgusposition.

Die Belastung der für die Versuche vorbereiteten Knochen in der Frontalebene erfolgte in einer Werkstoffprüfmaschine. Dazu wurde der untere Schaftteil des Knochens mit Technovit 3040 in eine spezielle Einspannvorrichtung eingegossen. Die Prüfeinrichtung, deren Aufbau aus Abb. 2 ersichtlich ist, erlaubt ein Schwenken des Knochens in der Frontalebene, so daß verschiedene Belastungsrichtungen der Hüftgelenkkraft einstellbar waren. Aus der Vielzahl möglicher Belastungsrichtungen wählten wir drei Situationen aus, die dem Einbeinstand, dem Zweibeinstand und dem Balancestand entsprechen (Pauwels 1965). Dazu wurden die Knochen so geschwenkt, daß die Richtung der eingeleiteten Kraft in bezug auf die Achse des Knochenschaftes für den Einbeinstand $\alpha = 12°$ und für den Balancestand $\alpha = 0°$ zur Knochenlängsachse betrug.

Zur besseren Vergleichbarkeit der Ergebnisse und um den Einfluß der Krafteinleitung deutlich hervorzuheben, wurden die Knochen in allen drei Situationen mit einer Kraft bis zu 1000 N belastet. Diese ist möglich, da eine solche Belastung im Einbeinstand, beim langsamen Gehen und im Zweibeinstand unter dynamischer Krafteinwirkung auftreten kann. Unter diesen Bedingungen leiteten wir die Kraft mit einer Verformungsgeschwindigkeit von 2 mm/min auf den Hüftkopf bzw. die Schalenprothese ein. Gleichzeitig erfolgte die Messung der auftretenden Kraft mit einem Kraftaufnehmer und die Messung der Dehnungen an den Applikationsstellen der Dehnungsmeßstreifen.

Ergebnisse

Die Ergebnisse der Dehnungsmessungen an der Zugseite des durch Biegung belasteten Schenkelhalses sind als Funktion der auf den Hüftkopf einwirkenden Kraft in Abb. 3 dargestellt.

Die Diagramme zeigen das Meßergebnis des in der Frontalebene des Oberschenkelhalses liegenden Dehnungsmeßstreifens. Die Meßwerte der vier anderen Dehnungsmeßstreifen wurden hier nicht aufgezeichnet, da sich an ihren Applikationsflächen zusätzlich zu dem Biegemoment in der Frontalebene Biegemomente aus der dazu senkrechten Ebene überlagerten.

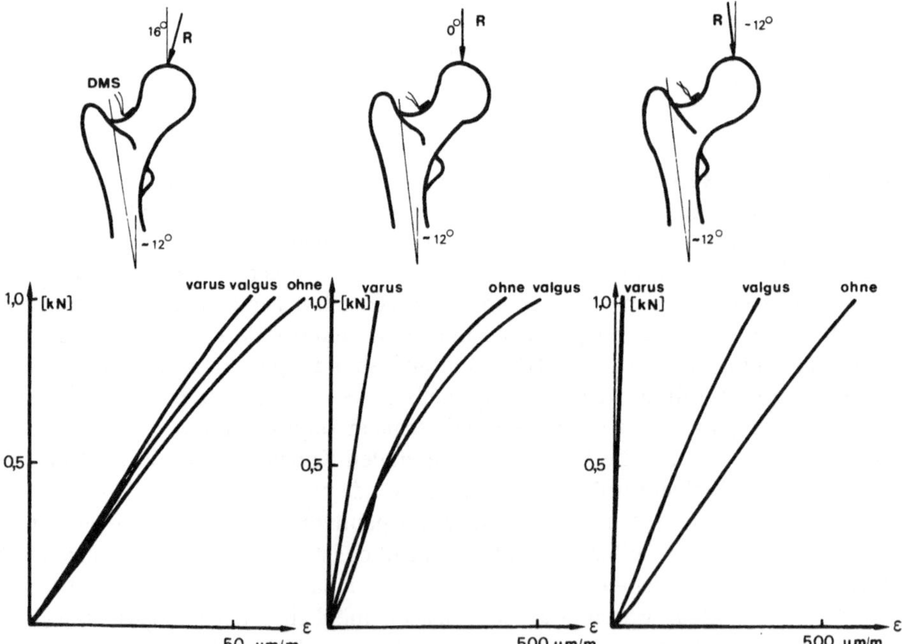

Abb. 3. Dehnungen an der lateral-kranialen Oberfläche des Schenkelhalses bei verschiedenen Belastungsrichtungen und Prothesenlagen

Die in Abb. 3 wiedergegebenen Diagramme zeigen für die drei unterschiedlichen Belastungssituationen unterschiedlich hohe positive Dehnung. Wie der Vorversuch gezeigt hat, sind die gemessenen Dehnungen der an der Knochenoberfläche herrschenden Beanspruchung proportional. Danach sind die an der oberen Schenkelhalsfläche auftretenden Zugbeanspruchungen bei gleicher belastender Kraft unter Einbeinstandbedingungen am kleinsten und unter Balancestandbedingungen am größten. In allen Belastungssituationen stieg mit zunehmender Prüfkraft die Zugbeanspruchung an.

Nach Einsetzen der Schalenprothesen in Varus- und Valgusposition ergaben sich unter Belastung die in Abb. 3 dargestellten charakteristischen Verläufe der Dehnungsmeßwerte am oberen Schenkelhals. Unter den Bedingungen des Einbeinstands zeigen sich nur unwesentliche Änderungen gegenüber den am Knochen ohne Schalenprothesen gemessenen Werten. Während bei der Simulation des Zweibeinstands die Meßwerte bei Valgusposition der Schalenprothese nahezu gleich denen des unversehrten Knochens sind, kann bei Varusposition eine starke Abnahme der Dehnung beobachtet werden. Zu noch extremeren Abweichungen der Meßwerte von den am Knochen ohne Schalenprothese ermittelten Dehnungen kommt es nach Einsetzen von Schalenprothesen im Balancestand. Während bereits bei Valgusposition eine Abnahme der gemessenen Dehnungen um ca. 40 % registriert wird, sind bei Varusposition fast keine Dehnungen mehr am oberen Schenkelhals feststellbar.

Aus den Meßwerten der Dehnungsmeßstreifenrosette berechneten wir die Hauptrichtungen und die Hauptdehnungen. Mit Hilfe eines aus den Vorversuchen ermittelten E-Moduls für die mit dem Kleber X 60 versteifte Applikationsstelle und unter Einbeziehung einer zu $\nu = 0{,}3$ angenommenen Querzahl konnten aus den Hauptdehnungen die Hauptspannungen berechnet werden. Diese Spannungen sollten als vergleichendes Beanspruchungskriterium der unterschiedlichen Belastungszustände und unterschiedlichen Prothesenpositionen dienen. Es zeigte sich, daß beim Einbeinstand eine hohe Druckspannung in Richtung der Druckspannungstrabekel und eine nur geringe Zugspannung senkrecht dazu auftrat. Bei den anderen Belastungssituationen ergab sich mit abnehmendem Winkel α für die Richtung der Hüftgelenkresultierenden R eine Abnahme der Druckspannung unter gleichzeitiger Zunahme der Zugspannung. Gleichzeitig kam es dabei zu einer Drehung der Hauptspannungsrichtung im Uhrzeigersinn, so daß die Hauptzugspannung immer mehr in die Ebene des Schenkelhalsquerschnitts schwenkte.

Von den aus den Dehnungsmessungen mit der Dehnungsmeßstreifenrosette berechneten Spannungen ist vor allem die in Richtung senkrecht zur Schenkelhalsachse wirkende Spannung als mögliche Bruchursache nach dem Einsetzen von Schalenprothesen von Bedeutung. Die durch Einsetzen von Schalenprothesen in Varus- und Valgusposition eintretenden Änderungen dieser senkrecht zur Schenkelhalsachse (Richtung s) wirkenden Spannung ist für verschiedene Krafteinleitungswinkel in Abb. 4 dargestellt.

Die Ermittlung des Betrags der in Richtung s wirkenden Normalspannung erfolgte mit Hilfe des Mohrschen Spannungskreises. Dabei wird aufgrund der vorliegenden Inhomogenität und Anisotropie des Knochens auf quantitative Angaben zu den Spannungen verzichtet und lediglich ein Vergleich der Versuchssituation durchgeführt. Beim Einbeinstand ($\alpha = 28°$) ergab sich durch das Aufsetzen der Schalenprothese keine wesentliche Änderung der senkrecht zur Schenkelhalsachse wirkenden

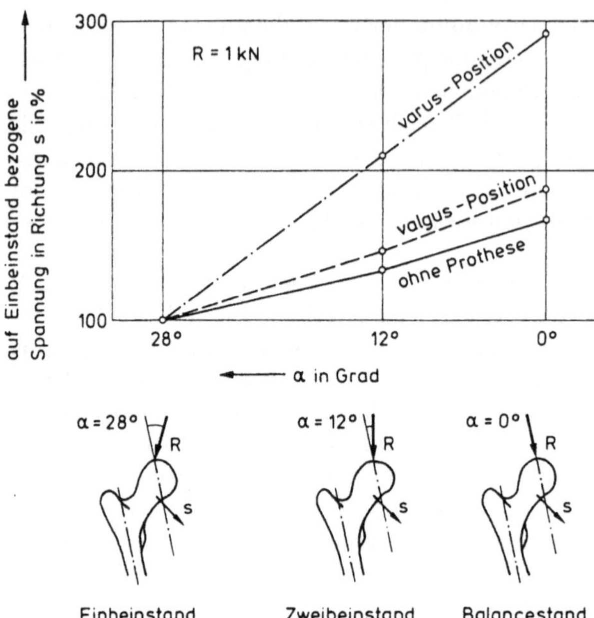

Abb. 4. Spannungen am medialen Schenkelhals, senkrecht zur Schenkelhalsachse bezogen auf Spannungswerte im Einbeinstand

Spannung. Um nun die unter unterschiedlichen Prothesenpositionen und Belastungswinkeln gefundenen Meßergebnisse vergleichen zu können, wurden die Änderungen der in Abb. 4 gezeigten Spannungen nicht als Absolutwert, sondern prozentual zur Situation im Einbeinstand dargestellt. In allen dargestellten Belastungsfällen betrug die Prüfkraft R = 1 kN.

Man erkennt aus Abb. 4, daß die geringsten Spannungen im Einbeinstand und am unversehrten Knochen auftreten. Die Spannung nimmt zu mit zunehmender Schwenkung der Hüftgelenkkraft bis zur Situation des Balancestands. Während sich bei Valgusposition keine wesentliche Erhöhung der Spannungen gegenüber dem unversehrten Knochen ergibt, ist nach dem Einsetzen von Schalenprothesen in Varusposition sowohl für den Zweibein- als auch für den Balancestand eine ca. 3fache Zunahme der Spannungen senkrecht zum Schenkelhals zu beobachten.

Morphologische Veränderungen an Hüftköpfen nach Implantation von Schalenprothesen

Material und Methoden

Untersucht wurde der Femurkopfrest von 14 Patienten mit einer Schalenprothese nach Wagner. Die Implantationsdauer der Schalenprothesen betrug im Mittel etwas mehr als 5 Jahre und reichte von 1 1/2 Jahren bis zu 8 1/2 Jahren (Tabelle 1). Zum Vergleich wurden zusätzlich 3 gesunde und 3 Arthrosehüftköpfe mituntersucht. Die 14 resezierten Hüftköpfe und die 6 Vergleichshüftköpfe wurden in Formalin fixiert und für die Einbettung in Methylmethacrylat vorbereitet. Dabei kam es durch die Einwirkung von Xylol zur Lösung des vorhandenen Knochenzementes zwischen Knochen-

Tabelle 1. Patienten, deren Hüftköpfe untersucht wurden

Nr.	Pat.	Alter	Geschlecht	Implantationsdauer	Prothesensitz
1	H.E.	55 J	männl.	39 Monate	Fest
2	S.M.	66 J	weibl.	60 Monate	Varus/locker
3	E.L.	53 J	weibl.	40 Monate	Varus/locker
4	E.C.	48 J	weibl.	44 Monate	Gesintert
5	S.M.	57 J	weibl.	85 Monate	Fest
6	H.W.	39 J	weibl.	84 Monate	Varus/locker
7	G.A.	56 J	weibl.	74 Monate	Fest
8	B.C.	55 J	weibl.	88 Monate	Varus/locker
9	B.M.	52 J	männl.	71 Monate	Fest
10	F.E.	50 J	weibl.	102 Monate	Fest
11	B.R.	58 J	männl.	70 Monate	Gesintert
12	W.I.	43 J	weibl.	59 Monate	Varus/locker
13	L.B.	46 J	weibl.	82 Monate	Varus/locker
14	T.A.	56 J	männl.	17 Monate	Varus/locker

substanz und Metallprothese, die sich sodann leicht entfernen ließ. Die in Methyl-methacrylat eingebetteten Femurkopfreste wurden durch die Fovea capitis femoris halbiert, und von einer so erhaltenen Hälfte wurden mehrere 100–150 µm dicke Schnitte parallel zur Frontalebene angefertigt. Zuvor wurde das sichtbare Trabekel-werk, der Bindegewebeanteil, die Zementdicke und die ursprüngliche Lage des Cups skizziert. Der in der Kappenpolebene gelegene Schnitt eines jeweiligen Präparates wurde auf 70 µm heruntergeschliffen und davon in einem Feinstrukturröntgengerät (Typ Faxitron, Hewlett Packard, USA) bei einer Röhrenspannung von 19 kV, einem Röhrenstrom von 3 mA und einer Belichtungszeit von 15 min Mikroradiographien auf Glasplates hergestellt.

Zusätzlich wurden einige ausgewählte Schnitte auf 30–40 µm heruntergeschliffen und zur histologischen Begutachtung mit Paragon gefärbt. Mit Hilfe eines Struktur-analysegerätes (Mikrovideomat MV3, Zeiss, Oberkochen) wurde der dem Knochen entsprechende Anteil der Mikroradiographie gemessen und die tatsächlich vorhan-dene Knochenfläche in bezug zur Gesamtfläche unter der Schalenprothese gesetzt.

Ferner wurden die Hüftköpfe gemäß Abb. 5 in 4 Felder eingeteilt und die mittlere Knochendichte sowie der Flächenanteil in jedem einzelnen dieser Quadranten ermit-telt.

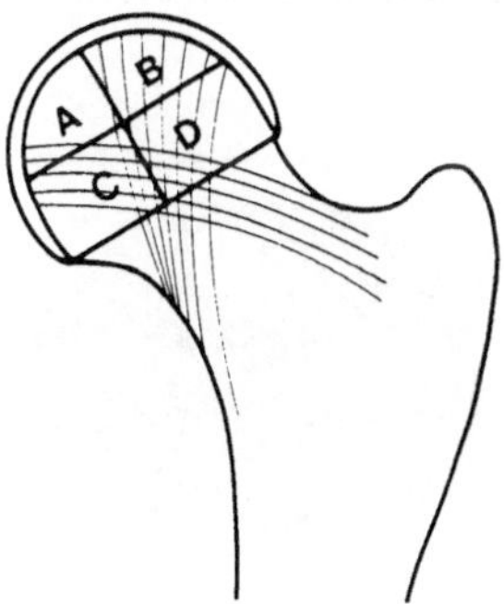

Abb. 5. Einteilung des Hüftkopfes unter den Schalenprothesen in 4 Quadranten (A – D)

Ergebnisse

Anhand von Röntgenaufnahmen des Hüftgelenkes und dem klinischen Bild konnten zum Zeitpunkt der Explantation sämtliche Patienten in 2 Gruppen eingeteilt werden. Die erste Gruppe enthält 7 Patienten (50 %) mit klinisch und röntgenologisch fester oder röntgenologisch auf den Schenkelhals gesinterter Femurkomponente. Die Explantation erfolgte wegen einer isolierten Pfannenlockerung (Tabelle 1).

Die zweite Gruppe enthält 7 Patienten (50 %) mit einer gelockerten Femurkomponente. Hier mußte die Explantation wegen einer isolierten oder mit einer Pfannenlockerung kombinierten Lockerung der Femurkomponente erfolgen (Tabelle 1).

Die Röntgenbilder der gelockerten Cupprothesen zeigten, daß die Femurkomponenten in eine extreme Varusposition abgerutscht waren. Bei der Beschreibung der morphologischen Veränderungen der Hüftköpfe wird diese Gruppeneinteilung beibehalten.

Die Mikroradiographien der Hüftköpfe unter den 7 festen und gesinterten Cups zeigen folgende Veränderungen:

Das Trabekelwerk ist generell rarefiziert. Die einzelnen Spongiosazüge zeigen zwar eine Längsausrichtung, doch ist eine Anordnung entlang den normalen Druck- und Zugspannungstrajektorien nicht mehr zu erkennen. 6 der 7 Knochenblöcke zeigen einen zum Teil erheblichen Substanzdefekt im kranialen Abschnitt direkt unter dem Cup (Abb. 6a). Auffällig ist bei dem einzigen Cup ohne Substanzdefekt, daß an der Zement-Knochen-Grenze eine knöcherne Lamelle vorhanden ist, die den Markraum vom Zement trennt. Eine solche Lamelle ist bei den anderen Präparaten nicht zu erkennen.

Die Mikroradiographien der 7 lockeren, in Varusposition abgerutschten Prothesen zeigen folgende Veränderungen:

Das Trabekelwerk ist dort, wo es noch vorhanden ist, nicht rarefiziert. Die Trabekel sind eher verbreitert und zeigen eine deutliche Längsanordnung entlang der Druckspannungstrajektorien. Die Anteile des Zugspannungssystems sind kaum noch zu erkennen, bisweilen sind sie sogar völlig verschwunden (Abb. 6b).

Bei diesen Knochen ist das Druckspannungstrabekelsystem bis an die Zement-Knochen-Grenze erhalten. Im Vergleich zu den zentralen Spongiosazügen findet man an den Kappenrändern keine Substanzvermehrung der Trabekel. In den histologischen Präparaten zeigen sich verbreiterte, vitale Trabekel, die zum umgebenden Markraum scharf begrenzt sind. Fremdkörperreaktionen treten auch hier nicht auf.

An den weniger beanspruchten medialen Stellen, an denen sich keine Knochentrabekel mehr befinden, ist der verbliebene Raum bis hin zur Prothese durch dichtes Bindegewebe angefüllt. An der Grenze zum Bindegewebe weisen die Trabekel

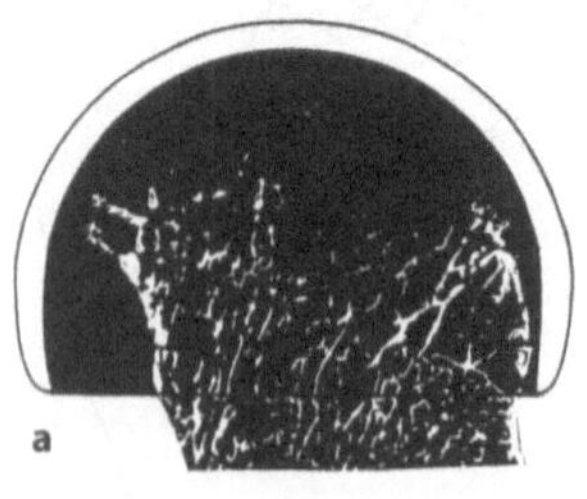
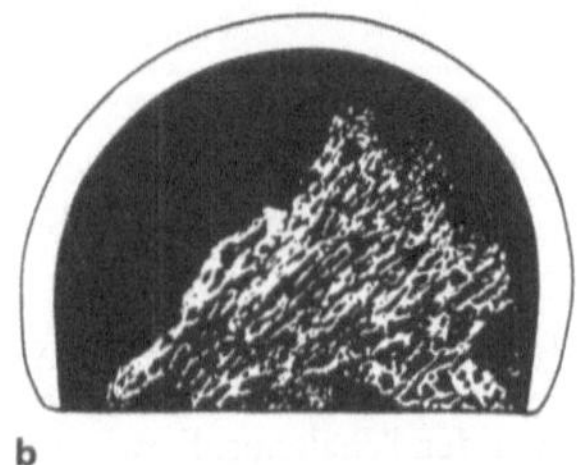

Abb. 6 a, b. Mikroradiographien des Hüftkopfes unter Schalenprothesen. **a** Beispiel für festsitzende Prothese, **b** Beispiel für lockere Prothese

unscharfe Begrenzungen mit Resorptionsbuchten auf, während sie zum übrigen Knochen scharf begrenzt sind.

Die Ergebnisse der quantitativen Morphometrie belegen die oben gemachten Aussagen über die morphologischen Veränderungen der Hüftköpfe:

Die durchschnittliche Knochendichte unter den festen und gesinterten Cups (15,2 %) ist signifikant geringer ($p < 0{,}025$, Wilcoxon-Test) als die entsprechende Knochendichte unter gelockerten Prothesen (25,6 %). Dieser Wert übertrifft sogar geringfügig den der gesunden (24,3 %) und der Arthrosehüftköpfe (23,0 %).

Eine Aufschlüsselung dieser Ergebnisse gemäß den 4 Quadranten (vgl. Abb. 5) liefert für die festen Prothesen eine Verminderung der absoluten Knochendichte in dem physiologischerweise mit der größten Knochendichte versehenen Quadranten B auf nur noch 12,5 %. Dies entspricht im Vergleich zu den gesunden Hüftköpfen (27,0 %) bezüglich dieses Quadranten einem prozentualen Anteil von lediglich 46 %.

In den anderen Quadranten unter den festen und gesinterten Prothesen kommt es ebenfalls zur Vermeidung der Knochendichten, doch ist hier die relative Abnahme gegenüber den nicht pathologischen Hüftköpfen nicht ganz so ausgeprägt wie im Feld B.

Weiterhin zeigt die Quandrantenanalyse, daß in den Feldern C (14,8 %) und D (17,6 %) die absolute Knochendichte am höchsten ist. Für Feld D kann dies nicht durch die Dominanz des Druckspannungstrabekelsystems begründet werden, da dieses hier rarefiziert ist. Die im Vergleich zum Mittelwert der festen Cups recht hohen absoluten Knochendichten in diesen beiden Quadranten sind vielmehr der quantitative Nachweis der beobachteten Verbreiterung der Trabekel nahe dem Kappenrand bei Hüftköpfen mit einem kranialen Substanzdefekt. Auch bei den lockeren Prothesen wird die oben beschriebene Fehlanordnung des noch vorhandenen Trabekelwerkes durch die quantitativen Messungen bestätigt. Der Raum unter den Prothesen ist nur noch zu ca. 40 % mit Knochen ausgefüllt. Da die Trabekel dort, wo sie noch vorhanden sind, nicht rarefiziert, sondern eher verbreitert sind, ergibt sich für die mittlere Knochendichte (25,6 %) ein sehr hoher Wert, der den der gesunden (24,3 %) und der Arthrosehüftköpfe (23,0 %) geringfügig übertrifft. Die Anordnung entlang der Druckspannungstrajektorien wird wieder durch die Quadrantenanalyse belegt. In den Druckspannungsquadranten B (31,0 %) und D (29,9 %) ist die absolute Knochendichte wesentlich höher als in den Feldern A (15,5 %) und C (21,2 %).

Relativ zu den gesunden Hüftköpfen ist die Knochendichte in den Feldern A (95 %) und C (98 %) gering vermindert, während sie in den Druckspannungsquadranten B (115 %) und D (134 %) recht stark erhöht ist.

Die absolute Knochendichte im Feld B ist mit 31,0 % 2 ¹/₂mal so groß wie die vergleichbare Dichte für die festen Cups (12,5 %).

Diskussion

Die Dehnungsmessungen am Schenkelhals des Femurs unter verschiedenen Belastungsbedingungen zeigten deutliche Unterschiede vor und nach einer Prothesenimplantation. Dies deutet auf eine gravierende Änderung der Beanspruchungshöhe und -verteilung hin. Durch die Anfräsung des Hüftkopfes für das Prothesenlager geht die lateral-kraniale Kortikalis am Rand des Prothesenlagers verloren. Dadurch können die oberflächlichen Spannungen nicht mehr übertragen werden, was sich durch eine Abnahme der Dehnungen an der lateral-kranialen Oberfläche des Schenkelhalses zeigt. Dieser Effekt ist beim Aufsetzen der Schalenprothese in Varusstellung deutlich stärker ausgeprägt als in Valgusposition der Prothese. Um so mehr der Schenkelhals auf Biegung belastet wird, d. h. um so mehr die Hüftgelenkkraft in Richtung des Femurschaftes gerichtet ist, desto stärker ist der Verlust der lateral-kranial abgeschnittenen Kortikalislamelle an dem Rückgang der Oberflächendehnungen zu beobachten (Abb. 3).

Der Verlust dieser Zuggurtungsfunktion der lateral-kranialen Kortikalis führt vor allem unter starker Biegemomentbelastung des Schenkelhalses zu einer Höherbelastung des medialen Schenkelhalsbereiches. Die Scherspannungen senkrecht zum Schenkelhals nehmen dadurch vor allem bei einer Varusimplantation einer Schalenprothese gravierend zu (Abb. 4) und dürften eine mögliche Ursache für die früh beobachteten Schenkelhalsfrakturen nach Schalenprothesenimplantation sein. Aus diesen Erkenntnissen ist eine Implantation in Valgusposition mit schonendster Anfräsung der lateral-kranialen Strukturen zu empfehlen. Warum kommt es auch bei einer solchen günstigen Implantationstechnik nach Jahren zur Lockerung der Prothesen? Die Ergebnisse der morphologischen Untersuchungen an den explantierten Hüftköpfen fester und gelockerter Schalenprothesen geben hierzu einige Hinweise. Die quantitative Untersuchung der Knochendichte unter den noch fest sitzenden Schalenprothesen (bei gelockertem Acetabulum) zeigt eine Rarefizierung des Knochentrabekelwerks, besonders im Bereich der Druckspannungstrabekel. Im kranialen Schalenprothesenzentrum ist meistens kein Knochen mehr vorhanden (Abb. 7a). Die Kraftübertragung von der Prothese zum Knochen erfolgte ausschließlich am Prothesenrand, wo der Knochen durch eine Hypertrophie versucht hat, sich auf diese Veränderungen einzustellen. Durch die „stress protection" des Knochens im kranialen Prothesenzentrum (Huiskes et al. 1985) kommt es vermutlich zu einem stetigen Knochenverlust und damit zu einer Verringerung der kraftübertragenden Knochenanteile. Andererseits ist mit zunehmender Implantationszeit mit einer Zunahme des Reibemomentes zwischen Hüftpfanne und Schalenprothese zu rechnen. Überwiegt das Reibemoment das Verankerungsmoment der Prothese am verbleibenden Knochen, muß es zur Lockerung kommen. Das gleiche kann natürlich auch bei momentanen Überlastungen oder Bagatelltraumen eintreten. Die Gruppe der festsitzenden Schalenprothesen wurden nach durchschnittlich 74 Monaten aufgrund einer Pfannenlockerung explantiert. Bei ihnen waren morphologisch keine Anzeichen von operationstechnischen Fehlern zu beobachten. Die Gruppe der gelockerten Schalenprothesen war dagegen schon nach durchschnittlich 42 Monaten explantiert worden. Die morphologischen Bilder sprachen in der Mehrzahl dieser Fälle für eine zu intensive Abfräsung des Hüftkopfes, eine Implantation in Varusposition und eine inkomplette Zementiertechnik. Dadurch bedingt kam es früh zu einer Instabilität mit fortschreitender Bindegewebebildung zwischen Knochen und Zement. Die Hypertrophie des Drucktrabekelsystems des Knochens unter diesen Prothesen (Abb. 7b) ist dadurch erklärbar, daß Bindegewebe Druckkräfte fortleiten kann. Medial, wo überwiegend Zug- und Scherkräfte auftreten, kam es dagegen zur weiteren Atrophie des Knochens mit Bindegewebeersatz. Wenn dieser Vorgang entsprechend weit fortgeschritten war, kam es zum Abrutschen der Schalenprothese in die Varusposition.

Zusammenfassend läßt sich sagen, daß bei einer geeigneten Operationstechnik mit minimaler Abfräsung des Hüftkopfes und Valguspositionierung der Schalenprothesen feste Verankerungen für Zeiträume von über 10 Jahren erreichbar sind.

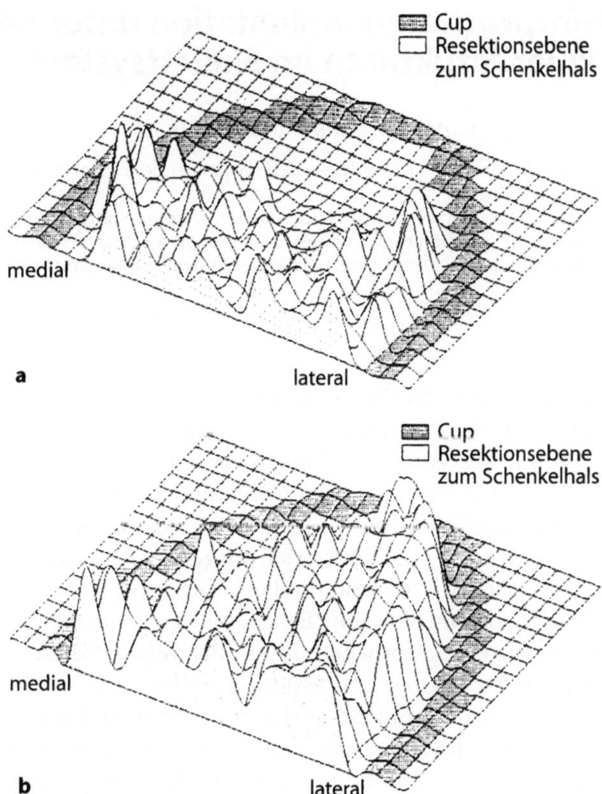

Abb. 7 a, b. Mittelwertdarstellung der Knochendichten unter den **a** festsitzenden Prothesen, **b** lockeren Prothesen

Grundsätzlich läßt sich jedoch aufgrund der steifen Schalenprothese eine Atrophie des Kopfes unter der Schale durch „stress protection" nicht vermeiden. Ob mit diesem Prothesentyp eine dauerhafte Versorgung möglich ist, muß deshalb bezweifelt werden. Eine zeitliche Überbrückung für junge Patienten bis zur ersten Totalendoprothese wäre jedoch bei optimaler Implantation denkbar.

Literatur

Dustmann HO, Godolias G (1984) Erfahrungen mit den Hüftgelenkschalenprothesen nach Wagner. Z Orthop 122: 106–113

Freeman MAR, Bradley GW (1983) ICLH surface replacement of the hip. J Bone Joint Surg (Br) 65: 405–411

Head WC (1981) Wagner surface replacement arthroplasty of the hip. J Bone Joint Surg (Am) 63: 420–427

Huiskes R, Strens Ph, van Heck J, Slooff TJ (1985) Interface stresses in the resurfaced hip. Acta Orthop Scand 56: 474–478

Leger W (1979) Erfahrungen mit der Schalenplastik des Hüftgelenkes. Z Orthop 117: 740–745

Pauwels F (1965) Gesammelte Abhandlungen zur funktionellen Anatomie des Bewegungsapparates. Springer, Berlin Heidelberg New York

Spranger M, Eder H (1980) Frühkomplikationen beim alloplastischen Gelenkersatz mit der Schalenprothese nach Wagner. Arch Orthop Trauma Surg 97: 145–150

Wagner H (1975) Der alloplastische Gelenkflächenersatz am Hüftgelenk. Arch Orthop Trauma Surg 82: 101–106

Hüftprothesenimplantation unter Berücksichtigung neuer Strukturen im Skelettsystem

U. Holz[1], F. Copf[2], G. Faust[3] und W. Lierse[4]

[1] Klinik für Unfall- und Wiederherstellungschirurgie, Katharinenhospital, Kriegsbergstr. 60, D-70174 Stuttgart
[2] Staatsrat-von-Fetzer-Klinik, Hölderlinstr. 1, D-70174 Stuttgart
[3] Institut für Computeranwendungen, Universität Stuttgart, Pfaffenwaldring 32, D-70569 Stuttgart
[4] Anatomisches Institut, Universitätsklinik Eppendorf, Martinistr. 52, D-20246 Hamburg

Die Architektur der Knochen entspricht der Größe und Richtung des Kraftflusses. Bei nicht zu starker Variation der Größe und der Richtung des Kraftflusses antwortet die Natur mit Anpassung der Knochenstruktur (Wolff 1892).

In diesem Gesetz der Transformation der inneren Architektur des Knochens werden die Langzeitbelastungseigenschaften des Knochens zusammengefaßt. In Gelenknähe findet sich ein trajektoriell ausgerichtetes Spongiosagerüst von unterschiedlicher Dichte. Solche strukturellen Muster signalisieren, daß mit einem geringen Strukturaufwand eine hohe Belastbarkeit erzielt werden will. In der Technik wird von Leichtbauweise gesprochen und in der vergleichenden Anatomie gelten lufthaltige Spongiosastrukturen und Sandwichplatten und -schalen, wie sie bei Vögeln anzutreffen sind, als Paradebeispiel der Leichtbaustruktur.

Am menschlichen Hüftgelenk findet sich sowohl am Acetabulum als auch am koxalen Femurende eine charakteristische Spongiosaarchitektur. Im subchondralen Bereich sind die Trabekel dicht gewoben und stehen senkrecht zur Gelenkoberfläche. Im Schenkelhals und Trochantergebiet finden sich honigwabenartig und röhrenartig angeordnete Trabekelsysteme. Eine Strukturauflockerung als Zeichen einer spannungsarmen Region stellt das Ward-Dreieck dar (Ward 1838).

Entnimmt man aus dieser spongiösen Knochenstruktur Gewebeproben und belastet sie mechanisch, so ergeben sich für diese Spongiosa schlechtere Werte als für kompaktes Knochenmaterial. Je nach Gewebeprobe unterscheiden sich die Festigkeitswerte um wenigstens eine Zehnerpotenz. Derartige Belastungsuntersuchungen sind für die Beurteilung des Gesamtsystems des spongiösen gelenknahen Knochens ungeeignet. Niemand kommt auf die Idee, einen Teil eines Fachwerksystems aus einem Stahlgittermast herauszubrechen, um daran die Belastbarkeit der Konstruktion zu ermitteln.

Der weitgehend geschlossene spongiöse Raum des gelenknahen Knochens ist nicht nur von trajektoriell ausgerichteten Knochenbälkchen durchzogen, sondern er ist auch flüssigkeitsgefüllt (Blut und Fette).

Als zusätzliche Strukturen sind von Copf u. Czarnetzki (1989) gespannte Häutchen – Tensulae – entdeckt worden, die ein flüssigkeitsgefülltes gekammertes System komplettieren, in dem Druckbelastungen nach allen Seiten gleichmäßig ausgebreitet werden können. Vom elastomechanischen Standpunkt aus wird die Spongiosa durch das flüssigkeitsgefüllte Kammersystem elastisch eingebettet. Nachdem die Struktur der Tensulae eine Schwingung erlaubt, entstehen zusätzlich dissipative, energieverzehrende Effekte, die zur Dämpfung der Belastung beitragen (Abb. 1).

Hefte zu „Der Unfallchirurg", Heft 261
E. Schneider (Hrsg.), Biomechanik des
menschlichen Bewegungsapparates
© Springer-Verlag Berlin Heidelberg 1997

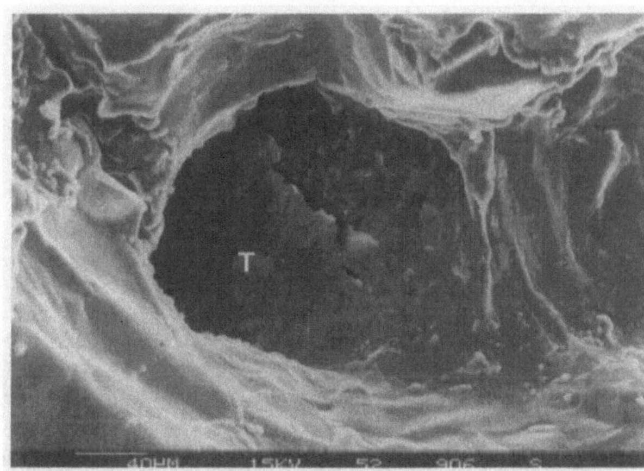

Abb. 1. Tensulae (I) im raster-elektronenmikroskopischen Bild. Die Tensulae sind zwischen den spongiösen Strukturen ausgespannt

Bei den Tensulae handelt es sich um fein gespannte, zellfreie Membranen, bei denen Kollagen und Kalziumkristalle lamellenartig angeordnet sind. Sie haben einen Durchmesser von 50 – 400 µm, sie können Fenster und Poren aufweisen und ihre Zahl variiert stark. Ihr Nachweis ist nicht nur rasterelektronenmikroskopisch, sondern in der Zwischenzeit auch lichtmikroskopisch mittels Silberimprägnation und Azanfärbung gelungen (Copf et al. 1991).

Die Spongiosa mit ihren Knochenbälkchen und ihrem Subsystem kann als hydrodynamisches System betrachtet werden, in dem eine allseitige Druckausbreitung ohne Bevorzugung einer Raumrichtung stattfindet (Abb. 2).

Nachdem die Spongiosa durch ihre besondere Strukturierung und ihre Subsysteme für die dauerhafte Übertragung von Kräften eine hervorragende Bedeutung hat, erhebt sich die Frage, ob der Spongiosa nicht auch nach der Implantation von Hüfttotalendoprothesen eine besondere Aufgabe zukommt. Diese Frage stellt sich um so mehr, als die herkömmliche Prothesenverankerung über einen Prothesenstiel auf lange Sicht bisher bei jedem Modell zur Prothesenlockerung geführt hat und dies vornehmlich auf Grund einer unphysiologischen Krafteinleitung in den Knochen. Besonders ungünstig waren Prothesenschaftkonstruktionen mit distaler Fixation des Prothesenstiels. Bei allen Verankerungsmodalitäten über einen Prothesenstiel wird letztlich die für die Kraftübertragung so wichtige Spongiosa eliminiert bzw. verdrängt, und es wird eine Verankerung und Dauerbelastung über kortikale Strukturen erwirkt. Die Kortikalis hat aber keine hydrodynamischen Eigenschaften zum Abfangen von Stoßbelastungen, so daß à la longue die Prothesenlockerung unvermeidlich wird. Die Empirie spricht dafür, nach Alternativen zur seitherigen Konzeption einer Hüfttotalendoprothese zu suchen, denn die anatomischen und biodynamischen Gesetzmäßigkeiten verlangen, soweit sie bereits bekannt sind, eine stärkere Berücksichtigung des spongiösen Knochensystems.

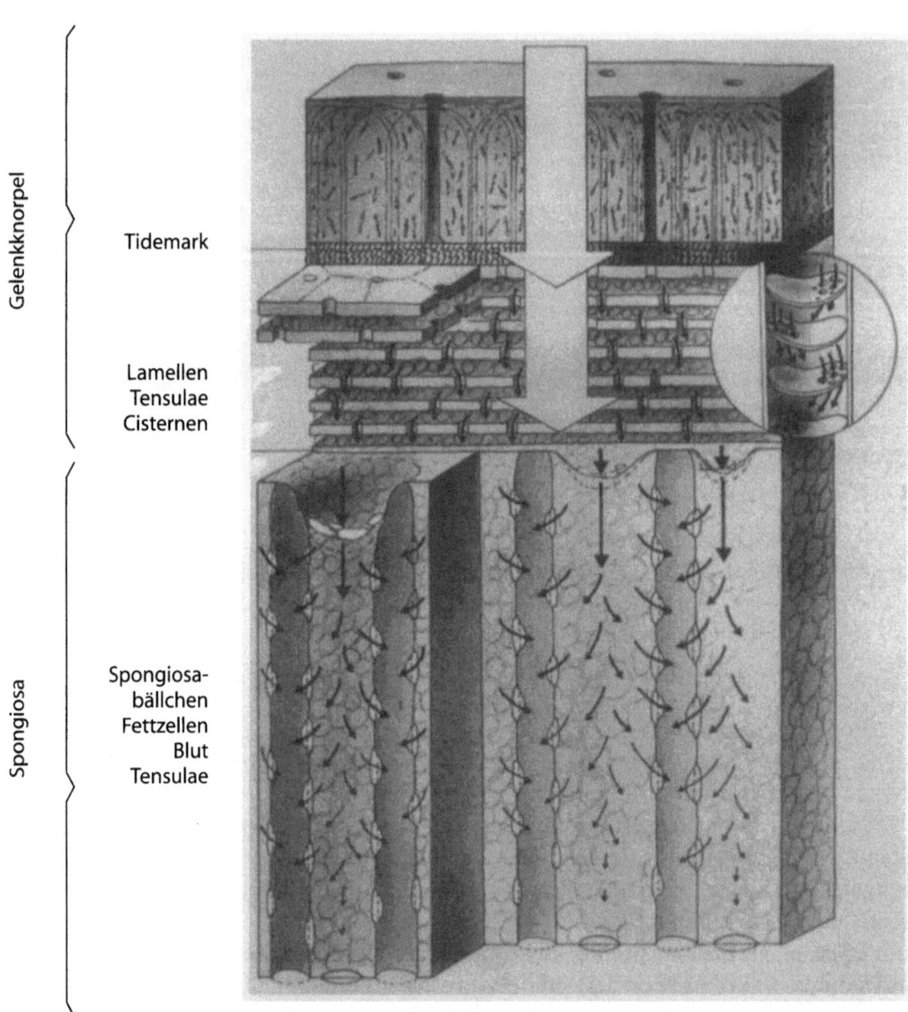

Abb. 2. Schematische Abbildung eines hydrodynamischen Systems am gelenknahen Knochen. Der über den Knorpel eingeleitete Impuls wird über geschichtete und vernetzte Strukturen, die mit Flüssigkeit gefüllt sind, so umverteilt, daß gleichmäßige Druckausbreitungen entstehen

Die trabekulär orientierte Endoprothese

Acetabulum

Bei der geschlossenen Form des Acetabulums, bei der sich die Beanspruchungsgrößen nach der Implantation einer Endoprothese weniger verändern als vergleichsweise am Femurschaft, erschien uns die Konstruktion einer im Netzwerk der Spongiosa verankerten Endoprothese relativ einfach. 1979 wurde mit der Entwicklung einer Hüftendoprothesenpfanne begonnen. Der Prototyp bestand aus einer Metallhalbschale, auf der unterschiedlich lange Verankerungspfeiler radiär angeordnet wurden. Dort, wo die anatomischen Studien des Acetabulums große und dichte Spongiosaräume aufwiesen, wurden die Pfeiler lang gewählt. Um die Oberfläche dieser etwa 80 – 100 Verankerungspfeiler möglichst groß zu gestalten, wurden die einzelnen Pfeiler mit terrassenartig angeordneten Ringbunden versehen. Eine solche Oberflächengestaltung ermöglicht die Übertragung von Druckspannungen, die sowohl unter Druck als auch unter Zug entstehen.

Zur Abschätzung der Dauerbelastung eines solchen Pfannenmodells wurden zweidimensionale Spannungsanalysen nach der Methode der finiten Elemente durchgeführt, die letztlich eine Spannungsreduktion auf Grund der Oberflächenvergrößerung bestätigten (Hummel 1984).

Der Prototyp dieses Pfannenmodells wurde 1981 implantiert und zeigt nach einer Laufzeit von über 9 Jahren eine unveränderte Position der Pfanne mit homogener Wabenstruktur der Spongiosa zwischen den einzelnen Verankerungspfeilern.

In der Zwischenzeit wurde diese Endoprothesenpfanne bei 355 Patienten implantiert. 143 dieser Operationen betrafen Revisionsarthroplastiken am Acetabulum. Die trabekulär orientierte Pfannenkonstruktion bewies zusammen mit autogenen Spongiosatransplantaten ihre besondere Eignung für eine stabile Integration im Knochen (Abb. 3).

Femurkomponente

Analog dem Vorgehen bei der Konstruktion der Prothesenpfanne wurde auch bei der Femurkomponente zunächst die Architektur der Spongiosa am proximalen Femur erneut untersucht. Diese anatomischen Studien wurden an über 100 Femora ausgeführt, die von Patienten unterschiedlichen Alters stammten. Es zeigte sich, daß im proximalen Femur, unter Einschluß des Hüftkopfes, ein Spongiosavolumen zwischen 80 und 150 ml zu finden ist. Reseziert man den Hüftkopf unter Belassung eines großen Anteils des Schenkelhalses, so verbleiben Spongiosavolumina zwischen 30 und 100 ml. Diese Spongiosaräume zeigen eine Abhängigkeit zur Körpergröße und sind vermutlich genetisch determiniert.

Die trabekulär orientierte Femurkomponente einer Endoprothese, welche die Substantia spongiosa so weit wie möglich zu erhalten sucht, muß folgende Bedingungen erfüllen:

1. Das bisher übliche, massive Metallimplantat muß zugunsten eines möglichst fein verstrebten Fachwerksystems im Sinne der Leichtbaukonstruktion verlassen werden.
2. Die Prothesenkomponente muß sich nach Möglichkeit im gesamten spongiösen Raum des koxalen Femurs stabil – auch rotationsstabil – verankern.
3. Die Prothese muß nicht nur Druckkräfte, sondern auch Zugkräfte aufnehmen können.

Unter Berücksichtigung dieser Kriterien wurde eine Femurprothesenkomponente entwickelt, bei der eine sehr stabile Tragplatte auf einer horizontalen Resektionsebene am Schenkelhals unter Erhaltung des gesamten Calcar femoris aufliegt. Von der Tragplatte aus ragen 4 stabile, der anatomischen Form des koxalen Femur angepaßte Pfeiler in die Trochanterregion hinein. Diese Pfeiler vereinigen sich dicht unterhalb des Trochanter minor, also in der Höhe, wo die spongiösen Knochenstrukturen aufhören und die Belastung vom kortikalen Röhrenknochen übernommen

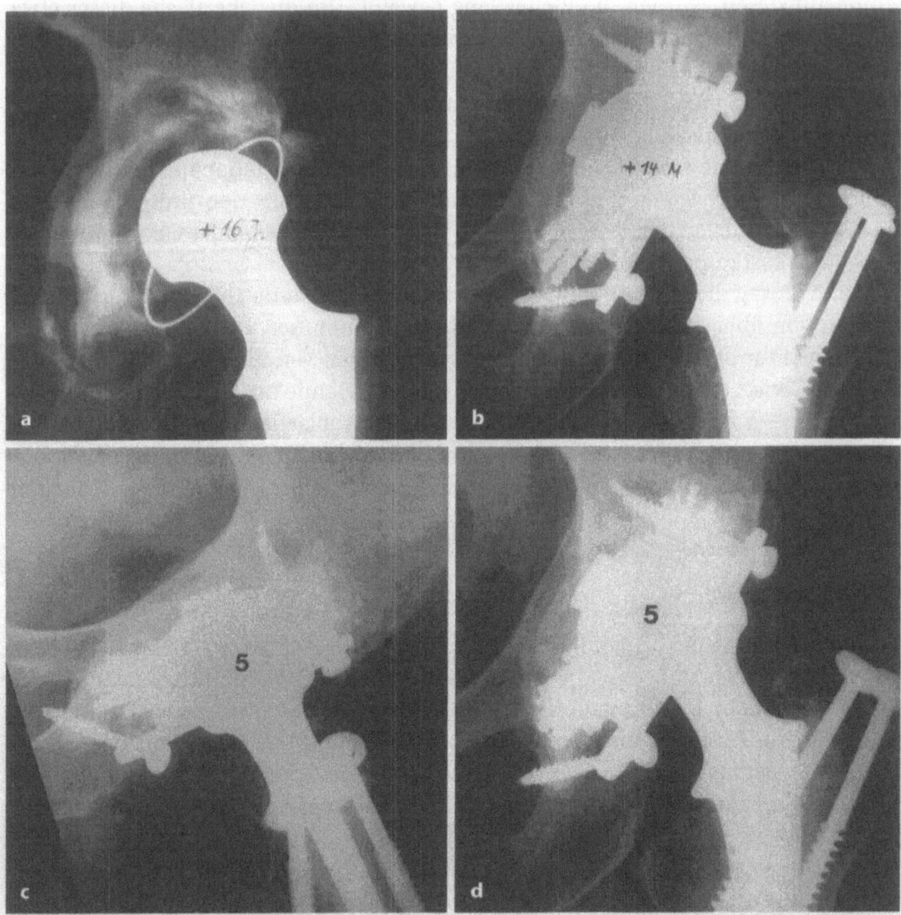

Abb. 3. a Gelockerte Hüftendoprothesen, 16 Jahre nach Implantation bei einer 74jährigen Patientin, ausgedehnte Zerstörung des Knochens im Verankerungslager. **b** Wiederaufbau einer spongiösen Knochenarchitektur 14 Monate nach Implantation einer trabekulär orientierten Pfanne und autologer Spongiosatransplantation. **c** 5 Jahre nach Prothesenpfannenwechsel. Die Knochenarchitektur hat sich weitgehend normalisiert. Die Pfanne ist stabil verankert (**c** axial, **d** a.-p.)

wird. Die Hauptpfeiler dieses Gerüstes werden durch Nebenpfeiler entsprechend statischer Berechnungen verstärkt, und die Oberfläche der Pfeiler wird durch terrassenartige Ringbunde vergrößert, analog der Pfannenkonstruktion. Diese gerüstartige Konstruktion der Femurkomponente ermöglicht die Erhaltung von ca. 85% des gesamten Spongiosavolumens am koxalen Femurende.

Bei diesem Endoprothesenmodell geschieht die Krafteinleitung in den Knochen zunächst über eine Tragplatte. Der Druck wird von medial nach lateral abnehmend über eine große, fast senkrecht zur Belastungsrichtung liegende Fläche in die Spongiosa übertragen. Die gerüstartige Schaftkomponente erfüllt vor allem Stabilisierungsfunktionen für die Tragplatte (Abb. 4).

Bei der Implantation einer solchen Endoprothese muß aus operationstechnischen

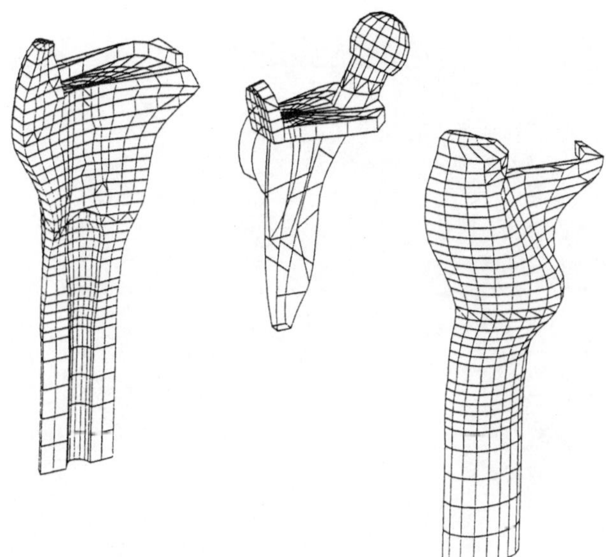

Abb. 4. Knochen-Endoprothesen-Verbund: FE-Modell der trabekulär orientierten Femurkomponente. Femur im Frontalschnitt. (Laxander 1989)

Gründen ein Teil der Spongiosa am koxalen Femurende zunächst entnommen werden. Diese Spongiosa wird dann in die Zwischenräume der Gerüststruktur der Prothese als Knochentransplantat eingebracht und zusammen mit der Endoprothese wieder in das koxale Femurende eingesetzt. Unterschiedliche Prothesengrößen garantieren einen initial festen Sitz unter Abstützung an der Kortikalis. Die eingefügte Spongiosa wächst nach den Gesetzen der autogenen Transplantation relativ rasch ein und unterliegt einem Modelling und Remodelling gemäß den Bedingungen, wie sie nach einer Prothesenimplantation vorherrschen (Holz et al. 1991) (Abb. 5).

Diese Endoprothese erfüllt eine Reihe von biomechanischen Gesichtspunkten, welche für eine dauerhafte Endoprothesenverankerung gelten:

1. Natürlich gewachsene Strukturen von Spongiosa und Kortikalis werden so wenig wie möglich beeinträchtigt.
2. Ein Remodelling der Spongiosastrukturen ist möglich.
3. Der Oberflächenkontakt zwischen Implantat und Gewebe ist groß.
4. Die Krafteinleitung kommt den natürlichen Verhältnissen nahe.

Dies zeigt sich auch in einer dreidimensionalen, isotropen Spannungsanalyse nach der Methode der finiten Elemente (Laxander 1989). Die vom künstlichen Hüftkopf kommende Druckbelastung wird über die Tragplatte direkt auf die Spongiosa übertragen. Der gesamte Spongiosaraum erfährt eine homogene Druckbelastung, lediglich lateral überwiegen Zugkräfte. Die Kortikalis des Femurs wird wie beim normalen Oberschenkel vorwiegend auf Biegung beansprucht. Unnatürliche Schubspannungen konnten bei dieser Analyse nicht festgestellt werden.

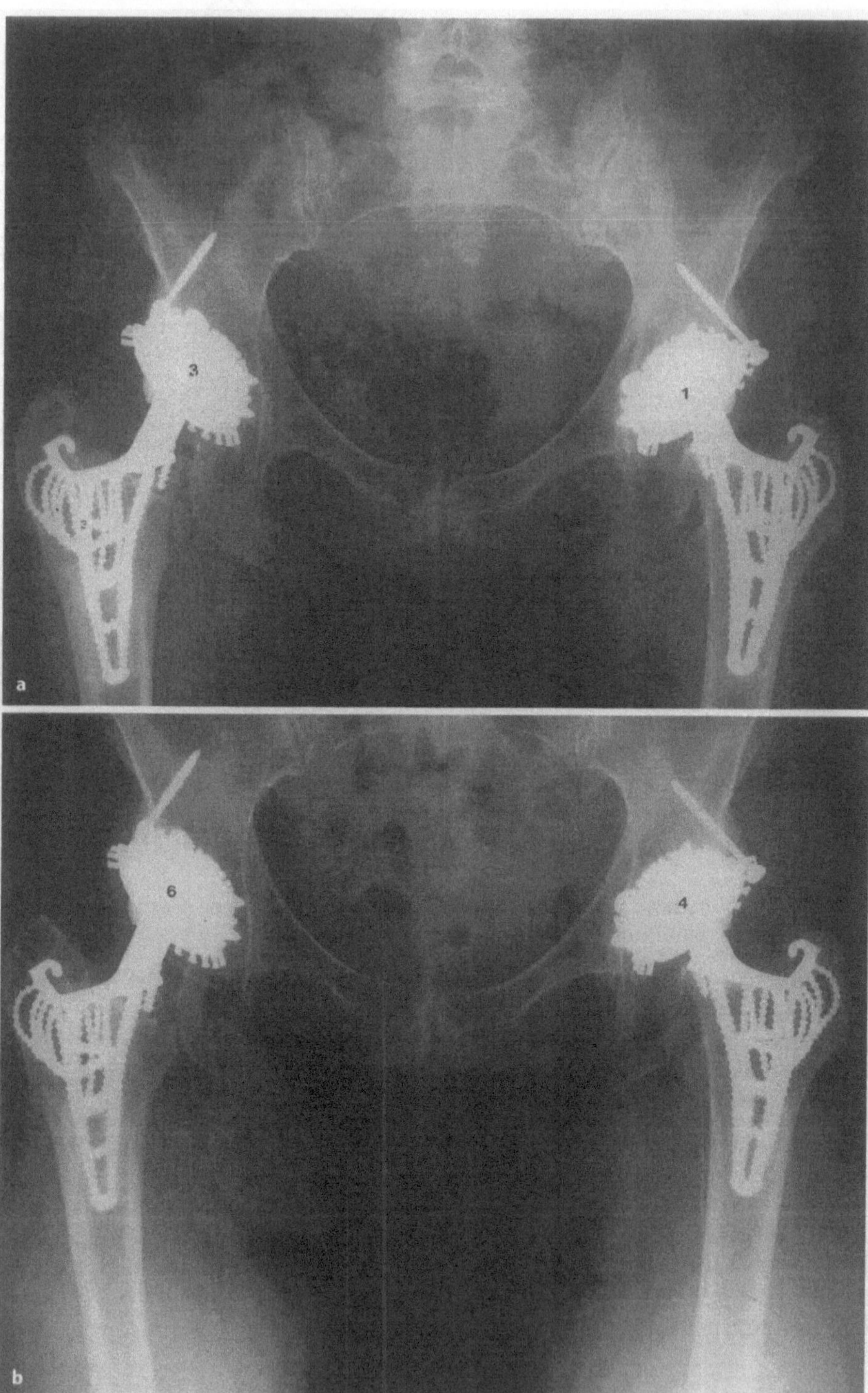

Abb. 5 a, b

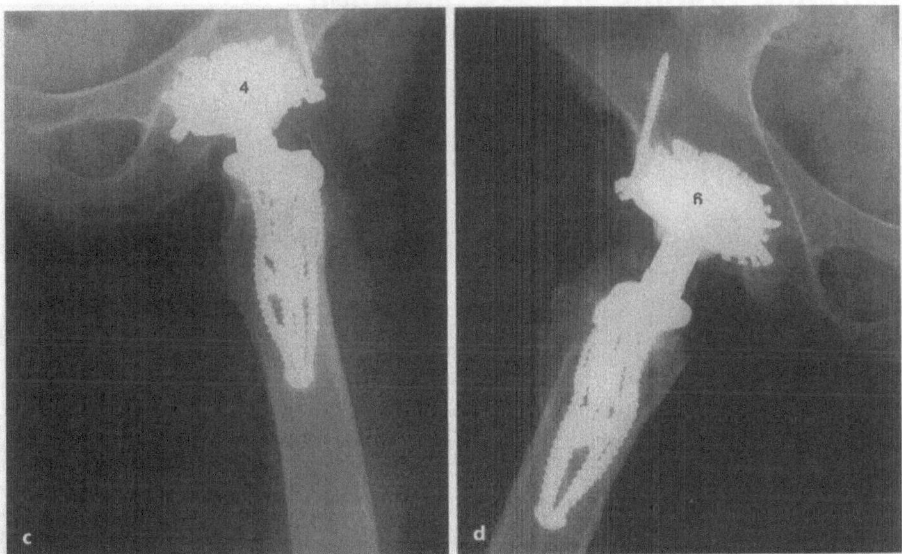

Abb. 5. a Trabekulär orientiertes Endoprothesensystem, *links* nach 1 Jahr, *rechts* nach 3 Jahren. Neuordnung der Spongiosastruktur; **b** nach 4 bzw. 6 Jahren; **c** axiale Aufnahme nach 4 bzw. 6 Jahren

Literatur

Copf F, Czarnetzki A, Lierse W, Gocht A (1991) Die CCL-Tensula im Skelettsystem als möglicher Teil eines hydrodynamisch wirkenden Faktors. Acta Anat (Basel) 140: 175–182

Copf F, Czarnetzki A (1989) Die hydrodynamische Komponente im Gelenk: Nachweis eines Membranen-Zisternen-Systems in der kalzifizierten Zone des Knorpels am Femurkopf. Acta Anat (Basel) 136: 248–254

Holz U, Copf F, Thielemann F (1991) Die Implantation der trabekulär orientierten Hüfttotalendoprothese. Operat Orthop Traumatol 3/1: 1–16

Hummel R (1984) Zweidimensionale Spannungsanalyse einer Hüftgelenkspfanne mit trabekulärer Verankerung. Studienarbeit am Institut für Computeranwendungen (ICA) der Universität Stuttgart

Laxander A (1989) Dreidimensionale isotrope Spannungsanalyse eines Femur-Endoprothesensystems nach der Methode der finiten Elemente. Dipl.-Arbeit, Institut für Computeranwendungen der Universität Stuttgart

Ward FO (1838) Outlines of human osteology. Renshaw, London, p 370

Wolff J (1892) Das Gesetz der Transformation der Knochen. Hirschwald, Berlin

Histomorphologie an verschiedenen Hohlschaftfemurstielen

B. Rischke[1] und K. Draenert[2]

[1] Kreiskrankenhaus Pinneberg, Unfallchir. Abteilung, Fahltskamp 74, D-25421 Pinneberg
[2] Zentrum für Orthopädische Wissenschaften, Gabriel-Max-Straße 3, D-81545 München

Problemstellung

Die Reaktion des Knochens auf künstliche Implantate ist Ausdruck der Deformation des Knochenabschnittes durch das Implantat, sei es durch Lastübertragung von Implantat auf den Knochen oder durch die Deformation des Knochens am Implantat durch die Muskulatur [4]. Die Deformation am Implantat kann verschiedene Reaktionen im knöchernen Lager auslösen: Bei glatter Oberfläche wird ein Großteil der Energie in Relativbewegung umgesetzt [5]; die Folge ist die bindegewebige und knöcherne Abkapselung. Durch Oberflächenrauhigkeit [1], Apatitbeschichtung [4] und makroporöse Oberflächen (PCA, Spongiosametall, Fasermetallbeschichtungen) [11, 8, 7] wurde erreicht, daß die Deformationsenergie vom Implantat auf das knöcherne Lager reflektiert wurde und hier zur lamellär-konzentrischen Versteifung der Spongiosaelemente geführt hatte. Von PCA-Prothesen wurden knöcherne Integrationen beschrieben [5]. Für diese Reaktion des spongiösen Implantatlagers war der primäre Formschluß zwischen Implantat und Knochen Voraussetzung.

Verschiedene Steifigkeiten verursachen verschieden ausgeprägte Deformationen. Ein mit dem Knochen über alle Kompartimente isoelastisches Implantat konnte bis jetzt noch nicht entwickelt werden [4, 9]. Die formschlüssige Kontaktfläche, die Steifigkeit des Implantates und last but not least seine Masse bestimmen die Deformation im knöchernen Lager [4]. Hohlschaftprothesen sind in ihrer Elastizität eher steuerbar und haben eine deutlich geringere Masse [12, 13], weswegen die knöcherne Reaktion auf drei verschiedene Hohlstiele histomorphologisch untersucht wurde.

Material und Methoden

Bei 26 Hunden (12 Foxhound-Bastard, 14 Schäferhunde) wurde ein Hüftgelenk durch eine Hohlschaftprothese ersetzt. Dabei erhielten 10 Hunde eine Geradschaftprothese, 8 Hunde einen anatomisch adaptierten Hohlschaft (Abb. 1), 8 Hunde eine sternförmige lamellierte Hohlschaftprothese (Abb. 2). Die Hohlräume der Prothese wurden bei 19 Tieren mit Spongiosa aufgefüllt, bei 7 Tieren mit Hydroxylapatit-Keramiken.

Die Tiere wurden bis zu 2 Jahren gehalten und 4fach mit Fluorochrom sequenzmarkiert. Die Markierung erfolgte dabei nach dem 5. Tag, jeweils für 8 Tage mit Tetracyclin täglich 12 mg/kg KG, Calcein blau täglich 30 mg/kg KG, Alizarin komplexon 30 mg/kg KG täglich und schließlich Calcein grün 20 mg/kg KG.

Hefte zu „Der Unfallchirurg", Heft 261
E. Schneider (Hrsg.), Biomechanik des
menschlichen Bewegungsapparates
© Springer-Verlag Berlin Heidelberg 1997

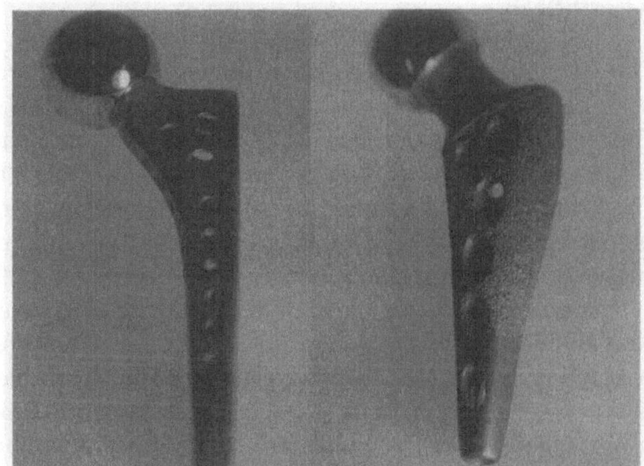

Abb. 1. Modelle der Hohlprothesen als Geradschaft und als anatomisch adaptierter Hohlschaft mit vergrößerter Kugeloberfläche

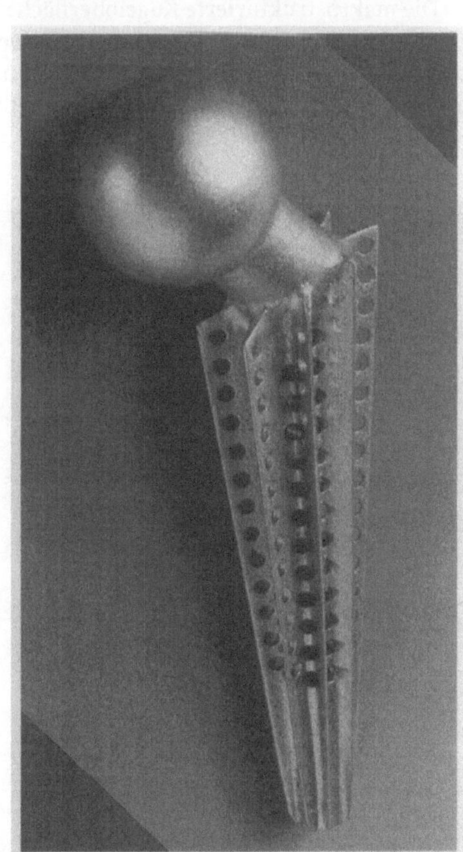

Abb. 2. Sternförmig laminierte Hohlschaftprothese

Es wurden dann jeweils 2 Versuchstiere nach 28 Tagen, 56 Tagen, 84 Tagen, 1 Jahr und 2 Jahren präpariert, nach vorheriger Perfusion der unteren Extremitäten und intravasaler Aussteifung mit Acrylat. Es werden die Dreimonatsergebnisse berichtet.

Ergebnisse

Die Geradschaftprothesen haben die geringste primäre Kontaktfläche und daher auch den geringsten Formschluß. Die glatte Oberfläche des Hohlschaftes war von Bindegewebe umgeben, welches auch die Durchtritte durch die Implantationswand begleitete. In einzelnen Abschnitten wurden jedoch auch bindegewebsfreie Knochen-Implantat-Kontakte gefunden (Abb. 3). Auffallend war, daß das Bindegewebe in einem Knochenfachwerk verankert war und im Hohlkörper der Prothese sowohl in sagittaler als auch in frontaler Ebene die Perforationen durchwachsen hatte.

Der anatomisch adaptierte Hohlschaft hatte eine wesentlich vergrößerte primäre Kontaktfläche und aus diesem Grunde den besseren Preßsitz. Über große Flächen waren bindegewebefreie Kontakte ausgebildet. Durch die Perforationen waren knöcherne Verbindungen zum Transplantat im Hohlschaft bzw. zur trabekulären Keramik zustandegekommen. Eine knöcherne Integration über die Länge des Stieles war nicht zustandegekommen (Abb. 4).

Die makrostrukturierte Kugeloberfläche änderte wenig am Bild der bindegewebigen und knöchernen Abkapselung über weitere Bereiche der Metaphyse. Die knöcherne Integration nahm nach distal zu und hatte bereits nach 3 Monaten zu einer deutlichen Verdickung des Femur um das distale Drittel des Stieles geführt.

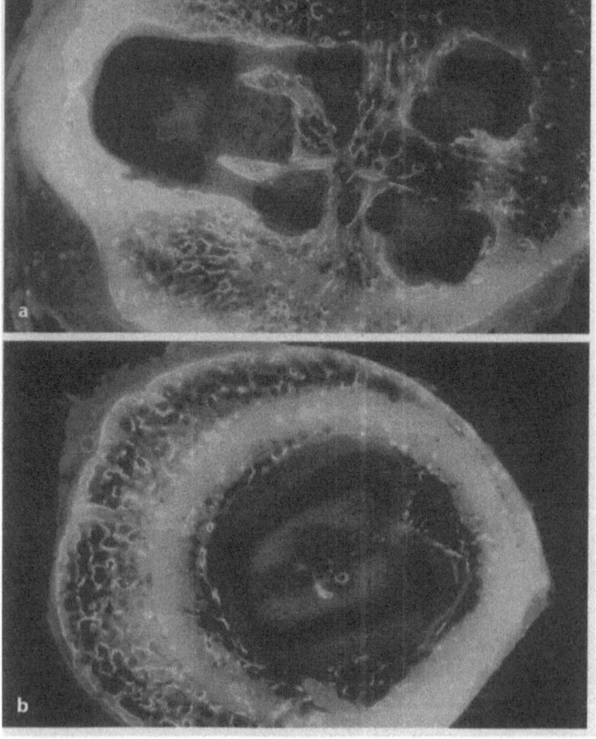

Abb. 3. a Schnitt durch die Geradschafthohlprothese im Bereich der proximalen Metaphyse. Sternförmig durchziehen die Knochenstraßen die Hohlprothese, teilweise mit Knochenkontakt an der Implantatgrenze. In großen Arealen sind aber auch nur bindegewebige Kontaktflächen zu finden. Das Bindegewebe selbst ist aber dabei strukturiert im Verlauf der Kraftlinien ausgerichtet.
b Im distalen Anteil des Prothesenstieles im Bereich der Diaphyse nur bindegewebige Einscheidung des Hohlschaftes. Kräftige Knochenneubildung am kortikalen Rohr, besonders medial, als Folge der Relativbewegung

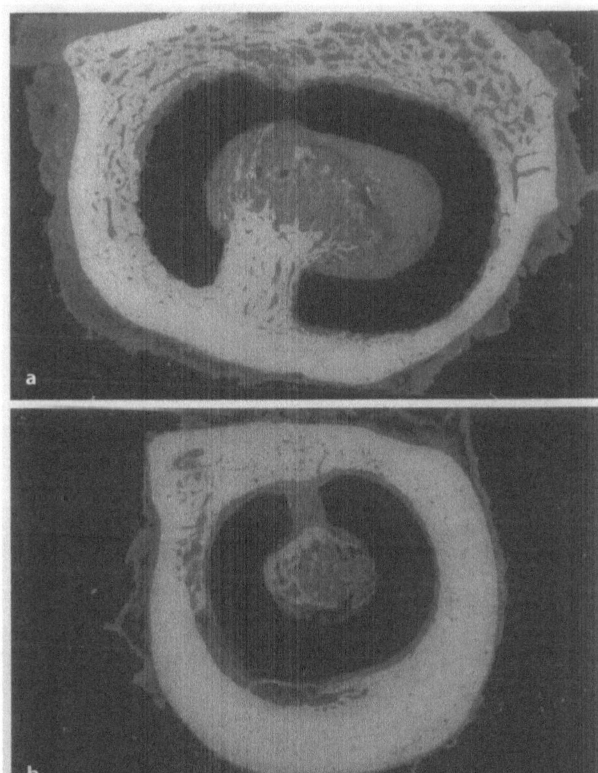

Abb. 4. a Schnitt durch den proximalen Anteil der anatomisch adaptierten Hohlschaftprothese. Dieser Schaft paßt sich besser den anatomischen Strukturen an, insbesondere in den Knochenfenstern inniger Knochenkontakt zwischen Implantat und kompakten Knochen.
b Im distalen Anteil wird auch dieser Hohlschaft vornehmlich bindegewebig fixiert. Auffallend ist auch im Hohlraum die Knochenneubildung. Ferner Knochenneubildung am kortikalen Rohr, welches besonders nach medial verbreitert wird als Folge von Relativbewegungen

Die im Querschnitt sternförmige Femurprothese ließ ein anderes Deformationsmuster erkennen. Im Bereich des sog. „U-shape" war ein starkes Remodelling mit Aussteifung und Kompaktisierung der spongiösen Markräume ausgeprägt. In distalen Abschnitten und entlang der lateralen Stielfläche war Bindegewebe und das Bild der knöchernen Abkapselung ausgebildet. Im metaphysären Abschnitt war medial bindegewebsfreier Kontakt mit breiter knöcherner Integration des Sternquerschnittes erreicht worden (Abb. 5).

Diskussion

Der knöcherne Einbau eines Implantates folgt den Gesetzen der Knochenheilung [2]: Bei stabilem Flächenkontakt kommt es zum Bild der metaphysären Knochenheilung mit Verstärkung und Aussteifung der Spongiosaräume um das Implantat. Der Phase der Knochenbruchheilung folgt die Remodellingphase mit der Feinadaptation an die veränderte biomechanische Situation. Die Phänomene der Umwandlung der Deformationsenergie in Relativbewegung spielen dabei die entscheidende Rolle [4]. War bei den Implantaten mit glatter Oberfläche die Umwandlung der Deformationsenergie in Relativbewegung groß, so hatte dies zur Folge, daß die rela-

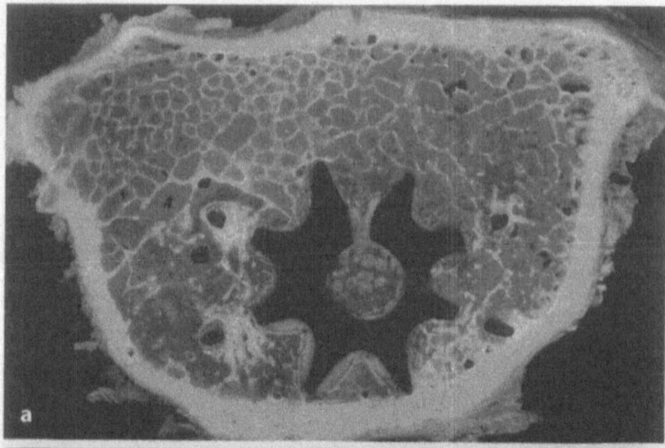

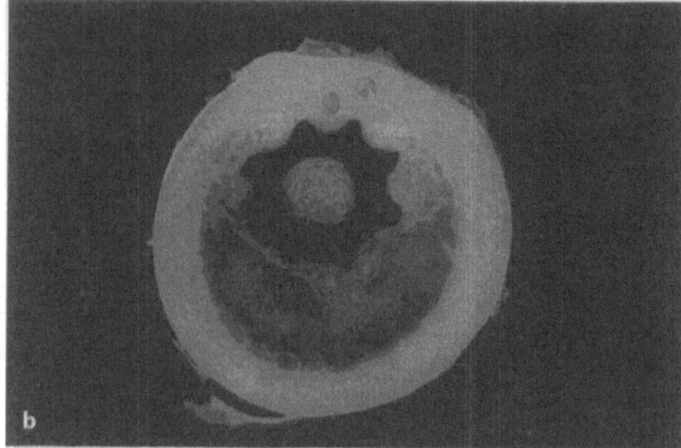

Abb. 5. a Der proximale Anteil der laminierten Hohlschaftprothese wird sehr intensiv und innig eingebaut, insbesondere im Bereich der Perforationen an den Lamellen kompaktisiert der Knochen. In einigen Arealen ist aber auch Bindegewebe. Die kompaktisierte Spongiosa „wickelt" sich wie ein Wollfaden um die Wollspindel des Spinnrades. Im Zentrum des Schaftes ist hier der eingebrachte Keramikzylinder eingebaut.
b Auch distal wird der sternförmig laminierte Hohlschaft sehr gut knöchern eingebaut. Auffällig auch die Knochenneubildung im Hydroxylapatitkern der Prothese, der ebenfalls durch die Sequenzmarkierung angefärbt ist

tive Deformation der Zelle [10] groß war und die Bildung kollagener Fibrillen induziert wurde.

Das Bild der knöchernen Reaktion wird offensichtlich vom Deformationsverhalten des jeweiligen Knochenabschnittes bestimmt. Frost [6] bezeichnete den Mechanismus, der die Knochenmasse reguliert, als „mechanostat". Er geht davon aus, daß Signale der mechanischen Deformation sowohl das Längenwachstum als auch die Formgebung des Knochens und sein Remodelling kontrollieren, indem eine bestimmte relative Deformation zur Knochenumbildung führt und ein Abfall von Impulsen, mit Ausbleiben einer dynamischen Verformung, die Osteoblasten aktiviert und zum Abbau von Knochensubstanz führt; dasselbe wäre der Fall bei Überschreiten einer bestimmten relativen Deformation der einzelnen Zelle [10]. Insofern konnten die Hohlschaftprothesen keine wirklich neuen histomorphologischen Befunde liefern. Das Gesamtbild der Reaktion läßt sich allerdings erst an der 3D-Rekonstruktion der Schnittsequenzen ermitteln, welche zur Zeit durchgeführt werden.

Zusammenfassung

Die Reaktion des knöchernen Lagers auf verschiedene Implantate hängt vom Deformationsmuster auf das einzelne Implantat im spezifischen Knochenabschnitt ab. In einem Tierexperiment mit 26 Hunden konnte dies mit Hohlschäften unterschiedlichen Designs deutlich gezeigt werden. Sternförmige Querschnitte resultierten in einer kräftigeren Deformation, einem ausgeprägten Remodelling, aber auch einem schlüssigeren Primärsatz. Gerade Schäfte mit glatter Oberfläche führten zur klassischen bindegewebigen und knöchernen Abkapselung, während anatomisch geformte Hohlschäfte hohe Primärstabilität und über weite Bereiche auch frühe Knochenkontakte hervorbrachten. Insgesamt konnten die Hohlschäfte keine grundlegend neuen morphologischen Reaktionsmuster erkennen lassen.

Literatur

1. Breusch S, Draenert K (1996) Strain adaptive bone remodelling um Titan-Implantate. Zentralbl Chir (zur Publikation angemeldet)
2. Draenert K (1990) Morphology of implant-bone interface in cemented and noncemented endoprostheses. In: Older J (ed) Implant bone interface, chapt 5. Springer, Berlin Heidelberg New York Tokyo, pp 27–34
3. Draenert K, Draenert Y (1979) The architecture of metaphyseal bone healing. Scanning Electron Microscopy II: 521–528
4. Draenert K, Draenert Y (1992) Forschung und Fortbildung in der Chirurgie des Bewegungsapparates. 3. Art and Science, München
5. Engh CA, Bobyn JD (1985) Biological fixation in total hip arthroplasty. Slack, Thorofare
6. Frost HM (1987) Bone "mass" and the "mechanostat": a proposal. Anat Rec 219: 1–9
7. Galante JO, Rostocker W, Lueck R, Ray RD (1971) Sintered fiber metal composites as a basis for attachment of implants to bone. J Bone Joint Surg (Am) 53: 101–114
8. Henßge EJ (1987) Gegossene spongiös-metallische Implantate. In: Draenert K, Rütt A (Hrsg) Beiträge zur Implantatverankerung. Histo Morph Bewegungsapp 3: 193–199
9. Mathys R (1973) Stand der Verwendung von Kunststoffen für künstliche Gelenke. Act Traumat 3: 253–257
10. Perren SM, Cordey J (1977) Die Gewebsdifferenzierung in der Frakturheilung. Z Unfallheilk 80: 161
11. Pilliar RM, Cameron HU, MacNab I (1975) Porous surface layered prosthetic devices. Biomed Eng 10: 126–131
12. Quack G, Rischke B, Bensmann G, Krahl H, Maronna U, Singewald M (1991) Die Hohlprothese. Z Orthop 129: 453–459
13. Rischke B (1993) Tierexperimentelle und klinische Ergebnisse mit der Hohlraumschafthüftendoprothese. In: Entwicklungen in der Unfallchirurgie. Springer, Berlin Heidelberg New York Tokyo, S 157–164

Messung der Hüftgelenkbelastung und ihre Bedeutung für die Fixation von Endoprothesen

G. Bergmann, F. Graichen und A. Rohlmann

Oskar-Helene-Heim, Biomechanik-Labor, Orthop. Klinik der Freien Universität Berlin, Clayallee 229, D-14195 Berlin

Einführung

Um das Design von Hüftimplantaten weiter zu verbessern, besonders im Hinblick auf einen langfristig stabilen Knochenumbau und auf eine präklinische, ingenieurmäßige Optimierung der Prothesen, müssen realistische Daten über die tatsächliche Gelenkbelastung vorhanden sein. Daher wurde eine instrumentierte Prothese entwickelt, welche die räumlich an den Implantaten angreifenden Kräfte und die Prothesentemperatur telemetrisch erfaßt.

Methode

Die instrumentierten Hüftendoprothesen sind Abwandlungen von klinisch bewährten, zementierten Titanimplantaten mit Keramikkopf und Polyäthylenpfanne (Bergmann et al. 1990). Eine miniaturisierte Vierkanaltelemetrie ist in einen Hohlraum im Prothesenhals eingebaut, welcher mit einer eingeschweißten Verschlußkappe abgedichtet ist (Bergmann et al. 1988). Mit Hilfe dieser Schaltung wird die Verformung des Prothesenhalses an 3 Stellen gemessen, und zusätzlich wird die Temperatur im Prothesenhals erfaßt. Da die Telemetrie induktiv mit Energie versorgt wird, ist die Meßdauer nicht begrenzt. Die gesendeten 4 Signale werden einem Rechner zugeführt, mit dessen Hilfe die 3 Komponenten der räumlich auf den Prothesenkopf einwirkenden Belastung berechnet werden.

Um die gute Meßgenauigkeit von ca. 1 % zu erreichen, sind umfangreiche mathematische Prozeduren zur Eichung, Linearisierung und Temperaturkompensation erforderlich (Bergmann et al. 1990). Die Prothesensignale werden zusammen mit den Aktivitäten der Patienten auf Videoband aufgezeichnet (Graichen u. Bergmann 1991). Dies erlaubt eine sofortige oder nachträgliche Darstellung der Gelenkbelastung auf dem Rechnermonitor und eine detaillierte Analyse hinsichtlich der Kraftgrößen, Belastungsrichtungen und angreifenden Momente.

Derartige Meßprothesen wurden bei 2 Personen implantiert. Ein 82jähriger Patient (EB) wurde 1988 beidseitig versorgt (EBL: linke Seite, EBR: rechte Seite), und eine 69jährige Patientin (JB) erhielt 1990 ein Implantat rechts. Diese Patientin leidet an einer zusätzlichen neuropathischen Störung, welche ein etwas abruptes Gangbild verursacht und eine erhöhte Belastung des Gelenks vermuten ließ. Bei EB wurden ca. 60 h lang Untersuchungen bei den verschiedenartigsten Aktivitäten vorgenommen, JB konnte nur bei der Krankengymnastik und bei Alltagsaktivitäten untersucht werden (Bergmann et al. 1991).

Hefte zu „Der Unfallchirurg", Heft 261
E. Schneider (Hrsg.), Biomechanik des
menschlichen Bewegungsapparates
© Springer-Verlag Berlin Heidelberg 1997

Die für die Darstellung der Ergebnisse verwendeten Koordinatensysteme wurden anderswo ausführlich beschrieben (Bergmann et al. 1991). Die 3 Kraftkomponenten und ihre Wirkungsrichtungen werden in einem gegenüber dem Femur fixierten System angegeben. Die Größe der Gesamtkraft ist dagegen unabhängig vom verwendeten Koordinatensystem. Die an der Prothese angreifenden Momente werden in einem System berechnet, welches gegenüber der Prothese fixiert ist. Als Angriffspunkt der Momente wurde der Schnittpunkt von Schaft- und Halsachse gewählt. Berechnet werden die Biegemomente in einer Ebene, welche weitgehend der Frontalebene entspricht, und die Torsionsmomente um den Prothesenschaft.

Ergebnisse

Alle Kräfte werden in Prozent vom Körpergewicht der Patienten (% BW) angegeben (EB: BW = 650 N, JB: BW = 470 N). Die Momente haben die Einheit Nm. Mehrfachangaben beziehen sich auf 3 unterschiedliche Geh- (1, 3 und 5 km/h) und 2 Laufgeschwindigkeiten (5 und 7 km/h) und wurden bei EB 30 Monate nach den Implantationen auf dem Laufband ermittelt, bei JB 8 Monate postoperativ beim Gehen auf ebenem Boden.

Beim Gehen und Rennen erhöhte sich die mittlere Spitzenkraft bei EBL folgendermaßen mit der Geschwindigkeit: 273%, 307%, 369%, 475% und 419% BW. Bei EBR (Abb. 1 und 2) betrugen die entsprechenden Werte: 282%, 324%, 429%, 484% und 496% BW. Bei JB wurden 413% BW beim Gehen mit 3,0–3,5 km/h beobachtet. Diese

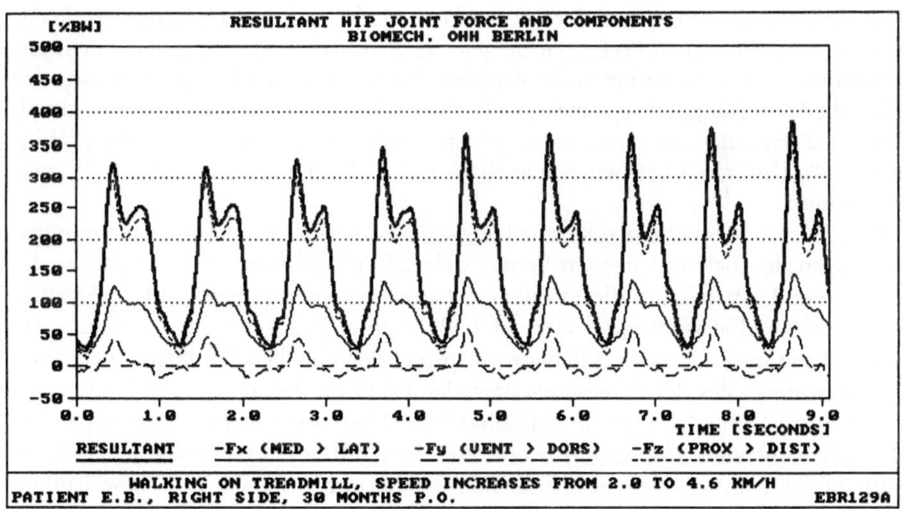

Abb. 1. Hüftgelenkkräfte beim Gehen. Patient EBR, 30 Monate postoperativ, Gehgeschwindigkeit auf dem Laufband nimmt von 2,0 auf 4,6 km/h zu.
Skala in Prozent des Körpergewichts. Kraftkomponenten sind auf das Femur bezogen. *Dicke Linie:* Resultierende Gesamtkraft, *kurz gestrichelte Linie:* auf den Prothesenkopf von proximal nach distal einwirkende Kraftkomponente *-Fz* entlang der Femurlängsachse; *durchgezogene Linie:* von medial nach lateral wirkende Komponente *-Fx*; *lang gestrichelte Linie:* von ventral nach dorsal wirkende Komponente *-Fy*

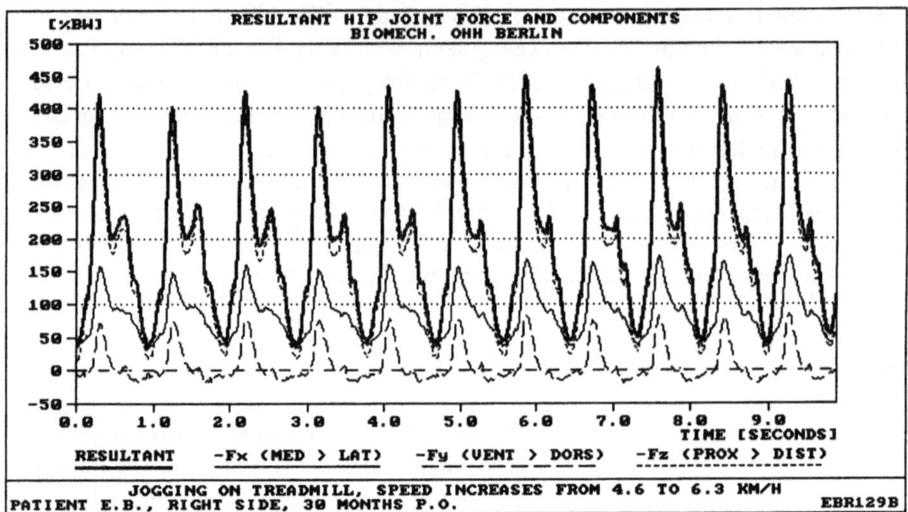

Abb. 2. Hüftgelenkkräfte beim Joggen. Patient EBR, 30 Monate postoperativ, Gehgeschwindigkeit nimmt von 4,6 auf 6,3 km/h zu

mittleren Spitzenbelastungen variierten während der postoperativen Zeit nur wenig. Sowohl beim entspannten Liegen als auch im Sitzen war die Hüftgelenkkraft mit 10–40 % BW stets sehr gering.

An allen 3 Gelenken war die Richtung der Maximalkraft in der (femurfesten) Frontalebene fast unabhängig von der Art der körperlichen Aktivität und der Größe der dabei wirksamen Gelenkkraft. Nur bei geringen Belastungen sind größere Schwankungen dieser Kraftrichtung zu beobachten. Wenn EB geht oder joggt, beträgt der gegen die Femurlängsachse gemessene Lastwinkel 22°–26°, was eine von proximal/medial auf das Gelenk einwirkende Kraftrichtung bedeutet. Bei JB betrug dieser Winkel ca. 16°. Ähnliche Werte wurden auch für fast alle anderen untersuchten Aktivitäten gefunden.

In der Transversalebene quer zur Längsachse des Femurs waren die Belastungsrichtungen deutlich von der Größe der Gelenkkraft abhängig. Positive Werte der gemessenen Lastwinkel in dieser Ebene entsprechen einer in bezug auf die Frontalebene von medial/ventral einwirkenden Belastung. Die gewählte Definition der Lastrichtung in der Transversalebene entspricht der üblichen Festlegung des Anteversionswinkels des Schenkelhalses bzw. der Prothese. Bei kleinen Kräften waren Richtungen von medial typisch, bei hoher Gelenkbelastung wurden dagegen Kräfte aus mehr ventralen Richtungen beobachtet. Der mittlere Lastwinkel der Spitzenkräfte in der Transversalebene erhöht sich also bei zunehmender Geh- bzw. Laufgeschwindigkeit, für EBL wurden beispielsweise 6°, 9°, 20°, 19° und 20° gemessen. Ähnliche Werte traten auch bei EBR und JB auf.

Die Spitzenwerte der in der Frontalebene auftretenden Biegemomente nahmen ebenfalls mit der Größe der Kräfte zu. Positive Momente verursachen eine nach innen/abwärts gerichtete Biegung der Prothese relativ zum Oberschenkelknochen. Für EBL wurden 32, 32, 46, 52 und 52 Nm ermittelt, bei EBR lagen die entsprechenden

Werte höher und erreichten sogar einen Maximalwert von 65 Nm. Bei der Patientin JB betrug das Spitzenmoment 47 Nm.

In der Transversalebene nahm das Torsionsmoment der Prothese mit der Gehgeschwindigkeit stark zu. Dieses Moment versucht, die Prothese um ihre Schaftachse nach rückwärts zu drehen. Beim Gehen lagen die Spitzenwerte bei 26 Nm (EBL), 33 Nm (EBR) und 40 Nm (JB). Beim Joggen wurden bis zu 33 Nm (EBL) bzw. 40 Nm (EBR) gefunden.

Bei den folgenden Übungen in Rückenlage wurden hohe Gelenkbelastungen gemessen: Wenn die Patienten das gestreckte Bein anhoben, traten kurz nach der Operation im Hüftgelenk der aktiven Seite 160 % BW und im anderen, passiven Gelenk bis zu 140 % BW auf. Beim Anheben des Beckens (Gebrauch einer Bettpfanne) wurden ebenfalls 250 % BW beobachtet, und krankengymnastische Übungen gegen Widerstand verursachten bis zu 270 % BW. Ein rein isometrisches Anspannen der Hüftmuskulatur in Rückenlage bewirkte Gelenkbelastungen bis zu ca. 150 % BW. Das Gehen mit 1 oder 2 Stockstützen entlastete das Gelenk nur dann entscheidend, wenn die Patienten in der unmittelbaren postoperativen Phase noch unsicher gingen oder Schmerzen hatten. Ansonsten kann bei längeren Gehstrecken realistischerweise nur mit Gelenkentlastungen von ca. 15–20 % bei Verwendung einer Stütze und von 30–40 % bei Benutzung von 2 Stützen gerechnet werden.

Nachdem EB ca. 45 min lang mit 4 km/h gelaufen war, wurde eine auf 41 °C gestiegene Temperatur im Prothesenhals gemessen. Hieraus kann auf eine Temperatur in der Fläche zwischen Kopf und Pfanne von ca. 42,5 °C geschlossen werden. Die Erhöhung der Körpertemperatur selber hatte nur einen Anteil von 1 °C an diesem Anstieg.

Diskussion

Die bislang gewonnenen Ergebnisse und daher auch die jetzt zu ziehenden Schlußfolgerungen bedürfen noch der Absicherung durch Untersuchungen bei zusätzlichen Patienten. Obwohl die Gelenkbelastung bei der Patientin mit zusätzlicher neurologischer Störung erwartungsgemäß höher als beim ‚normalen' Patienten war, waren die beobachteten Charakteristika der Kraft-, Winkel- und Momentenverläufe bei beiden Personen sehr ähnlich. Daher ist die Wahrscheinlichkeit groß, daß die Resultate von EB auch auf andere Patienten mit Hüftendoprothesen übertragbar sind. Da die optimale Implantation einer Prothese die mechanische Situation des Hüftgelenks allenfalls geringfügig verändert, können die Ergebnisse auch weitgehend auf Gesunde und Patienten mit Arthrose übertragen werden.

Die auf das Hüftgelenk einwirkenden Kräfte sind beim sehr schnellen Gehen um 50 % größer als beim langsamen Gehen. Dagegen besteht kaum ein Unterschied zwischen schnellem Gehen und mittelschnellem Joggen. Die zweite Beobachtung war nicht erwartet worden, und ein weiterer Kraftanstieg bei wesentlich höheren Laufgeschwindigkeiten als 8 km/h ist wahrscheinlich.

Die fast unveränderliche Belastungsrichtung der Spitzenkräfte in der Frontalebene bei allen Arten von Aktivitäten ist höchst bemerkenswert. Sie könnte, mechanisch betrachtet, den Sinn haben, extreme Beanspruchungen im gesunden Femur und in der Fixationszone von Hüftimplantaten zu vermeiden. Sie hat auch praktische Auswirkungen für die Optimierung und Testung von Implantaten, da dieser Belastungsfall sehr einfach zu simulieren ist. Die Invarianz dieser Kraftrichtung gegenüber dem Femur bedeutet gleichzeitig, daß die Gelenkkräfte während jedes Schrittzyklus aus sehr unterschiedlichen Richtungen auf die Pfanne einwirken. Realistische Bedingungen für eine separate Testung von Pfanne und Prothesenkopf müßten daher sehr unterschiedlich konzipiert werden.

Die bei größer werdender Kraft beobachtete Verlagerung der Einfallsrichtung der Gelenkkraft in der Transversalebene von medialen zu mehr ventralen Richtungen ist im Hinblick auf die Belastung von gesunden und endoprothetisch versorgten Femora ebenfalls bedeutungsvoll. Einfallsrichtungen von 15° – 20° entsprechen der Anteversion des natürlichen Schenkelhalses, und die festgestellte Verlagerung der Kraftrichtung minimiert daher tendenziell die Torsionsbeanspruchung. Mathematische Abschätzungen ergaben für die untersuchten Patienten, daß eine um 15° verminderte Anteversion der Implantate eine um 40% bis 100% erhöhte Torsionsbelastung bewirkten. Dies unterstreicht die Bedeutung eines operativ günstig gewählten Anteversionswinkels für die Beanspruchung der Verankerung von Hüftendoprothesen. Die Schädlichkeit von Torsionsmomenten kann daran abgeschätzt werden, daß Phillips et al. (1991) angeben, daß solche Momente zementfreie Implantate in Labortests schon lockern, wenn sie im Mittel lediglich 33 Nm betragen. Die Spitzenwerte beider Patienten lagen über dieser kritischen Grenze, und dies würde bedeuten, daß sich zementfrei implantierte Prothesen zumindest bei schnellen Gehen lockern müßten. Hier besteht offensichtlich eine gewisse Diskrepanz zwischen den Simulatorwerten und den tatsächlichen beobachteten Belastungen, die augenblicklich nicht erklärt werden kann. Unsere Ergebnisse lassen es aber wahrscheinlich erscheinen, daß der Torsionsbelastung sogar eine größere Bedeutung für die Haltbarkeit der Prothesenfixation zukommt als der bei früheren Berechnungen und Tests im Vordergrund stehenden Belastung durch Biegemomente in der Frontalebene.

Schon bei Bettruhe (z. B. beim Anheben des Beckens zum Unterschieben einer Bettpfanne) und auch bei krankengymnastischen Übungen gegen Widerstand werden gelegentlich Gelenkbelastungen gemessen, die zumindestens ebenso groß sind wie beim Gehen mit 2 Stützen. Dagegen sind die Hüftgelenkkräfte beim Sitzen stets sehr gering. Die zur Zeit weitgehend akzeptierte Vorstellung über die Mechanismen des Knochenumbaus geht davon aus, daß An- und Abbau von den Spitzenbeanspruchungen gesteuert werden, auch wenn diese nur selten auftreten. Dies würde bedeuten, daß gelegentlich vorkommende hohe Gelenkkräfte bei Bettruhe die gleiche Wirkung auf den Knochen der Grenzzone haben wie regelmäßige hohe Beanspruchungen. Es ist daher fraglich, ob eine längere völlige Entlastungsphase für Patienten mit zementfrei implantierten Prothesen wirklich sinnvoll bzw. erreichbar ist. In mechanischer Hinsicht scheint es nicht schädlich, wenn solchen Patienten zumindest das frühzeitige Sitzen erlaubt wird. Wenn darauf geachtet wird, daß sie sich beim Aufstehen aus dem Bett und beim Hinsetzen stets gut abstützen und dabei niemals auf einem Bein stehen, bleibt die Prothesenbelastung hierbei stets gering.

Die durch Reibung im Gelenk verursachte Erwärmung der Prothesen tritt nur dann maßgeblich in Erscheinung, wenn die Patienten lange Gehstrecken ohne Pause gehen. Nach ca. 20 – 25 min ist die Hälfte des Temperaturanstieges erreicht, und dieser kommt erst nach mehr als 1 h zum Abschluß. Die bei unserem Patienten gemessene Endtemperatur erscheint unter den gegebenen Versuchsbedingungen noch nicht kritisch. Es kann aber abgeschätzt werden, daß jeder der 3 folgenden Faktoren eine Erhöhung der Erwärmung um größenordnungsmäßig 50 % bewirkt: Erhöhung des Körpergewichts von 65 kg auf 100 kg, sehr schnelles Gehen oder mittelschnelles Joggen statt Gehen mit 4 km/h und die Verwendung von Prothesen mit Metallköpfen statt solchen aus Keramik. Metall-Metall-Paarungen der Implantate würden eine noch weitere Temperaturerhöhung bedeuten. Obwohl diese Hochrechnungen zur Zeit noch mit einer gewissen Unsicherheit verbunden sind, ist es sicher, daß ungünstige Umstände Temperaturen im implantatnahen Gewebe hervorrufen können, die über 45°C liegen. Literaturangaben über die schädliche Wirkung häufig auftretender hoher Temperaturen im Gewebe sind spärlich, thermisch induzierte Gewebeschäden können bei derartigen Grenzwerten aber wahrscheinlich nicht ausgeschlossen werden. Zur Zeit sind detaillierte Untersuchungen zur Prothesenerwärmung bei mehreren Patienten in Vorbereitung. Sollten sich die abgeschätzten Spitzenwerte bestätigen, so hätte dies mehrere Konsequenzen: Patienten sollten angehalten werden, bei längeren Gehstrecken Pausen einzulegen, und es sollte klinisch überprüft werden, ob Patienten mit Metall-Metall-Implantaten, die häufig lange Strecken gehen, eine erhöhte Lockerungsrate haben.

Wie erwartet, lagen die Spitzenkräfte bei der Patientin JB mit ihrer zusätzlichen neurologischen Erkrankung höher als beim ‚normalen' Patienten EB. Dies ist wahrscheinlich auf eine gestörte Muskelkoordination zurückzuführen. Die in jeder Phase des Bewegungsablaufs aus dynamischen Gleichgewichtsgründen erforderlichen Drehmomente um die Gelenke werden bei einer derartigen Erkrankung vermutlich überschritten bzw. teilweise von anatomisch nicht optimal angeordneten Muskeln mit aufgebracht. Die überhöhten Muskelkräfte verursachen zwangsläufig auch vergrößerte Gelenkbelastungen. In mechanischer Hinsicht ist daher nicht auszuschließen, daß eine derartige neurologische Störung ursächlich für eine Gelenkerkrankung sein kann.

Zusammenfassung

Bei 2 Patienten wurden die auf Hüftendoprothesen einwirkenden Kräfte telemetrisch gemessen, in einem Fall wurde zusätzlich die Implantaterwärmung beim Gehen ermittelt. 30 Monate postoperativ liegt die Gelenkbelastung beim normalen Gehen typischerweise beim Drei- bis Vierfachen des Körpergewichts. Langsames Joggen erhöht die Gelenkkräfte auf bis zum Fünfeinhalbfachen. Die Belastungsrichtung des Femurs in der Frontalebene ist bei hohen Kräften fast immer konstant, während sie in einer Ebene quer zum Femur stärker schwankt und bei hoher Belastung in etwa der durchschnittlichen Anteversion des Schenkelhalses entspricht. Dies bedeutet, daß die operativ gewählte Anteversionsstellung einen entscheidenden Einfluß auf die Torsionsbeanspruchung der Prothese und der Grenzschichten zum Knochen hat. Schon beim normalen Gehen erhöht sich die Temperatur der Implantate nach 1 h auf ca. 41°C. Schwerere Patienten und andere Prothesenmaterialien würden eine weitere Temperatursteigerung bewirken. Dann wären Gewebeschäden und eine schnellere Implantatlockerung nicht mit Sicherheit auszuschließen.

Weitere, nach 1991 vorgenommene Messungen zur Belastung von Hüftendoprothesen bei verschiedenen Aktivitäten sind in Bergmann et al. (1993–1995) zu finden.

Danksagungen. Wir danken den beiden Patienten für ihre engagierte Mitarbeit und der Deutschen Forschungsgemeinschaft für die finanzielle Förderung dieser Untersuchung.

Literatur

Bergmann G (1994) In vivo Messung der Belastung von Hüftimplantaten. Habilitationsschrift, Freie Universität Berlin

Bergmann G, Graichen F, Siraky J, Jendrzynski H, Rohlmann A (1988) Multichannel strain gauge telemetry for orthopaedic implants. J Biomech 21: 169–176

Bergmann G, Rohlmann A, Graichen F (1989) In vivo Messung der Hüftgelenkbelastung, 1. Teil: Krankengymnastik. Z Orthop 127: 627–679

Bergmann G, Graichen F, Rohlmann A (1993) Hip joint forces during walking and running, measured in two patients. J Biomech 26: 969–990

Bergmann G, Correa da Silva M, Neff G, Rohlmann A, Graichen F (1994) Evaluation of ischial weight bearing orthoses, based on in vivo hip joint force measurements. Clin Biomech 9: 225–234

Bergmann G, Graichen F, Rohlmann A (1995a) Is staircase walking a risk for the fixation of hip implants? J Biomech 28: 535–553

Bergmann G, Kniggendorf H, Graichen F, Rohlmann A (1995b) Influence of shoes and heel strike on the loading of hip implants. J Biomech 28: 817–827

Bergmann G, Graichen F, Rohlmann A (1995c) Hip joint forces during load carrying. Clin Orthop Relat Res (in press)

Bergmann G, Graichen F, Rohlmann A (1995d) Loads acting at the hip joint. In: Sedel Cabanela (eds) Hip surgery – new materials and developments. Dunitz, London (in press)

Graichen F, Bergmann G (1991) Four-channel telemetry system for in vivo measurement of hip joint forces. J Biomed Eng 13: 370–374

Phillips TW, Nguyen LT, Munro SD (1991) Loosening of cementless femoral stems. J Biomech 24: 37–48

Labortest und klinische Realität beim Gelenkersatz

W. Plitz, M. Pfleiderer und D. Dennin

Labor für Biomechanik und Experimentelle Orthopädie der Orthopädischen Klinik der
Ludwig-Maximilians-Universität, Klinikum Großhadern, Marchioninistraße 23, D-81377 München

Einleitung

Während zu Beginn einer technischen Entwicklung in der Regel die Frage steht, ob
das entwickelte Konzept überhaupt die angestrebte Funktion erfüllen kann, verliert
diese Frage nach und nach an Bedeutung, sobald die prinzipielle Funktion erfüllt ist.
Es treten dann eher Konstruktions-, Werkstoff- oder Fertigungsprobleme in den Vordergrund, die dann, je weiter das Konzept perfektioniert ist, immer spezifischerer
Testmethoden bedürfen.

Bei der Entwicklung des künstlichen Gelenkersatzes stand bis etwa 1960 noch
immer die Frage im Vordergrund, ob künstlicher Gelenkersatz überhaupt ein geeig-
netes, auf lange Zeit angelegtes Therapiekonzept sein kann, das beispielsweise als
Alternative zur Arthrodese angeboten werden kann. In der Folge allerdings tauchte
mit der dann einsetzenden rasanten Entwicklung die Frage auf, wie der Patient vor
den Risiken unzulänglicher Implantate geschützt werden kann.

Bereits 1970 war die Zahl der Endoprothesenmodelle unüberschaubar geworden,
so daß die Forderungen nach präklinischen Testmethoden immer größer wurden.
Aus diesem Grunde wurde auch an der Orthopädischen Klinik München ein Labor
gegründet mit der Zielsetzung, Testmethoden und -einrichtungen zu entwickeln, die
eine Prognose über ein zu erwartendes In-vivo-Verhalten von Endoprothesenkom-
ponenten möglich machen sollte. Die zunächst vordringlichen Fragestellungen bei
diesen Komponenten lagen werkstoffbedingt beim Verschleiß und der mechanischen
Festigkeit, insbesondere der Schwingfestigkeit, wie dies anhand klinischer Versa-
gensfälle evident wurde.

Prüfkette

Im Laufe der Entwicklungen gingen wir dazu über, insbesondere neue, in ihrem tribologischen Verhalten weitgehend unbekannte Werkstoffe auf ihre Eignung als
Endoprothesenwerkstoffe hin zu überprüfen, wobei die in Abb. 1 schematisch dargestellte Prüfkette Anwendung fand. Zu den einzelnen Schritten dieser Prüfkette ist fol-
gendes anzumerken:

Ein erster, der allgemeinen Tribologie entlehnter Test, das sog. „Pin-on-disc"-Ver-
fahren (Modellversuch I) wurde zwar bis etwa 1973 häufig angewendet, dann aber
relativ schnell als nicht relevant verworfen, weil das simulierte Tribosystem in
wesentlichen Parametern von der tribologischen Realität im künstlichen Gelenk
abwich.

Hefte zu „Der Unfallchirurg", Heft 261
E. Schneider (Hrsg.), Biomechanik des
menschlichen Bewegungsapparates
© Springer-Verlag Berlin Heidelberg 1997

Prüfkette

(1)   Modellversuch I

verkleinerte und vereinfachte Probengeometrie
freie Last– und Geschwindigkeitsmerkmale

(2)   Modellversuch II

angepaßte Probengeometrie
angepaßte Last– und Geschwindigkeitsmerkmale

(3)   Vereinfachter Prüfstandversuch

reale geometrische Verhältnisse
vereinfachtes Bewegungsmuster
statische Last

(4)   Physiologisch angepaßter
         Prüfstandsversuch

 (Simulator)

angenähert physiologischer Belastungs– und
Bewegungsablauf

(5)   Klinische Erprobung

unter "Betriebs"bedingungen mit
physiologischem Last– und Bewegungskollektiv
in hochkorrosivem Milieu

Abb. 1. „Prüfkette" als Konzept zum präklinischen Labortest eines Tribosystems

Eine ungleich bessere Nähe zum tatsächlichen Tribosystem „künstliche Hüfte"
in vivo wurde mit dem „Ring-on-disc"-Verfahren (Modellversuch II) erzielt, bei
dem bereits Flächenpressung, Relativgeschwindigkeit und oszillierender Bewegungsablauf (stick slip) den Bedingungen des künstlichen Hüftgelenks angepaßt
waren.

Wie sich im Laufe einer jetzt fast 20jährigen Erfahrung gezeigt hat, sind mit dieser
Screeningmethode jedoch allenfalls orientierende Aussagen dahingehend zulässig,
als ungeeignete Materialien mit großer Wahrscheinlichkeit auszuschließen sind, für
aussichtsreiche Materialien aber eine Empfehlung insofern gegeben werden kann, als
weitere differenziertere Verfahren angewendet werden müssen.

Eines dieser Verfahren ist der sog. vereinfachte Prüfstandsversuch (Abb. 2), der
bereits reale Geometrie der Komponenten erfordert, jedoch bei vereinfachtem Bewegungsmuster lediglich eine statische Axiallast verwendet wird. Während des Ver-

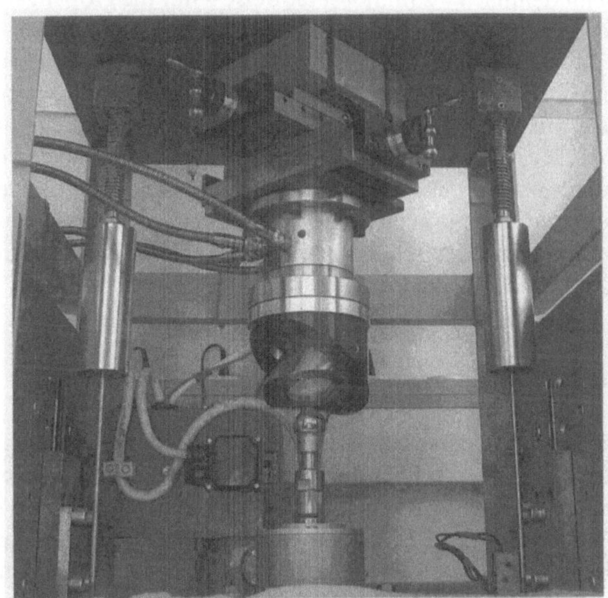

Abb. 2. Vereinfachter Prüfstandsversuch

suchs werden Axialkraft, 2 Radialkräfte sowie das zugehörige Drehmoment während
der gesamten Versuchszeit registriert.

Ein noch differenzierteres Verfahren stellt der Gelenksimulator dar, der es erlaubt,
Bewegungsablauf und Belastungsverlauf bei angenähert physiologischen Bedingungen zu simulieren. Was die Wirkungen biologischer Parameter auf das Tribosystem
betrifft, so sind definitionsgemäß keine Aussagen möglich, sieht man von der Verwendung speziell aufbereiteten Serums als Zwischenstoff einmal ab. Auch mit dieser
Testeinrichtung liegen zwischenzeitlich ähnlich lange Erfahrungen vor, wobei zu
gezielten Fragestellungen ein unmittelbarer Vergleich zwischen Simulatorergebnis
und klinischer Realität bereits möglich ist.

Labortest und klinische Realität

Dieser Vergleich kann zunächst bei relativ gut überprüfbaren Parametern wie etwa
dem Verschleißvolumen erfolgen, wobei allerdings seitens der vorzugebenden klinischen Parameter noch sehr viele Unsicherheiten bestehen bleiben. So läßt sich beispielsweise in der Regel kaum eine zuverlässige Angabe über die individuelle Bean-
spruchungscharakteristik wie Schrittzahl, Ruhezeit oder Lastkollektiv angeben, so
daß man sich meistens mit vagen Angaben seitens des Patienten wie etwa „aktiv"
oder „mäßig aktiv" begnügen muß, wobei diese Aussagen bekanntermaßen sicherlich sehr subjektiv zu werten sind. Wie uns einfache Schrittzählungen bei endoprothetisch versorgten Patienten gezeigt haben, läßt sich zwar ein Mittelwert von
Schrittleistungen von ca. 12 000 Schritten pro Tag ermitteln, jedoch sind die Abweichungen erheblich, allerdings keiner nachvollziehbaren Systematik zuzuordnen. Es

bleibt demnach – zumindest teilweise – nur die großangelegte Statistik und diese hat uns gezeigt, daß die Parameter, wie sie heute im Simulator vorgegeben werden, offensichtlich so gewählt sind, daß von einer durchschnittlichen Beanspruchung die Rede sein darf und die Ergebnisse dementsprechend zu bewerten sind. Die ursprüngliche Idee, mit dem Gelenksimulator auch die Variationen der Beanspruchung zu untersuchen (Beanspruchungskollektiv), wurde zunächst nicht realisiert, da ansonsten die Interpretation der Ergebnisse, besonders aber die Vergleichbarkeit der klinischen Resultate mit zusätzlichen Schwierigkeiten behaftet gewesen wäre. Der ohnehin immer problematische Vergleich mit Ergebnissen anderer Forschergruppen wäre damit ebenso völlig hinfällig.

Beobachtungen an Revisionsobjekten

Weniger problematisch ist es dagegen, sich bei revidierten bzw. autoptisch gewonnenen Objekten die Phänomene zu betrachten, die sich makroskopisch, licht- und rasterelektronenmikroskopisch erkennen lassen. So kann z. B. bei revidierten Objekten, häufig also bei Tibiakomponenten aus Polyethylen, aber auch bei Komponenten, die im Labor einem Simulatortest unterzogen worden sind, sog. Pitting-Verschleiß beobachtet werden (Abb. 3). Aus dieser Beobachtung ist abzuleiten, daß das im Labor realisierte Tribosystem dem in vivo vorzufindenden recht gut angenähert ist, denn aus der technischen Tribologie ist bekannt, daß sich gerade die Pitting- oder auch Grübchenbildung nur im Rahmen relativ eng definierter Randbedingungen zeigt, was offenbar in beiden Fällen gegeben war.

Ein weiteres Phänomen, das als sog. Reliefverschleiß an Al_2O_3-Keramik-Kugeloberflächen zu finden ist, wird sowohl im Simulator als auch an Revisionsobjekten beobachtet (vgl. Abb. 4, REM 52 430) und läßt ebenso auf ähnliche tribologische Randbedingungen schließen. Was das realistische Belastungskollektiv des Gelenkes und dessen klinische Auswirkungen betrifft, können wir heute bereits auf Daten zurückgreifen, die in vivo ermittelt wurden und demnach als verläßlich bezeichnet werden können. Dennoch sind wir derzeit noch nicht in der Lage, das Schicksal unterschiedlicher Prothesendesigns in vivo vorherzusagen, weil hier wesentliche Grundlagenerkenntnisse fehlen.

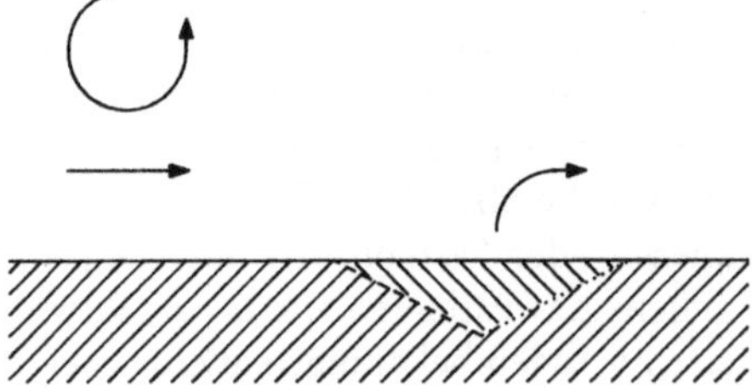

Abb. 3. Schematische Darstellung des „Pitting-Verschleißes"

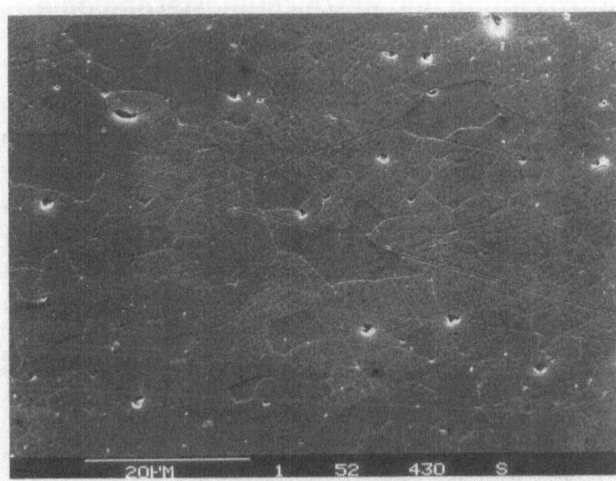

Abb. 4. Reliefverschleiß an einer Al$_2$O$_3$-Oberfläche (Hüftkopf)

Funktionelle Beanspruchung

Das, was als „funktioneller Reiz", oder anders ausgedrückt, als Knochen- bzw. Gewebereaktion auf einen spezifischen mechanischen Reiz immer wieder diskutiert wird, entbehrt u. E. noch jeder quantitativen Grundlage, sollte aber der Ausgangspunkt prinzipieller Überlegungen zum Prothesendesign sein, das bekanntermaßen die Langzeitfunktion anstrebt. Aussagen über den Vorzug spezieller Oberflächenvergrößerungen, eine biomechanische Optimierung oder sog. isoelastische Konstruktionen gehören so lange in den Bereich der Spekulation, solange die Mikrobiomechanik der Zelle, d. h. die mechanische Reizantwort auf zellulärer Ebene, nicht zweifelsfrei geklärt ist und entsprechende konstruktive Maßnahmen daraus abgeleitet werden können. Tierversuchen zu dieser Thematik war bislang kein nennenswerter Erfolg beschieden, weil die meßtechnischen Probleme in vivo bisher nicht befriedigend zu lösen waren und mitunter oft nach wenigen Experimenten ein offenbar unzureichender Untersuchungsansatz evident wurde. Insbesondere dürfte es äußerst aufwendig sein, ein „dynamisches" Implantat zu konzipieren, das nicht nur definierte Gewebeabschnitte nach vorgegebenem Muster in vivo belastet, sondern diese Belastung, die tatsächlich am Interface übertragen wird, auch zu jedem Zeitpunkt rückgemeldet werden kann, um so jeweils den aktuellen Stand der Beanspruchungssituation registrieren zu können.

Neben den rein mechanisch-tribologischen Fragestellungen, die das Implantat selbst betreffen, liegen die weit größeren Probleme sicher im Bereich der biologischen Reaktion des Knochengewebes auf das Implantat, aber auch im Verhalten des Gesamtorganismus gegenüber den materialspezifischen Gegebenheiten. Der Begriff der Allergie mag hierbei mit Vorbehalt genannt sein, denn inwieweit die Phänomene, die üblicherweise mit dem Begriff Allergie verknüpft werden, auch beim künstlichen Gelenkersatz von Bedeutung sind, darüber herrscht weitgehende Uneinigkeit.

Beschichtung und Beschichtungstechnologie

Die Vielzahl heute propagierter Beschichtungen und Beschichtungstechnologien mag als Indiz dafür angesehen werden, daß hier noch sehr viel Unklarheit herrscht, auch wenn das eine oder andere Konzept kurzfristig klinisch beeindruckende Ergebnisse vorzuweisen hat. Wenn es um die Beurteilung geeigneter Beschichtungen für die Langzeitimplantate geht, fällt dem Labortest, soweit wir ihn durchführen können, eher eine bescheidene Rolle zu. Außer Haftfestigkeitstests zwischen Grundmaterial und Beschichtung unter dynamischen Belastungen und morphologische Oberflächenbeschreibungen etwaiger Veränderungen gegenüber dem Ausgangszustand haben wir kaum Möglichkeiten, hier klinisch relevante Untersuchungen durchzuführen, denn weder das reaktiv-aggressive Körpermilieu noch die körpereigenen, geweblichen Reaktionsmechanismen lassen sich derzeit im Labor zuverlässig simulieren.

Theorie und klinische Realität

Bei der Einführung neuer Biomaterialien in die Endoprothetik werden heute vom verantwortungsbewußten Hersteller erhebliche Mittel und beachtliches Knowhow eingesetzt, um alle eventuellen Parameter zu berücksichtigen, die unter In-vivo-Bedingungen dem Implantat bzw. dessen Träger zu schaffen machen könnten. Dennoch ist längst nicht die Komplexität der Einflußgrößen berücksichtigt, weil sie entweder nicht bekannt, oder aber im Labor nicht realisierbar sind. Hierzu ein Beispiel: Mit Hilfe eines thermoelementbestückten Setzinstrumentes wurde intraoperativ der Temperaturverlauf im Pfannenboden einer Polyethylenpfanne während der Aushärtung des Knochenzements ermittelt, um so auf die Temperaturentwicklung an der Zement-Knochen-Grenze zu schließen. Im Labor wurde im Anschluß daran die Thermodynamik dieses Vorganges zunächst zu analysieren und schließlich zu simulieren versucht, wobei alle einschlägigen thermodynamischen Rechenmodelle zum Einsatz kamen, zugleich aber auch empirisch ermittelte Wärmeübergangsbedingungen berücksichtigt wurden. Trotz des erheblichen Aufwands gelang es nur unzureichend, die identischen Wärmeabfuhrbedingungen, wie sie offenbar in vivo vorherrschen, im Labor zu simulieren. Bemühungen dieser Art sind zahlreich und vielfach nur von mäßigem Erfolg gekrönt, weshalb eher Pessimismus angebracht schiene. Hierzu besteht jedoch kein Anlaß, denn im wissenschaftlichen und klinischen Bereich wurden beachtliche Fortschritte erzielt mit dem Ergebnis, daß heute die Verweildauer von Endoprothesen in der Regel bis 15 Jahren liegt und diese Zeit vom Großteil der Patienten als sehr positiv beurteilt wird. Nicht unerwähnt sollen letztlich die Methoden bleiben, die für die theoretische Bearbeitung von technisch-biomechanischen Problemen zur Verfügung stehen. Insbesondere die Finite-Element-Methode hat sich hier einen festen Platz geschaffen, wobei diese Methode ihre Grenzen dort findet, wo Randbedingungen und sonstige einzugebende Parameter vor allem an Übergangsbereichen nicht mehr realistisch oder auch unbekannt sind. Rein theoretisch ermittelte Aussagen sollten daher als Grundlage für eine klinische Empfehlung als nicht ausreichend erachtet werden.

Ausblick

Zusammenfassend dürfen wir festhalten, daß wir zwar derzeit sehr gut in der Lage sind, bestimmte technisch-biomechanische Parameter labormäßig zu simulieren und damit auch zu überprüfen, daß uns jedoch zu verläßlichen Prognosen des Verhaltens eines Prothesendesigns in vivo wesentliche Grundlagenkenntnisse fehlen, weshalb die Eignung eines Biomaterials, eines Designs, letztlich also eines Prothesensystems prinzipiell nur von der klinischen Realität bestimmt wird und diese uns tagtäglich immer wieder Irrwege aufzeigt, die es zu analysieren und in Zukunft zu vermeiden gilt.

Biomechanische Erkenntnisse aus Langzeitergebnissen von Knieendoprothesen

E. ENGELBRECHT

Endo-Klinik, Holstenstr. 2, D-22767 Hamburg

Als wir 1968 mit der Entwicklung von Knieendoprothesen begannen, war die allgemeine Erfahrung gering und umfassende Entwicklungskonzepte fehlten. Aus den 50er und frühen 60er Jahren lagen nur wenige Berichte mit kleinen Operationsserien vor, in denen je nach Gelenkzerstörung Teilendoprothesen in Form von Metallinterponaten oder Ganzmetallscharnierendoprothesen aus Vitallium zementfrei implantiert worden waren. Hohe Komplikationsraten durch Lockerung, Instabilität, Metallose, tiefe Infektion, Patellaprobleme sowie die Gefahr von Femur- und Tibiafrakturen und Hautnekrosen durch ausgedehnte Gelenkresektionen verhinderten eine generelle Anwendung dieser Verfahren. Eine eigene 1966 begonnene Operationsserie mit Ganzmetallprothesen vom Typ Sheers und Young wurde deswegen 1969 wieder abgebrochen.

Eigene Entwicklungen

Aus den vorliegenden Berichten wurde bereits damals die spezielle Bedeutung des Kapselbandapparates für die Gelenkstabilisierung deutlich. Die Konzeption, bei unterschiedlichen Gelenkzerstörungen 2 verschiedene Systeme zum Einsatz zu bringen, überzeugte und wir hatten deshalb primär neben einer Oberflächenendoprothese eine stabilisierende Scharnierendoprothese konzipiert (Abb. 1). Für beide Systeme hielten wir folgende Voraussetzungen für obligatorisch:

- Realisierung des Low-friction-Prinzips,
- Zementverankerung,
- eine anatomie- und funktionsgerechte Einheit zwischen Prothese und Restknochen mit Erhaltung des Femoropatellargelenkes.

Gemäß den wichtigsten Einteilungskriterien von Knieendoprothesen, nämlich der Zahl der Freiheitsgrade und der Art der Gelenkstabilisierung, stellen diese beiden Systeme Extreme dar. Durch punktförmigen Kontakt der Komponenten ist die Schlittenendoprothese in der Gruppe der Oberflächenimplantate das System mit den meisten Freiheitsgraden (3 Formen der Rotation, 3 Formen der Translation). Die Gelenkstabilisierung erfolgt jedoch ausschließlich durch den Kapselbandapparat und die Muskulatur. Die Scharnierendoprothese mit nur einem Freiheitsgrad garantiert sofortige Stabilität mit Korrektur auch schwerer Fehlstellungen [4].

Hefte zu „Der Unfallchirurg", Heft 261
E. Schneider (Hrsg.), Biomechanik des
menschlichen Bewegungsapparates
© Springer-Verlag Berlin Heidelberg 1997

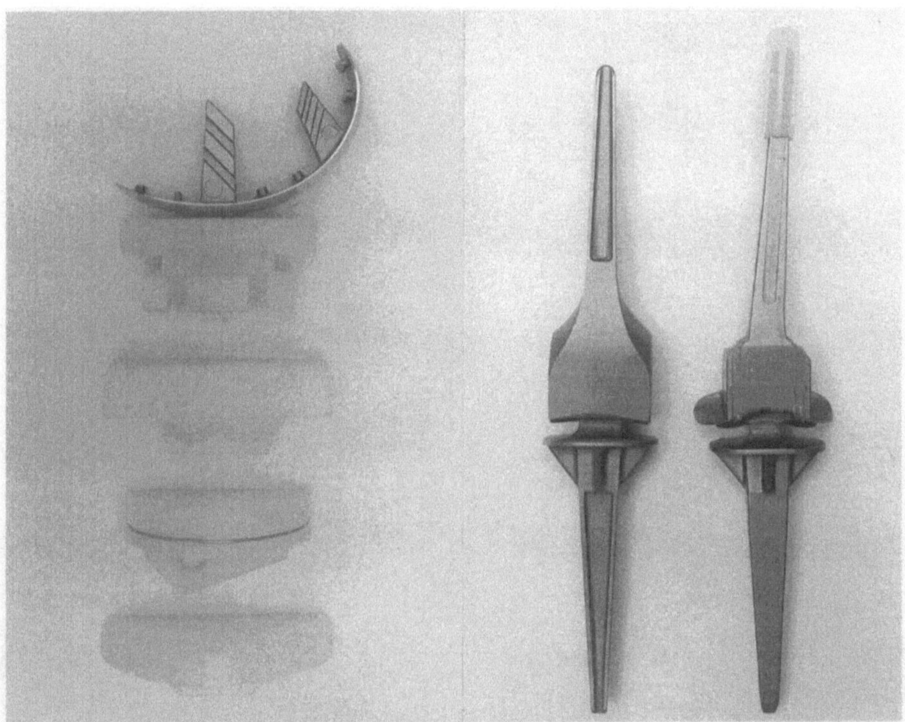

Abb. 1. Knieendoprothesensystem Modell St. Georg (*links* Schlittenendoprothese, *rechts* Scharnier endoprothesen)

Die klinische Erprobung der Schlittenendoprothese Modell St. Georg begann im September 1969 und der Scharnierprothese Modell St. Georg im September 1970. Bereits frühzeitig zeigte sich die Effektivität beider Systeme. Die in der Literatur beschriebenen Erfolgsraten wurden bei vertretbar niedrigen Anfangskomplikationen auf Anhieb weit übertroffen [2]. Dadurch war die Berechtigung zur Fortsetzung des klinischen Tests gegeben und eine schrittweise Weiterentwicklung erfolgte anhand der operativen Erfahrungen und der Analyse der Frühverläufe von 534 Knieendoprothesen, die 1975 in konventioneller Weise ausgewertet wurden [3].

Schlittenendoprothese Modell St. Georg

Schwierigkeiten in der Operationstechnik aufgrund der anfänglichen Gestaltung der tibialen Komponenten mit höheren mechanischen Lockerungsraten führten in mehreren Schritten 1976 zum sog. anatomischen Tibiaplateau mit breitflächiger Auflagefläche, besseren Verankerungsmöglichkeiten und vereinfachter Operationstechnik (Abb. 1). Unter Beibehaltung des Konstruktionsprinzips (punktförmiger Kontakt zwischen den Komponenten) erfolgte der nächste Entwicklungsschritt 1981. Die Metallunterlegung der tibialen Komponente führte durch Versteifung zur Reduzierung der Spannungen und damit der Relativbewegungen in der Kontaktzone, und ein

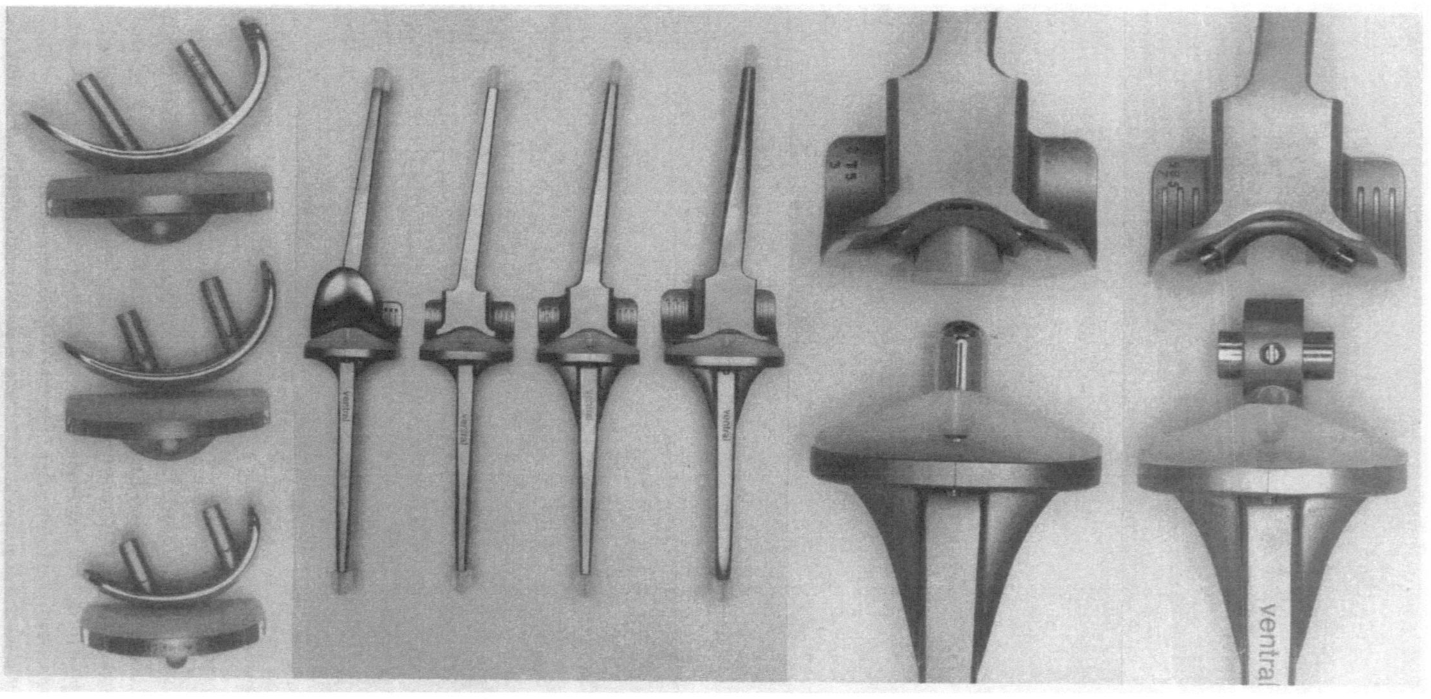

Abb. 2. Knieendoprothesensysteme Endo-Modell (*links* Schlittenendoprothese, *Mitte* und *rechts* Rotations- und Scharnierendoprothese)

verkleinerter Verankerungszapfen ermöglichte eine sparsamere Knochenresektion. Der polyzentrische Kurvenverlauf des Metallschlittens, ein Mittelwert zahlreicher medialer und lateraler Kondylenquerschnitte, hatte sich in der Praxis bewährt und blieb unverändert [1]. Neben der Beseitigung konstruktiv bedingter Kerbstellen wurden die ursprünglich konvergierenden Haftstiele parallel gestellt und so bessere Bedingungen für die Ein- und Ausbautechnik erreicht (Abb. 2). Das Konstruktionsprinzip kann unter bestimmten Bedingungen die Grenzen der maximalen Pressung des Polyäthylens überschreiten und zu vermehrtem Verschleiß führen, was im Langzeitverlauf insbesondere bei schwergewichtigen Patienten auch in einigen Fällen beobachtet wurde. Zur Reduzierung der grenzwertigen Bereiche der Materialpressung wurden die transversalen Radien der mittleren und großen Ausführung der Metallkufen vergrößert, um so den Gesamtpolyäthylenverschleiß besonders bei hohem Körpergewicht gering zu halten. Eine globulare Struktur auf der Unterseite beider Komponenten verbesserte die Haftung im Zement [11].

Mit diesen Veränderungen wurde 1981 gleichzeitig auch die Indikation für das Schlittensystem streng begrenzt. Die Rate der notwendigen Sekundäreingriffe wegen aseptischer Fehlschläge konnte dadurch in den vergangenen 10 Jahren auf unter 5 % gesenkt werden.

Scharniersysteme Modell St. Georg

Wichtigstes Anliegen bei der Entwicklung des ersten Scharniersystems Modell St. Georg war es, durch intrakondyläre Einbettung eine anatomieangepaßte Funktionseinheit mit Erhalt des Femoropatellargelenkes wiederherzustellen und durch weitgehende Einbettung in den Knochen die Infektionsrisiken zu reduzieren. Lange Prothesenstiele dienten von Anfang an nicht nur der Fixierung, sondern halfen einbaubedingte Fehlstellungen zu vermeiden. Eine annähernd physiologische intrakondyläre Lage der Scharnierachse ermöglichte eine gute Beugefähigkeit des Modells. Bei dem sehr robust ausgelegten Modell der ersten Generation sind im Verlauf von über 20 Jahren keine Materialschäden beobachtet worden. Offensichtliche Nachteile des Modells wurden in einem zweiten Entwicklungsschritt 1975 beseitigt. Die Verschmälerung des intrakondylären Scharnierteils und die Bereitstellung von 3 Modellgrößen erforderte eine deutlich geringere Knochenresektion. Die Valgisierung im Modell von 6° garantiert sichere Achskorrekturen, und mit seitlichen Stützflügeln an der femoralen Komponente wurde eine bessere Anpassung an die axialen Gelenkbelastungen erreicht. Die Maßnahmen führten auf Anhieb zu merkbaren Verbesserungen in der Operationstechnik und langfristig zu signifikant geringeren mechanischen Komplikationsraten [5] (Abb. 2).

Intrakondyläre Scharnierendoprothese mit axialer Rotation Endo-Modell

Die Analyse der mittel- und langfristigen Ergebnisse erfolgte nach der bei uns heute allgemein üblichen Methode der Überlebensdatenanalyse, die bei genauer Definition einen realistischen Vergleich von Komplikationsraten der verschiedenen Systeme gewährleistet [7, 10] (Abb. 3 und 4). Bei der Scharnierendoprothese war die Rate der biomechanisch erklärbaren Versager wie mechanische Lockerung und Femurfraktur deutlich niedriger als die aseptischen Fehlschläge nach Hüftendoprothesen (Abb. 5).

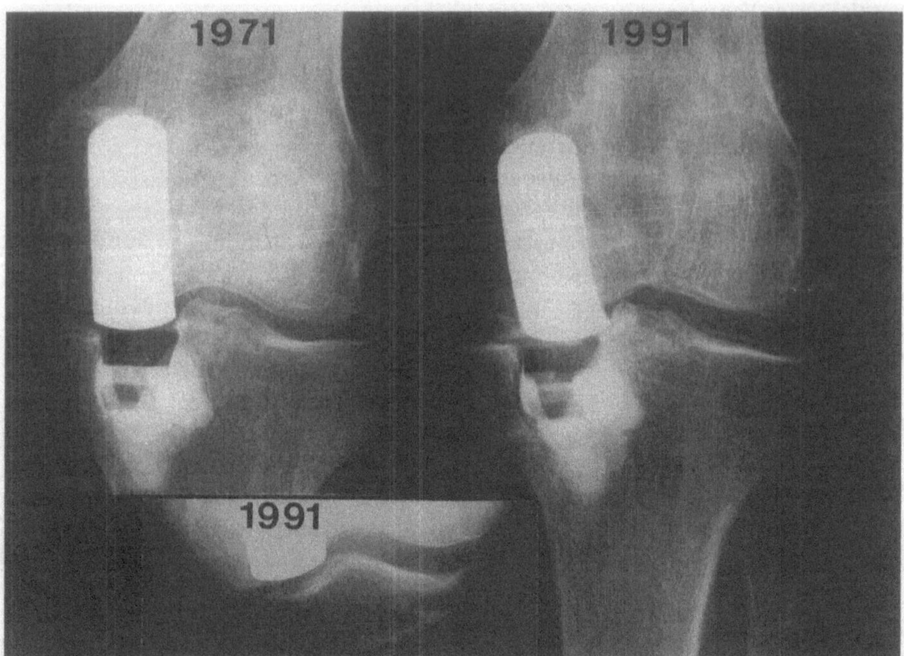

Abb. 3. Mediale Schlittenendoprothese nach 20 Jahren, schmerzfreie, gute Funktion, geringe Varusposition durch Polyäthylenverschleiß von 1–2 mm, keine Lockerungszeichen

Bei der Schlittenendoprothese war fast die Hälfte aller Ausfälle auf ein Versagen des Kapselbandapparates zurückzuführen. Ein frühzeitiges Versagen ließ auf eine falsche Indikationsstellung schließen, während im Spätverlauf nach 5 und mehr Jahren der Grund für ein Versagen eher in der fortschreitenden Grunderkrankung wie rheumatische Arthritis, dem Alterungsprozeß oder der Überbeanspruchung durch die wenig dämpfenden Implantatwerkstoffe zu sehen war. Die Überlebenskurven zeigten bereits mittelfristig das aus diesem Grunde schlechtere Abschneiden der Oberflächenendoprothese (Abb. 5). Die Qualität des Kapselbandapparates unterliegt weitgehend subjektiver Einschätzung und ist deshalb bislang nicht exakt definierbar. Außerdem gibt es auch keine verläßlichen Kriterien, die eine sichere Einschätzung des langfristigen Verhaltens der Bänder bei der Gelenkstabilisierung nach alloplastischen Eingriffen erlauben. Dies trifft besonders für alte und rheumatische Patienten und auch für posttraumatische Veränderungen zu. Bei diesen Patientengruppen ist außerdem die Stabilisierungsmöglichkeit über die muskuläre Seite meist begrenzt. Die Erfahrungen der letzten zwei Jahrzehnte haben gezeigt, daß in einem relativ hohen Prozentsatz primär die Qualität des Kapselbandapparates schlecht ist und früher oder später sekundär versagen kann. In diesen Fällen muß die Gelenkstabilisierung teilweise oder ganz durch die Prothesenkonstruktion gewährleistet werden. Zur Zeit schätzen wir, daß diese Bedingungen auf etwa 50–70 % aller Patienten zutreffen.

Diese bereits in den 70er Jahren gewonnenen Erkenntnisse waren wesentlicher Impuls zu dem Entschluß, das stabilisierende Scharniersystem des Kniegelenkes weiterzuentwickeln. Die Gelenkstabilisierung durch unverblockte („semi-constrained")

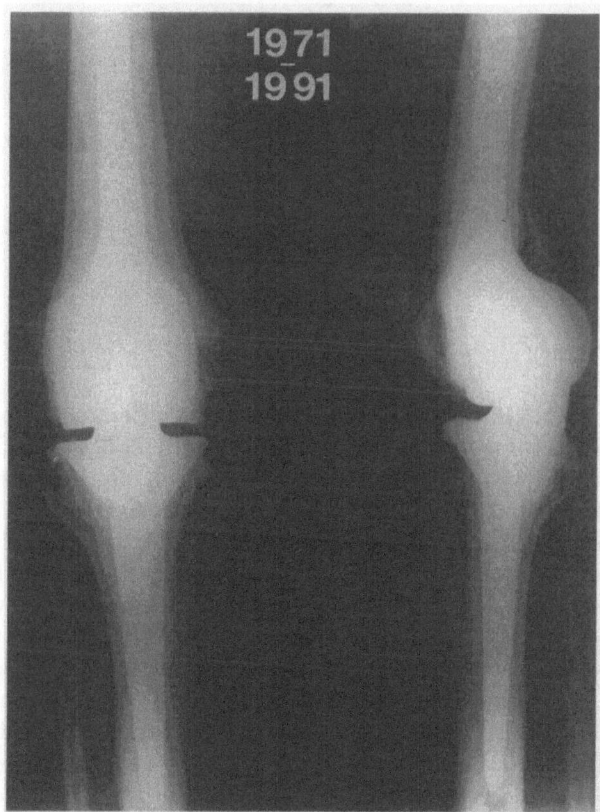

Abb. 4. Scharnierendoprothese Modell St. Georg nach 20 Jahren. *Röntgenbild:* keine Lockerungszeichen, anhaltend schmerzfreie, gute Funktion

Systeme über einen vermehrten Formschluß wiederherzustellen, erschien nicht ausreichend und das Risiko häufiger negativer Resultate durch primäre oder sekundäre Instabilitäten zu hoch [12]. Für die Weiterentwicklung waren das Low-friction-Prinzip und die Zementfixation feste Voraussetzungen. Mit den gegenwärtig verfügbaren Implantatmaterialien sind die Dämpfungsmöglichkeiten der Werkstoffe bereits vorgegeben. So blieb allein die Möglichkeit, mit einer noch differenzierteren Anpassung der Konstruktion an die Anatomie und die natürlichen Gelenkbewegungen die Störung im physiologischen Kraftfluß durch den endoprothetischen Ersatz zu verringern. Mit der Einbringung eines weiteren Freiheitsgrades, nämlich einer den physiologischen Bedingungen weitgehend angeglichenen Rotation um die Unterschenkelachse, konnte neben einer verbesserten Gelenkfunktion auch eine effektive Belastungsdämpfung des Verbundsystems erreicht werden. Im Rahmen des gesamten Entwicklungskonzeptes wurde außerdem exemplarisch versucht, allen notwendigen Kriterien, die bei der Prothesenentwicklung eine Rolle spielen, Rechnung zu tragen.

So wurde in dem Neuentwurf eine Optimierung der intrakondylären Lage der Scharnierachse und der Achse der axialen Rotation sowie der Relationen zu den anatomischen Ober- und Unterschenkelachsen angestrebt. Wir haben dabei auf grundsätzliche Untersuchungen von Nietert zurückgegriffen [9].

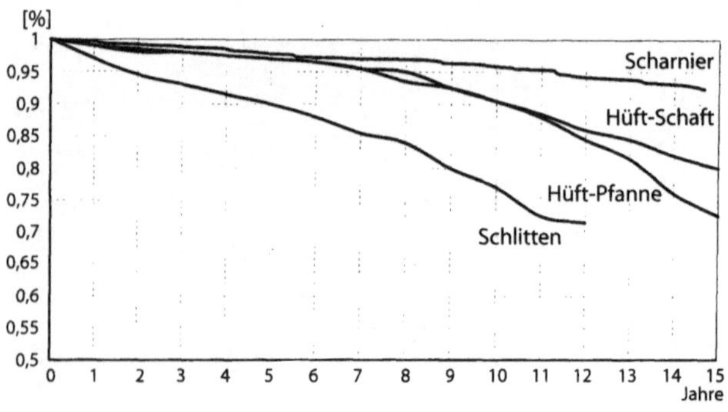

Abb. 5. Vergleich zementierter Hüft- und Kniegelenkendoprothesen (Überlebenskurven, aseptische Fehlschläge)

Auch in der Neukonstruktion war der primäre Ersatz des Femoropatellargelenkes nicht vorgesehen. Stattdessen wurde mit der besseren Übertragbarkeit der angenäherten, physiologischen Achsrelationen im Einbauzustand versucht, einen druckentlastenden Effekt im Femoropatellargelenk zu erreichen.

Eigene Untersuchungen anatomischer Formen und Maße führten zu einer verbesserten Anpassung an die Gelenkanatomie und an die hohen axialen Belastungen. Auch bei der Entwicklung von 3 Modellgrößen haben wir auf die Untersuchungen von Nietert und auf eigene anatomische Vermessungen zurückgegriffen und konnten so die Einbaubedingungen bei unterschiedlichen Gelenkgrößen optimieren.

Operationstechnisch ungünstige Gestaltungsmerkmale und die komplizierte Montagetechnik des Scharniersystems konnten dahingehend verändert werden, daß eine einfache Ein- und Ausbautechnik resultierte. Durch operative Hilfsmittel in Form von nur 2 Sägelehren und mit Hilfe der langen Prothesenstiele kann bei einer angestrebten, standardisierten Operationstechnik das theoretische Konzept zur Erhaltung oder Wiederherstellung der physiologischen Gelenkachsen besser in die Praxis umgesetzt werden (Abb. 2).

Eine anschließende experimentelle Überprüfung zeigte die Belastungsdämpfung besonders in Stoßversuchen, und es konnte nachgewiesen werden, daß in einem geführten System mit einer sehr geringen Materialverschleißrate zu rechnen ist [5].

Nach Abschluß dieser eingehenden Untersuchungen wurde 1981 mit dem klinischen Test begonnen. Im bisherigen früh- und mittelfristigen Verlauf nach 5–10 Jahren mit 1837 Implantationen bis Ende 1989 scheint sich die Gesamtkonzeption durch weiter abgesunkene Komplikationsraten zu bestätigen (Tabelle 1).

Auch wenn ein direkter Vergleich mit den vorliegenden Langzeitergebnissen der Schlitten- und Scharnierendoprothesensysteme St. Georg noch nicht möglich ist, zeichnet sich in der konventionellen Ergebnisdarstellung eine merkbare weitere Absenkung der aseptischen Revisionsrate auf unter 5 % und der septischen auf unter 2 % ab. Wir führen dies vor allem auf die schrittweise vorgenommenen Gestaltungsänderungen des Systems mit der besseren Anpassung an die individuelle Anatomie und den Kraftfluß am Kniegelenk und auf die vereinfachte Operationstechnik zurück.

In den letzten über 5 Jahren mußten wir jedoch die Beobachtung machen, daß bei etwa 10–15 % der Patienten das System zur Stabilisierung des Gelenkes nicht ausreichte und in diesen Fällen ein stabiles Scharniersystem angewendet werden mußte.

Tabelle 1. Rotationsendoprothese „Endo-Modell": aseptische/septische Komplikationen (n = 1837), Primäroperationen 1981–89 (Stand 1995). Verlaufszeit: 2–12 Jahre, durchschnittlich = 6,4 Jahre

Revisionsgründe		
Infektion	35	(1,9%)
Aseptische Komplikationen		
Mechanische Lockerung	15	(0,8%)
Materialschaden	24	(1,3%)
Luxation	7	(0,4%)
Fehlstellung	4	(0,2%)
Femurfraktur	6	(0,6%)
Gesamt	56	(3,3%)
Sekundäreingriffe wegen Femoropatellararthrose	26	(1,4%)
Revisionsrate gesamt	117	(6,4%)

Dies betrifft vor allem muskelschwache Rheumatiker und alte Patienten, starke Zerstörungen oder Schwächungen des Streckapparates, wie z. B. Zustände nach Patellektomie, schwere Valgusdeformitäten mit lateraler Luxation der Patella, häufig kombiniert mit einem Pes valgus und einer Außenrotationsfehlstellung des Fußes. Wir arbeiten deshalb zur Zeit mit 3 Kniesystemen und zwar in ca. 25–30 % mit dem Schlittenendoprothesensystem Endo-Modell, in ca. 60 % mit der Rotationsknieendoprothese Endo-Modell und in 10–15 % mit dem Scharniersystem Endo-Modell [8].

Femoropatellargelenke

Bei den Endoprothesensystemen Modell St. Georg und Endo-Modell wurde auf einen routinemäßig gleichzeitigen Ersatz des Femoropatellargelenkes verzichtet. Wegen der ungünstigen anatomischen Bedingungen für eine sichere Verankerung besonders der patellaren Komponente und den hohen Belastungen im Femoropatellargelenk waren hohe Komplikationsraten zu befürchten. Routinemäßig werden Randexophyten abgetragen, die Patellarückfläche geglättet und die femorale Komponente möglichst optimal in das Kondylengleitlager eingebettet. Einen einseitigen kondylären Ersatz mit speziellen Modellen, evtl. in Kombination mit einer Hemi- oder Totalpatellektomie, führen wir primär nur bei starken Zerstörungen und in Revisionsfällen durch. Bei Erhalt des Femoropatellargelenkes kalkulieren wir bei unseren Systemen erträgliche konservativ behandelbare Restbeschwerden in 10–15 % und mit starken Schmerzen, die sekundär eine Patellektomie erfordern, in 1–2 % [6]. Durch die Gestaltungsverbesserungen und die intraoperativen Maßnahmen mit besserer Anpassung des Modells an das Kondylengleitlager konnten die sekundär notwendigen Revisionseingriffe von 5 % bei dem Scharnierendoprothesensystem Modell St. Georg der ersten Generation auf unter 2 % bei der Rotationsendoprothese Endo-Modell gesenkt werden (Tabelle 1).

Zusammenfassung

Seit 1969 liegen Erfahrungen mit 2 Knieendoprothesensystemen, einer Oberflächenendoprothese und einer Scharnierendoprothese vor. Aufgrund günstiger Frühergebnisse Anfang der 70er Jahre konnten die Grundkonzeptionen der Konstruktionen beibehalten und mit einer schrittweisen Weiterentwicklung begonnen werden. Gestaltungsänderungen orientierten sich an den Erfahrungen in der Operationstechnik, den biomechanisch erklärbaren beobachteten Komplikationen und den klinischen Ergebnissen. Die mittelfristigen Ergebnisse zeigten, daß die vorgenommenen Veränderungen zu einer signifikanten Senkung der Fehlschläge geführt hatten. Dies berechtigte, die Systeme dem härtesten biomechanischen, nämlich dem klinischen Test, weiter auszusetzen, um anhand großer, homogener Operationsserien Langzeiterfahrungen zu sammeln. Bei der Schlittenprothese führten Gestaltungsänderungen zu einer verbesserten Ein- und Ausbautechnik und die primär und sekundär beobachteten Stabilitätsprobleme des Kapselbandapparates zu einer strengen Indikationsbegrenzung. Erste Ergebnisübersichten nach 10 Jahren zeigen im Vergleich zu den 70er Jahren ein signifikantes Absinken der aseptischen Revisionsraten auf unter 5 %.

Die mit der Rotationsendoprothese Endo-Modell, einem stabilisierten „Semi-constrained-System", in 10 Jahren gemachten Erfahrungen haben das Entwicklungskonzept mit besseren klinischen Ergebnissen und geringeren aseptischen und septischen Komplikationsraten weitgehend bestätigt. Aus Stabilitätsgründen ist jedoch nach den letzten Erfahrungen in 10 – 15 % ein Scharniersystem erforderlich, so daß wir in der Behandlung von Zerstörungen am Kniegelenk z. Z. mit 3 Endoprothesensystemen arbeiten.

Literatur

1. Engelbrecht E (1971) Die Schlittenprothese, eine Teilprothese bei Zerstörungen im Kniegelenk. Chirurg 42: 510
2. Engelbrecht E (1972) Die operativen Behandlungsmöglichkeiten bei der Kniegelenkarthrose. Hamburger Ärztebl 25: 346
3. Engelbrecht E et al. (1976) Statistics of total knee replacement: Partial and total knee replacement design „St. Georg". Clin Orthop 120: 54
4. Engelbrecht E (1981) Ersatz der großen Körpergelenke (außer Hüfte). Chirurg 52: 681
5. Engelbrecht E (1984) Die Rotationsendoprothese des Kniegelenks. Springer, Berlin Heidelberg New York
6. Engelbrecht E, Heinert K (1988) Experience with a surface and total knee replacement: Further development of the Model St. Georg. In: Total Knee Replacement, Proceedings of the International Symposium on Total Knee Replacement, May 19 – 20, 1987, Nagoya, Japan. Springer, Berlin Heidelberg New York Tokyo
7. Heinert K, Engelbrecht E (1988) Langzeitvergleich der Knie-Endoprothesensysteme „St. Georg". 10-Jahres-Überlebensraten von 2236 Schlitten- und Scharnier-Endoprothesen. Chirurg 59: 755
8. Nieder E (1991) Schlittenprothese, Rotationsknie und Scharnierprothese Modell St. Georg und Endo-Modell. Differentialtherapie in der primären Kniegelenkalloarthroplastik. Orthopäde 20: 170
9. Nietert M (1975) Untersuchungen zur Kinematik des menschlichen Kniegelenkes im Hinblick auf ihre Approximation in der Prothetik. Ing.-Diss., Berlin
10. Röttger J, Heinert K (1983) Die Knieendoprothesensysteme „St. Georg". Beobachtungen und Ergebnisse nach 10 Jahren Erfahrung mit über 3700 Operationen. Z Orthop 122: 818
11 Siegel A, Engelbrecht E (1987) Überlegungen zur Weiterentwicklung der Schlittenprothese Modell St. Georg. In: Der alloplastische Ersatz des Kniegelenks. Thieme, Stuttgart New York, S 90 – 94
12 Walker PS, Wang Ch-J, Masse Y (1974) Joint laxity as a criterion for the design of condylar knee prostheses. In: Conf. on Total Knee Replacement, 16 – 20 Sept. 1974. Inst. Mech. Eng., London, p 22

Die Drehachsen des Kniegelenkes – röntgenkinematographische Untersuchungen

U. Rehder, S. Lüssenhop und L. Grassnickel

Klinische Biomechanik und Zentrum Biomechanik UKE, Orthopädische Klinik, Universitäts-Krankenhaus Eppendorf, Butenfeld 30, D-22529 Hamburg

Einleitung

Das Kniegelenk teilt sich anatomisch in 2 Teilgelenke, das Femoropatellar- und das Femorotibialgelenk. Erkrankungen und Verletzungsfolgen dieser beiden Teilgelenke stehen wegen ihrer Häufigkeit im Blickpunkt orthopädischen Interesses.

Insbesondere nach operativem Gelenkflächenersatz und in der konservativen Behandlung von Bandverletzungen des Kniegelenkes wird zur Vermeidung von Immobilisationsschäden häufig „funktionell" mit Hilfe von Bewegungsgipsen und -orthesen mit integriertem Gelenk behandelt. Wenn die Drehachse dieser Gelenke nicht der physiologischen entspricht, wird dem Kniegelenk ein unphysiologischer Bewegungsablauf aufgezwungen, welcher zu Überlastungen im verbliebenen Bandapparat und zu Knorpeldestruktionen führen kann. Daher ist zur Konstruktion physiologischer Kniegelenkorthesen und auch von Endoprothesen die genaue Kenntnis der Bewegungsform sowie des Drehachsenverlaufes im Femorotibialgelenk nötig.

Die Störung der Biomechanik des Femoropatellargelenkes als Ursache der patellaren Chondromalazie oder auch des sog. „peripatellaren Schmerzsyndroms" ist vielfach untersucht worden. Die von verschiedenen Autoren durchgeführten Kräfte- und Momentenberechnungen dienten als Begründung von Operationsverfahren zur Änderung der Mechanik im Femoropatellargelenk. Allen diesen Berechnungen ist gemeinsam, daß die Lage der physiologischen Drehpunkte, welche maßgeblich die Länge des Hebelarmes in diesen Berechnungen bestimmt, nicht bekannt war und nur geschätzt wurde. Die Drehachsen des Femoropatellargelenkes sind bisher praktisch unbekannt.

Ziel dieser Untersuchung war es, die Lage der momentanen Drehpunkte und deren Verlauf – die Polkurven – während der Beugung im femorotibialen und femoropatellaren Kniegelenkanteil zu definieren. Es sollte eine Methode entwickelt werden, welche die Bestimmung der Momentandrehpunkte beider Knieteilgelenke in vivo ermöglicht und gleichzeitig eine gekoppelte Betrachtung von Femorotibial- und Femoropatellargelenk zuläßt.

Material und Methode

Grundlage der Untersuchungen ist das Kreisevolventenmodell des Kniegelenks (Rehder 1983). Im sagittalen Schnitt läßt sich das Profil sowohl der Femurkondylen als auch der Trochlea femoris als mathematische Spirale, als Kreisevolvente, beschreiben (Mallien et al. 1992). Mit Hilfe der bekannten Geometrie der Gelenkkonturen und des

Hefte zu „Der Unfallchirurg", Heft 261
E. Schneider (Hrsg.), Biomechanik des
menschlichen Bewegungsapparates
© Springer-Verlag Berlin Heidelberg 1997

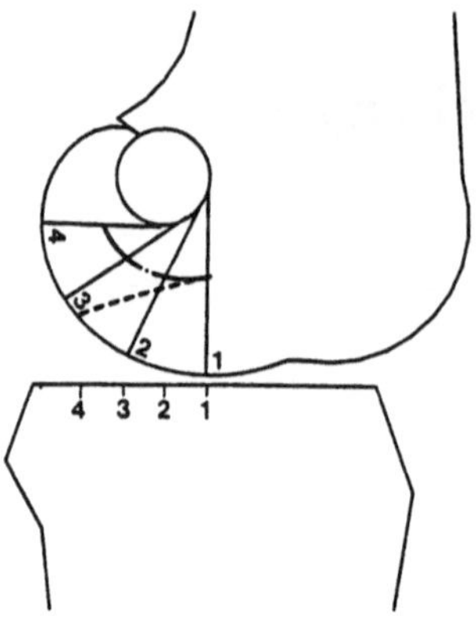

Abb. 1. Polkurven der Kreisevolventenbewegung bei einer konstanten Roll-Gleit-Bewegung mit $\lambda(t) = 0{,}5$

Bewegungsablaufs des Kniegelenks ist es möglich, den Roll-Gleit-Koeffizienten λ und damit die Polkurven zu bestimmen (Rehder 1988). Der Roll-Gleit-Koeffizient λ errechnet sich aus dem Verhältnis der Spurlängen auf Tibia ($\Delta T(t)$) und auf dem Femur ($\Delta F(t)$) in Abhängigkeit vom Beugewinkel t:

$$\lambda(t) = \Delta T(t) / \Delta F(t).$$

Die Gangpolkurve läßt sich ermitteln, indem die Normale der Kreisevolvente im Verhältnis des Roll-Gleit-Koeffizienten λ geteilt wird:

$$n_0(t) = \lambda(t) \times n(t).$$

Für reines Rollen ist $\lambda(t) = 1$, für reines Gleiten ist $\lambda(t) = 0$. Für das Rollgleiten gilt: $0 < \lambda(t) < 1$. Abbildung 1 veranschaulicht das Konstruktionsverfahren für einen konstanten Roll-Gleit-Koeffizienten $\lambda(t) = 0{,}5$.

Zur Erfassung des Bewegungsablaufes im Kniegelenk wurden röntgenkinematographische Untersuchungen durchgeführt. Bei 13 anamnestisch und klinisch kniegesunden freiwilligen Probanden (11 männliche, 2 weibliche, Durchschnittsalter 25,9 Jahre ± 4,3) wurden Röntgenserienaufnahmen im lateral-medialen Strahlengang angefertigt.

Die Probanden saßen mit freihängendem Unterschenkel und aufliegendem Oberschenkel auf einer Untersuchungsliege und bewegten den Unterschenkel aktiv und mit dem Unterschenkelgewicht belastet aus der $0°$-Stellung bis etwa $120°$ und sofort anschließend wieder zurück in die Ausgangsstellung. Die Winkelabstände zwischen den einzelnen Röntgenaufnahmen betrugen etwa $20°$.

Die Auswertung der einzelnen Aufnahmen erfolgte am Leuchttisch. Für jede einzelne Aufnahmenserie wurde eine passende Evolventenschablone für den medialen Kondylus und den Sulcus der Trochlea femoris gewählt. Die Lage des Evolutenmittelpunktes zum Femurschaft wurde bestimmt und bei den weiteren Aufnahmen einer Serie als Referenzpunkt verwendet. Das Tibiaplateau und die Rückfläche des Patellamittelfirstes wurden vereinfacht als Gerade betrachtet, es wurde jeweils eine Gerade als Schablone angelegt. Mit Hilfe der senkrecht auf dem Tibiaplateau bzw. auf der Patellarückfläche stehenden Evolventennormalen (= Krümmungsradius) läßt sich der Kontaktpunkt zwischen Tibia und Femur nur mit geringem Meßfehler ermitteln. Bestimmt man die Kontaktpunkte beider Gelenke bei verschiedenen Beugewinkeln, lassen sich die bei unterschiedlichen Beugungen zurückgelegten Wege auf Tibia bzw. Femur und Sulcus der Trochlea femoris bzw. Patellarückfläche anhand der Millimetereinteilung auf beiden Schablonen direkt ablesen.

Der Roll-Gleit-Koeffizient $\lambda(t)$ läßt sich nach der oben genannten Methode als Quotient aus Tibiaspurlänge und Femurspurlänge $\Delta T(t)/\Delta F(t)$ bestimmen. Entsprechendes gilt für das Femoropatellargelenk.

Um bei der Bestimmung der Kontaktspurlängen den Einfluß von Fehlerschwankungen möglichst gering zu halten, wurden die gemessenen Werte mit Hilfe von Ausgleichspolynomen dritten Grades angenähert und zur Berechnung der zu einem beliebigen Beugewinkel zugehörigen Roll-Gleit-Koeffizienten verwendet. Diese entspricht im Koordinatensystem bei Auftragung von Femur- und Tibiaspurlänge bzw. Patella- und Trochleaspurlänge gegeneinander der Steigung der Ausgleichskurve. Diese Steigung läßt sich mit der ersten Ableitung des entsprechenden Ausgleichspolynoms leicht berechnen.

Ergebnisse

Femorotibiale Polkurven

Die ermittelten Polkurven repräsentieren im wesentlichen 2 Bewegungstypen:

1. Rollgleiten mit abnehmendem Rollanteil bei zunehmender Beugung sowie bei individuell unterschiedlichem Beugewinkelübergang ins Gleiten. Die entsprechenden tibialen Polkurven haben eine hakenartige Form (Abb. 2). Die Gangpolkurve verläuft vom Bereich nahe dem Gelenkspalt zum dorsalen Anteil des Femurs – dem Ort der Evolute.
   Reines Gleiten wurde ab etwa 80°-Beugung gefunden. Im Durchschnitt der 7 Probanden betrug der Übergangswinkel zum Gleiten in dieser Gruppe 84,4°. Die tibialen Polkurven zeigen bei diesem Beugewinkel den typischen Knick, der die Stelle bezeichnet, an der die femorale momentane Drehachse erstmals auf der Evolute liegt ($\lambda = 0$).

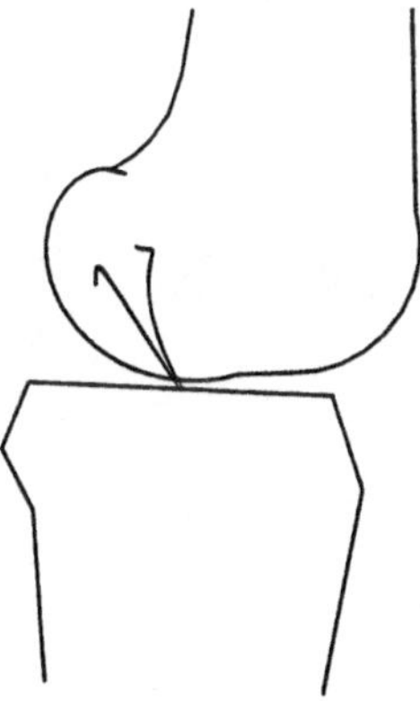

Abb. 2. Hakenförmige Polkurven der sagittalen Kniebewegung

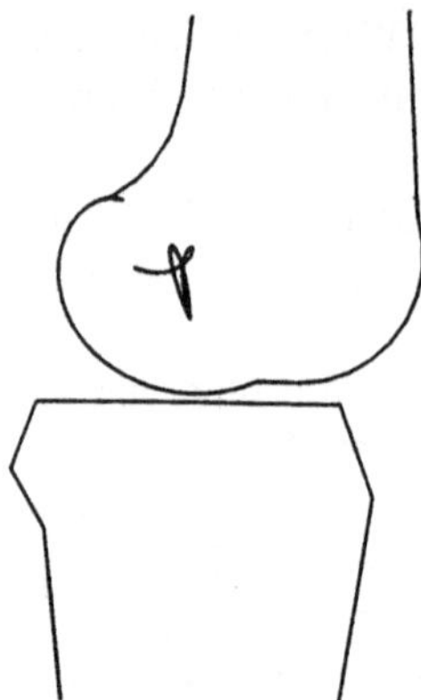

Abb. 3. Schleifenförmige Polkurven der sagittalen Kniebewegung

2. Zunächst dem ersten Typ ähnliche Bewegung mit Rollgleiten und Übergang ins Gleiten, dann jedoch bei größeren Beugewinkeln Zurückrutschen des Femurs nach ventral. Durch dieses Zurückrutschen erhalten die tibialen Polkurven eine schleifenartige Form (Abb. 3).
Bei 6 Probanden fand sich bei kleinen Beugewinkeln ein ähnlicher Bewegungsablauf, wie für die erste Gruppe beschrieben: Rollgleiten mit abnehmendem Rollanteil bis zur Gleitphase, dementsprechend auch ähnliche Bilder bis zum „kritischen" Beugewinkel. Der Übergangswinkel ist in dieser Gruppe um 30° kleiner als im Gesamtdurchschnitt.

Femoropatellare Polkurven

Im Gegensatz zum Femorotibialgelenk fand sich im Femoropatellargelenk bei allen Probanden eine gleichförmige Lage der Polkurven (Abb. 4). Durch die gegenläufige Wanderung der Kontaktpunkte auf Patellarückfläche und Trochlea femoris ergab sich ein negatives Vorzeichen, so daß die Lage der Polkurven sich oberhalb der Evolute befand.

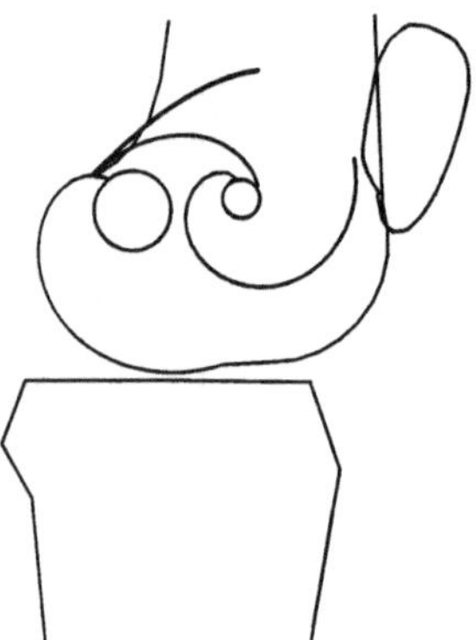

Abb. 4. Femoropatellare Polkurven

In Streckung lag der Momentanpol etwa in Höhe der dorsalen Kondyluszirkumferenz und wanderte mit zunehmender Beugung über eine Strecke von ca. 40 mm nach ventral bis etwa in Schaftmitte. Es handelte sich somit um ein Rollgleiten zu Beugebeginn mit abnehmendem Rollanteil, welcher bei etwa 80° in reines Gleiten überging (Abb. 4).

Diskussion

Methoden zur Drehachsenbestimmung

Drehachsenbestimmung nach Reuleaux (1875)

Die bisher gebräuchlichste Methode zur Bestimmung der momentanen Drehachse im Femorotibialgelenk und damit auch der Polkurve während der Beugung im Kniegelenk ist die nach Reuleaux (1875): 2 Punkte am Femur (z.B. Schnittpunkt der Oberschenkelschafthalbierenden mit dem Femurkondylusprofil sowie 10 cm oberhalb dieses Schnittpunktes wie bei Frankel et al. (1971) werden auf 2 aufeinanderfolgenden seitlichen Röntgenaufnahmen aufgesucht, die beiden Bilder übereinanderprojiziert und die korrespondierenden Punkte miteinander verbunden. Der Schnittpunkt der beiden Mittelsenkrechten dieser Verbindungsgeraden bezeichnet dann den momentanen Drehpunkt für den Beugebereich zwischen den beiden Aufnahmen.

Die erste Untersuchung zum Polkurvenverlauf stammt von Strasser (1917), der die röntgenkinematographischen Aufnahmen von Zuppinger (1904) vermessen hat. Er gab die Lage der Polkurven vom Gelenkspalt nach proximal aufsteigend und dann nach dorsal abknickend an.

Frankel et al. (1971) untersuchten mit der Methode von Reuleaux den aktiven und unbelasteten Bewegungsablauf an 25 gesunden Knien. Eine Wanderung der Drehachse auf der Normalen vom Gelenkspalt nach proximal entsprechend einer Abnahme des Roll-Gleit-Koeffizienten (zunehmendder Gleitanteil) bei zunehmender Beugung wurde nicht gesehen. Die Autoren unterschieden lediglich zwischen reinem Rollen (Lage des Drehpunktes im Gelenkspalt) und Gleiten. Die Meßungenauigkeit durch Rotation im Kniegelenk hielten sie für unbedeutend.

Gerber u. Matter (1983) untersuchten aktive, unbelastete Bewegungen im Vergleich zwischen 15 gesunden Probanden und 50 Patienten mit Schäden am Bandapparat. In der ersten Gruppe fanden sie ähnliche Bewegungsmuster, die momentanen Drehachsen lagen immer innerhalb des Femurprofils. Daraus wurde eine kombinierte Roll-Gleit-Bewegung über den gesamten Beugebereich als physiologisch geschlossen. Eine reine Rollbewegung fanden sie nicht, der momentane Drehpunkt projizierte sich nie auf den Gelenkspalt. Drehachsen außerhalb des Femurprofils korrelierten Autoren mit degenerativen Gelenkerkrankungen. Ein Ventral- oder Dorsalrutschen als physiologische Bewegungsform, die ebenfalls zu momentanen Drehachsen außerhalb des Femurprofils führen kann, gaben sie nicht an. Flexion und Extension zeigten unterschiedliche Bewegungsmuster.

Tangentenmethode

Soudan et al. (1979) hielten die Methode von Reuleaux für hochempfindlich gegen experimentelle Störungen. Bewegungen des Femurkondylus aus der Projektionsebene heraus (Rotation) oder eine nicht ganz parallele Röntgenplatte würden zu Verzerrungen führen. Diese könnten jedoch aus den Projektionsverhältnissen berechnet und damit einkalkuliert werden. Die Zeichenungenauigkeit, welche bei nur geringen Verschiebungen der Referenzpunkte aufgrund der geometrischen Konstruktion der momentanen Drehachse anhand der Mittelsenkrechten schon zu deutlich unterschiedlichen Ergebnissen führt, sei jedoch nicht zu tolerieren.

Um zumindest Zeichenfehler zu verringern, entwickelten die Autoren als Alternative die „Tangentenmethode": Dabei wird über die übereinanderprojizierten Referenzpunkte auf dem Femurschaft mit Hilfe eines Curve-fitting-Programms eine Ausgleichskurve gelegt und die momentane Drehachse dann rechnerisch ermittelt. Damit wird der Zeichenfehler durch Fällen einer Mittelsenkrechten, der insbesondere bei kleinen Winkeldifferenzen sehr groß wird, geringer.

Mit dieser verbesserten Methode untersuchten sie einige gesunde passiv bewegte Knie zwischen 20° (zum Ausschluß der Schlußrotation des Unterschenkels) und 100° Flexion und fanden ähnliche Verläufe der momentanen Drehachsen wie in der vorliegenden Arbeit.

Auch Nietert (1975) benutzte eine vergleichbare Methode für seine Analyse der Kniegelenkbewegung. Bei 40 röntgenkinematographisch untersuchten Probanden fanden sich sehr unterschiedliche Polkurven. Nietert konstatierte eine Verlagerung der Rastpolbahn nach dorsal bei zunehmender Beugung, machte jedoch keine eindeutige vergleichende Aussage.

Modell der überschlagenen Viergelenkkette

Neben experimentellen Untersuchungen wurden auch verschiedene Modelle zur Beschreibung der Beugebewegung im Kniegelenk herangezogen. Am weitesten verbreitet ist das Modell der überschlagenen Viergelenkkette (Menschik 1975). Das Femurprofil wird als Hüllkurve der durch die Kreuzbänder geführten Bewegungen der Tibia um das Femur angesehen. Dabei werden die Kreuzbänder als starre Hebel mit festen Achsen angesehen. Die momentanen Drehachsen liegen dann immer im Schnittpunkt der beiden Kreuzbänder.

Schumpe u. Messler (1987) analysierten mit Hilfe des Modells der überschlagenen Viergelenkkette ultraschalltopometrische Messungen. Die momentanen Drehachsen fanden sie jedoch nicht im Schnittpunkt der Kreuzbänder, wie es bei diesem Modell theoretisch zu erwarten war. Im praktischen Versuch war für einen bestimmten Beugewinkel die momentane Drehachse nicht genau zu ermitteln, daher legten sie den Drehpunkt für statistische Betrachtungen in den femorotibialen Kontaktpunkt.

Kreisevolventenmethode

Der Vorteil der Kreisevolventenmethode gegenüber den anderen Verfahren liegt darin, daß keine einzelnen Knochenpunkte für die Konstruktion der Polkurven verwendet werden, sondern die gesamte Gelenkfläche. Damit reduziert sich der Fehler in der Bestimmung der momentanen Drehachse erheblich. Die Polkurven können bezüglich ihrer Bedeutung für die Bewegungsform – Rollen, Rollgleiten, Gleiten – unmittelbar anschaulich interpretiert werden. Die Beschränkung auf eine ebene

Bewegung in der Sagittalebene ist, wie bei den anderen Methoden auch, als eine Einschränkung anzusehen, die für den klinischen Gebrauch zunächst hinnehmbar erscheint. Die Bestimmung des dreidimensionalen Drehachsenverlaufs (Blachiarski et al. 1975; Blankevoort et al. 1988) ist für den klinischen Alltag bisher zu aufwendig und wenig praktikabel.

Femoropatellargelenk

Verglichen mit dem Femorotibialgelenk sind Untersuchungen über den Polkurvenverlauf des Femoropatellargelenkes eine Rarität. Letztlich geben lediglich Lengsfeld et al. (1990) den Polkurvenverlauf eines anhand der von Soudan et al. (1979) modifizierten Reuleaux-Methode ausgemessenen Kniegelenkes an. Der von ihm angegebene Kurvenverlauf stimmt im wesentlichen mit dem in unserer Untersuchung erhaltenen Ergebnis überein.

Stellenwert der Ergebnisse

In unserer Untersuchung waren trotz individueller Unterschiede im Femorotibialgelenk 2 Grundtypen von Polkurven (hakenförmige und schleifenförmige Kurven) zu erkennen. Die Polkurven lagen im dorsalen Abschnitt der Femurkondylen. Unter Berücksichtigung der Evolventengeometrie erklärt sich dies wie folgt:

Bei der Schleifbewegung der Tibia über das Femur kann es weder zum Abheben noch zum Einpressen kommen, es besteht dauernder Kontakt. Die momentane Drehachse liegt immer auf der Tangente an den Grundkreis (Evolute) des Femurkondylenprofils (Kreisevolvente). Diese Tangente ist die Normale und steht auf dem Tibiaplateau senkrecht. Da die Evolute deutlich dorsal der Schaftmitte liegt, verläuft auch die Gangpolkurve dort.

Das Zurückführen aller gefundenen Polkurven auf ein gemeinsames Grundprinzip erscheint ebenfalls zulässig. Bei vergleichender Betrachtung der beiden Polkurvengruppen fällt der im ersten Bewegungsteil ähnliche Polkurvenverlauf auf: Anstieg der Kurve aus dem Bereich des Gelenkspaltes nach proximal bis in den Bereich der Evolute; endgradig dann Verlauf der Gangpolkurve nach dorsal und der Restpolkurve nach distal. Die bei einem Teil der Probanden gefundene Schleife beruht auf dem Bewegungsanteil des Zurückrutschens.

Unter praktischen Gesichtspunkten hat die Bewegungsform im Bereich über 90°-Beugung untergeordnete Bedeutung. Beim Gehen liegt eine Kniebeugung bis etwa 60° vor, für übliche Alltagsbelastungen wird eine Beugung bis etwa 90° benötigt. Mit der Zielsetzung der Kontruktion von Orthesen und Endoprothesen für den täglichen Gebrauch erscheint eine geringe Abweichung der Drehachse in diesem letzten Beugebereich akzeptabel. Bleibt die Schleife in den Polkurven der zweiten Probandengruppe unberücksichtigt, entsprechen die Kurven denen der ersten Gruppe. Für den überwiegenden Teil der Kniebeugung ist damit eine einheitliche Bewegungsform anzunehmen.

Die Kenntnis der Drehachsen des Femorotibialgelenkes ist von großer klinischer Bedeutung. So erfordert die funktionelle Schienenbehandlung nach Bandoperationen eine Zwangsführung, die weitgehend dem natürlichen Drehachsenverlauf entsprechen muß. Unterscheiden sich die Polkurven des Kniegelenkes und der Schienengelenke wesentlich voneinander, so kann es zu Drehmomenten kommen, die eine Bandnaht oder ein Transplantat gefährden können (Walker et al. 1988).

Eine am natürlichen Polkurvenverlauf orientierte Konstruktion von Kniegelenkorthesen könnte dem natürlichen Bewegungsablauf wesentlich näher kommen als die üblichen Modelle und iatrogene Folgeschäden vermeiden helfen. Auch bei der Konstruktion von Knieendoprothesen ist ein physiologischer Drehachsenverlauf anzustreben, um die Prothese in die verbliebenen Strukturen harmonisch einzupassen.

Weiterhin kann mit Hilfe der Polkurven die Wanderung eines beliebigen Punktes an Femur bzw. Tibia während der Kniebeugung angegeben werden. So kann bei bekannten Polkurven und Bandansatzarealen eines Kniegelenkes auf das Dehnungsverhalten dieser Bänder während der Flexion zurückgeschlossen und die individuelle Bänderkinematik berechnet werden.

Darüber hinaus fordern einige Autoren, sogar Kniegelenkbinnenschäden durch Serienaufnahmen und daraus bestimmten Drehachsenverläufen, die von einer noch zu ermittelnden Norm abweichen, zu diagnostizieren und zu lokalisieren (Fraenkel et al. 1971; Walker et al. 1972; Meek et al. 1975; Soudan et al. 1979; Gerber u. Matter 1983).

Für das Femoropatellargelenk lassen sich neue Aspekte in der Ätiologie der verschiedenen femoropatellaren Erkrankungen erwarten. Während in bisher durchgeführten Untersuchungen die Stellung der Patella zu ihrem Gleitlager lediglich anhand von nicht auf das Gelenk bezogenen Hilfslinien bestimmt wurde (Veress et al. 1979; Reider et al. 1981; Fujikawa et al. 1983; Kampen u. Huiskes 1990), ist durch die von uns beschriebene Methode erstmals die Definition der Stellung der Kniescheibe zu ihrem direkten Gelenkpartner, der Trochlea femoris, möglich. Das Bewegungs- und Kippungsverhalten beider Gelenkflächen zueinander kann erstmals definiert werden.

Durch die Kenntnis der individuellen Momentandrehpunkte lassen sich die auftretenden Kräfte und Momente im Femoropatellargelenk realistisch abschätzen. Die mit der hier vorgestellten Methode bestimmten Momente unterscheiden sich von den in der Literatur angegebenen um bis zu 100 %.

Literatur

Blacharski PA, Somerset JH, Murray DG (1975) A three-dimensional study of the kinematics of the human knee. J Biomech 8: 375–384

Blankevoort L, Huiskes R, Lange A de (1988) The envelope of passive knee-joint motion. J Biomech 21: 705–720

Frankel VH, Burstein AH, Brooks DB (1971) Biomechanics of internal derangement of the knee. J Bone Joint Surg (Am) 53: 945–962

Fujikawa K, Seedhom BB, Wright V (1983) Biomechanics of the patellofemoral joint, part 1. Eng Med 12: 3–11

Gerber C, Matter P (1983) Biomechanical analysis of the knee after rupture of the anterior cruciate ligament and its primary repair. An instant-centre analysis of function. J Bone Joint Surg (Br) 65: 391–399

Kampen A van, Huiskes R (1990) The three dimensional tracking pattern of the human patella. J Orthop Res 8: 372–382

Kurosawa H, Walker PS, Abe S, Garg A, Hunter T (1985) Geometry and motion of the knee for implant and orthotic design. J Biomech 7: 487–499

Lengsfeld M, Ahlers J, Ritter G (1990) Kinematics of the patellofemoral joint. Investigations on a computer model with reference to patellar fracturs. Arch Orthop Trauma Surg 109: 280–283

Mallien O, Lüssenhop S, Rehder U (1992) Die Form der Trochlea femoris in der Sagittalebene

Meek RN, Martens M, Demet D (1975) Correlation of instant centre displacement with internal derangement of the knee. Proceedings, Annual Meeting Canadian Orthopaedic Association

Menschik A (1975) Mechanik des Kniegelenks, Teil 2. Z Orthop 113: 388–400

Nietert M (1975) Untersuchungen zur Kinematik des menschlichen Kniegelenks im Hinblick auf ihre Approximation in der Prothetik. Dissertation, Technische Universität Berlin

Rehder U (1983) Morphometric studies on the symmetry of the human knee joint: Femoral condyles. J Biomech 16: 351–361

Rehder U (1988) Bänderkinematik des Kniegelenks. Habilitationsschrift, Universität Hamburg

Reider B, Marshall JL, Ring B (1981) Patellar tracking. Clin Orthop Relat Res 157: 143–148

Reuleaux F (1875) Lehrbuch der Kinematik. Theoretische Kinematik Vieweg, Braunschweig

Schumpe G, Messler H (1987) Biomechanischer Vergleich des Bewegungsablaufes zwischen dem gesunden und dem endoprothetisch versorgten Kniegelenk. Orthop Praxis 4: 290–300

Soudan K, Van Audekerke R, Martens M (1979) Methods, difficulties and inaccuracies in the study of human joint kinematics and pathokinematics by the instant axis concept. Example: The knee joint. J Biomech 12: 27–33

Strasser H (1917) Lehrbuch der Muskel- und Gelenkmechanik. Springer, Berlin

Veress SA, Lippert FG, Hou MCY, Takamoto T (1979) Patellar tracking patterns measurement by analytical x-ray photogrammetry. J Biomech 12: 639–650

Walker PS, Rovick JS, Robertson DD (1988) The effects of knee brace hinge design and placement on joint mechanics. J Biomech 11: 965–974

Zuppinger H (1904) Die aktive Flexion im unbelasteten Kniegelenk. Med Habil Schr Zürich. Anat Hefte 25: 701–763

Läßt sich der vordere Kreuzbandreflex beim Bandersatz erhalten?

J. Grüber[1], W. Lierse[2], Ch. Bertram[1], Ch. Eggers[1] und A. Friedrich[1]

[1] Allgemeines Krankenhaus St. Georg, Abteilung für Unfall-, Wiederherstellungs- und Handchirurgie, Lohmühlenstraße 5, D-20099 Hamburg
[2] Universitätsklinik Eppendorf, Anatomisches Institut, Abteilung für Neuroanatomie, Martinistraße 52, D-20246 Hamburg

Das intakte vordere Kreuzband ist für die Führung und Stabilisierung des Kniegelenkes bestimmend [15]. Die Ruptur des Bandes bedeutet eine gravierende Störung der normalen Kinematik [3, 8, 15]. Auch nach aufwendigen Rekonstruktionen erreichen viele Patienten die einstige sportliche Leistungsstufe nicht wieder. Mögliche Ursache für schlechte Ergebnisse ist die Desintegration von Stabilität, Durchblutung und neuromuskulärer Steuerung. Die Rekonstruktion nach Trauma ist ausschließlich vom mechanischen Stabilitätsgedanken geprägt. Die neuromuskuläre Steuerung bleibt unberücksichtigt [5]. Nur eine vollständige Wiederherstellung aller Systeme kann zu einer Restitutio ad integrum führen (Abb. 1). Das Hauptaugenmerk unserer Bemühungen sollte sich in Zukunft vermehrt auf die Biologie richten, unter genauer Berücksichtigung der Kenntnisse der Biomechanik.

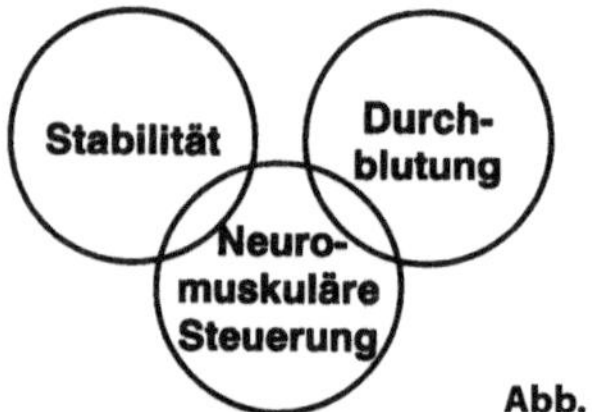

Abb. 1. Stabilitätsbeeinflussende Faktoren

Anatomie

Das vordere Kreuzband ist ventral von der Membrana synovialis bedeckt. Dorsal ist es in das Stratum fibrosum capsulae articularis, ein lockeres Bindegewebe, eingebettet [13]. Die A. genus media entwickelt sich aus der A. poplitea und versorgt als einziges Gefäß den zentralen Pfeiler mit vorderem und hinterem Kreuzband [16]. Diese wenig optimalen Durchblutungsverhältnisse sind für die schlechten Ergebnisse nach primärer Naht mitverantwortlich.

Sämtliche Nerven der Nachbarschaft versorgen die Gelenkkapsel mit Rr. articulares. Zweige aus diesem Plexus begleiten die A. genus media und versorgen die Kreuzbänder [7, 13]. Die Innervation des Kniegelenkes durch 3 konstante Nerven wurde bei Katzen beschrieben [7].

Halata konnte die Ultrastrukturen der 3 verschiedenen Typen von Nervenendigungen (freie Nervenendigungen, Ruffini- und Pacini-Körperchen) im Elektronen-

Hefte zu „Der Unfallchirurg", Heft 261
E. Schneider (Hrsg.), Biomechanik des
menschlichen Bewegungsapparates
© Springer-Verlag Berlin Heidelberg 1997

mikroskop zeigen [11]. Die Anzahl der Nervenendkörperchen ist nach neueren Erkenntnissen ungewöhnlich hoch [12]. Bisher konnte nur ein Typ dargestellt werden mit ähnlicher Struktur wie die Nerventerminalen des Ruffini-Körperchens. Die Axone haben einen Durchmesser von 1–4,5 µm (A-Delta-Fasern) [11, 12]. Als mögliche Funktion für die Nervenendigungen mit engem Kontakt zum Bindegewebe wird der Dehnungsrezeptor diskutiert [1, 12].

Im Stratum fibrosum ähneln die Ruffini-Körperchen den Golgi-Sehnenorganen [12]. Die Ruffini-Körperchen sind die typischen, langsam adaptierenden Dehnungsrezeptoren [4, 17].

Pacini-Körperchen finden sich im periartikulären Bindegewebe [12]. Mechanorezeptoren finden sich immer subsynovial im Stratum fibrosum. Interligamentär fanden sich histologisch keine Mechanorezeptoren [13].

Physiologie

Die Funktion der Mechanorezeptoren wurde unter verschiedenen physiologischen Gesichtspunkten untersucht. Bei Dehnung des Seitenbandes beschrieb Andrew eine Steigerung der Entladungsfrequenz am afferenten Nerv [2]. Gardner reizte die 3 Hauptnerven am Katzenknie elektrisch und fand eine muskuläre Antwort im gesamten Oberschenkel [9].

Wenn heute das Knie als ein neuromuskulärer Komplex verstanden wird, müssen bei Eingriffen die propriorezeptiven Funktionen und Areale geschont werden [5]. Die insertionsnahen Nervenendorgane werden bei jedem Eingriff mit isometrischer Verankerung, Augmentation oder Bandersatz zerstört. Das Aufbohren eines knöchernen Kanals zur Augmentation bei einer Ruptur des vorderen Kreuzbandes zerstört das neuromuskuläre Gleichgewicht. Das ist ein hoher Preis für eine reine mechanische Stabilität.

Mit dem Aspekt der Schutzfunktion beschäftigt sich unsere Arbeitsgruppe seit 1985. Der Nachweis eines polysynaptischen Reflexes des M. semimembranosus und des M. biceps femoris nach mechanischer Reizung von Kreuzbändern gelang 1986 (Abb. 2). In der ischiokruralen Muskulatur fanden sich bei axialer Dehnung des vorderen Kreuzbandes reguläre muskuläre Reizantworten nach 25–32 ms [10]. Die Kontraktion der synergistischen Muskulatur nach Dehnung des Kreuzbandes zeigte unseres Erachtens einen vorderen Kreuzbandreflex. Neben der rein mechanischen

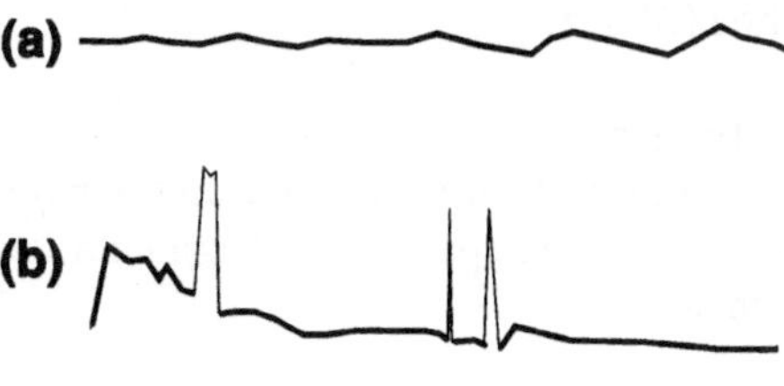

Abb. 2. EMG-Ableitung des M. biceps femoris nach axialer Dehnung des vorderen Kreuzbandes (Mensch) [10]

Funktion ist das Kreuzband ein neurosensorisches Stellglied in einem Regelkreis mit einer möglichen Schutzfunktion. Das Kreuzband ist also mehr als nur ein Strick. Unsere Schlußfolgerung für die Klinik war der Verzicht auf eine primäre Bandplastik nach einer Bandruptur.

Die Frage nach der Möglichkeit eines Kreuzbandersatzes unter Berücksichtigung der neuromuskulären Steuerung stellte sich. Wenn durch die Einbeziehung von nervalen Strukturen der „Schutzreflex" erhalten bleibt, kann ein so erweitertes Therapiekonzept zur Verbesserung der Ergebnisse nach Bandplastiken nicht nur am Knie beitragen [5, 8, 10].

Ziel der Untersuchung

Ziel der Untersuchung war es, den partiellen Erhalt des „vorderen Kreuzbandreflexes" beim Kreuzbandersatz durch Augmentation mit einem Faszienstreifen aus der synergistischen Muskulatur auf das Transplantat zu zeigen.

Methode

In einem von der Deutschen Forschungsgemeinschaft unterstützten Projekt wurden an 16 2jährigen Schafen eine Kreuzbandplastik mit nervalgestieltem Transplantat vorgenommen. Nach einer Standzeit von 18 Monaten wurde in einem Zweiteingriff ein intraoperatives EMG nach Reizung des Transplantates vorgenommen.

Operative Technik

Versuchsgruppe
Nach vollständiger Entfernung des vorderen Kreuzbandes wurde eine Bandplastik aus dem mittleren Drittel des Lig. patellae durchgeführt. Das freie Transplantat wurde transossär in den Insertionen an Ansatz und Ursprung durch 2 Bohrkanäle geführt und mit Kleinfragmentschrauben fixiert. Aus dem M. gluteobiceps wurde ein Faszienstreifen entnommen. Der M. gluteobiceps des Schafes entspricht dem M. glutaeus femoris des Menschen und zählt zu den Synergisten des vorderen Kreuzbandes. Der Faszienstreifen wurde durch die Fossa poplitea in Over-the-top-Technik in das Kniegelenk gebracht und auf das Transplantat aufgesteppt [14, 15]. Die passagere Immobilisation der operierten Extremität erfolgte mit Durchtrennung der Achillessehne (Abb. 3).

Kontrollgruppe
In der Kontrollgruppe erfolgte an 6 Schafen das oben beschriebene Vorgehen analog der Versuchsgruppe. Auf die Augmentation wurde mit dem Faszienstreifen verzichtet (Abb. 4).

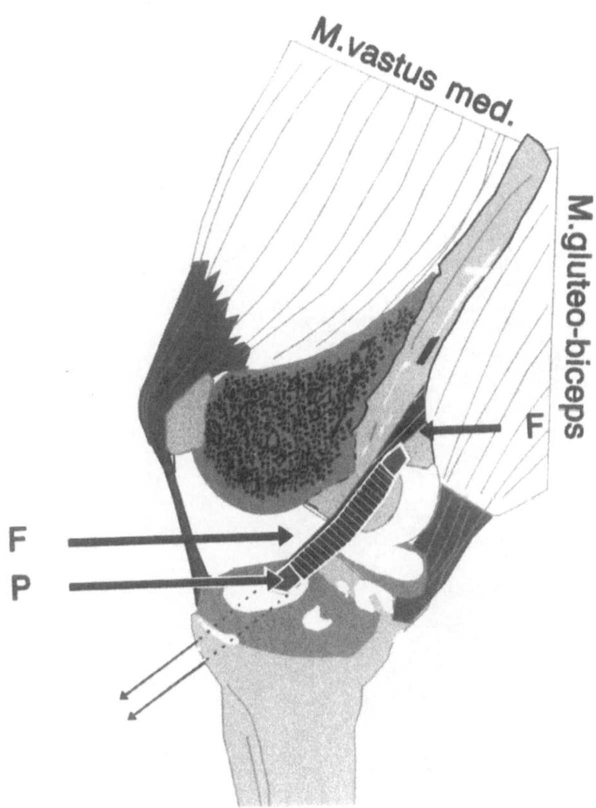

Abb. 3. Operationsverfahren bei der Versuchsgruppe. Patellarsehnentransplantat mit Augmentat aus Faszienstreifen, M. gluteobiceps (*P* Patellarsehnentransplantat, *F* Faszienstreifen M. gluteobiceps)

Untersuchung am Versuchsende

Unmittelbar vor Tötung der Tiere nach 1 ½ Jahren erfolgte in Narkose ein zweiter Eingriff bei 6 Tieren mit nerval gestieltem Transplantat, bei 2 Tieren der Kontrollgruppe und bei 4 Gelenken der nicht operierten Gegenseite (Referenzgruppe). Das Kniegelenk wurde unter aseptischen Bedingungen über den bei der ersten Operation verwendeten Zugang eröffnet. Das Kreuzband wurde am Ansatz desinseriert. Geschont wurden der femorale Ursprung, der Gefäßnervenstiel und das nervalgestielte Augmentat. Nach Durchflechtung des Kreuzbandes bzw. Transplantates mit einem Dexonfaden und Vorspannung durch Zug erfolgte die axiale Dehnung. Zum Nachweis von Reizantworten wurden im EMG Ableitungen über dem M. gluteobiceps, den anderen Muskeln der Ischiokruralgruppe und der Vastusgruppe mittels Nadelelektroden vorgenommen.

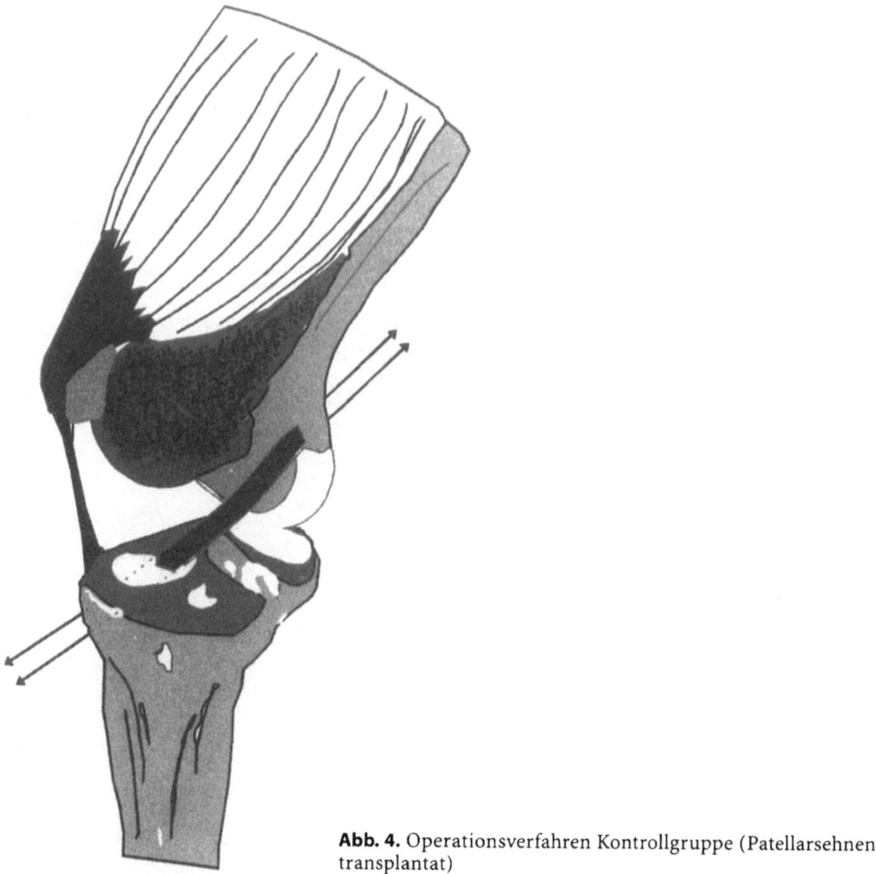

Abb. 4. Operationsverfahren Kontrollgruppe (Patellarsehnen-transplantat)

Ergebnisse

Das Patellarsehnentransplantat war bei 14 von 16 Tieren eingeheilt. Bei 2 Transplanta-ten aus der Versuchsgruppe fand sich kein intakter Kreuzbandersatz, sondern ledig-lich ein leerer synovialer Schlauch.

Referenzgruppe

Bei 4 primär nicht operierten Gelenken wurde nach axialer Dehnung des desinserier-ten Bandes eine muskuläre Antwort in der ischiokruralen Muskulatur nachgewiesen (Abb. 5). Das Ergebnis entspricht dem beim Menschen beschriebenen LCA-Reflex [5, 10].

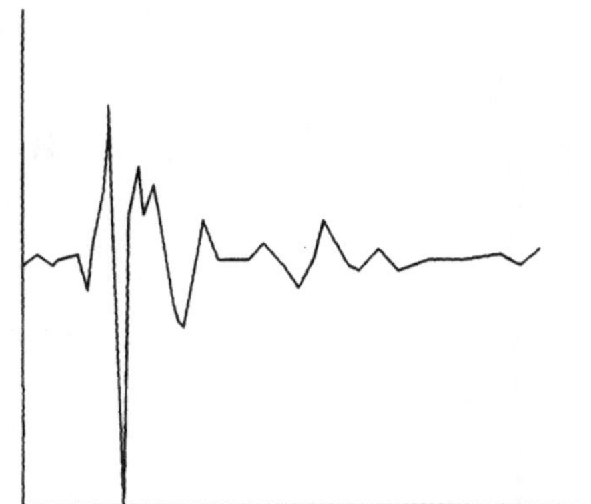

Abb. 5.EMG-Ableitung M. gluteobiceps nach
axialer Dehnung des vorderen Kreuzbandes,
Referenzgruppe (Schaf)

Kontrollgruppe

Bei den Tieren, die mit einem freien Transplantat ohne Augmentat versorgt wurden,
fanden sich im M. gluteobiceps und in der Vastusgruppe keine Reizantworten (Abb. 6).

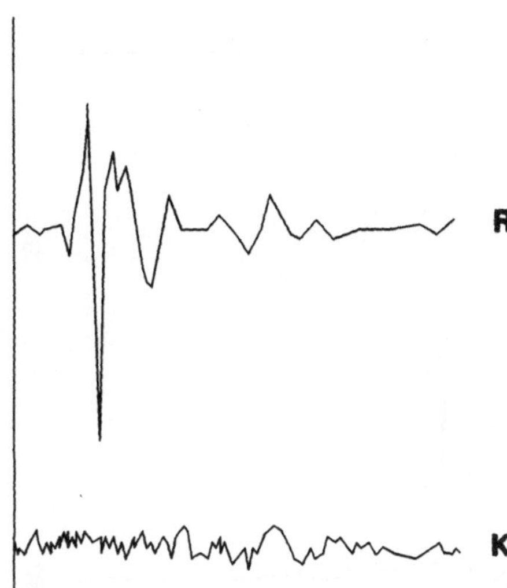

Abb. 6. EMG-Ableitung M. gluteobiceps nach
axialer Dehnung des vorderen Kreuzbandes
(Schaf) (*R* Referenzgruppe, intaktes vorderes
Kreuzband, *K* Kontrollgruppe, Patellarsehnentransplantat)

Versuchsgruppe

Bei den mit einem nerval gestielten Transplantat versorgten Tieren fand sich eine
Reizantwort im M. gluteobiceps. Diese Reizantwort ist im EMG ähnlich der nach
Dehnung des intakten vorderen Kreuzbandes (Abb. 7). In den anderen Muskeln der
Ischiokruralgruppe und in der Streckmuskulatur (M. quadriceps) fanden sich keine
Antworten. Bei 2 nerval gestielten Transplantaten ohne intaktes Ersatzband und lee-
ren synovialen Schlauch wurde die Membrana synovialis analog dem oben beschrie-
benen Vorgehen axial gedehnt, ohne daß eine Reizantwort aufgezeichnet werden
konnte (Abb. 8).

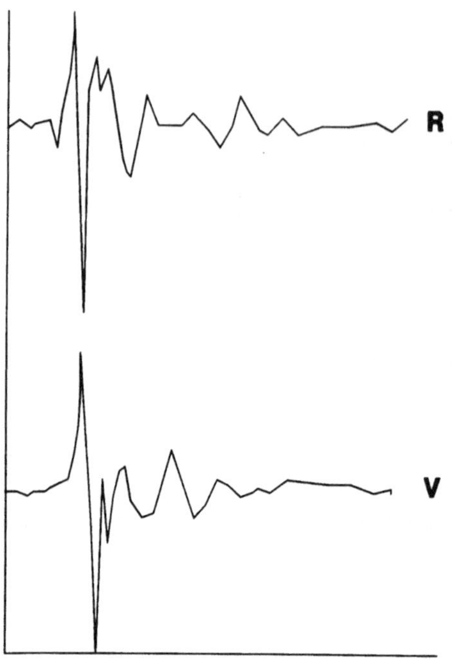

Abb. 7. EMG-Ableitung M. gluteobiceps nach axialer Dehnung des vorderen Kreuzbandes (Schaf) (*R* Referenzgruppe, intaktes vorderes Kreuzband, *V* Versuchsgruppe, Patellarsehnentransplantat mit Augmentat aus Faszienstreifen M. gluteobiceps)

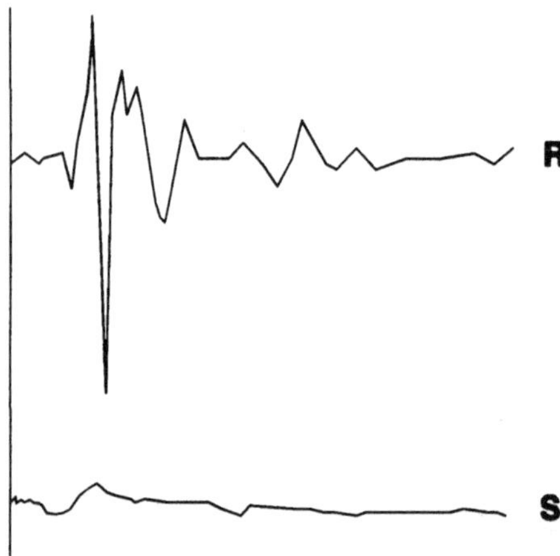

Abb. 8. EMG-Ableitung M. gluteobiceps nach axialer Dehnung des synovialen Schlauches (Schaf) (*R* Referenzgruppe, intaktes vorderes Kreuzband, *S* leerer Synovialschlauch nach nicht eingeheiltem Patellarsehnentransplantat mit Augmentat aus Faszienstreifen M. gluteobiceps)

Diskussion

Mit dieser Untersuchung kann gezeigt werden, daß ein nerval gestieltes Transplantat des vorderen Kreuzbandes, bestehend aus Patellarsehne und Faszienstreifen des M. gluteobiceps, unter axialer mechanischer Belastung ein ähnliches Reflexverhalten zeigt wie das intakte vordere Kreuzband. Inwieweit ein neuromuskulärer Regelkreis durch dieses Verfahren wiederhergestellt wird, bleibt weiteren Untersuchungen vorbehalten. Die auf dem Postulat von Denti beruhende Hypothese, daß die im Patellarsehnentransplantat gefundenen Mechanorezeptoren einen neuromuskulären Regelkreis ermöglichen, konnte in der Kontrollgruppe widerlegt werden, da hier eine Reflexantwort nicht nachgewiesen werden konnte [6]. Die Mechanorezeptoren, die nach Einheilung eines freien Patellarsehnentransplantates histologisch gefunden werden, können einen physiologischen Regelkreis nicht aufrecht erhalten, wenn nach der Entnahme des freien Transplantates jeglicher nervaler Anschluß fehlt.

Literatur

1. Andres KH, von Düring M, Schmidt RF (1985) Sensory innervation of the Achilles tendon by group III and IV afferent fibers. Anat Embryol Berl 172: 145
2. Andrew BL, Dodt E (1952) The deployment of sensory nerve endings at the knee joint of the cat. Acta Physiol Scand 28
3. Benedetto KP, Inderster A, Künzel KH (1993) Faserverlauf und Isometrie der vorderen Kreuzbandbündel-Leichenstudie. Hefte Z Unfallchir 230: 1215
4. Boyd IA, Roberts TDM (1953) Proprioceptive discharges from stress-receptors in the knee-joint of the cat. J Physiol 122: 38
5. Brand RA (1989) A neurosensory hypothesis of ligament function. Med Hypothes 29: 245
6. Denti M, Monteleone M, Schiavone Panni A, Perego P, Colzani G (1992) Ricostruzioni del legamento crociato anteriore: studio istologico sperimentale comparativo. Risultati preliminari. J Sport Traumatol Relat Res 14: 11
7. Freeman MAR, Wyke B (1967) The Innervation of the knee joint. An anatomical histological study in the cat. J Anat 101: 505
8. Fromm B, Niethardt FU, Krause B (1993) Tierexperimentelle Untersuchungen über Reißfestigkeit und Gefäßversorgung allogen transplantierter vorderer Kreuzbänder. Hefte Z Unfallchir 230: 1230
9. Gardner E (1950) Reflex muscular response to stimulation of articular nerves in the cat. Am J Physiol 161: 133
10. Grüber J, Wolter D, Lierse W (1986) Der vordere Kreuzbandreflex (LCA-Reflex). Unfallchirurg 89: 551
11. Halata Z (1977) The ultrastructure of sensory nerve endings in the articular capsule of the knee joint of the domestic cat (Ruffini corpuscles and Pacinian corpuscles). J Anat 124: 717
12. Halata Z (1993) Die Sinnesorgane der Haut und der Tiefensensibilität. In: Niethammer J, Schliemann H, Starck D (Hrsg) Handbuch der Zoologie. de Gruyter, Berlin
13. Halata Z, Haus J (1989) The ultrastructure of sensory nerve endings in human anterior cruciate ligament. Anat Embryol Berl 179: 415
14. Jakob RP, Stäubli HU (1990) Kniegelenk und Kreuzbänder. Springer, Berlin Heidelberg New York Tokyo
15. Müller W (1982) Das Knie. Springer, Berlin Heidelberg New York
16. Scapinelli R (1968) Studies of the vasculature of the human knee joint. Acta Anat Basel 70: 305
17. Skolund S (1956) Anatomical and physiological studies of knee joint innervation in the cat. Acta Physiol Scand 36 [Suppl. 124]: 1

Neues Verfahren zur dynamischen Stereometrie eines menschlichen Gelenkes

L.M. Gallo[1], M. Krebs[1], D. Meier[2] und S. Palla[1]

[1] Klinik für Kaufunktionsstörungen, Zentrum für Zahn-, Mund- und Kieferheilkunde, Plattenstraße 11, CH-8028 Zürich
[2] Institut für Biomedizinische Technik und Medizinische Informatik, Universität Zürich und Eidgenössische Technische Hochschule, Moussonstr. 18, CH-8044 Zürich

Einleitung

Die meisten Verfahren zur Untersuchung der Biomechanik eines Gelenkes sind nicht in der Lage, die Beziehung der gesamten artikulierenden Flächen zueinander, dreidimensional und dynamisch darzustellen. Mit der Fluoroskopie kann man z.B. nur zweidimensionale Projektionen durch ein Gelenk dynamisch betrachten. Durch Segmentierung und geeignete Kombination von Röntgen- oder Kernspintomogramm-paketen können Knochenstrukturen dreidimensional und statisch rekonstruiert werden. Moderne kernspintomographische Methoden wie Echo Planar Imaging (EPI) [9] können zwar eine dynamische Abbildung eines Schnittes, jedoch nicht die der ganzen räumlichen Struktur erzeugen.

Einige Forscher versuchten, Gelenke von Leichen [5, 6] sowie Gelenke in vivo [2, 3, 15] dynamisch wiederzugeben, indem sie eine Reihe von (Kernspin-)Tomogrammen in verschiedenen Positionen aufnahmen: Die Bilder wurden auf Videoband abgespeichert und sequentiell in Echtzeit ähnlich einem Trickfilm abgespielt. Trotz der sehr guten Wiedergabe von Weichteilen durch die Kernspintomographie und der sehr schönen Animationen bleiben diese Methoden zweidimensional und sind auch nicht zur Darstellung von spontanen Bewegungen geeignet. Hinzu kommt, daß wichtige transiente Vorgänge, wie z.B. das Knacken des Kiefergelenks, verloren gehen können.

Dreidimensionale CAD-Programme erlauben, die Gelenkstrukturen zu modellieren, um ihre Form und räumliche Lage unter statischen Bedingungen zu beschreiben [13]. Mit der Kombination von Bewegungsdaten aus einem Trackingsystem mit der strukturellen Information aus einem Tomographiesystem kann die Relation der gesamten Gelenkoberflächen zueinander dreidimensional und dynamisch untersucht werden [4, 7, 8]. Da die Gelenkbewegungen komplexe Prozesse bestehend aus Rotations- und Translationskomponenten sind, und da der unbelastete Unterkiefer als starrer Körper betrachtet werden kann, verlangt die Bewegungsaufzeichnung ein Trackingsystem mit 6 Freiheitsgraden (3 Rotationen und 3 Translationen).

Ziel dieses Projekts war die dreidimensionale Rekonstruktion eines Gelenkes mittels eines tomographischen Verfahrens und dessen Animation durch ein optoelektronisches Trackingsystem mit 6 Freiheitsgraden. Voraussetzung dafür war die Entwicklung eines für die Kernspinaufnahmen und Bewegungsdaten gemeinsamen Referenzsystems in Form von 3 mit Kernspinkontrastmittel gefüllten Kugeln, die mit einer speziellen Vorrichtung an den Zahnreihen befestigt waren. Verschiedene Studien wurden mit dieser Methode am menschlichen Kiefergelenk in vivo durchgeführt. Die Entwicklung neuer diagnostischer Methoden für die Kaufunktionsstörungen ist von

Hefte zu „Der Unfallchirurg", Heft 261
E. Schneider (Hrsg.), Biomechanik des
menschlichen Bewegungsapparates
© Springer-Verlag Berlin Heidelberg 1997

großer Bedeutung, da Zeichen und Symptome solcher Erkrankungen große Anteile der Bevölkerung betreffen [11, 14, 17].

Methode

Bildgebendes Verfahren

Zur Tomographie des Kiefergelenks wurde die Kernspinresonanz (MR) gewählt, da sich Methoden, die auf Anwendung ionisierender Strahlung basieren, in der Forschung zur Beurteilung der normalen Funktionalität asymptomatischer Probanden aus ethischen Gründen nicht einsetzen lassen. Die MR-Aufnahmen wurden mit einem Gyroscan-ACS-II-System (1,5 Tesla) (Philips Medical Systems, NL-5680 DA Best) durchgeführt. Zur Lokalisierung des Kiefergelenks wurden zuerst Übersichtsbilder bestehend aus transversalen Schnitten mit 6 mm Dicke und 1 mm Zwischenschichten aufgenommen. Auf diesen Bildern wurden parasagittale Schnitte senkrecht zur Kondylusachse und daher mit einem Winkel zwischen 10° und 15° zur sagittalen Ebene eingestellt. Diese Schnittlage erlaubte eine gute Konturdefinition für die Gelenkrekonstruktion und eine optimale geometrische Auflösung in der Hauptrichtung der Unterkieferbewegung. Eine Kiefergelenkdoppelspule (Durchmesser 12 cm) wurde als Empfänger eingesetzt. Jeder Schnitt hatte eine Größe von 100 × 100 mm mit einer Auflösung von 128 Pixel der Größe 0,8 × 0,8 mm. Die Bilder wurden anschließend auf eine Bildauflösung von 256 × 256 Pixel interpoliert. Das Aufnahmevolumen wurde in 2 nicht angrenzende Pakete unterteilt: Ein Paket mit 142 mm dicken Schichten (Schnittabstand 0 mm) wurde im Kiefergelenkbereich plaziert, das zweite mit 12 Schnitten der gleichen Dicke wurde durch die Kugeln des Referenzsystems gelegt. Der beste Kontrast wurde mit dem FFE-Verfahren (gradient recalled echo) mit einer Wiederholungszeit von 300 ms und einer Echozeit von 9 ms erhalten. Auf diese Art ließ sich für das Gelenk und die Referenzmarken eine Aufnahmezeit von 8 min erreichen.

Bewegungsaufzeichnung

Die Unterkieferbewegung wurde mit dem optoelektronischen System Jaws3D aufgezeichnet [10, 16], welches eine Datenerfassung mit 6 Freiheitsgraden gestattet, wobei der Unterkiefer als starrer Körper betrachtet wird. Das System bestand aus 3 eindimensionalen CCD-Kameras mit je 2048 Bildpunkten, welche über eine Adapterkarte mit einem IBM-kompatiblen Rechner verbunden waren. Die Kameras bestimmen die räumliche Lage von 2 Referenzdreiecken mit je 3 Leuchtdioden (LED), die mittels Metallbügel mit den Ober- bzw. Unterkieferzähnen starr verbunden waren. Jedes Referenzdreieck definierte ein Koordinatensystem. Durch Berechnung der Relativbewegung des Unterkiefers gegenüber dem Kopf wurden die Kopfbewegungen eliminiert und es resultierte die Unterkieferbewegung. Das Aufnahmefeld des Systems war ein Würfel von 140 × 140 × 140 mm. Die zeitliche Abtastrate der Bewegungsaufnahme betrug 70 Hz und die geometrische Auflösung war besser 0,07 mm (für weitere Details vgl. [1]).

Kombination von Form und Bewegung

Damit das Tomogrammpaket mit der Bewegungsaufzeichnung kombiniert werden konnte, mußten sämtliche Daten im gleichen Koordinatensystem ausgedrückt werden. Dies konnte nur mittels eines dritten Koordinatensystems erreicht werden, dessen Position sowohl im MR- als auch im Trackingsystem bekannt war. Da es keine geeigneten anatomischen Referenzpunkte gibt, wurde ein künstliches Referenzsystem verwendet. Zur Koordinatentransformation zwischen den 2 Aufnahmesystemen wurde ein Kunststoffgesichtsbogen (Abb. 1) mit beidseitig 3 extraoralen, mit MR-Kontrastmittel (Gadolinium 0,5 mmol/l, Magnevist, Schering AG, D-13342 Berlin) gefüllten Kugeln (Durchmesser 10 mm) im Abstand von 30 mm untereinander konstruiert. Der Gesichtsbogen war an einer Monoblockschiene befestigt, die individuell den Zahnreihen angepaßt war. Durch Beißen auf die Monoblockschiene konnte der Gesichtsbogen reproduzierbar am Gesicht des Probanden positioniert werden. Die Monoblockschiene war so konstruiert, daß die Metallbügel für die Befestigung der LED-Dreiecke des Trackingsystems gleichzeitig getragen werden konnten. Mit diesem Gesichtsbogen wurden die MR-Schnitte aufgenommen. Der Stab mit den Referenzkugeln war mit Präzisionsverbindern (McCollum 22.03, Cendres & Métaux SA, CH-2501 Biel) versehen, welche die reproduzierbare Befestigung eines LED-Referenzdreiecks erlaubten. Die räumliche Position der Referenzkugeln relativ zu diesem LED-Referenzdreieck wurde mittels einer dreidimensionalen Koordinatenmeßmaschine (UMM 850, Carl Zeiss, D-73447 Oberkochen) bestimmt. Eine Messung mit

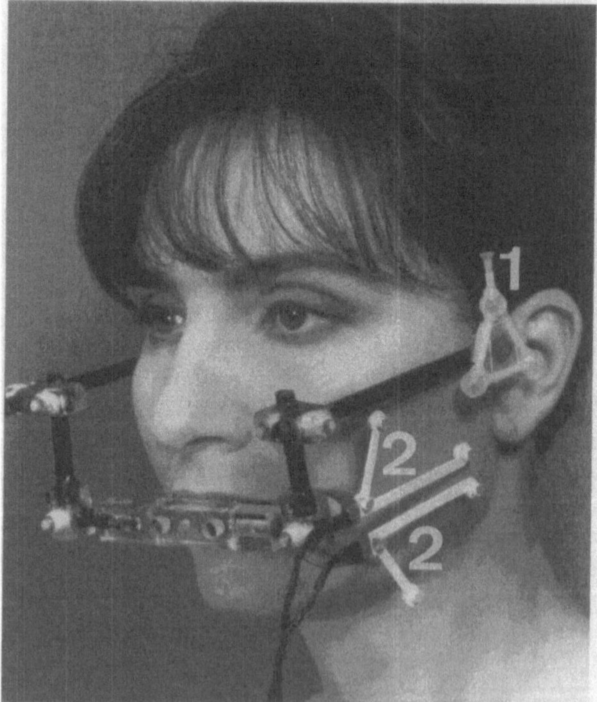

Abb. 1. Gesichtsbogen zur gemeinsamen Referenzierung der Koodinatensysteme der Kernspin- und der Bewegungsaufnahmen: Die Probandin trägt hier neben dem Gesichtsbogen mit Referenzkugeln mit dem MR-Kontrastmittel (*1*) auch die LED-Referenzdreiecke (*2*) zur Bewegungsaufzeichnung

dem kopfbezogenen LED-Referenzdreieck, montiert auf dem Stab mit den Referenzkugeln, sowie eine Messung mit demselben Referenzdreieck, befestigt an den Ober-
kieferzähnen, waren nötig, um die gesamte Information zur Koodinatentransforma-
tion zu gewinnen. Für beide Messungen biß der Proband auf die Monoblockschiene
und trug das unterkieferbezogene LED-Referenzdreieck befestigt an den Unterkieferzähnen. Die Referenzdreiecke allein wurden danach zur Aufzeichnung beliebiger
Bewegungen verwendet.

Animation

Die Rekonstruktion und Animation des Gelenkes wurde auf einer graphischen Workstation vom Typ IRIS 4D/310GTX (SiliconGraphics, Mountain View, CA 94043, USA)
programmiert. Der Rechner war in der Lage, pro Sekunde 5,1 MFLOP auszuführen
und 100 000 Polygone schattiert darzustellen. Zur Extraktion und vektoriellen
Beschreibung der Oberflächen von Kondylus und Fossa sowie zur Bestimmung der
Zentren der Referenzkugeln war eine Segmentierung der Tomogramme erforderlich.
Da Kernspintomogramme typischerweise Knochenstrukturen mit schwachem Kontrast darstellen, erfolgte die Segmentierung der Knochen mit einem interaktiven
Kontureneditor, in welchem Stützpunkte von Splinefunktionen manuell eingegeben
werden mußten. Dadurch ließ sich ein Satz von Konturen für die artikulierenden Flächen (Kondylus und Fossa) gewinnen. Die Bestimmung der Zentren der Referenzkugeln wurde hingegen automatisch durchgeführt, da die Kontrastmittelfüllung sehr
hell gegenüber dem Hintergrund erschien. Die Konturensätze wurden anschließend
trianguliert und die entstehenden Flächen schattiert dargestellt.

Die rekonstruierten Gelenke ließen sich in Echtzeit anhand der Bewegungsdaten
animieren (entweder mit voller zeitlicher Auflösung oder nach erneuter Abtastung in
Echtzeit mit ca. 24 Bildern/s), interaktiv rotieren und von allen Richtungen betrachten. Eine halbdurchsichtige Darstellung der Fossa erlaubte eine optimale Ansicht des
Gelenkes. Abbildung 2 zeigt eine Reihe ausgewählter Bilder einer Öffnungs- bzw.
Schließbewegung. Die Sequenz beginnt bei maximaler Interkuspidation (Abb. 2: 1),
erreicht die maximale Öffnung (Abb. 2: 4) und kehrt zur maximalen Interkuspidation
zurück (Abb. 2: 8).

Datenanalse und Ergebnisse

Um die allgemeine Reproduzierbarkeit der Methode aufzuzeigen, wurden von einem
Probanden 40 nicht geführte symmetrische Öffnungs- bzw. Schließbewegungen ausgeführt. Drei senkrecht zu dessen Hauptachse verlaufende Schnitte wurden durch
den Kondylus gelegt und mit den 40 Öffnungs- bzw. Schließbewegungen kombiniert.
Die Distanz zwischen Kondylusscheitelpunkt und Fossa wurde für jeden Bewegungs-
schritt auf den 3 Schnitten berechnet. Da eine perfekte Reproduzierbarkeit der Bewegung in Funktion der Zeit unmöglich ist, wurden Mittelwerte und Standardabwei-
chungen der Maxima und Minima der Kurven berechnet, die die zeitabhängige
Distanz Kondylusscheitelpunkt-Fossa darstellten. Für Öffnungs- bzw. Schließbewegungen wurden minimale Distanzen bei maximaler Interkuspidation und bei maximaler Öffnung auf dem medialen sowie auf dem lateralen Schnitt in der gleichen Grö-

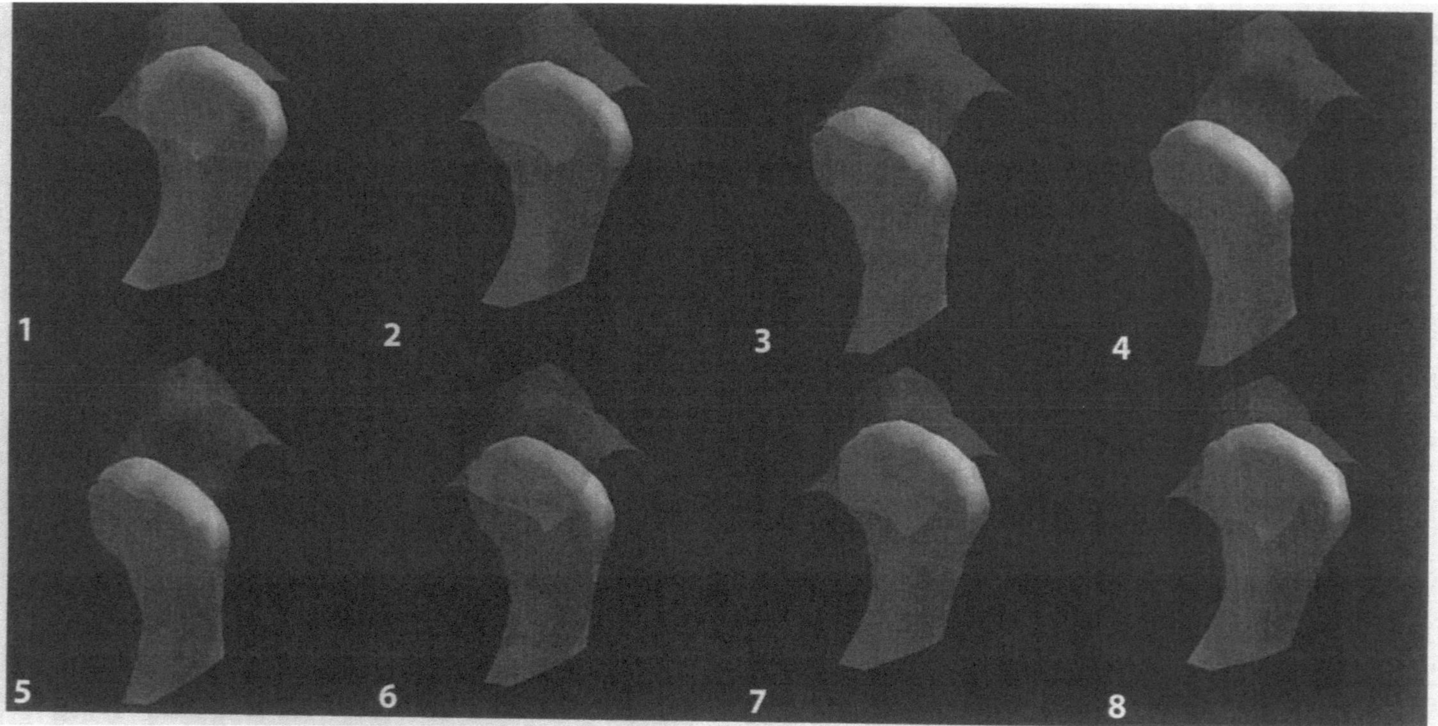

Abb. 2. Dreidimensionale Darstellung einer Öffnungs- und Schließbewegung: *1* und *8* entsprechend der Relation Kondylus-Fossa in maximaler Interkuspidation, *4* bei maximaler Öffnung

ßenordnung gefunden. Seitliche Unterkieferexkursionen (Laterotrusionen) wiesen ähnliche Muster auf, zeigten aber einen signifikanten Unterschied von mehr als 1 mm im Abstand zwischen Kondylusscheitelpunkt und Fossa im medialen und lateralen Schnitt bei maximaler Laterotrusion ($p < 0{,}01$, t-Test). Dieser Unterschied entstand durch die Rotation des Kondylus um seine vertikale Achse wegen der laterotrusiven Bewegung.

Zur quantitativen Evaluation unbelasteter Bewegungscharakteristiken wurden 5 vollständig bezahnte Probanden (3 Männer und 2 Frauen, Alter zwischen 20 und 24 Jahren) ohne Myoarthropathien des Kausystems [11] untersucht. Eine Reihe von 10 Öffnungs- bzw. Schließbewegungen, 10 dem aufgenommenen Gelenk entsprechend ipsilateralen und 10 kontralateralen Laterotrusionen sowie 10 Protrusionen wurde für jeden Probanden aufgenommen. Die Veränderungen des Abstands Kondylus-Fossa ließen sich auf jedem Punkt der Kondylusfläche bestimmen. Zur quantitativen Auswertung der Bewegung des Kondylus in der Fossa wurden die momentanen Distanzen zwischen den artikulierenden Flächen gemessen. Diese wurden für jeden Zeitpunkt k durch die Größe z_k charakterisiert. Diese ist ein gewichteter Mittelwert der in Hauptachsrichtung kondylusbezogenen Koordinaten z_{jk} sämtlicher Punkte p_j, die näher als der momentane minimale Abstand *min* aller Punkte plus eine Konstante c (hier $c = 2{,}0$ mm) an der Fossa liegen. Die Gewichtung ist umgekehrt proportional zum Quadrat des Abstandes d_{jk}:

$$z_k = \frac{\sum_j \dfrac{z_{jk}}{d_{jk}^2}}{\sum_j \dfrac{1}{d_{jk}^2}}, \text{ für alle } j: d_{jk} < min + c.$$

An den 5 Probanden wurde die Größe z_k für Öffnungs- bzw. Schließbewegungen sowie für ipsilaterale Laterotrusionen zeitabhängig bestimmt (Abb. 3 und 4). Jede Kurve dieser Abbildungen bezieht sich auf eine einzelne Bewegung. Eine Zunahme von z_k zeigt eine Verkleinerung des Abstands Kondylus-Fossa in medialer Richtung an. Die Standardabweichung der Extremwerte von z_k über je 10 Bewegungen desselben Typs variierte interindividuell von $0{,}02 - 0{,}66$ mm. Der Bereich mit kleinerem Abstand verschob sich bei Öffnungs- bzw. Schließbewegungen zur medialen Seite des Kondylus und bei ipsilateralen Laterotrusionen leicht zur lateralen Seite.

Unilaterale Kaubewegungen wurden an 10 Probanden (3 Männern und 7 Frauen im Alter zwischen 16 und 38) ohne Myoarthropathien des Kausystems [11] untersucht. Der minimale Gelenkspalt wurde für Öffnungswinkel von 2, 4, 6, 8 und 10° in der Öffnungs- sowie in der Schließphase bestimmt. Die Werte wurden über sämtliche Kauzyklen für jede Unterkieferstellung gemittelt. Anschließend wurden die Öffnungs- und die Schließphase sowie die Arbeits- und die Balanceseite verglichen. Tabelle 1 zeigt die Differenz des minimalen Gelenkspalts zwischen der Öffnungs- und Schließphase für die Arbeits- und Balanceseite beim Kauen von Trockenfleisch. Der minimale Gelenkspalt war auf der Balanceseite für sämtliche Winkel außer 2° in der Schließphase statistisch signifikant kleiner (t-Test, $p < 0{,}05$) als in der Öffnungsphase, und außer bei 10° war die Differenz ausgeprägter auf der Balance- als auf der Arbeitsseite. Tabelle 2 zeigt für dieselben Aufnahmen die Differenzen der Werte zwischen der Arbeits- und Balanceseite für die Öffnungs- und Schließphase. Der minimale Gelenkspalt war beim Schließen für sämtliche Winkel außer bei 10° auf der

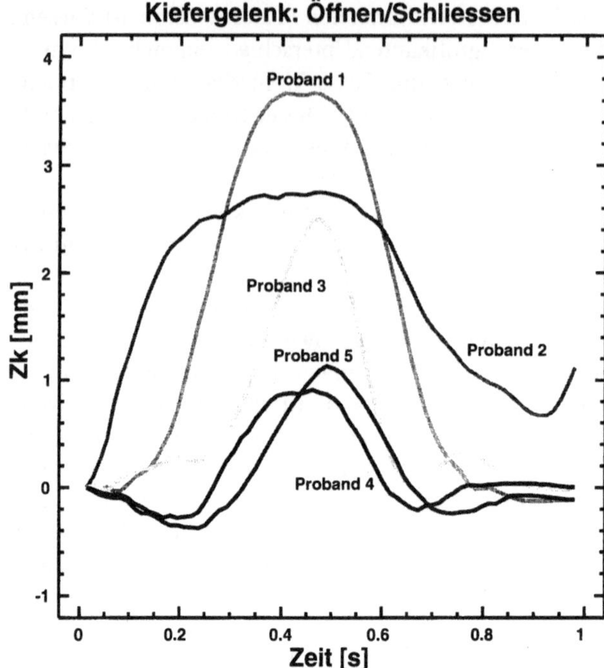

Abb. 3. Diagramm einer Öffnungs- und Schließbewegung: Die Zunahme des Parameters z_k deutet auf eine Verschiebung in medialer Richtung des Bereichs mit minimalem Abstand der artikulierenden Gelenkflächen bei maximaler Öffnung

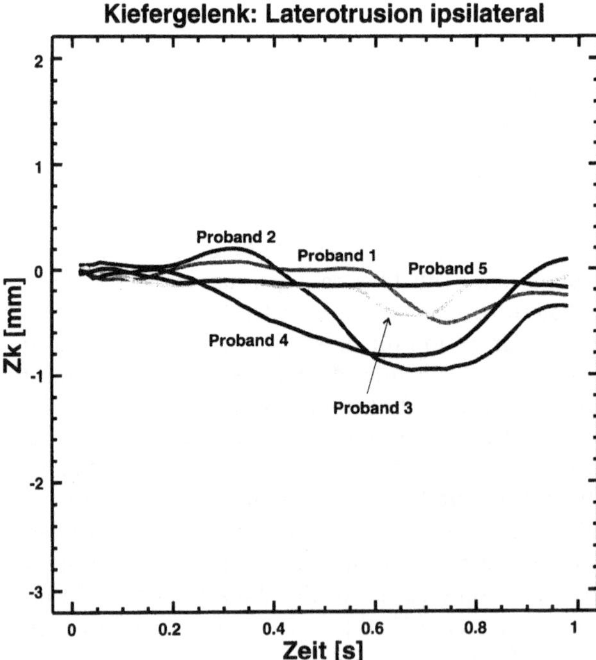

Abb. 4. Diagramm einer Laterotrusionsbewegung zur gleichen Seite des aufgenommenen Gelenkes: Die leichte Abnahme des Parameters z_k zeigt, daß sich der Bereich mit minimalem Abstand der artikulierenden Gelenkflächen bei ipsilateralen Laterotrusionen leicht zur lateralen Seite des Kondylus verschob

Tabelle 1. Differenz des minimalen Gelenkspaltes zwischen der Öffnungs- und Schließphase für die Arbeits- und Balanceseite beim Kauen von Trockenfleisch

Öffnungswinkel	Arbeitsseite	Balanceseite
2°	−0,03 mm	0,04 mm
4°	0,06 mm	0,12 mm
6°	0,08 mm	0,16 mm
8°	0,11 mm	0,12 mm
10°	0,10 mm	0,06 mm

Tabelle 2. Differenzen des minimalen Gelenkspaltes zwischen der Arbeits- und Balanceseite für die Öffnungs- und Schließphase beim Kauen von Trockenfleisch

Öffnungswinkel	Öffnen	Schließen
2°	0,04 mm	0,11 mm
4°	0,05 mm	0,11 mm
6°	0,05 mm	0,13 mm
8°	0,13 mm	0,14 mm
10°	0,19 mm	0,15 mm

Balanceseite statistisch signifikant kleiner (t-Test, $p < 0.05$) als auf der Arbeitsseite. Diese Resultate dürften auf eine höhere Belastung der Balanceseite beim Kauen hindeuten.

Schlußfolgerungen

Wie die Resultate zeigen, eröffnet diese Methode nicht nur sehr interessante didaktische Möglichkeiten, sondern erlaubt auch quantitative Aussagen über die Biomechanik des Gelenkes zu machen. Da die Bewegungsaufzeichnung unabhängig von der Tomographieaufzeichnung erfolgt, können Daten verschiedener Bewegungsarten aufgezeichnet und mit den gleichen MR-Bildern kombiniert werden. Diese könnten natürlich auch durch Röntgentomogramme von Patienten ersetzt werden: Dies würde die Erkennung der Knochenkonturen wegen der höheren räumlichen Auflösung und des besseren Kontrasts vereinfachen. Die farbkodierte Darstellung der Abstände zwischen Kondylus und Fossa während der Animation gibt eine visuell sehr anschauliche Auskunft über Symmetrie und Regelmäßigkeit der Bewegung sowie über die Veränderung des Abstands zwischen den artikulierenden Gelenkflächen während der Bewegung.

Zusammenfassung

Die meisten Verfahren zur Untersuchung der Biomechanik eines Gelenkes sind nicht in der Lage, die Beziehung der gesamten artikulierenden Flächen zueinander, dreidimensional und dynamisch darzustellen. Ziel dieses Projekts war die dreidimensionale Rekonstruktion eines Gelenkes mittels eines tomographischen bildgebenden Verfahrens und dessen Animation durch ein optoelektronisches Trackingsystem mit 6 Freiheitsgraden. Verschiedene Studien wurden am menschlichen Kiefergelenk in vivo durchgeführt. Zur quantitativen Auswertung der Bewegung wurden die momentanen Distanzen zwischen den artikulierenden Flächen bestimmt. So ließen sich im Kiefergelenk die Veränderungen des Abstands zwischen den artikulierenden Gelenkflächen bei verschiedenen Bewegungstypen durchgehend quantifizieren und unterscheiden. Rückschlüsse auf das Bewegungsverhalten und auf die Belastung der Gelenkoberflächen können gezogen werden. Durch beliebige Drehung des Gelenkes am Bildschirm einer leistungsfähigen Grafik-Workstation läßt sich zusätzlich die Bewegung verschiedener Gelenkteile optimal visualisieren.

Literatur

1. Airoldi RL, Gallo LM, Palla S (1994) Precision of the jaw tracking system JAWS-3D. J Orofacial Pain 8: 155–164
2. Bell KA, Miller KD, Jones JP (1992) Cine magnetic resonance imaging of the temporomandibular joint. Cranio 10: 313–317
3. De Laat A, Horvath M, Bossuyt M, Baert AL (1992) Dynamic MRI and the diagnosis of articular disc displacement of the temporomandibular joint. J Oral Rehabil 19 (Abstract)
4. Hagiwara M, Hannam AG, Korioth TW, Tonndorf ML (1993) Three-dimensional motion of the human mandibular condyle. J Dent Res 72: 267 (Abstract)
5. Isberg Holm AM, Westesson PL (1982) Movement of disc and condyle in temporomandibular joints with and without clicking. A high-speed cinematographic and dissection study on autopsy specimens. Acta Odontol Scand 40: 165–177
6. Isberg Holm AW, Westesson PL (1982) Movement of disc and condyle in temporomandibular joints with clicking. An anthrographic and cineradiographic study on autopsy specimens. Acta Odontol Scand 40: 151–164
7. Krebs M, Gallo LM, Airoldi RL, Meier D, Boesiger P, Palla S (1994) Three-dimensional animation of the temporomandibular joint. Technol Health Care 2: 193–207
8. Krebs M, Gallo LM, Airoldi RL, Palla S (1995) A new method for three-dimensional reconstruction and animation of the temporomandibular joint. Ann Acad Med Singapore 24: 11–16
9. Mansfield P, Maudsley AA (1977) Planar spin imaging by NMR. J Magn Res 27: 101
10. Mesqui F, Kaeser F, Fischer P (1986) On-line three-dimensional light spottracker and its application to clinical dentistry. Int Arch Photogrammetry Rem Sens 26: 310–317
11. Nilner M (1992) Epidemiologic studies in TMD. In: McNeill C (ed) Current controversies in temporomandibular disorders. Quintessence, Chicago, pp 21–26
12. Palla S (1986) Neue Erkenntnisse und Methoden in der Diagnostik der Funktionsstörungen des Kausystems. Schweiz Monatsschr Zahnmed 96: 1329–1351
13. Price C (1990) Method of quantifying disc movement on magnetic resonance images of the temporomandibular joint. 1. The method. Dentomaxillofac Radiol 2: 59–62
14. Rugh JD, Solberg WK (1985) Oral Health Status in the United States: Temporomandibular Disorders. J Dent Educ 49: 398–405
15. Sadowsky PL, McCutcheon MJ, Fletcher SG, Lowman JC, Sutton DI (1990) Electronically mediated mandibular positioning for MR images of the TMJ. J Dent Res 69: 253 (Abstract)
16. Salaorni C, Palla S (1994) Condylar rotation and anterior translation in healthy human temporomandibular joints. Schweiz Monatsschr Zahnmed 104: 415–422
17. Schiffman EL, Fricton JR, Haley DP, Shapiro BL (1990) The prevalence and treatment needs of subjects with temporomandibular disorders. J Am Dent Assoc 120: 295–303

Teil II. Biomechanik der Frakturheilung und -behandlung

Interaktion zwischen Gewebe und Implantat in der Frühphase der Frakturbehandlung

S.M. Perren

AO-Forschungsinstitut, AO-Zentrum, Clavadelerstraße, CH-7270 Davos

Einleitung

Der Zeitraum der ersten 3 Monate nach dem Knochenbruch stellt die eigentlich kritische Zeit der Frakturheilung dar. Wir bezeichnen ihn als **Frühphase der Frakturheilung**. In dieser Zeit laufen die kritischen Vorgänge der Bildung reparativer Gewebe mit Differenzierung in Stufen oder direkt zur soliden Überbrückung von Fragment zu Fragment ab. Erfolgt die solide Überbrückung in den ersten 3 Monaten nicht, kann eine Komplikation angenommen werden. In der Frühphase findet jener Prozeß statt, der zu Komplikationen führen kann: die frühe temporäre Porose mit der Verminderung der Knochenfestigkeit und der Möglichkeit der Sequestrierung bei Infekt.

Klinisch bedeutet Knochenheilung die Wiederherstellung der Tragfunktion der verletzten Gliedmaße durch knöcherne Überbrückung der Frakturzone. Die Substitution der Knochensteifigkeit durch das Implantat erlaubt eine frühe Bewegungsfunktion der Gelenke, Muskeln und Blutgefäße. Die Verbindung der Knochenbruchstücke durch Kallus oder Implantat muß in erster Linie steif (als Voraussetzung für die Funktion), dann aber auch fest sein (um diese Funktion sicher zu gewährleisten). Im allgemeinen sind die Vorstufen der Gewebedifferenzierung mindestens ebenso wichtig, wenn nicht wichtiger, wie die Knochenbildung selbst. Nur unter der Bedingung der absolut stabilen Verbindung erfolgt die Knochenbildung ohne die „weichen" Vorstufen der Gewebedifferenzierung. Die Kenntnis der Gewebedifferenzierung ist der eigentliche Schlüssel für das Verständnis der Heilungsvorgänge. Einen grundsätzlichen Aspekt dieser Abläufe stellt die mechanische Induktion und Toleranz der Gewebedifferenzierung dar, die in der Dehnungstheorie behandelt ist.

Im Rahmen der Frakturbehandlung dienen **Implantate der temporären Stabilisation** der Fraktur. Die Stabilisation ermöglicht die frühe funktionelle Bewegungsbehandlung der betroffenen Gliedmaße, d.h. die Weichteile werden so rasch und so vollständig wie möglich wieder bewegt, um eine Dystrophie zu verhindern. Die Implantate treten mit verschiedenen Geweben (Weichteilen, Knochen) in Kontakt. Es ergibt sich so eine Interaktion, die die Applikation, die Funktion und die Nebeneffekte betreffen kann. Die Interaktion ist deshalb wichtig, weil sie zu einer Knochenreaktion führen kann, die die Funktion des Implantats verunmöglicht (z.B. Induktion von Knochenresorption und damit Lockerung des Implantats). Einige Aspekte der Interaktion werden deshalb am Beispiel der konventionellen und neueren Technik der Osteosynthese besprochen.

Die **optimale Frakturbehandlung** setzt voraus, daß die Biologie des gebrochenen Knochens erhalten und unterstützt wird und daß das Implantat in der Frakturzone biomechanisch günstige Bedingungen schafft. Damit sind die Ziele der Frakturbehandlung

Hefte zu „Der Unfallchirurg", Heft 261
E. Schneider (Hrsg.), Biomechanik des
menschlichen Bewegungsapparates
© Springer-Verlag Berlin Heidelberg 1997

1. die frühe Wiederherstellung der Weichteilfunktion und
2. die frühe und andauernde Gelenkfunktion durch anatomisch optimale Stellung der Gelenkenden zueinander.

Während die frühe optimale Weichteilfunktion die Dystrophie vermeidet, vermindert die exakte Rekonstruktion der gelenktragenden Knochenfragmente das Risiko posttraumatischer Arthrose infolge von Fehlbelastung des Gelenks. Die Rekonstruktion beinhaltet auch die exakte Rekonstruktion der gegenseitigen Lage der gelenktragenden Knochenfragmente. Die Rekonstruktion der anatomischen Beziehung der meisten übrigen Knochenfragmente ist nach heutigem Stand des Wissens nicht kritisch.

Chirurgische Implantation und ihre Folgen

Der Knochenbruch stellt eine Diskontinuität der Steifigkeit dar, er bedeutet gleichzeitig eine Störung der Blutversorgung des Knochens, v.a. der Fragmentenden. Das Einbringen und das Fixieren des Implantates bedingt einen chirurgischen Zugang mit Dissektion der Weichteile und eine Reposition der Fragmente, die je nach dem Ziel des Eingriffs mehr oder weniger traumatisierend erfolgen können. Die Fixation des Implantates am Knochen bedingt eine weitere Schädigung des Knochens und evtl. der Weichteile. Bei Verwendung der Platte und Schrauben ist der Schaden periostal, bei der Marknagelung endostal lokalisiert. Der relative Anteil der beiden Blutstrombahnen variiert entsprechend der Herkunft der Knochenanteile. Der periostale und endostale Anteil läßt sich mit der allgemein angenommenen „$^1/_4$-zu-$^3/_4$-Regel" nicht beschreiben. Sowohl die Platten- wie auch die Marknagelosteosynthese haben bisher gezeigt, daß größere Schäden der Blutversorgung des Knochens durch stabile Fixation so lange kompensiert werden können, wie die dadurch verlangsamte Knochenheilung benötigt. **Der Preis für diese Kompensation der Biologie durch Mechanik ist eine erhöhte Infektanfälligkeit und eine größere Gefahr der Refraktur.**

Auf die Bedeutung atraumatischer chirurgischer Technik hat v.a. Allgöwer (1978) im Zusammenhang mit der Gefahr der Weichteilschädigung hingewiesen. In letzter Zeit ist auch die Bedeutung der schonenden Behandlung des Knochens erkannt worden im Sinne der Erhaltung der Blutversorgung der Knochenfragmente. Die indirekte Reposition (Mast et al. 1989) erreicht dieses Ziel durch Vermeiden der direkten Einsichtnahme und Manipulation der Knochenfragmente. Diese werden vielmehr in ihrem Weichteil- und Gefäßkontakt belassen und nicht nur indirekt reponiert, sondern auch indirekt geschient.

Während der manuellen, geschlossenen Reposition setzt der Arzt meist einen größeren Schaden an Weichteilen und Knochen als erwartet. Die Fragmente lassen sich oft nur unter erheblicher Dislokation und unter Aufwendung wesentlicher Kräfte reponieren. Die indirekte Reposition mit Hilfe eines Distraktors stellt eine sehr elegante Methode dar, sie realisiert aber (wie die geschlossene) keine präzise Reposition, die zum Glück auch nicht Vorbedingung für eine komplikationslose Heilung ist. Die chirurgische, offene, konventionell durchgeführte Reposition bedingt eine Darstellung der Knochenfragmente und Einsichtnahme des Chirurgen. Hier hat sich in letzter Zeit die Erkenntnis durchgesetzt, daß die indirekte Reposition ohne Einsichtnahme und ohne präzise Reposition der Fragmente wesentliche Vorteile gegenüber der bisher vertretenen „haargenauen Reposition" bieten kann.

Während früher der Knochen vor Anlegen der Platten praktisch denudiert worden ist, ist in den letzten Jahren offensichtlich geworden, daß ein Belassen des Periostes besser sein könnte (Stürmer u. Schuchardt 1980). Die **Störung der Blutversorgung** wird vermindert, es bleibt aber jener Anteil der Störung durch den Kontakt zwischen Implantat und gefäßtragendem Periost. Bei der konventionellen Marknagelung wird der Markraum zylindrisch aufgebohrt, um mechanisch günstige Voraussetzungen für eine Verbesserung der Stabilisierung durch radiale Expansion des geschlitzten Nagels zu bieten. Die Schädigung der endostalen Zirkulation durch das Aufbohren bei der konventionellen Marknagelung ist in letzter Zeit gemessen und in ihrem Umfang und Bedeutung erkannt worden (Danckwardt-Lilliestroem et al. 1972; Stürmer u. Schuchardt 1980; Klein et al. 1989; Klein 1990). Die klinischen Resultate der sog. aufgebohrten Marknagelung bei erweiterten Indikationen (Weller 1991) beeindrucken.

Es wurde bisher angenommen, daß die absolut stabile Fixation der Knochenfragmente zum Erzwingen der direkten Knochenheilung ein wichtiges Element der operativen Knochenbruchbehandlung sei. Heute wird offensichtlich, daß die direkte Knochenheilung und damit die absolut stabile Fixation nur unter bestimmten Voraussetzungen von Interesse sein kann. Boitzy (Abb. 1), Heitemeyer u. Hierholzer (1985) und Weber („Wellenplatte", pers. Mitteilung) haben gezeigt, daß sich der Knochenbruch mit Platten sicher versorgen läßt, wenn die Platte nur als Schiene und nicht als Element einer absolut stabilen Kompressionsosteosynthese verwendet wird und die indirekte Heilung die wesentliche Funktion übernimmt. Dies hat die Marknagelung, speziell die verriegelte und unaufgebohrte Nagelung, gezeigt.

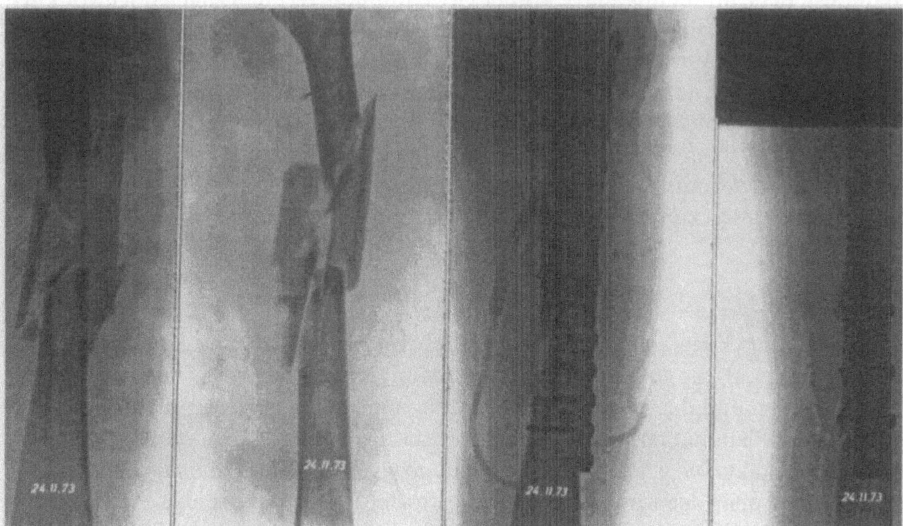

Abb. 1. Diese Behandlung aus den 60er Jahren war Vorläufer der heutigen biologischen Osteosynthese. Ähnliche Fälle wurden auch von Kleinig, Ganz u. a. berichtet. Nach unserer Kenntnis sind diese Fälle vorgetragen, aber nicht schriftlich publiziert worden

Werden Implantate am Knochen fixiert, bedingt das Festhalten z. B. der Platte mit Zangen, die den Knochen umgreifen und unter dem Periost angelegt werden, eine wesentliche Deperiostierung des Knochens. Die Verwendung von Cerclagedrähten zur temporären Fixation ist sicher mit einer Deperiostierung verbunden, sie kann aber schonender sein als die ausgedehnte Manipulation mit Zangen.

Das Bohren als Vorbereitung für das Anbringen von Stiften, Schrauben oder Nägeln bewirkt

1. durch Unterbrechung der intrakortikalen und medullären Blutgefäße,
2. durch Hitzewirkung

eine Schädigung der intrakortikalen Blutversorgung. Das Bohren und Gewindeschneiden für bikortikale Schrauben gefährdet die intramedulläre Blutversorgung zusätzlich. Werden frisch geschliffene Bohrer verwendet, so ist die Hitzewirkung gering (Schmelzeisen 1987, 1992). Problematisch wird die Hitzewirkung, wenn stumpfe Bohrer verwendet werden. Ähnliches gilt für das Aufbohren vor der Marknagelung. Auch hier ist die Unterbrechung der Zirkulation durch Schädigung der Medullargefäße wichtig. Dieser Schaden resultiert durch das Zerreißen der Blutgefäße, aber auch durch die Druckerhöhung beim Eröffnen der Markhöhle, beim Aufbohren, aber auch beim Einführen des Marknagels. Beim Markraumbohren tritt vor dem Bohrer und radial um den Bohrer herum eine Druckerhöhung auf (Danckwardt-Lilliestroem et al. 1972; Stürmer u. Schuchart 1980; Klein et al. 1989; Klein 1990), deren Folge eine lokale Embolisierung der Kortikalis sein kann. Es werden aber auch Fernwirkungen beobachtet, so zeigt die Ultraschalluntersuchung während der konventionellen Marknagelung im rechten Ventrikel „Schneegestöber" durch Entstehung dichterer Partikel von teils beachtlicher Größe, das auf eine bisher wenig beachtete Zirkulationsstörung hinweist (Wenda et al. 1990). Es wurde angenommen, daß es sich dabei um die Wirkung des Bohrers mit relativ flachen „Zügen" handeln könnte (Winquist, pers. Mitteilung 1991). Müller (ARI, unpubliziert 1991) hat jedoch vor kurzem nachgewiesen, daß es sich dabei nicht um ein Problem der Bohrerkonstruktion, sondern um einen Verdrängungseffekt des zähflüssigen Fetts in der Markhöhle handelt. So erklärt sich, daß das Einführen jeglichen Gegenstands, sogar eines Führungsdrahts, eine eindrückliche Druckerhöhung bewirkt. Gleichermaßen wird damit offensichtlich, warum das Anlegen eines distalen „Ventilationslochs" die Druckerhöhung fast nicht vermindert. Es ist dies eine Tatsache, die auch bei der Implantation von Endoprothesen zu relevanten Problemen führt.

Der Kontakt zwischen Implantat und Knochen

Implantate funktionieren in der Osteosynthese meist als temporäre Kraftträger. Das bedingt mechanische Ankoppelung und damit einen engen Kontakt zwischen Implantatteilen und dem Knochen. Wie Lüthi et al. (1982) gemessen haben, besteht zwischen der Plattenunterseite und dem Knochen ein je nach Ort und Bedingungen variabler Kontakt. Die gegenseitige Beziehung zwischen dem Radius der Plattenunterfläche und dem der Knochenoberfläche sowie die Anpassung der Platte an die Knochenform in bezug auf Verbiegung und Torsion sind wesentliche Elemente. Am günstigsten für die Durchblutung der Kortikalis ist ein Linienkontakt, ungünstig ist ein voller Kontakt oder ein Kontakt mit 2 äußeren Auflagelinien. Letzteres ist der Fall, wenn der Radius der Platte kleiner ist als der des Knochens, oder wenn die Platte bewußt mit 2 seitlichen Längsauflagen versehen ist.

Die Kontaktfläche zwischen Marknagel und Knocheninnenfläche kann zylindrisch und damit groß sein, oder bei sternförmigen Nagelquerschnitten linienförmig. Locker sitzende Marknägel erlauben zwar von der Geometrie her ein Einwachsen von Blutgefäßen, sie erzeugen aber in der schmalen Spalte zwischen Nagel und endostaler Knochenseite eine Zone hoher Dehnung. Diese Dehnung kann das Einwachsen erschweren.

Kontaktflächen zwischen Pins und Schrauben zur Fixation von externen Fixateuren bedingen immer einen satten Sitz oder bewirken eine hohe Kontaktflächenspannung.

Die Kontaktfläche zwischen Cerclagedraht und Knochen ist linienförmig und wegen der quer zur Hauptblutgefäßrichtung liegenden Kontaktlinie eher ungünstig. Eine Strangulation des Knochens unter dem Cerclagedraht ist jedoch sehr unwahrscheinlich (Rhinelander 1978). Die oft beobachtete Lockerung von Cerclagedrähten ist auf den sofortigen Verlust der erwünschten radialen Kompression (Rahn, pers. Mitteilung) und der damit bewegungsinduzierten Kontaktflächenresorption zwischen Draht und Knochenoberfläche zurückzuführen (Ganz et al. 1975).

Nebeneffekte

Während der kortikale Knochen durch Druck keinen Schaden nimmt, solange der Druck in den Grenzen der mechanischen Festigkeit liegt, bewirkt allein der Implantatkontakt ohne wesentliche Druckwirkung eine Unterbrechung der Blutversorgung. Der spezifische Druck, der für diese Wirkung nötig ist, ist sehr klein. Es genügt allein schon eine enge Spalte zwischen Implantat und Knochen, um das Einwachsen der Blutgefäße oder deren Funktion zu behindern. Die kritische Spaltbreite liegt nach Lüthi et al. (1982) bei unter 40 µm. Das bedeutet, daß allein die Rauhigkeit der Implantatunterfläche keine Verbesserung der Durchblutung ergeben dürfte.

Frühe temporäre Porose

Gautier et al. (1984) haben gezeigt, daß zwischen der Ausdehnung der Zone mit gestörter Blutzirkulation (Nekrose) und der später umbauenden Zone eine enge Beziehung besteht. In der noch durchbluteten Randzone der Nekrose beginnen die Havers-Osteone umzubauen. Das führt zu einer temporären Porose mit nachfolgendem Wiederaufbau. Dieser Prozeß schreitet von der Grenzzone zum Implantat fort; im Falle des Plattenkontakts also von der Tiefe des Knochens gegen die Platte in zentrifugaler Richtung, beim Marknagel von der Tiefe der Kortikalis gegen den Marknagel in zentripetaler Richtung. Dieser Vorgang verhindert eine frühe Entfernung des Implantats. Trotz evtl. fortgeschrittener Knochenheilung kann der Knochen im porotischen Gebiet brechen. Viel wichtiger als die damit notwendige lange Implantatliegedauer ist die Tatsache, daß die durch Nekrose induzierte Porose unter ungünstigen Bedingungen (Infekt) zu einer Sequestration führen kann (Perren et al. 1981). Die Erklärung der **frühen temporären Porose als Begleiterscheinung des Aufräumens von Nekrosen** ist nicht unwidersprochen geblieben (Claes et al. 1982). Die vom Wolff-Gesetz abgeleitete Theorie der Stress protection scheint in bezug auf die frühe temporäre Porose attraktiv, aber doch nicht zuzutreffen. Es wurde bisher der Nachweis einer klaren Beziehung zwischen Entlastungsbild und Ausdehnung der Porose nicht erbracht. Für die Nekrosetheorie ist dieser Zusammenhang aber aufgezeigt worden (Gautier et al. 1984).

Stress protection: Dieser angelsächsische Begriff wird meist gebraucht, um die Entlastung des Knochens durch ein Implantat **und** den nachfolgenden Knochenverlust zu bezeichnen. Es wird dabei allgemein angenommen, daß der Knochenverlust durch das Wolff-Gesetz (Wolff 1892) erklärt wird: Geringere Belastung des Knochens bedinge weniger Tragstruktur. Aufgrund von Beobachtungen an Tieren lehnen wir diese Theorie ab, was die frühe temporäre Porose, z. B. nach Verplattung und Marknagelung des Knochens, als alleinige und wesentliche Ursache betrifft. Ein offensichtlicher Widerspruch scheint zu sein, daß die klinische Erfahrung lehrt, daß der Knochen sicherer belastbar wird, wenn die Implantate länger als z. B. 1 Jahr belassen werden. Das wäre anhand der Wolff-Gesetze kaum erklärbar, wenn angenommen wird, daß auch nach 1 Jahr eine wesentliche Entlastung durch das Implantat erfolgt.

Den Ausdruck „Stress protection" haben wir 1969 geprägt, um damit den (heute zumindest von uns selbst unzutreffend betrachteten) Zusammenhang zwischen mechanischer Entlastung und Knochenverlust zu kennzeichnen (Allgöwer et al. 1969).

Stress shielding: Mit diesem rein mechanischen Begriff wird meist die Tatsache bezeichnet, wonach jedes am Knochen fixierte Implantat, auch sog. weiche Implantate, den Knochen entlastet. Das Stress shielding wird meist als unerwünschter Nebeneffekt der Osteosynthese angesehen. Bei der Osteosynthese benützt der Arzt die Steifigkeit des Implantats zur Verminderung der Restbelastung der Fraktur. Die Schutzplatte (früher Neutralisationsplatte) beruht in ihrer Wirkung allein und voll auf der Implantatsteifigkeit und damit auf dem Stress shielding. **Damit ist das Stress shielding nicht unerwünschter Nebeneffekt, sondern eigentlicher Zweck des Implantats.**

Beobachtungen über die Möglichkeit, Plattenschrauben zum Zeitpunkt ihrer Entfernung bei Anwendung des gleichen Eindrehmoments zwischen 1/8- bis 1/4-Umdrehung einzudrehen (Schürch, pers. Mitteilung 1975), weisen darauf hin, daß die Platte durch die Plattenschrauben zum üblichen Zeitpunkt der Plattenentfernung nicht mehr eng an den Knochen angekoppelt sind und mit größter Wahrscheinlichkeit nur noch Spitzenbelastungen übernehmen.

Wenn angenommen wird, daß das Stress shielding zur Porose (Stress protection) führt, dann erstaunt, daß bisher nicht gezeigt worden ist, daß ein Zusammenhang zwischen dem Gradienten der Entlastung und dem Muster der porotischen Zone besteht. Dies ist u. E. nicht der Fall. Ferner ist erstaunlich, daß sich die Porose zu einem Zeitpunkt zurückbildet (ca. 3 Monate nach Implantation), wenn aufgrund der Untersuchungen mit instrumentierten Platten (Perren et al. 1969) und instrumentierten Schrauben (Blümlein et al. 1977) zu diesem Zeitpunkt noch eine kraftschlüssige Verbindung besteht und damit ein wesentliches Stress shielding wirksam wäre.

Durchblutungsstörung durch Implantatkontakt (Abb. 2): Jörger (1987) hat gezeigt, daß im Bereich des Implantatkontakts die Durchblutung des Knochens gestört ist. Gunst et al. (1979) und Autier et al. (1983) wiesen eine auffallende Korrelation zwi-

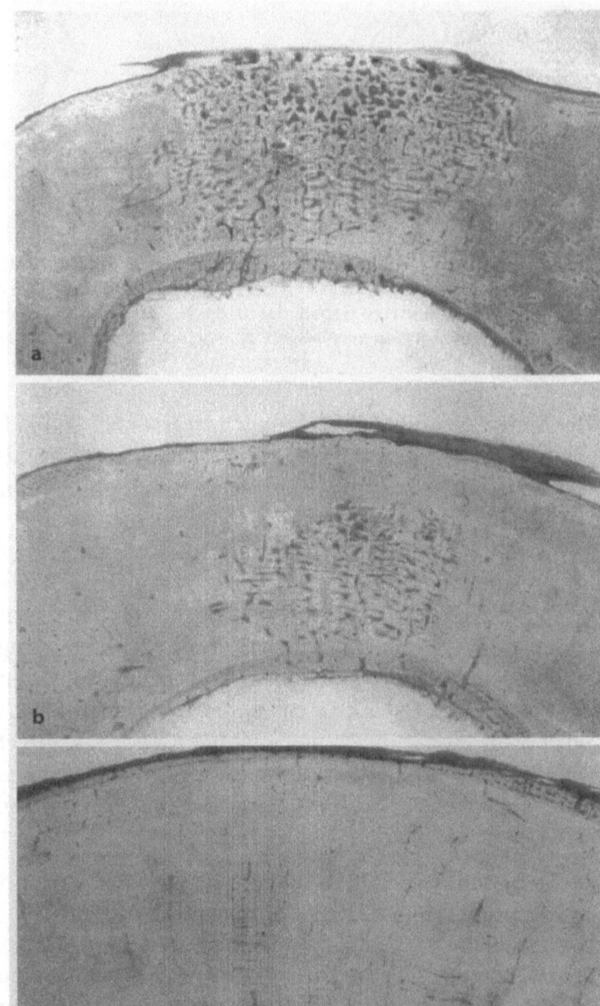

Abb. 2 a–c. Unterschiedlicher Grad der Porosierung unter Platten unterschiedlicher Auflagefläche, damit unterschiedlicher Störung der Blutversorgung.
a Relativ großflächige Auflage einer DCP-Platte mit glatter Plattenunterfläche. Ausgedehnte Umbauzone mit Porose (Schaftibia, 3 Monate, Disulfin) (Vattolo 1986).
b Geringere Auflagefläche einer Platte mit gerillter Unterfläche ähnlich wie die LC-DCP. Weniger Umbau und Porose. Interessant ist, daß zur Platte hin eine Schicht gut durchblutet und ohne Umbau und Porose ist. Das wäre jene Schicht, in der die größte Entlastung anzunehmen ist (Schaftibia, 3 Monate, Disulfin) (Vattolo 1986).
c Abgehobene Platte ohne Kontakt, ohne wesentliche Störung der Blutversorgung. Es kann beobachtet werden, daß hier trotz Entlastung durch die Schiene kein genereller Umbau in Implantatnähe und keine Porose auftritt (Schaftibia, 10 Wochen, Disulfin) (Tepic et al. 1992)

schen der Form und Ausdehnung der porotischen Zone und der Form und Ausdehnung der Störungszone der kortikalen Durchblutung nach. Jörger (1987) zeigte, wie durch Strukturierung der Plattenunterfläche die Durchblutung verbessert werden kann. Vattolo (1986) beobachtete, daß auch das Ausmaß der Porose vermindert werden kann durch die Strukturierung der Plattenunterfläche. Dies führte u. a. zur Entwicklung der DCP mit limitiertem Kontakt zum Knochen (LC-DCP, Perren u. Buchanan 1991). Tepic et al. (1992) konnten mit Platten, die als Schienen mit minimalem Knochenkontakt wirkten, Porose fast vermeiden, und zwar trotz der Entlastung des Knochens.

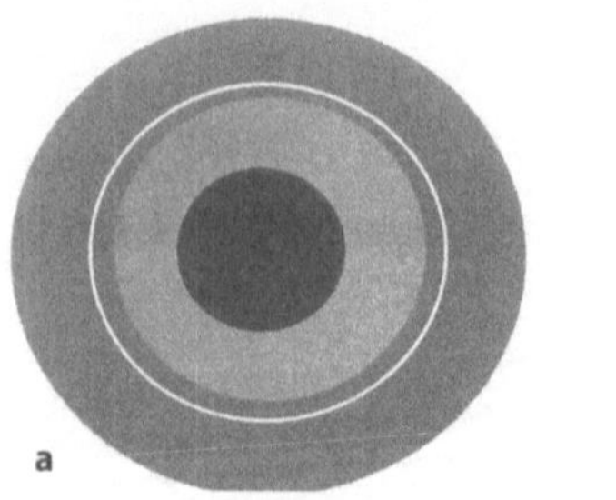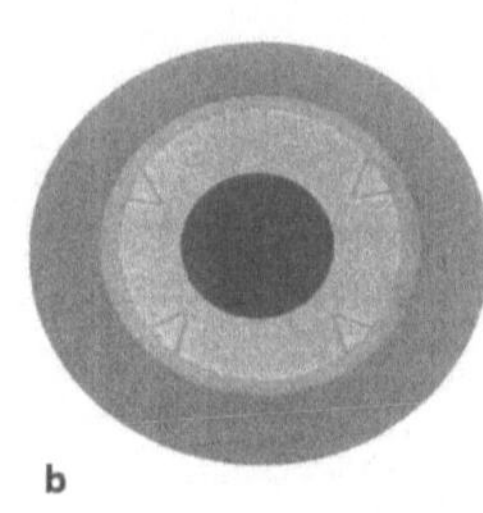

Abb. 3 a,b. Durchblutungsstörung mit nachfolgendem Umbau des Havers-Systems und temporärer Porose nach Marknagelung.
a Ausmaß der Durchblutungsstörung, mit Hilfe von Disulfinblau dargestellt. Die innere Zone um den Marknagel weist eine gestörte Durchblutung auf. Die Lokalisation der Grenzregion zwischen dem Gebiet erhaltener und jenem gestörter Durchblutung entspricht der Zone intensiven inneren Umbaus in **b**.
b Umbau und Porose, dargestellt mit Hilfe der polychromen Fluoreszenzmarkierung. Der Umbau beginnt in dem durchbluteten Gebiet, das an die Nekrose angrenzt. Der Mechanismus scheint der gleiche zu sein wie jener, der im verplatteten Knochen zur frühen temporären Porose führt

Der Marknagel führt grundsätzlich zu einer ähnlichen Durchblutungsstörung wie die Platte, ebenso kann um die Stifte oder Schanz-Schrauben der externen Fixateure eine Durchblutungsstörung (Klein et al. 1989; Klein 1990) mit nachfolgender Porosierung (Pfister 1983; Kessler et al. 1988) beobachtet werden.

Frühe, temporäre Porose des verplatteten Knochens: Wir erklären die frühe, temporäre Porose als Phase des inneren Knochenumbaus. Der Knochen reagiert in der lebenden Kontaktzone zur Nekrose infolge Durchblutungsstörung mit Umbau des Havers-Systems (Abb. 3). Im Ablauf dieses Umbaus geschieht vorerst ein Aufweiten der Osteone durch Osteoklasten (Bohrköpfe nach Schenk u. Willenegger 1963). Später wird diese Porose durch neugebildeten Knochen aufgefüllt.

Die Ätiologie der frühen temporären Porose als Reaktion auf die durch das Implantat erzeugte Durchblutungsstörung mit nachfolgendem Umbau des Havers-Systems ergibt sich

1. aus der auffallenden Koinzidenz zwischen der Morphologie des Durchblutungsschadens und jener der Ausdehnung der Porose;
2. aus dem zeitlichen Ablauf der Umbau- und Resorptionsvorgänge, die mit Hilfe der Fluoreszenzmarkierung untersucht wurden. Der Umbau beginnt an jenem Rande, der vom Implantat in der Kortikalis am weitesten entfernt ist, also bei der Platte gegen die Markhöhle hin;
3. aus der Tatsache, daß mit sonst ähnlichen Platten mit strukturierter Unterfläche (Reduktion der Kontaktzone und damit geringere Durchblutungsstörung, Vattolo 1986) die Zone des Umbaus und der Porose nicht im plattennahen, durchbluteten Gebiet liegt, sondern tiefer in der Kortikalis. Sie betrifft also nicht jene Gebiete mit der größten Entlastung;
4. aus der Beobachtung von Tepic et al. (1992); sie konnten bei knapp abgehobener Platte beobachten, daß wohl eine feine Kallusschicht als Zeichen der biologischen Reaktion auftrat, bei ähnlicher Entlastungsgröße aber generell keine innere Porose. Einzelne Beobachtungen von Porose, die auf dem Querschnitt fleckenförmig erschien, konnten mit der Störung der medullären Zirkulation erklärt werden.

Funktion der Implantate, Stabilität der Fixation

Die Funktion des Implantats bedingt praktisch immer eine Krafteinwirkung am Knochen. Das Osteosynthesimplantat kann als Schiene die Beweglichkeit und die Belastung der Fraktur vermindern, oder es kann durch Kompressionswirkung die Beweglichkeit völlig vermeiden.

Stabilität / Instabilität: Stabilität ist ein technischer Begriff, der vom Arzt im Zusammenhang mit der Osteosynthese fachfremd angewendet wird. Der Techniker bezeichnet einen Zustand als stabil, der z. B. keine Tendenz zu weiterer Bewegung bedeutet (eine Kugel ist im stabilen Zustand, wenn sie am Boden einer Vertiefung liegt, und im instabilen, wenn sie auf der Spitze einer Erhebung liegt). Im Gegensatz hierzu bezeichnet der Arzt eine Fraktur als stabil, wenn die Frakturfragmente unter Last keine oder richtigerweise eine geringe gegenseitige Verschiebung erleiden. Damit ist der Osteosynthesebegriff Stabilität gleichbedeutend mit der Unbeweglichkeit der Frakturfragmente (gegeneinander).

Kompression, absolute Stabilität, konventionelle Osteosynthese

Wirkt das Implantat durch Kompression, so wird der Knochen in der Kontaktzone zwischen Metall und Knochen statisch belastet. Es wird oft angenommen, daß der Knochen unter Last nekrotisch wird. Dieser Annahme liegt die Hypothese zugrunde, daß die einwirkende Kraft die Blutgefäße im Knochen zusammendrückt und so den Blutstrom innerhalb des Knochens blockiert. Eine Nekrose würde resultieren. Diese Hypothese stimmt nicht, der Knochen deformiert sich unter Kompression nur sehr wenig (max. 2 %), so daß keine relevante Verminderung der intrakortikalen Zirkulation auftritt, ehe der Knochen zusammenbricht. Nach dem Zusammenbruch ist selbstverständlich mit einer wesentlichen Beeinflussung der Zirkulation zu rechnen.

Eine weitere Annahme war, daß der Knochen unter Druck resorbiert wird. Dies konnte durch Untersuchungen mit implantierbaren Meßplatten (Perren et al. 1969) und Meßschrauben (Blümlein et al. 1977) widerlegt werden. Weitere Untersuchungen zeigen, daß auch der innere Umbau des Knochens durch statische Kompression oder Zug nicht beeinflußt wird (Matter et al. 1974). Erstaunlich war auch zu erkennen, daß Mikrofrakturen (Rahn et al. 1971) unter sonst stabilen Bedingungen keine Resorption induzieren.

Absolute Stabilität: Dieser Begriff beschreibt, daß 2 gegeneinander vorgespannte (komprimierte) Frakturflächen sich so lange nicht gegeneinander bewegen (im Sinne des Auseinanderweichens oder der Scherung), als die angelegte Kompression größer ist als die Zugkraft, die lokal die Fragmente auseinanderzieht, für den Fall des einfachen Zugs oder viel wahrscheinlicher der Biegung. Im Falle der Scherungslast verschieben sich die Fragmentenden so lange nicht gegeneinander, als die durch Kompression erzeugte Reibung und/oder der Formschluß der Scherung zu widerstehen vermag.

Schienung, flexible Fixation, biologische Osteosynthese

Ein Implantat[1] kann als Schiene wirken. Diese Funktion bedingt eine Ankoppelung des Implantats an den Knochen (Platte, Nagel, Schanz-Schraube). Die Schiene kann gleitend oder sperrend wirken (Müller et al. 1991), d. h. wenn sich die Schiene lokkert, kann sie ein Zusammengleiten der Fragmente erlauben oder dies sperrend verhindern (verschraubte Platte, verriegelter Nagel). Bei Fixateur externe erlaubt die relativ flexible Fixation eine nicht unwesentliche, elastische Beweglichkeit der Fragmente.

Relative Stabilität: Eine Fraktur, die ohne Kompression durch Schienung mit Hilfe eines Implantats ruhiggestellt ist, bewegt sich unter Last umgekehrt proportional zur Steifigkeit der Schiene und proportional zur Last. Solange die Festigkeitsgrenze des Implantats nicht überschritten wird, kehren die Fragmente in ihre vorgegebene Ruhelage zurück (elastische Fixation).

Flexible Fixation: Ein wenig genau definierter Begriff, der die Elemente der elastischen Fixation und jene einer gewissen Steifigkeit der Fixation beinhaltet. Es ist das Verdienst von Burny et al. (1982), auf die Bedeutung der flexiblen Fixation im Zusammenhang mit dem Fixateur externe hingewiesen zu haben.

Biologische Osteosynthese: Jahrzehntelang war die Osteosynthese von der Ansicht geleitet, daß die optimale mechanische Ruhe Vorbedingung für eine ungestörte Knochenheilung ist. Ohne die Erfolge der konventionellen, absolut stabilen Osteosynthese zu schmälern, muß erkannt werden, daß die ausgezeichneten Resultate der Marknagelung, v.a. auch jener mit Verriegelung, uns gezeigt haben, daß absolute Stabilität keine unabdingbare Voraussetzung für frühe funktionelle Behandlung und ungestörte Frakturheilung ist. Gleiches gilt ganz offensichtlich auch für die Plattenosteosynthese. Verschiedene Autoren (Gerber et al. 1990) zeigen ausgezeichnete Erfolge mit einer Art der Plattenosteosynthese, bei der durch

1. schonendste, indirekte Reposition (Mast et al. 1989) und
2. flexible Fixation der Bruchstücke durch weitgespannte, schraubenarme Plattenschienung
3. unter Erhalt oder Rekonstruktion der Blutversorgung

überraschend schnelle und sehr zuverlässige Frakturheilung erzielt wird. Das Fehlen der früher als kritisch angesehenen plattenfernen Abstützung wird früh durch Kallusüberbrückung ersetzt. Plattenbrüche scheinen bisher nicht aufgetreten zu sein. Was vor allem erstaunt, sind die homogenen Knochenstrukturen, die bei dieser Art der Plattenosteosynthese regelmäßig zu sehen sind. Von grundsätzlichem Interesse ist, daß mit der Schienung durch interne Fixateure (abgehobene Platten) bei entsprechender Anwendung eine wesentlich geringere Störung der Blutversorgung als mit aufgebohrter Marknagelung erwartet werden kann. Damit wird ein Gleichgewicht gesucht, bei dem die Betonung auf der Biologie, der logischen Anwendung der

---

1 Der Einfachheit halber subsumieren wir den externen Fixateur, was die Kontaktzone zum Knochen betrifft, unter die Implantate.

Implantate und weniger auf der mechanistischen Kompensation der Biologie durch Stabilität liegt: die **biologische Osteosynthese**.

Die Dehnungstheorie als Leitlinie der Erklärung der Knochenreaktion auf Instabilität

Es ist auffallend, daß ein Knochenbruch ohne Behandlung (Tiere in der freien Wildbahn) rasch und solid verheilen kann (wenn auch in Fehlstellung), während nach Plattenosteosynthese eine offensichtlich hohe Empfindlichkeit auf geringe (selbst nicht sichtbare) Beweglichkeit besteht. Diese zwei unterschiedlichen Zustände können, was die Biomechanik betrifft, durch das Denkmodell der lokal wirkenden Dehnung statt jenes der absoluten Beweglichkeit erklärt werden.

Dehnungstoleranz und Knochenbildung

Die Dehnungstheorie (Perren u. Cordey 1977, 1980) weist auf die grundlegende Bedeutung der relativen Deformation der reparativen Gewebe hin. **Der erste Aspekt der Dehnungstheorie geht von der einfachen Annahme aus, daß ein Gewebe nicht gebildet werden kann, wenn lokal die relative Deformation größer als die sog. Bruchdehnung des zu bildenden Gewebes ist.** Wird die Bruchdehnung überschritten, so zerreißt das Gewebe oder es kann nicht gebildet werden. Die Zelle des reparativen Gewebes sieht damit nicht die Beweglichkeit der Frakturfragmente, sondern nimmt die eigene Deformation als Folge der Beweglichkeit wahr. Die Beweglichkeit wirkt sich aber je nach Spaltbreite unterschiedlich aus. So bewirkt ein Auseinanderweichen von 1 mm bei einer Bruchspaltweite von 1 mm grob angenommen[2] eine Deformation von 100 %, während die gleich große Bewegung bei einer Bruchspaltweite von 10 mm nur 10 % Dehnung bewirkt. Die Annahme, daß das reparative Gewebe etwa die Bruchspaltbeweglichkeit erkennen kann, ist weder nötig, noch möglich. Der erstgenannte Aspekt der Dehnungstheorie (Dehnungstoleranz ermöglicht Gewebedifferenzierung) zeigt, daß die Möglichkeit zur Gewebedifferenzierung durch lokale Dehnung limitiert sein kann.

Dehnung und Stimulation der Knochenbildung

Der zweite Aspekt der Dehnungstheorie betrifft den Zusammenhang zwischen Dehnung und Stimulation der Knochenbildung (Perren 1979). Es ist aus klinischen und experimentellen Beobachtungen (z.B. Hutzschenreuter et al. 1969; McKibbin 1980; Goodship u. Kenwright et al. 1985) offensichtlich, daß das Ausmaß der Knochenbildung (z.B. Kallus) von der Unruhe im Bruchspalt abhängt (im Extremfall bei absoluter Stabilität findet sich keine Kallusbildung). Auch hier ist die vernünftige Annahme, daß das Gewebeelement, das zur Knochenbildung stimuliert wird, nicht die Bruchspaltweite, sondern deren Auswirkung über die lokale Dehnung (Stimulation der Gewebedifferenzierung durch Dehnung) wahrnimmt (Perren 1979).

Der **Zusammenhang zwischen Bruchdehnung und Gewebedehnung an der Toleranzgrenze ist eindeutig.** Es wird als Grund gegen die Annahme der Dehnungstheo-

---

2 Eine lineare und direkte Verbindung dient hier nur der Darstellung des Problems, in Wirklichkeit handelt es sich um dreidimensionale Deformationen, die z.B. durch Cheal et al. (1991) analysiert worden sind.

rie angeführt, daß im weiten Bruchspalt keine (oder wenig) Knochenbildung zu beobachten ist (Claes 1992). Es entspricht der klinischen Erfahrung, daß weite Bruchspalten i. allg. zu geringer Knochenbildung führen. Die Schlußfolgerung, daß bei weiter Bruchspalte wenig Dehnung und damit gute Bedingungen für die Knochenbildung bestehen, berücksichtigt nicht, daß wohl Knochen gebildet werden könnte, daß aber keine Stimulation dazu vorliegt. Eine Brücke, die eine Schlucht überspannt, ermöglicht, aber induziert nicht eine Überquerung.

Dreidimensionale Aspekte der Dehnung

Bei der Frakturheilung überbrückt der Knochen einen Bruchspalt außen wie auch innen bei nennenswerter Instabilität vorerst durch Geflechtknochen. Der englische Ausdruck „woven bone" weist auf die dreidimensionale Struktur dieses Knochens hin. Diese Struktur kann die lokale Dehnung sehr gering halten bei größerer genereller Dehnung. Dies in Analogie zu einer Feder, die eine Beweglichkeit erlaubt, die weit über die Grenze bei direkter Verbindung der 2 Elemente hinausgeht. Ein Metallfaden, der ein Federelement überspannt, würde bei geringster Auslenkung der Feder brechen.

Dehnungstheorie: Die Frakturheilung zeigt sehr unterschiedliche Empfindlichkeit auf eine Instabilität der Knochenfragmente. Die spontane Heilung findet unter ausgeprägter Beweglichkeit statt, während nach Osteosynthese minimalste Bewegungen zu Heilungsstörungen führen können. Wir haben 1971 darauf hingewiesen, daß nicht die absolute Beweglichkeit der Knochenbruchfragmente, sondern die relative Deformation der reparativen Gewebe (innerhalb und außerhalb der Frakturzone) für die Gewebedifferenzierung entscheidend ist (Perren u. Cordey 1977, 1980).

Die Dehnungstheorie diente uns als Modell, um den „offensichtlichen" Widerspruch der Heilung unter sehr unterschiedlichen Bedingungen der Stabilität der

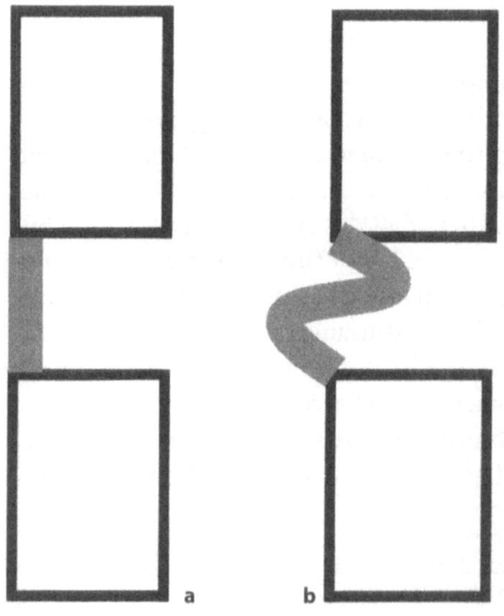

Abb. 4 a, b. Die Dehnungstoleranz bei Annahme einer direkten Verbindung und einer dreidimensional gefalteten Verbindung zwischen den Fragmentenden.
a Bei direkter Verbindung gilt die Gleichung $\varepsilon = \delta L/L$ für die Spaltbreite und Fragmentbewegung.
b Bei dreidimensional gefalteter Verbindung gilt die Gleichung $\varepsilon = \delta L/L$ für die durch Fragmentbewegung erzeugte **lokale** Dehnung. Aufgrund der Daten von Hente (1991) dürfte die lokal wirkende Dehnung etwa 1/10 der auf den Spalt bezogenen Dehnung betragen. $\varepsilon = \delta L/L$ (s. Abb. 7)

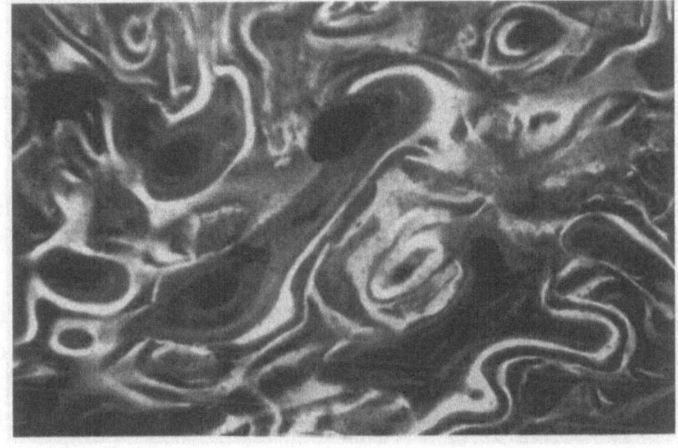

Abb. 5. Verschiedene Bilder der Kallusstruktur beim Schaf. Die dreidimensionale geflochtene Struktur erlaubt es, die relativ hohe Deformation des Bruchspalts in geringe lokale Dehnung umzusetzen und damit die Knochenbruchheilung unter einer gewissen Beweglichkeit zu ermöglichen

Fraktur zu verstehen. Sie erklärt bewußt nur einen, wenn auch grundlegenden, Teil der Heilungsvorgänge, nämlich die mechanischen Einflüsse auf die Heilungsvorgänge. Die mechanischen Einflüsse auf die Heilungsvorgänge haben zwei Aspekte: einerseits darf die Dehnung nicht zu groß sein (Dehnungstoleranz), weil sie sonst die Differenzierung verunmöglicht, andererseits darf die Dehnung nicht zu klein sein, da sonst ein wesentlicher Stimulus für die Kallusbildung fehlt (Dehnungsstimulation) (Abb. 4 und 5).

Als selbstverständlich setzen wir die Erkenntnis voraus, daß der ungestörte Stoffwechsel der Zellen und damit auch die Blutversorgung unabdingbare Voraussetzungen für jegliche biologische Reaktion sind. **„Die Biologie ermöglicht die Knochenheilung, die Biomechanik induziert und moduliert sie."**

Dehnung: Relative Deformation der Gewebe im Sinne der Zug-, Stauchungs- und Scherdeformation. Einfachstes Maß der Dehnung (δ) ist die Längenänderung (εL) geteilt durch die ursprüngliche Länge (L) $\varepsilon = \delta L/L$. In Wirklichkeit ist die Deformation der Gewebe komplizierter (Cheal et al. 1991). DiGioia et al. (1986) zeigten die Wirkung der dreidimensionalen Deformationen und z. B. jene infolge Volumenverschiebung. Damit ist die Dehnung größer als der einfachen Annahme einer direkten Verbindung linear von Punkt zu Punkt der Knochenbruchflächen entsprechen würde. Wir werden aber später auch sehen, daß die lokal wirkende Dehnung bei Geflechtknochen- (Kallus-)bildung geringer ist, als dies der direkten Verbindung entspricht. Dies ist darin begründet, daß die ersten Kalluselemente nicht einer direkten Verbindung, sondern eher einem dreidimensionalen Federmodell entsprechen. Wie bei einer Feder ist damit die lokale Deformation des Materials viel geringer, als bei direkter Verbindung zu erwarten wäre. Je nach Geometrie kann dies eine Verminderung um mehr als eine Zehnerpotenz bedingen.

Bruchdehnung: Die Bruchgrenze eines Materials kann als kritische innere Spannung oder als kritische Deformation gleichwertig beschrieben werden. Die Angabe der Festigkeit bescheibt jene innere Spannung, bei der irreversible Veränderungen oder der Bruch stattfinden. Die Bruchgrenze kann aber auch durch die Angabe der Verlängerung unmittelbar vor dem Bruch (bei Zugversuch als Bruchdehnung) beschrieben werden. Wird eine Tragstruktur beschrieben, deren kritischer Wert die Tragfähigkeit ist, wird die Last oder die Materialfestigkeit angegeben. Bei einem Frakturheilungsprozeß, bei dem die ersten Gewebeelemente, die gebildet werden, noch keinen Beitrag an die Festigkeit liefern, ist der Bezug auf die Bruchdehnung (oder ein Äquivalent für andere Lastarten) sinnvoller. Die zu beantwortende Frage ist dann: Kann unter dieser Bedingung der Deformation eine Differenzierungsstufe des Gewebes schadlos überstehen? Bruchdehnungswerte für verschiedene biologische Gewebe finden sich bei Yamada u. Evans (1970).

Dehnungstoleranz: Wir haben 1977 angenommen (Perren u. Cordey 1977), daß ein Gewebeelement nicht gebildet werden kann, wenn die durch Instabilität bewirkte, lokale Dehnung den Wert der Bruchdehnung des zu bildenden Gewebes überschreitet. An dieser einfachen Annahme hat sich bis heute nichts geändert: Es kann nicht angenommen werden, daß ein Gewebe unter Bedingungen gebildet werden kann, unter denen es, einmal gebildet, zerstört würde.

Die Dehnungstoleranz erklärt, warum

1. adaptierte und unter Kompression **bewegungsfrei** gehaltene Frakturflächen direkt heilen können, während
2. **schmale Spalten**, die bei der Osteosynthese mit Platten ohne Kompression überbrückt sind, selbst bei geringer Instabilität nicht oder verzögert heilen können, während
3. **erweiterte** und/oder **multiple Spalten** bei der spontanen Heilung trotz großer Beweglichkeit der Fragmente rasch, zuverlässig und solide überbrückt werden können. Die ursprüngliche Dehnungstheorie hat sich v. a. auf diese Grundfeststellung bezogen. Die Dehnungstoleranz gibt eine obere Begrenzung der Möglichkeit zur Gewebedifferenzierung. Sie erklärt damit, wann ein Gewebe gebildet werden kann, sie erklärt aber nicht, wann die Bildung eines Gewebes tatsächlich (mechanisch) induziert wird.

Dehnungsstimulation: Es besteht ein offensichtlicher Zusammenhang zwischen der Unruhe im Frakturspalt (und in dessen Umgebung) und der Stimulation der Knochenbildung. Diese Knochenbildung geschieht meist in Form von Kallus. Auch hier ist es wieder die relative Deformation und nicht allein die Beweglichkeit der Frakturfragmente, die als entscheidend angenommen wird (Abb. 6).

Hente et al. (1991) zeigten, daß nicht nur die Amplitude der Dehnung, sondern auch speziell die Zahl der Zyklen pro Tag wichtig ist. Er beobachtete, daß 10 Zyklen pro Tag eine starke Kallusbildung induzierten und dort, wo die Dehnung tief war, auch eine Überbrückung. Im Gegensatz hierzu ergab nicht nur Ruhe, sondern es ergaben auch 10 000 Zyklen pro Tag keine relevante Knochenbildung im Bereich ähnlicher Dehnungswerte.

Die mechanische Deformation ist dabei nur eines von mehreren Elementen, die zur Kallusbildung führen können. Chemische Irritation, Korrosion und Infekt beispielsweise sind weitere mögliche Stimulatoren der Kallusbildung.

Dehnungsinduzierte Oberflächenresorption der Fragmentenden: Ganz et al. haben 1975 ihre Beobachtungen an instabil verankerten Plattenschrauben veröffentlicht. Sie zeigten am gleichen Knochenpräparat einer Plattenosteosynthese (Schrauben unter

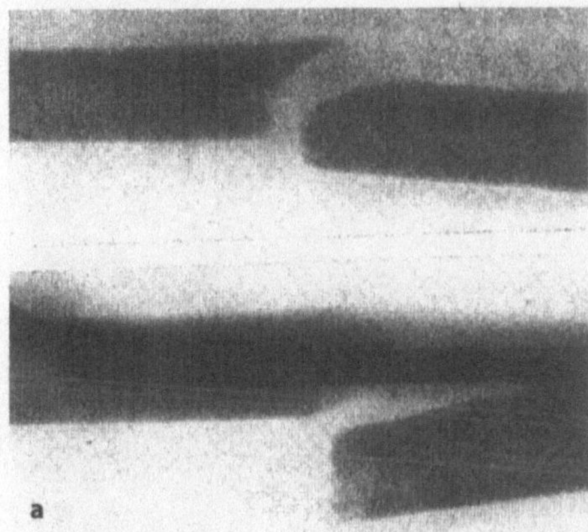

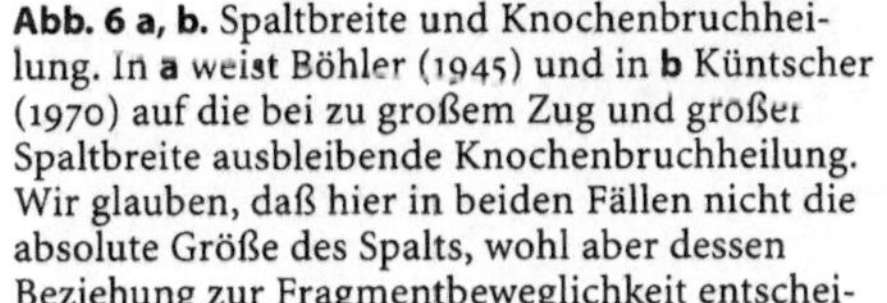

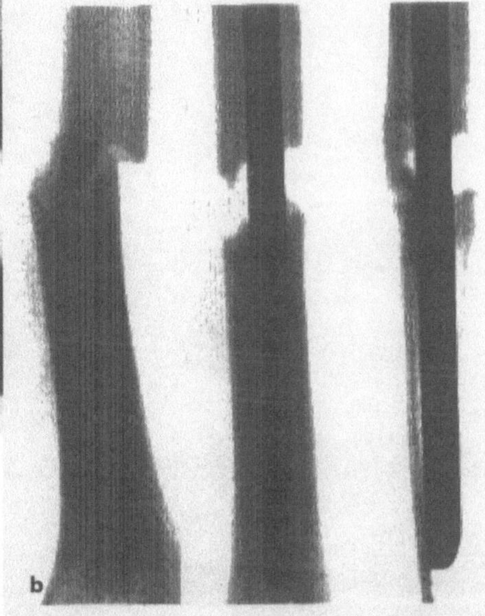

Abb. 6 a, b. Spaltbreite und Knochenbruchheilung. In **a** weist Böhler (1945) und in **b** Küntscher (1970) auf die bei zu großem Zug und großer Spaltbreite ausbleibende Knochenbruchheilung. Wir glauben, daß hier in beiden Fällen nicht die absolute Größe des Spalts, wohl aber dessen Beziehung zur Fragmentbeweglichkeit entscheidend ist. Bei zu geringer Dehnung erfolgt keine Induktion zur Kallusbildung. Die kritischen Dehnungswerte zur Stimulation der Knochenbildung sind noch nicht genau bekannt

axialer Belastung des Knochens, einmal mit, ein anderes Mal ohne Biegevorspannung, sehr unterschiedliche Lockerung), daß die unter vorgegebener statischer Biegevorspannung stabilisierten Schrauben geringe Oberflächenresorption, die wenig oder nicht vorgespannten Schrauben unter intermittierender Biegelast ausgeprägte Resorption und Lockerung zeigten (Abb. 7).

Es zeigt sich, daß

1. die ersten Stadien der Kallusbildung nicht eine direkte Verbindung zwischen den Fragmentenden darstellen, sondern im Sinne einer dreidimensionalen Faltung erfolgen. Damit ist die Dehnungstoleranz dieser Gewebe, höher als der Annahme einer direkten Verbindung entsprechen würde. Tatsächlich zeigen sowohl Claes (1992) als auch Hente et al. (1991) eine Überbrückung mit Kallusknochen in der Größenordnung von 100% bzw. 30% Dehnung. Dies widerspricht der grundlegenden Annahme der Dehnungstheorie nicht, da die lokale Dehnung durch die dreidimensionale Anordnung der Gewebeelemente auch bei 100% Spaltdehnung die tolerierte 2-%-Grenze nicht überschreiten muß. Als Beispiel kann hier eine Metallfeder dienen: Sie erlaubt z.B. eine 300-%-Dehnung bei einer Bruchdehnung des Metalls von nur etwa 10%;

2. die oberflächliche Fragmentresorption in den Zonen höherer Dehnung stattfindet, während sie an unmittelbar benachbarten Stellen, wo eine ähnliche Biologie angenommen werden kann, nicht stattfindet. Auch hier scheint die Dehnung eine grundsätzliche Rolle zu spielen.

Spaltbreite und Instabilität: Wir gehen von der wohl begründeten Annahme aus, daß die Zellen der reparativen Gewebe die Instabilität der Frakturzone ebensowenig wie,

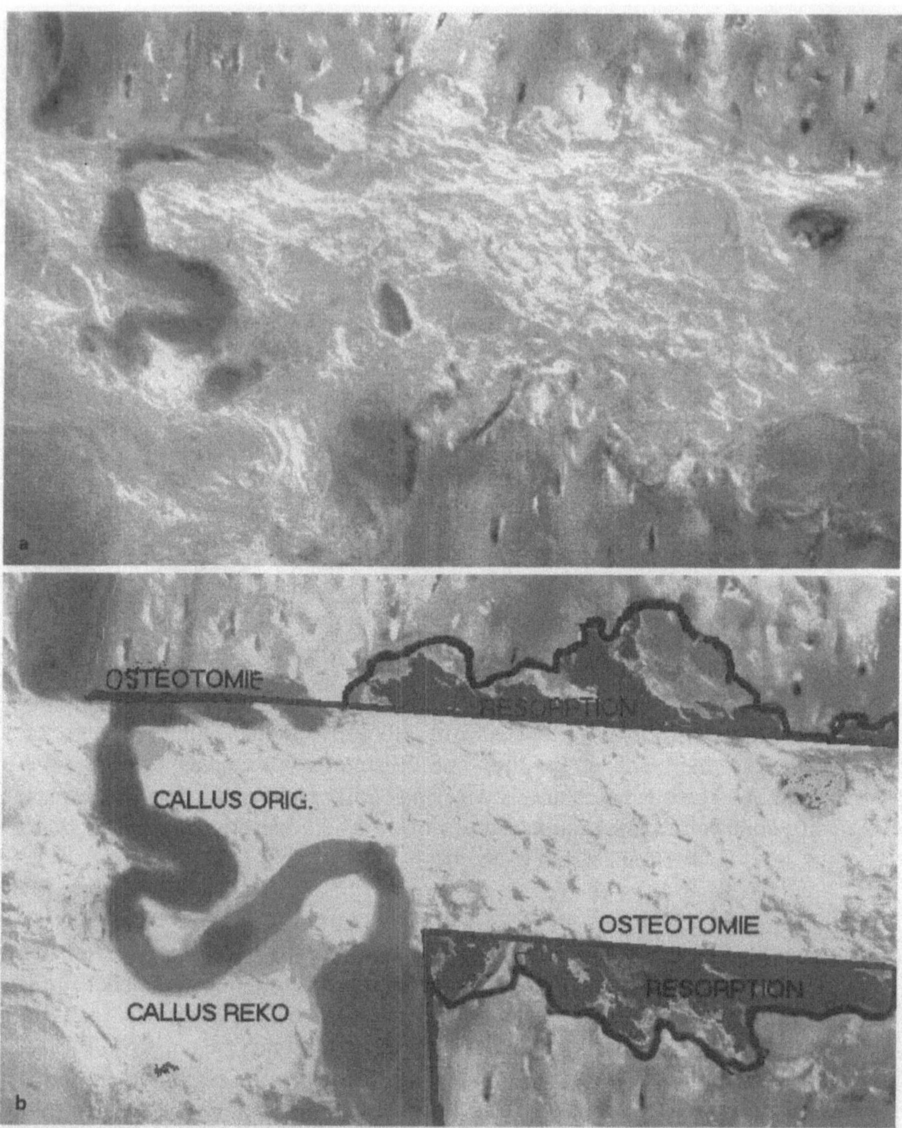

Abb. 7 a, b. Beobachtung an einer geringgradig instabilen, queren Osteotomie der Tibia des Schafs. Das ursprüngliche Bild (**a**) und die interpretierte Version (**b**). In der Zone der direkten Gegenüberstellung der Fragmentenden ist eine höhere Dehnung anzunehmen als außerhalb. Die Induktion der Fragmentresorption geschieht praktisch nur in dieser Zone. Die initialen, zarten Elemente des Kallus sind in der Zone geringerer Dehnung zu finden

im Verhältnis zur Zelldimension, größere Spaltenbreiten direkt erfassen können. Indirekt jedoch haben sowohl Beweglichkeit wie Spaltbreite eine entscheidende Wirkung auf das lokale Gewebe, indem sie die Größe der lokalen Dehnung (ε) (relative Deformation) bestimmen ($\varepsilon = \delta L/L$).

Der Spaltbreite kann ferner bei kleinen Dimensionen (unter z. B. 20 μm) das Einwachsen von Blutgefäßen verhindern oder ermöglichen (Lüthi et al. 1982).

Zusammenfassung

Der Interaktion zwischen Implantat und lebendem Gewebe kommt in der Osteosynthese eine grundlegende Bedeutung zu. Einerseits stabilisiert das Implantat die Fraktur, andererseits wirkt es als „Fremdkörper" und begünstigt das Angehen und das Weiterbestehen eines Infektes. Dem Vorteil der frühen funktionellen Nachbehandlung steht ein gewisses Risiko der Refraktur gegenüber.

Bisher interessierte sich der Chirurg vorwiegend für die mechanische Stabilität als Grundlage der frühen Bewegungsfunktion, heute ist die Schonung der Blutversorgung **aller** Gewebe trotz Fraktur, Chirurgie und Implantat im Vordergrund. Durch Sorgfalt im Umgang mit der Blutversorgung kann eine rasche und zuverlässige Überbrückung der Frakturfragmente durch Kallus erzielt werden (biologische Osteosynthese). Flexible Fixation durch weitgespannte Plattenüberbrückung „fast ohne" Schrauben hilft die Blutversorgung zu schonen und induziert die Kallusbildung durch die elastische Beweglichkeit der Fragmente. Der Chirurg vertraut der biologischen Reaktion mehr als der bisher üblichen temporären Prothesenfunktion des Implantats.

Die Wirkung der Beweglichkeit der Knochenfragmente kann mit Hilfe der Dehnungstheorie verstanden werden. Diese Theorie nimmt als kritische Größe der Instabilität nicht die absolute Größe der Bewegung, sondern ihre Wirkung aufgrund der Deformation der reparativen Gewebe an. Dabei sind zwei Grenzen wichtig:

1. der noch tolerierte obere Grenzwert der lokalen Dehnung, er darf nicht größer als die Bruchdehnung des Gewebes sein und
2. der noch die Knochenbildung stimulierende untere Grenzwert der Dehnung, dessen lokale Größe wir nicht genau kennen (Perren 1979).

Die spontane und indirekte Heilung läuft in der Bandbreite zwischen diesen beiden Dehnungswerten ab. Die direkte Knochenheilung stellt – so betrachtet – einen Spezialfall dar, sie ist nicht eigentlicher, zielgerichteter Heilungsvorgang, sondern wesentlich Nebenprodukt des Aufarbeitens nekrotischer Knochenanteile. Unter absolut stabilen Bedingungen – ohne Beweglichkeit der Fragmente – fehlt der Stimulus zur Knochenbildung. Die Aktivierung des Havers-Umbaus dürfte durch Nekrose des Knochens infolge Fraktur und Behandlung erfolgen. Die „Stress protection" findet ihre Erklärung als temporäre Porose beim nekroseinduzierten inneren Umbau. Neue Ergebnisse mit Fixateur-interne-Schienen, die weder periostal, noch endostal flächigen Knochenkontakt haben, bestätigen, daß nicht die Entlastung, sondern das Vermeiden der Nekrose entscheidend ist, um die Porose und damit die Schwächung und mögliche Sequestrierung des Knochens zu verhindern. Trotz weitgehender Entlastung des Knochens läßt sich die Porose vermeiden und die Bruchfestigkeit wird wesentlich früher erreicht. Die Marknagelung hat von der offenen Reposition, dem geschlitzten Nagel ohne Totraum, der ein Aufbohren bedingte, in letzter Zeit bis zur indirekten Reposition, zum soliden Nagel und kleinen verriegelten Nagel wesentliche Fortschritte gemacht.

Die neuen Befunde und Erkenntnisse stellen die Resultate der konventionellen, stabilen Osteosynthese (Schatzker u. Tile 1987; Müller et al. 1991) nicht in Frage, sie weisen aber den Weg zu unerwartet interessanten und wichtigen Möglichkeiten in der Behandlung der Knochenbrüche. Der Gedanke, daß sich eine bisher verkannte Welt neuer Möglichkeiten eröffnet, ist faszinierend, der Einstieg bedingt eine offene, kritische Einstellung des Chirurgen. Das Wissen, daß auch diese Entwicklung nur ein Schritt in die richtige Richtung sein kann, darf nicht entmutigen.

Literatur

Allgöwer M (1978) Cinderella of surgery – fractures? Surg Clin North Am 58: 1071–1093

Allgöwer M, Ehrsam R, Ganz R, Matter P, Perren SM (1969) Clinical experience with a new compression plate "DCP". Acta Orthop Scand (Suppl) 125

Blümlein H, Cordey J, Schneider UA, Rahn BA, Perren SM (1977) Langzeitmessung der Axialkraft von Knochenschrauben in vivo. Med Orthop Tech 97: 17–19

Böhler L (1945) Die Technik der Knochenbruchbehandlung im Frieden und im Kriege, III. Bd. Maudrich, Wien

Burny F, Donkerwolcke M, Saric O (1982) Elastic external fixation of tibial fractures. Influence of associated internal fixation. Springer, Berlin Heidelberg New York (Current Concepts of External Fixation of Fractures)

Cheal EJ, Mansmann KA, DiGioia III AM, Hayes WC, Perren SM (1991) Role of interfragmentary strain in fracture healing: Ovine model of a healing osteotomy. Raven, New York

Claes L, Palme U, Palme E, Kirschbaum U (1982) Biomechanical and mathematical investigations concerning stress protection of bone beneath internal fixation plates. In: Huiskes R, van Campen DH, de Vijn JR (eds) Biomechanics: Principles and applications. Nijhoff, The Hague, pp 325–330

Claes L (1992) Die Bedeutung des Frakturspaltes für die Knochenheilung. OP-J 8: 11–15

Danckwardt-Lilliestroem G, Grevsten S, Olerud S (1972) Investigation of effect of various agents on periosteal bone formation. Ups J Med Sci 77: 124–128

DiGioia III AM, Cheal EJ, Hayes WC (1986) Three-dimensional strain fields in a uniform osteotomy gap. J Biomech Engin 108: 273

Ganz R, Perren SM, Rüter A (1975) Mechanical induction of bone resorption. Fortschr Kiefer Gesichtschir 19: 45–48

Gautier E, Cordey J, Lüthi U, Mathys R, Rahn BA, Perren SM (1983) Knochenumbau nach Verplattung: biologische oder mechanische Ursache? Helv Chir Acta 50: 53–58. Springer, Berlin Heidelberg New York (Unfallheilkunde 165)

Gautier E, Cordey J, Mathys R, Rahn BA, Perren SM (1984) Porosity and remodelling of plated bone after internal fixation: Result of stress shielding or vascular damage? Elsevier, Amsterdam

Gerber C, Mast JW, Ganz R (1990) Biological internal fixation of fractures. Arch Orthop Trauma Surg 109: 295–303

Goodship AE, Kenwright J (1985) The influence of induced micromovement upon the healing of experimental fractures. J Bone Joint Surg (Br) 78: 650–655

Gunst MA, Suter C, Rahn BA (1979) Die Knochendurchblutung nach Plattenosteosynthese. Helv Chir Acta 46: 171–175

Heitemeyer U, Hierholzer G (1985) Die überbrückende Osteosynthese bei geschlossenen Stückfrakturen des Femurschaftes. Akt Traumatol 15: 205–209

Hente R, Cheal EJ, Hagerty R, Perren SM (1991) Differentiation of repair tissue under controlled strain gradients. 37th Ann. Meeting, Orthopaedic Research Society, Anaheim, California

Hutzschenreuter P, Steinemann S, Perren SM, Geret V, Klebl M (1969) Some effects of rigidity of internal fixation on the healing pattern of osteotomies. Injury 1: 77

Jörger KA (1987) Akute intrakortikale Durchblutungsstörung unter Osteosyntheseplatten mit unterschiedlichen Auflageflächen. Inaugural Dissertation, Bern

Kessler SB, Perren SM, Hallfeldt KKJ, Madelkow H (1988) Refrakturen nach operativer Frakturenbehandlung. Biologische Aspekte. Hefte Unfallheilkd 194: 13–27

Klein M, Rahn BA, Frigg R, Kessler S, Perren SM (1989) Die Blutzirkulation nach Marknagelung ohne Aufbohren. Proceedings, Gerhard Küntscher Kreis, Wien

Klein MPM (1990) Aufbohren oder nicht Aufbohren? Zirkulationsstörung durch Marknagelung an der Hundetibia. Dissertation, Basel

Küntscher G (1970) Das Kallus-Problem. Enke, Stuttgart

Lüthi UK, Rahn BA, Perren SM (1982) Implants and intracortical vascular disturbances. 28th Annual ORS Meeting, pp 337

Mast J, Jakob R, Ganz R (1989) Planning and reduction technique in fracture surgery. Springer, Berlin Heidelberg New York Tokyo

Matter P, Brennwald J, Perren SM (1974) Biologische Reaktion des Knochens auf Osteosyntheseplatten. Helv Chir Acta (Suppl) 12: 1

McKibbin B (1980) Carbon plates. Springer, Berlin Heidelberg New York (Current Concepts of Internal Fixation of Fractures)

Müller ME, Allgöwer M, Schneider R, Willenegger H (1991) Manual of internal fixation, 3rd edn. Springer, Berlin Heidelberg New York Tokyo

Perren SM (1979) Physical and biological aspects of fracture healing with special reference to internal fixation. Clin Orthop Relat Res 138: 175–196

Perren SM, Buchanan J (1991) The concept of biological plating using the Limited Contact-Dynamic Compression Plate (LC-DCP). Injury Sci Suppl 22 (Suppl 1): 1–41

Perren SM, Cordey J (1977) Die Gewebsdifferenzierung in der Frakturheilung. Monatschr Unfallheilkd 80: 161–164

Perren SM, Cordey J (1980) The concept of interfragmentary strain. In: Uhthoff HK, Stahl E (eds) Current concepts of internal fixation of fractures. Springer, Berlin Heidelberg New York, pp 63–77

Perren SM, Huggler A, Russenberger M et al. (1969) Cortical bone healing. The reaction of cortical bone to compression. Acta Orthop Scand (Suppl) 125: 16–28

Perren SM, Rahn BA, Lüthi U, Gunst MA, Pfister U (1981) Aseptische Knochennekrose: Sequestrierender Umbau? Orthopäde 10: 3–5

Pfister U (1983) Biomechanische und histologische Untersuchungen nach Marknagelung der Tibia. Fortschr Med 101 (37): 1652–1659

Rahn BA, Gallinaro P, Schenk R, Baltensperger A, Perren SM (1971) Compression interfragmentaire et surcharge locale de l'os. In: Boitzy A (ed) Ostéogenèse et compression. Huber, Bern Stuttgart Wien, pp 146–153

Rhinelander FW (1978) Physiology of bone from the vascular viewpoint, vol 2. Publisher Society for Biomaterials San Antonio, Texas, pp 24–26

Schatzker J, Tile M (1987) The rationale of operative fracture care. Springer, Berlin Heidelberg New York Tokyo

Schenk RK, Willenegger H (1963) Zum histologischen Bild der sogenannten Primärheilung der Knochenkompakta nach experimentellen Osteotomien am Hund. Experientia 19: 593

Schmelzeisen H (1987) Mechanische und thermometrische Befunde beim Bohren in der Corticalis. Springer, Berlin Heidelberg New York Tokyo (Unfallheilkunde Heft 189)

Schmelzeisen H (1992) Thermische Schäden bei der Osteosynthese. OP-J 1

Stürmer KM, Schuchardt W (1980) Intramedulläre Druckentwicklung und ihre Folgen bei der Marknagel-Osteosynthese. Unfallheilkunde 83: 346–352

Tepic S, Predieri M, Plavljanic M et al. (1992) Internal fixation with minimal plate-to-bone contact. 38th Ann. Meeting, Orthop. Research Society, Washington

Vattolo M (1986) Der Einfluss von Rillen in Osteosyntheseplatten auf den Umbau der Kortikalis. Dissertation, Bern

Weller S (1991) Vorzüge des Marknagels. In: Wolter D, Zimmer W (Hrsg) Die Plattenosteosynthese und ihre Konkurrenzverfahren. Springer, Berlin Heidelberg New York Tokyo, S 131–133

Wenda KA, Ritter GA, Ahlers JA, von Issendorff WD (1990) Nachweis und Effekte von Knochenmarkeinschwemmungen bei Operationen im Bereich der Femurmarkhöhle. Unfallchirurg 93: 56–61

Wolff J (1892) Das Gesetz der Transformation der Knochen. Hirschwald, Berlin

Yamada H, Evans FG (1980) Strength of biological materials. Williams & Wilkins, Baltimore

Interaktion zwischen Gewebe und Implantat in der Spätphase der Frakturbehandlung

L. Claes, H.-J. Wilke, G. Suger, W. Fleischmann und P. Augat

Abteilung Unfallchirurgische Forschung und Biomechanik, Universität Ulm, Helmholtzstraße 14, D-89081 Ulm

Einleitung

Die frühe Phase der Frakturheilung ist gekennzeichnet durch die Bildung des Hämatoms, entzündliche Reaktionen und die Proliferation von knochenbildenden Zellen (McKibbin 1978). Innerhalb von 1–2 Wochen kommt es zur Revaskularisierung und Hypervaskularisierung der Frakturzone (Kunze et al. 1982).

In dieser Phase der Frakturheilung sollten die Implantate ausreichende Stabilität gewähren und diese Revaskularisationsvorgänge möglichst wenig behindern.

In der späteren Frakturheilungsphase sind die biomechanischen Interaktionen zwischen den Implantateigenschaften und dem Heilungsprozeß von größerer Bedeutung.

Ein wesentlicher Faktor ist dabei, welche interfragmentären Bewegungen eine Osteosynthese mit einem speziellen Implantat zuläßt (Claes et al. 1989; Kenwright u. Goodship 1989; Stürmer 1988; Perren 1990).

Das beste Modell, solche biomechanischen Interaktionen zwischen der Stabilität einer Osteosynthese und der Knochenheilung zu studieren, ist die Fixateur-externe-Osteosynthese. Bei ihr ist es möglich, die Implantate weit weg vom Frakturheilungsgebiet zu plazieren. Es kann damit vermieden werden, daß die Implantate einen Einfluß auf die lokalen Durchblutungsverhältnisse der Fraktur haben, wie es zwangsläufig bei Platten und Marknägeln der Fall ist (Perren 1990).

Um die Knochenheilungsvorgänge in Abhängigkeit von der Stabilität der Osteosynthese und den Frakturspaltbedingungen zu prüfen, haben wir deshalb einen speziellen Fixateur externe entwickelt, der im Tierversuch verwendet werden kann. Damit ist es auch möglich, den Einfluß der interfragmentären Dehnung (Bewegung dividiert durch Frakturspaltbreite, Perren 1990) auf die Frakturheilung zu untersuchen.

Material und Methoden

Die Untersuchungen wurden an 18 männlichen Merinoschafen mit einem mittleren Gewicht von 75 kg durchgeführt. Die Operation erfolgte in Intubationsnarkose unter sterilen Bedingungen. Ein spezieller Fixateur externe wurde mit Hilfe von Bohrlehren unter standardisierten Bedingungen an den rechten Metatarsen der Schafe angelegt und dann eine Querosteotomie in der Diaphysenmitte gesägt.
Der Fixateur externe besteht aus 2 Verbindungsplatten, die den Knochen zirkulär umschließen. Je eine Platte ist proximal und distal der Osteotomie mit je 2 überkreuz-

Hefte zu „Der Unfallchirurg“, Heft 261
E. Schneider (Hrsg.), Biomechanik des
menschlichen Bewegungsapparates

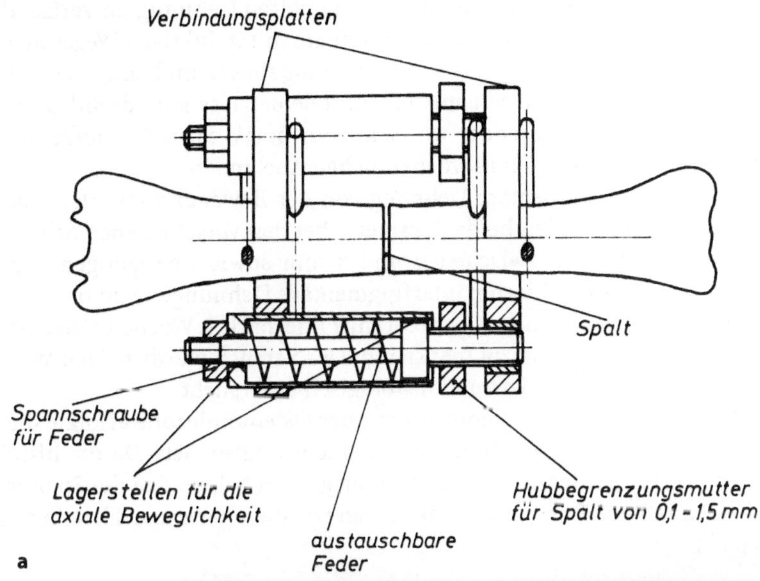

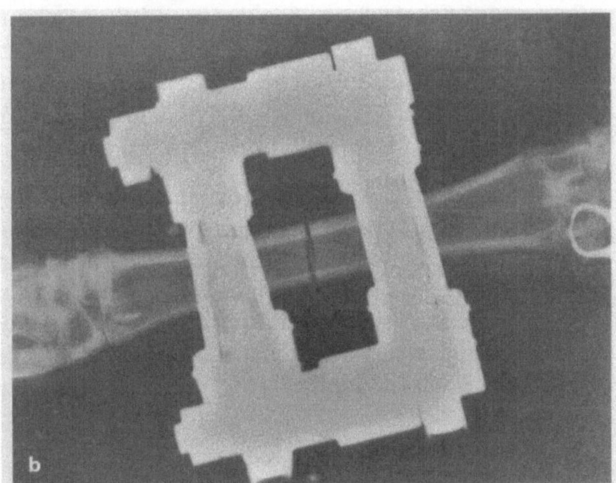

Abb. 1. a Schematische Darstellung des Fixateur externe zur Stabilisierung einer Querosteotomie am Schafsmetatarsus. **b** Postoperatives Röntgenbild eines querosteotomierten Schafsmetatarsus mit 0,7 mm breitem Osteotomiespalt und liegendem Fixateur externe

ten Steinmann-Nägeln (4 mm Durchmesser) fest mit dem Knochen verbunden (Abb. 1). Die Stabilisierung der beiden Platten gegeneinander erfolgt durch 2 Metallzylinder, die medial und lateral des Metatarsus liegen.

Die Konstruktion ist so gewählt, daß der Fixateur eine hohe Stabilität und Steifigkeit gegenüber Biege- und Torsionsmomenten hat, d.h. unter diesen Bedingungen keine nennenswerten Bewegungen im Osteotomiespalt zuläßt. Durch Gleitlagerführungen sind jedoch axiale Bewegungen möglich, die mit Hilfe von Gewinden exakt einstellbar sind. Ausgelöst werden diese Bewegungen, wenn das Schaf seine Extremität belastet. In den Gleitlagerführungen kommt es dabei zu einer Verschiebung, die eine Annäherung der Osteotomieflächen hervorruft. Federelemente sorgen dafür, daß es während der Entlastungsphase eines jeden Schrittes wieder zu einem Auseinanderschieben des Fixateurs und damit auch der Osteotomieflächen kommt.

Um die Veränderungen der interfragmentären Dehnung im Verlauf der Knochenheilung zu bestimmen, wurden die Fixateure mit induktiven Wegaufnehmern ausgestattet, die die Bewegungen des Osteotomiespaltes beim Laufen der Schafe messen.

Die Meßsignale wurden mit einem Telemetriesender drahtlos an die Telemetrieempfangsanlage gesendet, wo sie mit einem UV-Schreiber aufgezeichnet wurden. Die Messungen erfolgten in wöchentlichen Abständen.

Da die interfragmentäre Dehnung von der Bewegung und der Osteotomiespaltbreite abhängt, wurden beide Parameter bei den verschiedenen Schafen variiert. Es wurden Spaltbreiten zwischen 0 und 8 mm sowie Bewegungen von 0–0,57 mm gewählt. Daraus resultierten interfragmentäre Dehnungen von 0–120 %.

Nach 4 Wochen wurde Xylenolorange und nach 8 Wochen Calceingrün injiziert, um den Knochenumbau zu markieren. Der Versuch wurde nach 9 Wochen beendet, die Metatarsen explantiert und histologisch untersucht.

An definierten Knochenproben aus der Osteotomiezone erfolgte die Prüfung der Festigkeit des geheilten Knochens in einem Zugversuch. Da die histomorphologischen Ergebnisse der Osteotomieheilung gezeigt haben, daß der Spaltbreite eine entscheidende Bedeutung zukommt, teilten wir die operierten Tiere in folgende Gruppen ein:

- Gruppe 1: 2 Schafe, 8 mm Spaltbreite, mittlere Dehnung 3,5 %,
- Gruppe 2: 3 Schafe, Spaltbreite > 1,5 mm, mittlere Dehnung 37 %,
- Gruppe 3: 6 Schafe, Spaltbreite < 1 mm, mittlere Dehnung 73 %,
- Gruppe 4: 5 Schafe, Spaltbreite < 1 mm, mittlere Dehnung 7 %,
- Gruppe 5: 2 Schafe, Kontakt mit interfragmentärer Kompression (0 %).

Anhand der Röntgenbilder in 2 Ebenen erfolgte die Bestimmung der Kallusmenge durch Planimetrie der röntgenologisch sichtbaren Kallusflächen.

Zur Auswertung der polychrom markierten Knochenschnitte wurden unter UV-Auflicht im Mikroskop photographische Aufnahmen des Frakturspaltes erstellt und in diesen planimetrisch die Flächenanteile mit grün bzw. orange eingefärbten Knochenneubildungsarealen ausgemessen. 4 Meßfelder mit 1,5 × 2,2 mm Größe, 2 im Bereich der dorsalen und 2 in der ventralen Kortikalis, wurden für jedes Tier bestimmt.

Ergebnisse

Die Tiere der Gruppe 1 mit Spalten von 8 mm heilten bis zur 9. Woche nicht, und ein Tier zeigte eine Infektion. Bei allen Tieren der Gruppen 2, 3 und 4 kam es mit zunehmender Heilungszeit zu einem stetigen Abfall der postoperativ zugelassenen interfragmentären Bewegung (Abb. 2). Nach 8 Wochen waren alle Bewegungen gegen 0 zurückgegangen.

Der Abfall der interfragmentären Bewegung erfolgte bei der Versuchsgruppe 3 ab der 4. Woche schneller als bei den beiden anderen Gruppen (Abb. 2).

Ein Vergleich der Versuchsgruppen 3 und 4 zeigt bei ähnlichen Spaltbreiten den Einfluß der interfragmentären Dehnung auf die Knochenheilung. In der Gruppe 3 kommt es aufgrund der relativ großen Dehnungen (durchschnittlich 73 %) zuerst zu einer Knochenresorption und dann zu einer sekundären Knochenheilung, in der sta-

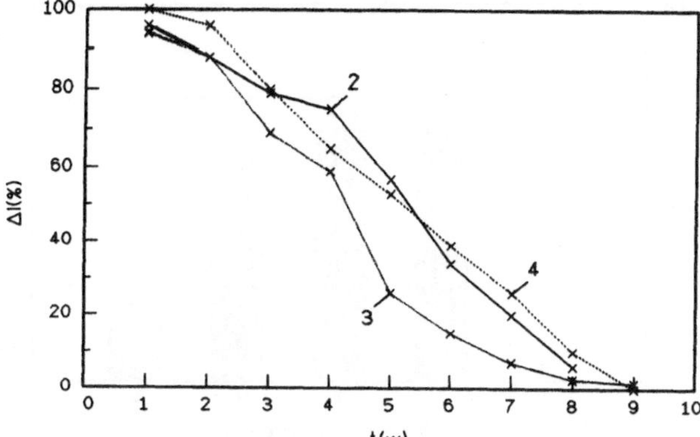

Abb. 2. Abnahme der interfragmentären Bewegungen an der Osteotomie der Schafsmetatarsen (Gruppe 2–4) bis zum Ende des Experimentes in der 9. postoperativen Woche (intraoperativ eingestellte axiale Beweglichkeit = 100 %)

bilen Gruppe 4 (Dehnung ≈ 7 %) zu einer typischen stabilen Spaltheilung. Obwohl es in Gruppe 3 zuerst zu einer Knochenresorption kommt, erfolgt dort eine schnellere Kallusbildung und Osteotomieheilung als in Gruppe 4.

Die Knochen zeigten das typische Bild einer Kallusheilung (Abb. 3). Die Auswertung der Kallusflächen ergab, daß die Kallusmenge um so größer war, je mehr interfragmentäre Bewegungen (Dehnungen) zugelassen wurden (Abb. 4). In Versuchsgruppe 1 kam es zwar auch primär zu Ansätzen von Kallus, jedoch nie zu einer Überbrückung auf Frakturspalthöhe.

Die Bestimmung der Zugfestigkeit der Knochenstäbchen aus dem Kortikalisheilungsgebiet ergab die besten Werte für die Gruppe 5 mit Kontaktheilung (28 MPa), gefolgt von Gruppe 3 (16 MPa), Gruppe 4 (13 MPa), Gruppe 2 (5 MPa) und Gruppe 1 (annähernd 0 MPa).

Die histologische Auswertung zeigte bei der Versuchsgruppe 1 Bindegewebe und Knorpel im großen Frakturspalt, ein Befund ähnlich einer hypertrophen Pseudarthrose. Bei der Gruppe 2 war es zu einer Kallusüberbrückung der Osteotomie gekommen, eine kortikale Heilung hatte jedoch noch nicht eingesetzt.

Bei der Gruppe 3 waren an den Osteotomierändern deutliche Zeichen der Knochenresorption zu beobachten, der Osteotomiespalt war jedoch bereits wieder mit dichtem Geflechtknochen aufgefüllt (Abb. 5a).

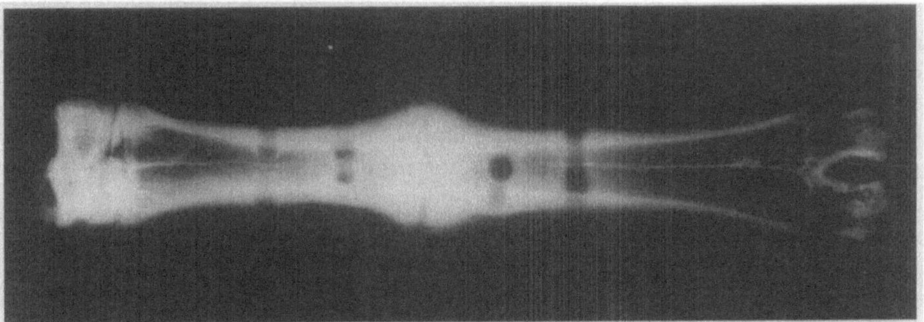

Abb. 3. Metatarsus nach Explantation mit typischer Kallusheilung nach axialer Beweglichkeit von 0,5 mm

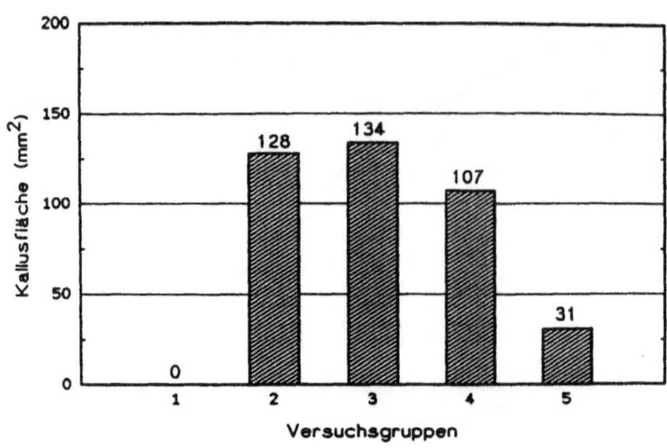

Abb. 4. Röntgenologisch meßbare Kallusflächen im Frakturheilungsgebiet der Metatarsen der verschiedenen Versuchsgruppen

Bei der Gruppe 4 lag eine stabile Spaltheilung vor. Die Osteotomieränder waren noch deutlich zu sehen und im Spalt hatte sich Geflechtknochen gebildet, der sich parallel zum Spalt ausgerichtet und wenig Anschluß zum umgebenden kortikalen Knochen gefunden hatte (Abb. 5b).

Die Knochen der Gruppe 5 zeigten das typische Bild der primären Kontaktheilung mit Osteonen, die bereits eine Verzapfung der beiden Fragmente begonnen hatten.

Die Auswertung der Fluoreszenzfarbmarkierung zeigt die Abb. 6. Die höchste Knochenneubildungsrate weist nach 4 Wochen die Gruppe 5, gefolgt von der Gruppe 3, auf. Nach 8 Wochen liegen die höchsten Werte für Gruppe 3 vor, während die Aktivität in Gruppe 5 deutlich geringer ist. Insgesamt sind die Knochenneubildungsraten nach 4 Wochen noch sehr gering. Nach 8 Wochen liegen sie ca. 10mal höher.

Diskussion

Für Osteotomiespaltbreiten unter 1 mm führten höhere interfragmentäre Bewegungen und Dehnungen zu einer größeren Kallusbildung mit einer schnelleren Überbrückung der Osteotomie.

Erst nachdem durch die Kallusüberbrückung mechanische Ruhe im Spalt eingetreten war, kam es zu einer Auffüllung des Spaltes mit Geflechtknochen und beginnender osteonärer Verbindung mit den angrenzenden Kortikalisfragmenten.

Interessant ist der Vergleich der Versuchsgruppen 3 und 4, die beide gleiche Spaltbreiten von durchschnittlich 0,7 mm aufwiesen. Die Gruppe 3 mit den hohen interfragmentären Dehnungen von durchschnittlich 73 % zeigte zwar in den ersten Wochen deutliche Zeichen von Knochenresorption, heilte jedoch bereits nach 4 Wochen über eine schnelle Kallusbildung und sekundäre Knochenheilung im Frakturspalt schneller als die stabil fixierten Knochen der Gruppe 4. Diese zeigten eine langsamere und geringere Kallusbildung und im Spalt einen Geflechtknochen, der noch nicht so stark umgebaut war wie in Gruppe 3.

Der langsamere Knochenheilungsprozeß der Gruppe 4 ist auch durch die geringere Knochenneubildungsaktivität sowohl in der 4. wie auch in der 8. Woche belegt.

Für diese auch in der Klinik häufig vorkommenden Osteosynthesen mit kleinen verbleibenden Spalten ist deshalb eine absolut rigide Fixation nicht vorteilhaft. Spal-

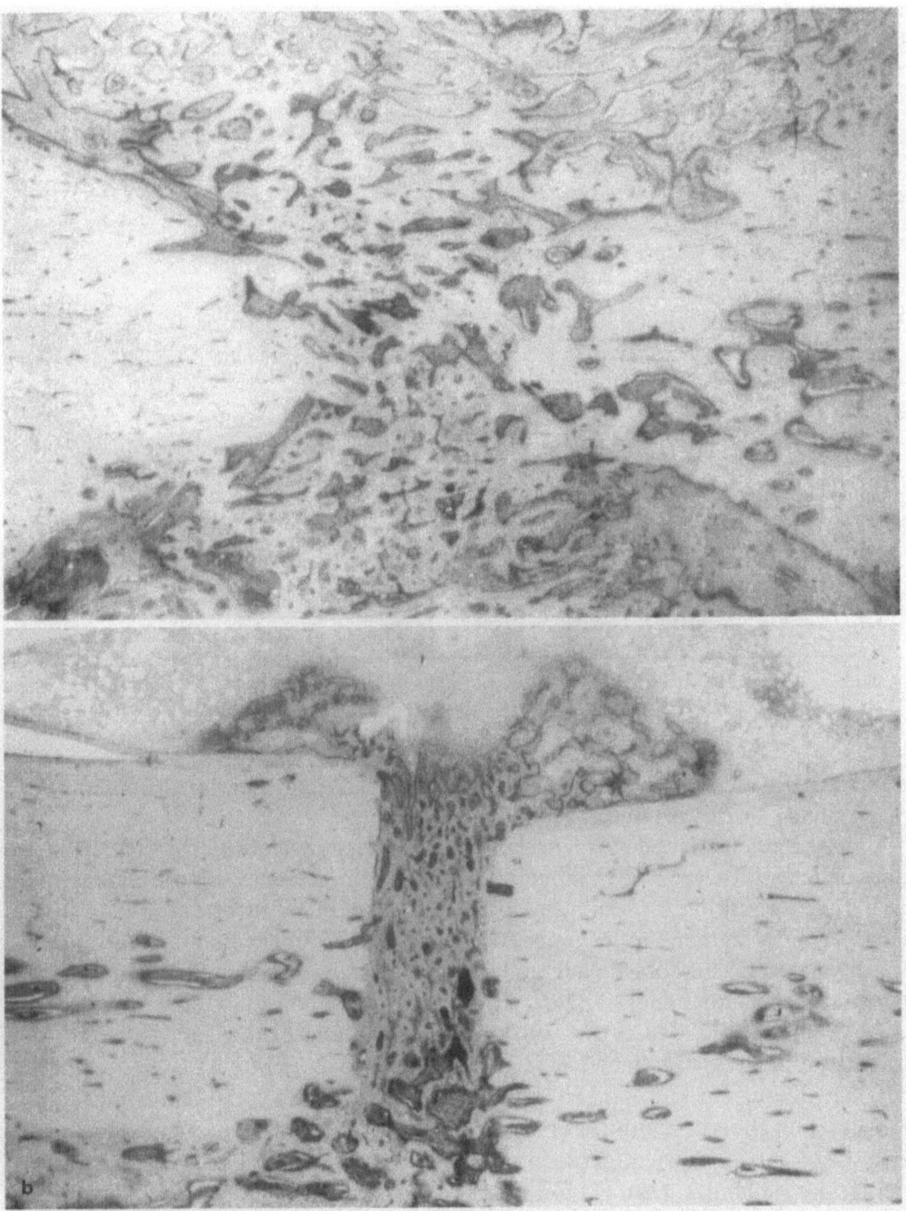

Abb. 5 a, b. Spaltheilung unter interfragmentärer Bewegung (**a**) und stabilen Bedingungen (**b**)

ten > 1 mm führten zu einer Heilungsverzögerung (Gruppe 2) oder gar zum Ausbleiben der Heilung im Untersuchungszeitraum (Gruppe 1). Die Knochen ohne jeglichen Spalt (Gruppe 5) zeigten am Beginn der Heilung einen hohen Umbau (4. Woche). Dies ist verständlich, da der direkte Kontakt keiner Zwischenstufe über eine Defekt-

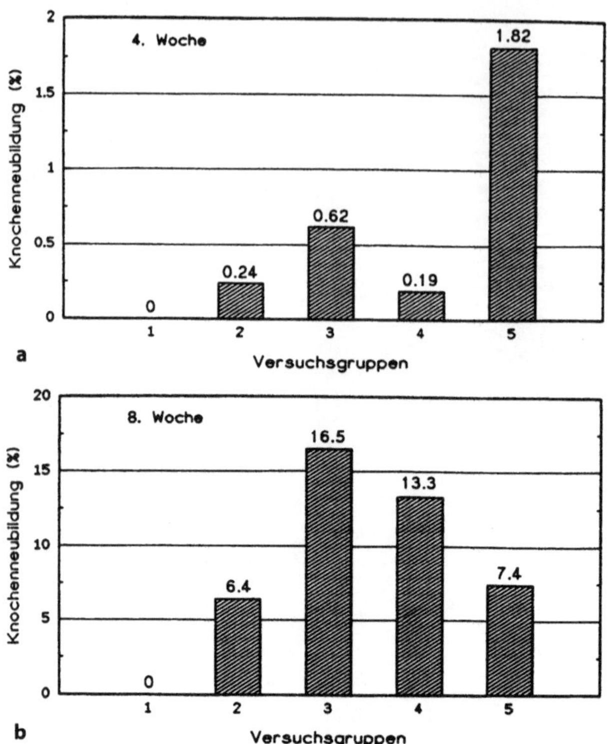

Abb. 6 a, b. Knochenneubildung (in %) des Kortikalisspaltes nach 4 Wochen (a) und 8 Wochen (b) Heilungszeit

auffüllung bedarf. Nach 8 Wochen ist jedoch die Aktivität in dieser Gruppe im Vergleich zu den Gruppen 3 und 4 deutlich geringer.

Unsere Untersuchungen zeigen, daß es eine bewegungsinduzierte Kallusheilung gibt, die die sekundäre Knochenheilung beschleunigt. Bezogen auf die Osteotomiespaltbreite konnte die Dehnungshypothese (Perren 1990) nicht bestätigt werden, nach der interfragmentäre Dehnungen über 2% eine Knochenheilung verhindern. Auf der anderen Seite führten auch interfragmentäre Dehnungen deutlich unter 2% nicht zur Knochenheilung, wenn der Frakturspalt > 2 mm war.

Die Beobachtung, daß es erst zur kortikalen Heilung kam, wenn der Kallus die Fragmente fixiert hatte, deutet jedoch darauf hin, daß es durchaus eine kritische Gewebedehnung zur knöchernen Heilung gibt. Da bei der sekundären Knochenheilung der Kallusüberbrückung der Fraktur oder Osteotomie die entscheidende Bedeutung zukommt, ist es wichtig, die biomechanischen Bedingungen im Kallus zu studieren. Die Heilungskurven (Abb. 2) zeigen, wie der Kallus in der Lage ist, die postoperativ durch das Implantat erlaubten interfragmentären Bewegungen zu reduzieren. Ob an den Stellen, wo es zur Kallusüberbrückung kommt, dabei Dehnungen unter 2% erreicht werden, müssen weitere Analysen ergeben.

Mathematische Simulationen und histologische Studien am Kallus zeigen, daß die Kallusbildung fern der Fraktur dort beginnt, wo die geringsten mechanischen Scherspannungen auftreten. Unabhängig von den interfragmentären Dehnungen und Bewegungen kommt es mit zunehmender Spaltbreite zu Heilungsverzögerungen, was durch eine neue tierexperimentelle Studie von uns weiter bestätigt wird. Gewebeschonende Implantate, die gleichzeitig eine gute Reposition der Fragmente erlauben und eine Flexibilität aufweisen, die einer Kallusbildung förderlich sind, dürften in der überwiegenden Anzahl der klinischen Fälle günstig sein, in denen keine idealen Osteosynthesen unter Kontakt und Kompression möglich sind.

Literatur

Claes L, Wilke H-J, Rübenacker S, Kiefer H (1989) Interfragmentäre Dehnung und Knochenheilung. Chirurgisches Forum. Springer, Berlin Heidelberg New York Tokyo, S 279–283
Kenwright J, Goodship AE (1989) Controled mechanical stimulation in the treatment of tibial fractures. Clin Orthop Relat Res 241: 26
Kunze KG, Faupel L, Kenne M (1982) Die Knochendurchblutung und ihr Verhalten nach Osteotomien und Osteosynthesen-Langzeituntersuchungen bei Schäferhunden. Springer, Berlin Heidelberg New York, S 54–59
McKibbin B (1978) The biology of fracture healing in long bones. J Bone Joint Surg (Br) 60: 150–162
Perren SM (1990) Basic aspects of internal fixation. In: Müller ME et al. (eds) Manual of Internal Fixation. Springer, Berlin Heidelberg New York Tokyo, pp 4–96
Schenk R, Willenegger H (1976) Histologie der primären Knochenheilung. Arch Clin Chir 19: 593
Stürmer KM (1988) Histologie und Biomechanik der Frakturheilung unter den Bedingungen des Fixateur externe. Hefte Unfallheilkd 200: 233

Use of Mechanical Stimuli in Fracture Healing Modulation

E.Y.S. CHAO and H.T. ARO

Biomechanics Laboratory, Department of Orthopedics, Johns Hopkins University, Baltimore MD 21205, USA

Introduction

Knowledge of the basic biomechanical principles is essential throughout the care and management of patients with long bone fractures. It starts from the evaluation of fracture mechanism and continues through to the phase of treatment when the structural strength of the healed bone is evaluated after removal of the fixation device. The selection of fixation method is multifactorial. Factors such as the patient's age, the affected bone, the existence of multiple trauma, the severity of local soft tissue injury, and also the personal preference and clinical experience of the surgeon, are involved in the selection process. Most importantly, the selection of fixation rigidity determines the mode of bone healing. Hence, the mechanism of bone fracture healing chosen should dictate the further course of patient care.

Fracture healing results in reconstitution of the original bony structure and material properties. The healing involves a number of important developmental processes which can be regarded as temporary reversal to embryonic state. The mechanisms controlling the repair processes of fractures are the most fundamental in biology, involving the molecular stimulus that prompts the cells at the fracture site to alter their normal rate of growth and the stimuli which recruit cells outside the fractured bone to participate in the healing processes.

Understanding the basic events in bone healing is a prerequisite for successful outcome of fracture treatment, regardless of the method of immobilization to be utilized. The need for deep insight into the bone healing mechanisms will be even more important in the future development of mechanical, physical, or biologic stimuli in fracture healing modulation. It is also well known that different types of tissue may form or remodel under a specific stress or loading condition (Fig. 1), although many

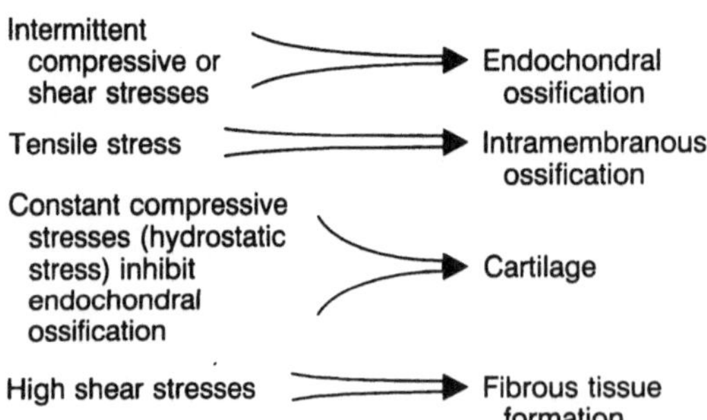

Fig. 1. Hypothetical mechanisms between mechanical stresses and connective tissue formation

Hefte zu „Der Unfallchirurg", Heft 261
E. Schneider (Hrsg.), Biomechanik des menschlichen Bewegungsapparates
© Springer-Verlag Berlin Heidelberg 1997

such generalized mechanophysiological concepts are unproven under in vivo animal models. These considerations open up the possibilities of manipulating specific tissue formation in many orthopedic reconstructive procedures including bone fracture healing management.

Orthopedic surgeons are faced with increasing numbers of fixation devices and treatment alternatives in fracture management. Biomaterial technology is offering solutions to the many problems related to the use of conventional metal implants in fracture fixation. The successful clinical application of the new methods, however, requires a good knowledge of the biomechanics of these devices, the biological demands of the healing process, and the ability to manipulate tissue formation using either mechanical, physical, or biological stimuli.

Each of the well-established fixation methods (rigid compression plating, reamed and unreamed intramedullary nailing with or without interlocking of the fracture fragments, and external fixation) has advantages and disadvantages as well as special biomechanical characteristics. Vast clinical experience combined with the data produced from theoretical and experimental studies have described many of the problems related to the biomechanics of these fracture fixation devices. These findings have, in many cases, resulted in improved design of the devices, with a more reliable clinical result. Because of the inherent differences between them, one method may have an advantage in certain fracture cases over another, and there is general agreement on the indications and contraindications for each method. Proper surgical technique must be utilized, however, to ensure the desired biomechanical outcome of the fixation and to avoid additional tissue trauma and devascularization at the fracture site.

Current treatment results of long bone fractures are generally rated good to excellent, even for high-grade open fractures. Modern guidelines for intra-articular fracture management, including anatomical reduction of the fragments and rigid internal fixation, have produced satisfactory results even under rather difficult conditions. Only in certain types of long bone fractures, especially those involving the tibia, are there treatment problems that require special attention. Operative management of fractures means the risk of infection which could result in the development of chronic osteomyelitis or even in amputation. Undoubtedly, many noninfectious complications originate from incomplete evaluation of the biomechanical characteristics of the fracture type and the inherent biomechanical limitations and physiological disadvantages of the selected fixation method. The purpose of this chapter is to give an overview of fracture mechanics of long bones and the healing mechanisms of diaphyseal fractures under stable and unstable mechanical conditions, with special emphasis on the comparison of fracture fixation and bone healing characteristics related to the use of rigid compression plates, intramedullary nails, and external fixators.

Biological and Biomechanical Characteristics of Fracture Callus

Biological Processes of Fracture Healing

Fracture repair follows the principles which govern embryonic and fetal development of the skeleton and its physiological remodelling and functional adaptation (Sevitt 1981; Schenk 1986). A fractured bone has lost its mechanical integrity and continuity. The unique feature of fracture healing is restoration of the original tissue structure

Table 1. Factors influencing fracture healing

Systemic
Age
Hormones
Functional activity
Nerve functions
Nutrition

Local
Degree of local trauma
Vascular injury
Type of bone affected
Degree of bone loss
Degree of immobilization
Infection
Local pathological conditions

with mechanical properties equal to those before fracture. Injured skin, muscle, and tendon are unable to copy such a real regeneration process after injury, but, rather, they heal with permanent scar tissue. Factors that influence fracture healing are both local and systemic (Table 1).

Fracture healing can be considered a series of phases occurring in sequence and also overlapping to a certain extent. The process can be divided into at least three distinct stages: inflammation, reparation, and remodelling (Cruess and Dumont 1975). Bone reacts to fracture within a few hours in uniform periosteal cell activity, and the initial cellular reaction is considered a very fundamental response of bone to any injury (so-called primary callus response) (McKibbin 1978).

The inflammation phase may be most critical for the reparative phase of fracture healing, similar to that in soft tissue wounds. If serious impairment of the inflammation phase occurs, tissue healing is compromised (Hunt 1984). The inflammation phase includes activation of the cellular mechanisms necessary for the subsequent repair and also the processes protecting the healing tissue from infection. In brief, injury is translated to the waves of chemical messengers, such as kinins, complement factors, histamine, serotonin, prostanoids, and leukotrienes. The coagulation cascade contributes fibrin and fibrinopeptides. These together mediate the inflammatory reaction by causing vasodilation, migration, and chemoattraction, thus initiating the next step in repair. Platelets also assist, but, in addition, they contribute growth factors which initiate angiogenesis and mesenchymal cell proliferation. Upon reaching the injured tissue, the granulocytes ingest and destroy bacteria but do not contribute to repair. Macrophages and, to a lesser extent, lymphocytes aid in the destruction of bacteria but also stimulate repair by releasing angiogenesis factor(s) and other cell growth factors (Hunt 1984).

During the reparative phase, the pattern of fracture healing is highly susceptible to mechanical factors, that is, to the amount of interfragmentary motion. The natural histological course of fracture healing (without immobilization), described in detail already by Ham (1930), starts with interfragmentary stabilization by periosteal and endosteal callus formation. The process restores continuity, and bone union occurs by intramembranous and endochondral ossification. Avascular and necrotic areas of fracture ends are substituted by haversian remodelling. Malalignment of fragments may be corrected to a certain extent by remodelling of the fracture site and by functional adaptation, particularly in children or adolescents with remaining bone growth potential. Fracture remodelling generally does not correct torsional deformities.

At the inflammatory stage of healing, external callus tissue consists of primitive-looking mesenchymal cells, particularly granulation tissue fibroblasts, macrophages, and blood vessels. At this stage of healing, callus tissue shows the highest content of procollagen mRNA for type III collagen (Multimäki et al. 1987). The origin of periosteal callus cells is still controversial, but, undoubtedly, the cambium layer of the periosteum plays an important role as a source of cells with both osteogenic and chondrogenic potential. The blood vessels of periosteal callus are entirely new, or almost so, and originate from surrounding extraskeletal tissues (muscles) (Göthman 1961) and from the medullary cavity (Rhinelander 1972). It is not known if invading vascular endothelial cells have osteogenic or chondrogenic potential. Angiogenesis, i.e., the growth of new capillaries, involves migration and proliferation of endothelial cells, and the process can be stimulated by so-called angiogenetic growth factors (Glaser et al. 1980; Banda et al. 1982). A hypoxic tissue gradient seems to be essential for the maintenance of angiogenesis in a healing tissue. Angiogenesis may be controlled by macrophages which produce angiogenic factors under hypoxic conditions (Knighton et al. 1983). Both fracture callus (Brighton and Krebs 1972; Heppenstall et al. 1975) and the medullary cavity during external callus formation (Aro et al. 1984) show low tissue oxygen tension.

The induction and proliferation of undifferentiated periosteal callus tissue is the first critical step in fracture healing by external callus. Formation of such callus will be suppressed by rigid immobilization. Excessive fracture motion will be equally harmful. The formation of the callus depends upon several humoral factors. Most importantly, the induction and proliferation periods of periosteal callus are finite.

During the next phase, primitive callus tissue shows a very rapid chondrogenic transformation. The appearance of cartilage cells is reflected by the high levels of type II collagen mRNA. It has not been determined whether the cells with the chondrogenic potential are derived from specific periosteal prechondrogenic cells or represent chondrocytes differentiated from primitive mesenchymal cells through signals created by the environment. The size of early external callus ("soft callus") corresponds to that of cartilaginous callus as well as to that of the final bony callus. In addition, the DNA content, as an indicator of cell number, does not change during the maturation process.

The next critical step in obtaining union of a fracture is the establishment of an intact bony bridge between the fragments, and since this involves the joining of hard tissue, it follows that the whole system must become immobile at least momentarily (Charnley 1970). At this stage of healing, an inefficient fracture immobilization by flexible stainless steel or plastic intramedullary rods (Brown et al. 1984; Aro et al. 1985), or by plates with low axial bending and torsional stiffnesses (Woo et al. 1984), as well as the presence of excessive fracture gap with no inherent fracture instability (Müller et al. 1968), may cause a pending hypertrophic nonunion because of the persistence of fibrous tissue or fibrous transformation of osteogenic callus tissue between the frontiers of bridging external callus. It seems that there is a narrow range of permissible interfragmentary motion, and the use of fixation flexibility as a method of callus stimulation at this stage would be difficult when the fracture healing pathway has already committed to certain biologic and mechanical conditions.

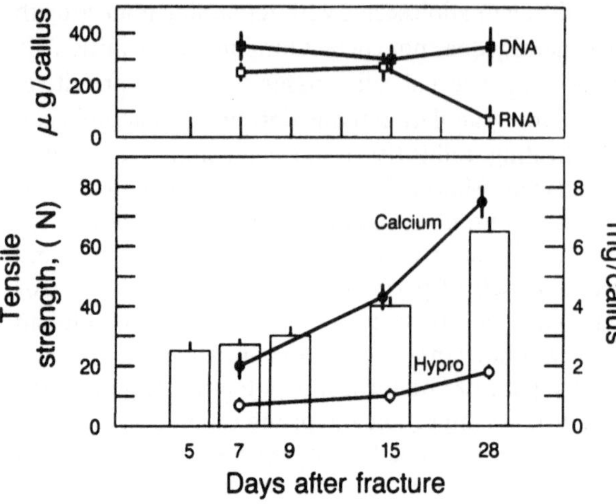

Fig. 2. Time-related change of nucleic acid in terms of DNA and mRNA (*upper panel*) and calcium and hydroxyproline contents and mechanical strength (*lower panel*) of fracture callus as a function of healing time (rat tibia model, *n* = 6). *Vertical bars* in the lower panel represent the failure load of the callus in tensile test

The osteoblastic activity, in conjunction with evaluation of osteoclastic activity, can be quantitated also using a histomorphometric technique developed for the evaluation of metabolic bone diseases from iliac crest bone biopsies (Meunier 1983; Hodgson 1986). Using this method, a recent study (Aro et al. 1988) showed that the osteoclastic number, measured per woven new bone surface length, reaches the maximum value at an early stage of endochondral ossification, suggesting there is a close coupling phenomenon between osteoblasts and osteoclasts in fracture callus.

During the ossification process of external callus, the total amount of calcium per unit volume of callus shows approximately a four-fold increase; hydroxyproline (an indicator of total collagen content), a two-fold increase; and the breaking strength of the callus in tensile test, a three-fold increase (Fig. 2) (Aro 1985). The time-related changes in the amounts of the chemical callus components (total nitrogen, hydroxyproline, and minerals) are similar to those of the breaking strength of the callus in tensile test. However, the chemical parameters of callus production do not correlate with the strength at any time period of healing (Penttinen 1972). The radiographic size of external callus is a poor predictor of fracture strength (Panjabi et al. 1985) and does not indicate at any given healing time the amount of chemical components in the callus (Aro et al. 1985). The restoration of fracture strength and stiffness seems to be related to the amount of new bone connecting the fracture fragments (measured from the failure plane in the tensile test) and less to the overall amount of uniting callus (Black et al. 1984).

Biomechanical Properties of Fracture Callus

The structural properties of a healing fracture are dependent on the material properties of the uniting callus. To determine the material properties of callus tissue, uniform fracture callus specimens were loaded under axial compression using a circular indentor at a low deformation rate (Aro et al. 1988). Callus tissue deformation, calculated from the impression of the indentor during loading, was continuously recorded with the applied load, and the modified Brinell's hardness value was calculated.

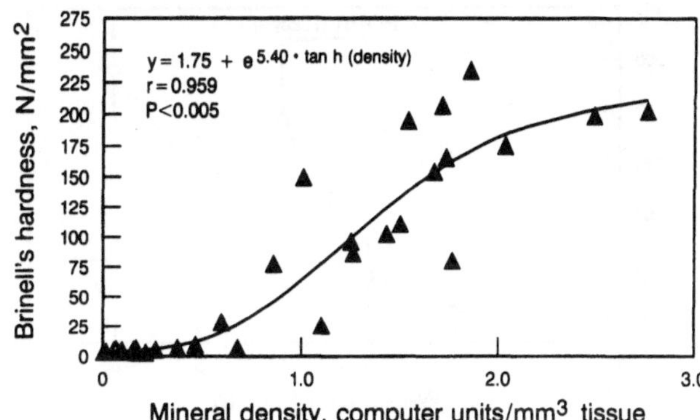

Fig. 3. Correlation between callus hardness (Brinell's indentation test) and mineral density in a rat tibia fracture model

The results showed that the staged differentiation and mineralization of fracture callus have a profound influence on its compressive behavior (Fig. 3). Because mineralization is a major determinant of the mechanical behavior of fracture callus, we also wanted to correlate the mechanical properties of the callus tissue with its mineral content. A trochar-type indentor was used to obtain a full-length biopsy of the callus tissue, which was tested mechanically. The tissue sample, with a known preloading volume, was analyzed for calcium content. The results showed a close correlation ($r = 0.830$, $p < 0.001$) between the hardness of the fracture callus and its calcium content.

Once the external bony bridge has been established between the fracture fragments, provided that adequate mechanical protection is given, the other processes such as the formation of medullary callus and reconstruction of cortical bone can be expected to follow (McKibbin 1978). The medullary osteoblasts differentiate directly from undifferentiated osteogenic cells (stromal cells of the medullary cavity). This process is slow compared with periosteal activity. It is enhanced by adequate blood supply.

Looking at the whole period of fracture healing, four biomechanical stages can be defined (Table 2). These stages correlate with the progressive increases in average torque and energy absorption to failure as healing progresses and also with the average healing times (White et al. 1977). The distinct change from a low-stiffness, rubbery quality (stage I) to a hard-tissue type of resiliency (stage II) occurs during a rather short period of time. The same phenomenon was observed in indentation testing of fracture callus at between 3 and 4 weeks (Fig. 4). This change is sometimes evident also in clinical practice during conservative treatment of a fracture.

Table 2. The four biomechanical stages of fracture repair (adopted from White et al. 1977)

Stage I	The bone fails through the original fracture size with a low stiffness, rubbery pattern.
Stage II	The bone fails through the original fracture site with a high stiffness, hard tissue pattern.
Stage III	The bone fails partially through the original fracture site and partially through previously intact bone with a high stiffness, hard tissue pattern.
Stage IV	The failure is not related to the original fracture site and occurs with a high stiffness pattern.

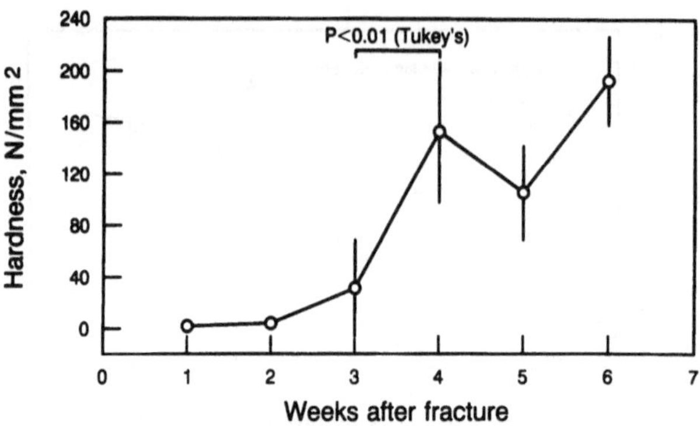

Fig. 4. Time related change of callus hardness after initial bone fracture (rat tibia model). The increasing hardness with time reflects the differentiation of callus tissue to woven bone (2–4 weeks) and subsequent bone remodelling (4–6 weeks)

Basic Mechanisms of Bone Fracture Union and Remodelling

In the 1960s, it was discovered that rigid compression plating of an osteotomy inhibits callus formation and bone ends unite directly by haversian remodelling in contact areas (so-called "contact healing") and noncontact areas (so-called "gap healing") (Schenk and Willenegger 1963). Subsequently, fracture healing was divided into two patterns, primary bone healing and secondary (spontaneous) fracture healing. Spontaneous fracture healing (healing with periosteal and endosteal callus formation) (Fig. 5) was considered as being "secondary" mainly because, initially, an intermediate fibrous tissue or fibrocartilage is formed between the fracture fragments and only subsequently is replaced by new bone (Schenk 1986).

The ultimate structural goal of fracture healing is reconstruction of the original cortical bone. Due to the damage to bone and surrounding soft tissue during trauma, the cortical ends at the fracture site are avascular and necrotic during the initial stages of healing. This inevitable vascular compromise does not prevent the avascular fracture ends from playing an important biomechanical role and serving as the mechanical supportive elements for any fixation device. Haversian remodelling has two main functions: (1) the revascularization of necrotic fracture ends and (2) reconstitution of the intercortical union. There are three requirements for the haversian remodelling across the fracture site: (1) exact reduction (axial alignment), (2) stable fixation, and (3) sufficient blood supply.

The growth of secondary osteons starts in the second month after fracture in the dog and later in man (Schenk 1986). This means that there is always a lag period

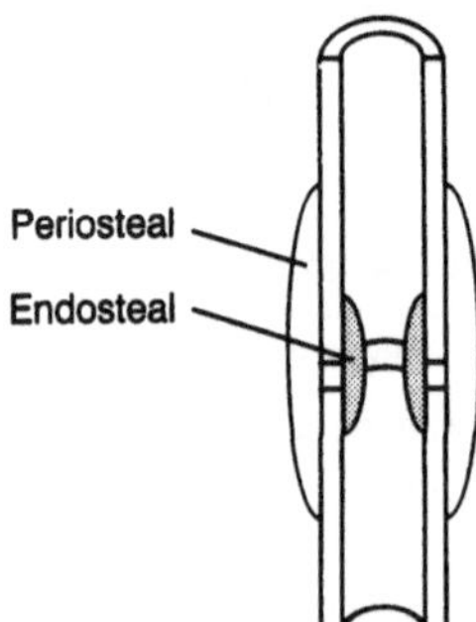

Fig. 5. Mechanism of nonosteonal bone healing with abundant periosteal callus and a small amount of endosteal callus without osteon formation across the fracture gap. The union of the fracture relies on maturation and remodelling of the periosteal osseous tissue with extensive remodelling processes of the fracture endo

before the activation of haversian remodelling during fracture healing. The factors which initiate the dramatic increase of secondary osteons in healing fractures and influence the direction of their growth are not known. It has been postulated that the activation of haversian remodelling is related to the tissue damage (avascular necrosis) at the fracture site. Static preloading, studied with compression plates in intact and osteotomized bones (Matter et al. 1974; Slätis et al. 1978; Holmström et al. 1986) did not seem to influence the rate of osteonal remodelling. Fracture fragments which were deprived of their vascular supply for too long a period of time failed to be remodelled for years (Schenk 1986). This important observation clearly shows that the signal for the growth of secondary osteons after fracture is time-limited, confirming the theory of biochemical induction of haversian remodelling.

The growth of secondary osteons from one fracture fragment to another does not necessarily require intimate contact of fracture fragments. Even after perfect reduction and compression plating, there are incongruencies at the fracture site which will result in small gaps between contact areas or even contact points. These gap regions are filled, within weeks after fracture with no lag period, by direct lamellar or woven new bone formation (appositional bone formation) (Schenk 1986). The woven bone formed within the gap acts as a spacer but does not "unite" the fracture ends. The boundary between the new bone and the original cortex is the weak link of the union process at this stage of healing (Aro et al. 1988). Secondary osteons use the gap tissue as a scaffold to grow from one fragment to another. Although this is the crucial step for the final union, the growth of secondary osteons results, paradoxically, in a transitory compulsory reduction of cortical bone density. The gap new bone also shows a similar "porotic change" as a part of the union process with the fragments (Aro et al. 1988).

In any form of fracture fixation, bone fragments under load will experience a certain amount of relative motion which, by unknown mechanisms, determines the morphologic features of fracture repair. Perren (1979) proposed a hypothesis (the "interfragmentary strain hypothesis") which refines the notion that the tissue response is affected by the local mechanical environment. This theory is not entirely consistent with the experimental results produced in the validation studies (Claes et al. 1987). The interfragmentary strain is defined as the ratio of the relative displacement of fracture ends versus the initial gap width (Fig. 6). Interfragmentary strain is believed to govern the type of tissue that forms between the fracture fragments.

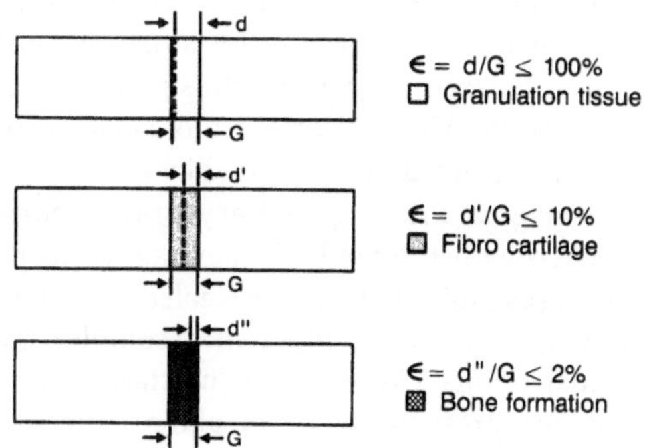

Fig. 6. The concept of interfragmentary strain theory as reflected by the type of tissue formation as a function of the magnitude of the strain occurring in the tissue located in the fracture gap. The strain (ε) is defined as the ratio of the fragment relative motion (d, d', d'') and the original gap (G) between the bone fragments. Fracture healing results in a gradual decrease of interfragmentary motion (d, d', d''). Different tissues can sustain different maximum tensile strains before failure

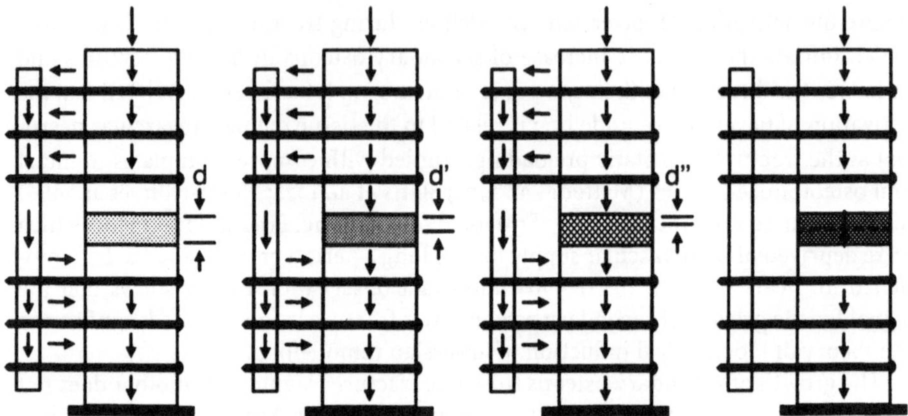

(d>d'>d" Gap motion decreases due to tissue transformation)

Fig. 7. Adaptation of the interfragmentary strain theory to explain fracture healing under external fixation. When the fracture gap tissue has a low modulus, bone stress will pass mainly through the fixation pins and the side bar, bypassing the fracture gap. As the fracture callus begins to mature, more bone stress will pass through the fracture site, thereby relieving the load passing through the external fixation side bars

According to the theory, a balance between the local interfragmentary strain and the mechanical characteristics of the callus tissue is the determining factor in the course of both primary bone healing and spontaneous fracture healing. Fracture healing results in a gradual decrease of interfragmentary motion. Different tissues can sustain different maximum tensile strains before failure. Granulation tissue can tolerate 100 % of strain, while fibrous tissue and cartilage tolerate appreciably lesser amounts of strain. Compact bone can only resist 2 % of strain. Thus, the fracture gap tissue transformation can be assumed to prepare the fracture mechanical and biological environment for solid bone union (Fig. 7). The time-related changes in the compression behavior of external callus (Fig. 4) appear to support this theory, although the deformation of the callus under load does not fit the interfragmentary strain definition.

It is important to realize that interfragmentary strain is inversely proportional to the fracture gap size. When the fracture gap is small, even slight interfragmentary motion can increase the strain to the extent that the granulation tissue may not be able to form. To circumvent this situation, small sections of bone near the fracture gap may undergo resorption, thus making the fracture gap larger and reducing the overall strain. This important biological response is histologically evident in gap healing areas of fractures treated by rigid external fixation (Fig. 8) (Aro et al. 1988).

The original interfragmentary strain theory considered only longitudinal strains associated with the applied interfragmentary strain. Analytical three-dimensional analyses (DiGioia et al. 1987) revealed that interfragmentary motion applied to a plate/bone/gap system resulted in a complex gap deformation and multidirectional principal strains. However, the interface between the fracture fragment ends and the gap tissue represented a critical plane of high distortion containing maximum princi-

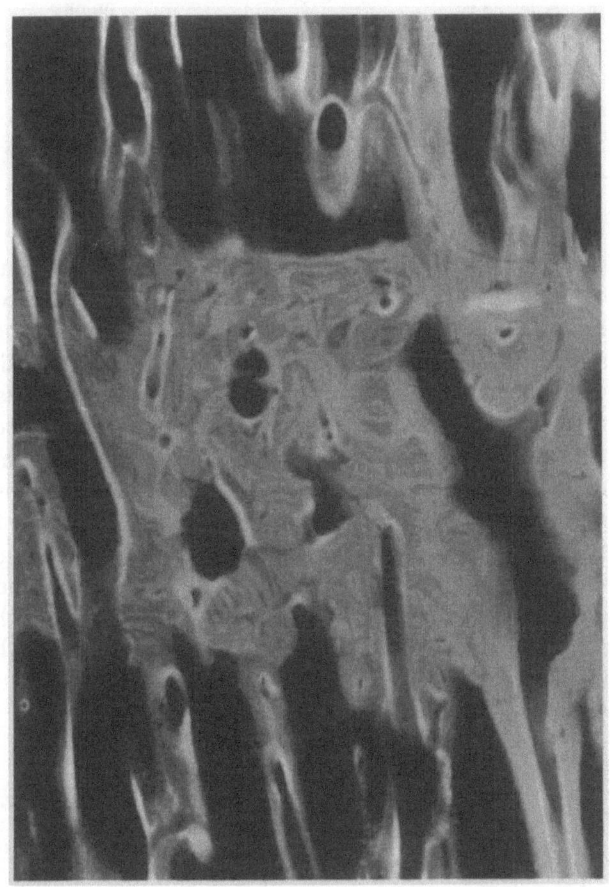

Fig. 8. Histologic appearance of bone fracture repair under rigid external fixation with constant fracture gap. Newly formed woven bone has a transverse orientation. The rough edge at the cortical end represents bone resorption

pal strain magnitudes and severe endosteal-to-periosteal strain gradients. With bone resorption and callus formation, the largest strain reductions (up to 50%) occurred in these gaps, confirming the original hypothesis.

During the past few years, several experimental studies of external fixation with controlled mechanical conditions of osteotomy healing (Hart et al. 1985; Williams et al. 1987; Aalto et al. 1987; Aro et al. 1988) have suggested that there are many combinations of the healing processes. Clinical experience also has indicated that "callus-free healing" after dynamic compression plating (DCP) is not a rule. A recent report of AO/ASIF group, which popularized the concept of primary bone healing, showed that only 37% of patients in a clinical study showed primary bone union (no radiographic callus) in tibial fractures treated by DCP plate (Schwyzer et al. 1984).

Therefore, a modified bone union classification (Table 3) was considered in place of the oversimplified terms "primary bone healing" and "secondary bone healing." The modified classification emphasizes the mechanism of cortical reconstruction (osteonal versus nonosteonal union). In addition, the classification includes the possibilities that contact healing can occur with or without external callus and that the

I	Nonosteonal bone union (Fig. 5)
II	Osteonal bone union (Fig. 9)
	(a) Primary bone healing
	Primary contact healing
	Primary gap healing
	(b) Secondary bone healing
	Secondary contact healing
	Secondary gap healing

Table 3. Classification of mechanisms of bone union

gap healing mechanism can be achieved when the fracture ends are not in intimate contact (Fig. 9). The gap healing mechanism also can occur with or without external callus formation (Aro et al. 1988). The term "primary bone union" was originally a radiographic definition, for which the lack of external callus formation and the gradual disappearance of the narrow fracture line served as the main criteria (Schenk 1986). This clinically accepted terminology is maintained in the modified classification. Accordingly, secondary bone union means a healing mechanism of substantial radiographic external callus formation. The histologic criteria for the gap healing mechanism are (1) the formation of lamellar bone in the fracture gap with perpendicular orientation of collagen to the bone axis and (2) the growth of secondary osteons through this lamellar bone from one fragment to another. Nonosteonal bone union includes all the healing patterns which do not exhibit the direct growth of osteons across the fracture site. The conditions for nonosteonal bone union include (1) axial malalignment, (2) excessive fracture gap, or (3) unstable fixation in the presence of

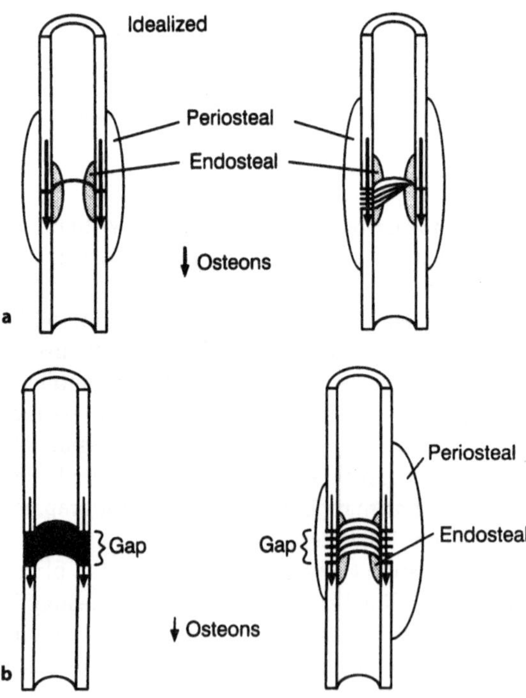

Fig. 9. a Secondary contact healing mechanism. This bone-healing pattern is characterized by periosteal callus formation and direct cortical reconstruction by secondary osteons. Even under contact healing, as illustrated on the *right*, there will be small gaps asymmetrically located around the circumference of the bone cortex. Thus, "contact healing" does not imply that the entire cortex will be subject to the contact healing mechanism. Primary contact healing (not shown) is characterized by equivalent direct cortical reconstruction but without substantial periosteal new bone formation. **b** Primary (*left*) and secondary (*right*) gap healing mechanisms under rigid external fixation. The primary healing mechanism does not show substantial radiographic external callus formation. The *arrows* indicate the bridging direction of the intracortical secondary osteons across the fracture gap. Formation of periosteal callus under rigid external fixation is related to high axial compression through weight bearing

axial alignment. The critical gap size is not known with certainty but seems to be within the limit of 1 mm as previously suggested (Schenk 1986).

The biomechanical basis for the modified classification is the crucial role of cortical reconstruction in retaining ultimate bone union strength. Cortical reconstruction is the best radiologic indicator of bone union strength (Panjabi et al. 1985). The strength of bone union seems to be related to the number of osteons crossing the union site (Claes et al. 1985). However, it is still unproved whether osteonal reconstruction shortens the time to the return of normal bone strength and stiffness compared with nonosteonal cortical reconstruction. On the other hand, a recent study (Aro et al. 1988) showed that there is not obvious difference in the time needed for the return of normal bone strength and stiffness between the primary and secondary healing mechanisms of osteonal bone repair. However, during early stages of fracture healing, the formation of external callus is mechanically sound to cover the lag period before the activation of haversian remodelling during osteonal bone repair, indicating the benefits of secondary, osteonal bone healing. Static compression of bone fragments is not prequisite of contact healing. Dynamic compression of bone fragments (obtained by axial dynamization of external fixation without jeopardizing the torsional and bending rigidity of fixation) results in contact healing with periosteal callus formation (Aro et al. 1988).

The challenge of biomechanical research on fracture healing is to improve the biomechanics of fracture fixation so that, after satisfactory reduction, a fracture can heal through the secondary bone union mechanism. This goal seems to be relevant for the improvement of both plate fixation (Woo et al. 1984) and external fixation methods (Chao 1983). This question is less critical in intramedullary nailing. Reamed intramedullary nailing results in axial alignment of the bone fragments while permitting axial dynamic compaction, and thus the nailed fracture heals with external callus followed by osteonal reconstruction of the cortex.

Biomechanical Characteristics of Fracture Healing under Internal and External Fixation

In order to explore the possibility of utilizing mechanical stimuli of a certain type to modulate fracture union, it is essential that the normal healing characteristics under different fixation methods are well understood. Therefore, a series of experiments was carried out for this purpose. Since only external fixation can provide active control of fixation rigidity and fracture gap mechanical environment, this mode of immobilization was selected as the primary model. The experiments were carried out using the same experimental setup (canine tibial shaft osteotomy) to eliminate other variables such as the extent of soft tissue injury, the variation of fracture surface, the accuracy of reduction, and the type of fracture configuration which may influence bone healing.

The purpose of these experiments was not to show the superiority of any particular device or a fixation mode over another. Instead, the experiments were designed to demonstrate the model of healing expected by each type of fixation rigidity under standardized, uncompromised healing conditions. Under clinical fracture healing conditions, the fixation rigidity and the type of fixation are among other variables influencing the outcome of the treatment. The use of intra-animal comparison in statistical analysis also minimizes the many interanimal variables, such as individual differences in functional activity and loading magnitude. It must be emphasized that the studies of external fixation do not represent only the healing modes provided by external fixators. External fixation, allowing controlled adjustment of fixation rigidity, is an important experimental tool to study the mechanical factors influencing fracture healing, and the data can be used not only to speculate about possible mechanical factors to enhance the fracture union process, but also to improve the designs of other fixation devices.

Plate Fixation versus Intramedullary Fixation

The effects of compression plating (eight-hole DCP) and intramedullary nailing after reaming (fluted Sampson rod) on the vascular supply of the canine tibial osteotomy site and on the rate and quality of osteotomy union were studied (Rand et al. 1981). A total of 45 adult mongrel dogs were used in this experiment to establish the fracture model. The animals were sacrificed at 1, 14, 42, 90, and 120 days to show the time-related changes in osteotomy-site blood flow (measured by strontium clearance) and in the morphology and mechanical properties of the osteotomies. The results showed that blood flow reached higher levels and remained elevated longer in osteotomies that were fixed with a rod than in those fixed with a plate (Fig. 10). Red-fixed osteotomies healed by periosteal callus, whereas plate-fixed osteotomies showed predominantly endosteal callus formation (Fig. 11). There were no significant differences in bone porosity between the fixation methods. The plated osteotomies displayed higher torsional stiffness values than rod-fixed osteotomies at 90 days ($p < 0.005$), but this difference was no longer apparent at 120 days. Maximum torque values of the plated osteotomies were significantly higher at 90 days ($p < 0.01$), but this difference also disappeared by 120 days.

It is evident that bone union occurs through different mechanisms after intramedullary rod fixation and plate fixation. Interestingly, rigid plate fixation improved the recovery of mechanical properties in the early phases of healing, although the rigidity of plate fixation inhibited periosteal callus formation. The time needed for the return

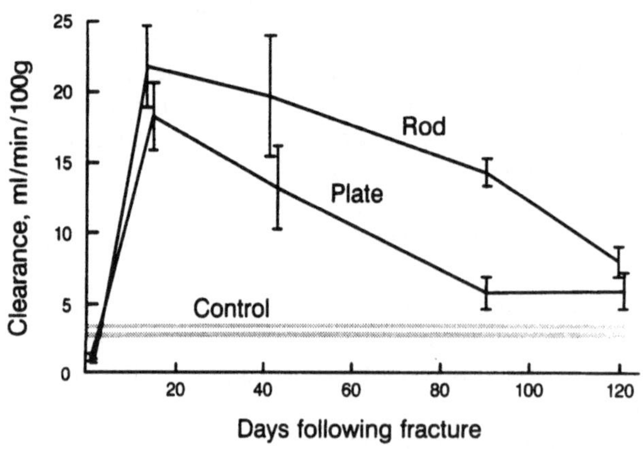

Fig. 10. Fracture site bone blood flow measured by strontium clearance in plate- versus rod-fixed animal model as compared to the intact control at different time periods (mean values)

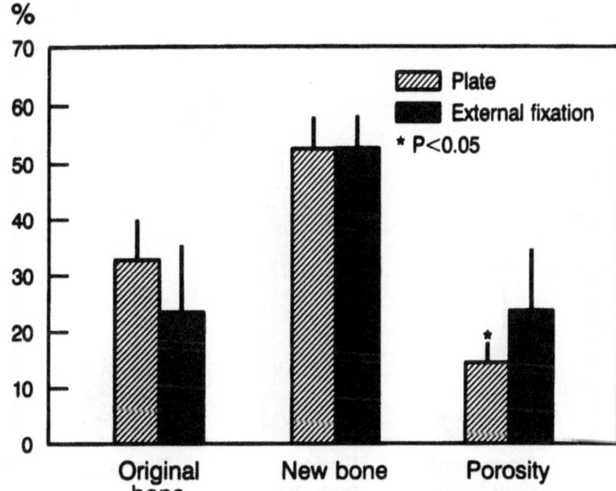

Fig. 11. New bone formation and porosity with intramedullary nailing and compression plate fixation (canine tibial osteotomy model). Significantly higher endosteal new bone formation occurred on the plated side. Intramedullary nail fixation produced higher periosteal new bone formation

of normal strength and stiffness was, however, the same with the two methods, indicating that the end results of the different healing patterns were biomechanically equivalent.

Plate Fixation versus External Fixation

The bone osteotomy union characeristics of compression plating (eight-hole prebent DCP) and unilateral external fixation (Sukhtian-Hughes design) were compared (Lewallen et al. 1984). The fixator was applied using six stainless steel Schanz screws, 4 mm in diameter. In vitro mechanical testing showed that the plate-bone system was significantly more rigid than the external fixator-bone system in all testing modes except in lateral bending, where the external fixator was more rigid. In vivo study showed that the use of both methods led to osteotomy union by 120 days. However, the maximum torque and stiffness of the plated osteotomies were significantly higher than those of the external fixator side ($p < 0.05$ and $p < 0.01$, respectively). Histologically, there was more porosity ($p < 0.05$) on the external fixator side when compared to paired osteotomies treated with compression plates (Fig. 12). The external fixator side also had significantly less intracortical new bone ($p < 0.01$). Increased bone turnover on the fixator side was accompanied by increased blood flow ($p < 0.05$) compared with the plated side.

This was the first demonstration that external fixation can achieve bone osteotomy union under experimental conditions. It is well demonstrated that the rigidity of fixation is an important stint factor in early bone healing, not the type of device used. Less rigid external fixation was shown to increase bone resorption and decrease intracortical bone formation compared with rigid compression plating. This study, like the study of Rand et al. (1981), did not show porotic transformation of the cortical bone beneath a rigid plate in the canine tibia, suggesting that such a phenomenon must be a late effect.

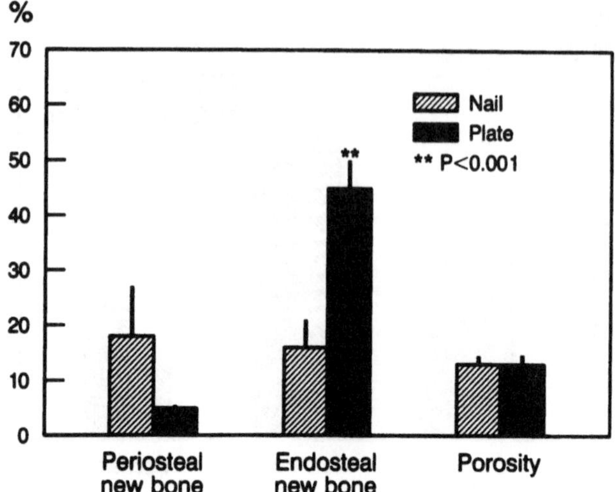

Fig. 12. Amounts of original cortical bone, new bone, and porosity on the plated side and the external fixation side in a midtibial canine osteotomy model. The porosity on the external fixation side was higher than on the compression plated side. This finding may reflect the higher fracture site movement and nonosteonal bone healing mechanics under the less rigid external fixation

Four-Pin versus Six-Pin Unilateral External Fixation

Wu et al. (1984) compared the healing pattern of osteotomies fixed with more rigid (six half pins) and less rigid (four half pins) unilateral external fixator configurations. The Sukhtian-Hughes model fixator was used, and the pins were 4-mm stainless steel Schanz screws. In vitro testing showed that the axial, torsional, and lateral bending stiffness of the four-pin configuration was about 70 % that of the six-pin configuration. The anteroposterior bending stiffness in the four-pin side was only 50 % of the six-pin side. In vivo study showed increased periosteal callus formation on the four-pin side, based on the planimetry of sequential radiographs. At 120 days, the osteotomies treated by the two configurations did not show significant differences in the maximum torque to failure or in stiffness. Histologically, the four-pin side showed

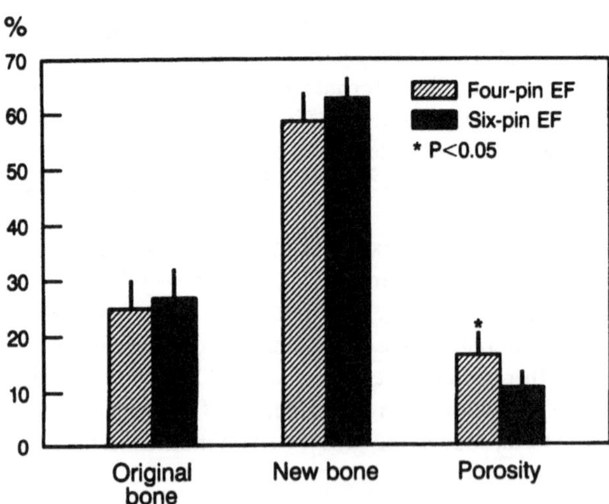

Fig. 13. New bone formation and bone porosity comparison in four-pin (less rigid) versus six-pin (more rigid) unilateral external fixation configuration (canine tibial osteotomy model). The intracortical porosity was significantly higher in the less stiff four-pin external fixator side

increased porosity of the osteotomy area (p < 0.05 compared with the six-pin side; Fig. 13). The incidence of pin loosening was significantly higher in the four-pin side than in the six-pin side.

This experiment confirmed that less rigid external fixation results in enhanced periosteal callus formation but, at the same time, increases bone porosity without any beneficial effects on the mechanical recovery. This study also showed that the low initial stiffness of external fixation carries potential for pin-bone interface problems.

Compression versus No Compression under External Fixation

Hart et al. (1985) focused on examining the effects of constant compression on osteotomy healing. The static compression of 80 N was applied across the tibial osteotomy site by the Sukhtian-Hughes unilateral external fixator. The contralateral side was treated with the same fixator, but the osteotomy ends were not in intimate contact (osteotomy gap 20 μm). The fixator was applied using a six-pin configuration (4–5-mm custom-made, titanium, self-tapping pins). In vitro study showed that the static compression of osteotomy ends increased the rigidity of fixation, especially in lateral bending and torsion. All the osteotomies were healed at 90 days. No statistical differences were observed between the paired osteotomies in either mechanical testing or histologic analysis (Fig. 14). The osteotomy-site blood flow did not show any significant differences. On both sides, periosteal new bone formation was less in the mediolateral plane than in the anteroposterior plane, which seemed to correlate inversely with the amount for bending stiffness of the unilateral external fixator. Some of the osteotomies, regardless of the mode of fixation, showed haversian remodelling across the osteotomy site through a contact or gap type of healing mechanism.

This study showed that compression applied through an external fixation system increases the rigidity of fixation. Relative to the rigidity of the intact tibia, this increase was small, and no significant biological or biomechanical benefits were observed for the bone union process. Therefore, static compression does not seem to

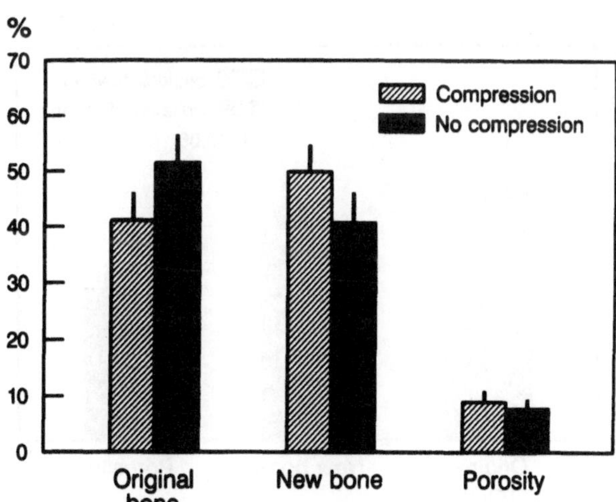

Fig. 14. Static compression did not change new bone formation and porosity at the osteotomy site under external fixation (canine tibial model)

enhance healing when adequate rigidity and small fracture gap are maintained by the fixator system.

Unilateral versus Bilateral Two-Plane External Fixation

The study of Williams et al. (1987) was designed to compare bilateral two-plane external fixation to unilateral external fixation. The two-plane fixator included two trans-fixation full pins and two half pins above and below the site of osteotomy. The unilateral fixator was the Sukhtian-Hughes fixator with six titanium half pins. In vitro testing showed that the bilateral, two-plane configuration significantly improves the torsional stiffness as well as the bending stiffness in the plane perpendicular to the plane of half pins of the unilateral fixation. In the animal study, the bilateral two-plane configuration induced less periosteal callus formation, and the in vivo measurement of osteotomy stiffness (at 4, 6, and 9 weeks using an instrumented device) showed higher values on this side compared with the values of the unilateral fixation side. The ratio of static versus dynamic bone scan activity serving as an indicator of bone turnover was increased at the early stages of osteotomy healing on the side of unilateral external fixation. Histologically, at 13 weeks the bilateral two-plane fixation side showed cortical reconstruction more frequently by haversian remodelling across the osteotomy site. The porosity of the osteotomy site was also lower on the side of bilateral fixation ($p < 0.05$; Fig. 15). Torsional testing showed that the osteotomies fixed with the more rigid bilateral two-plane fixation were stiffer ($p < 0.025$) than those fixed with unilateral fixation, but no statistical difference was observed in the maximum torque to failure.

Therefore, higher-rigidity external fixation with small or no gap results in osteotomy healing with less callus formation and stiffer union during the healing process. The results agree with the previous experimental data on internal and external fixation, indicating that the healing pattern of a bone osteotomy can be augmented by the rigidity of fixation.

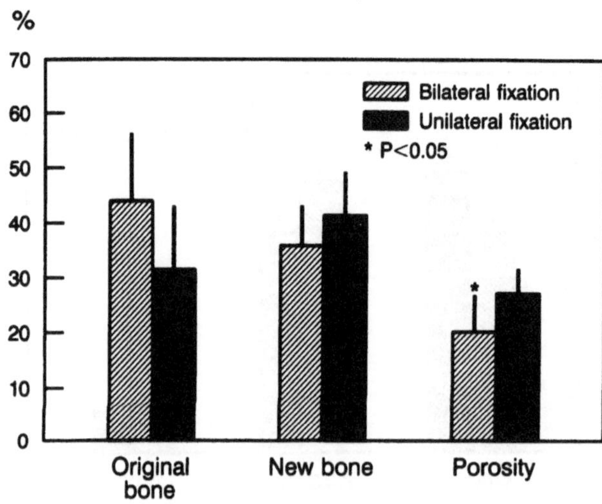

Fig. 15. New bone formation and bone porosity with the bilateral full-pin plus half-pin fixation configuration and the unilateral half-pin external fixator. Porosity was significantly higher with the less rigid unilateral external fixator

Constant Rigid versus Dynamic Compression under External Fixation

A well-controlled experiment was designed to study the effects of dynamic axial compression on bone healing after an initial short period (2 weeks) of a neutralization mode of rigid fixation (Aro et al. 1988). The control side was treated by the same unilateral external fixator (Orthofix) but maintained in the neutralization mode (gap 800 µm) throughout the healing process. The half pins with a tapered threaded portion had a shank diameter of 6 mm. In vitro studies showed that the introduction of axial dynamization did not alter the fixation rigidity both under torsion and bending, while axial compressive load was transmitted through the bone. In the rigidly fixed side, axial load of less than 200 N was insufficient to close the osteotomy gap. In vivo, dynamization reduced the osteotomy gap and induced contact healing with periosteal callus formation (secondary contact healing; Fig. 9a). Nondynamized, rigidly fixed bones healed through a gap healing mechanism with or without external callus (primary gap healing or secondary gap healing; Fig. 9b), while the distribution of external callus was nonuniform around the osteotomy site. The paired comparison of the control and dynamized osteotomies showed no statistical differences in the total quantity of external callus. At 90 days, both sides showed a high rate of cortical reconstruction through haversian remodelling, and no differences were observed either in the histologic composition of new bone formation and bone porosity (Fig. 16) or in osteotomy-site blood flow and bone scan activity at this postunion stage. Intracortical porosity was low on both sides with minimal endosteal new bone formation. The torsional strength and stiffness of the healed tibiae were not significantly different from those of intact tibiae (Fig. 17). The dynamization decreased pin loosening, measured by pin removal torque, among pins closest to the osteotomy site. The overall clinical, radiographic, and biomechanical performance of the tapered pin appeared to be good, with well-formed new bone within the pin thread space. Such pin tract behavior may be related to the thread design in the tapered pin, since no tapping is necessary to create the threads in the bone.

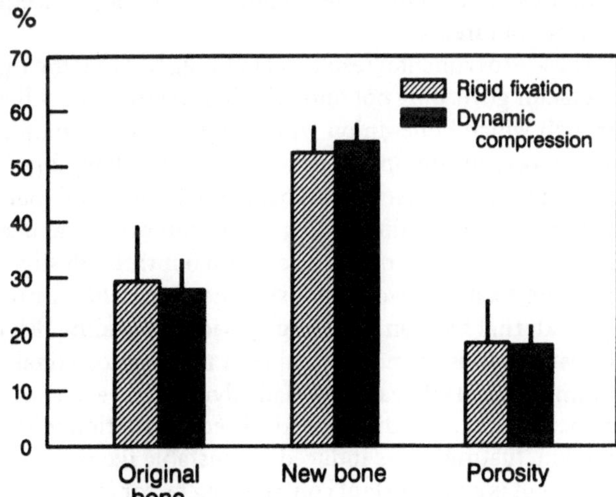

Fig. 16. Rigid external fixation under neutralization and dynamic compression modes. No significant differences were found in new bone formation and bone porosity

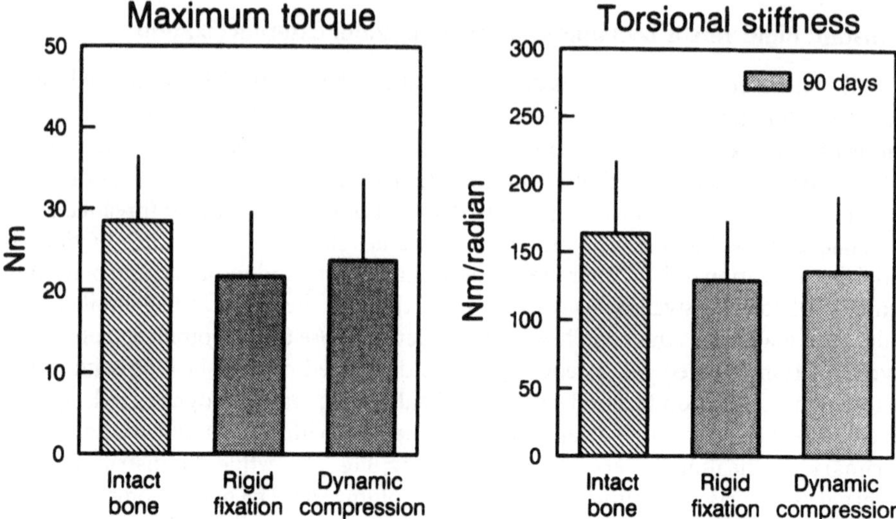

Fig. 17. The maximum torque to failure of the bone union site and the torsional stiffness of the healed tibia after 90 days were found to be similar to those of intact bone. There was no difference between the rigidly fixed and dynamized sides of the experimental model

This study showed that the axial readjustment of external fixation rigidity during the bone healing process can facilitate contact osteonal bone healing. The results of the rigidly fixed control side showed that rigid external fixation may prevent periosteal callus formation. The fast mechanical healing of the bones, compared with the previous studies of external fixation, demonstrated the efficiency of osteonal bone healing and the stability of the fixation used in this experiment. Undoubtedly, the tapered pin design with increased shank diameter plays an important role in this achievement. Furthermore, the experiment confirmed the theoretical prediction that rigid external fixation does not cause postunion osteopenia, unlike rigid plate fixation. The dynamization maneuver, relying on the ability of the bone to transmit axial load, appears to reduce pin bending load and, consequently, the risk of pin-bone interface failure.

These experimental results seem to suggest that the rigidity of fixation is an important factor governing not only whether the fracture will heal, but also the mechanism through which bone union will take place. The biological and biomechanical pathways to osseous union can be attenuated by changing the rigidity of fixation during the course of treatment. It has been well established that internal or external fracture fixation devices, as dictated by their biomechanical characteristics, can lead to the same final end result of fracture union but through slightly different biologic processes. Plate fixation favors endosteal healing, while intramedullary fixation and less rigid external fixation encourage periosteal healing. Rigid external fixation prevents periosteal callus formation and thus relies on osteonal cortical reconstruction with minimal endosteal healing. Axially dynamized external fixation facilitates secondary contact healing, i.e., direct cortical reconstruction with periosteal new bone formation. Fluctuating stress induced by unstable fixation and the associated fracture gap movement is an important contributing factor in pin loosening. Careful pin insertion technique, increased pin diameter, improved pin geometry and thread design, the load-carrying capacity of the healing fracture, and the magnitude of loading under external fixation are other factors involved in the prevention of pin loosening and pin tract infection.

Finally, it remains unknown whether mechanical stimuli will significantly improve the normal fracture healing process or whether abnormal or delayed union can be enhanced by such external factors. The existing data strongly support such an assumption, and future studies should be encouraged to verify this exciting contention. The following section outlines various possibilities to modulate or attenuate bone union.

Bone Fracture Healing Enhancement

At present, attempts to enhance bone healing processes can be divided into three categories: biologic, electromagnetic, and mechanical stimulations.

Biologic Factors

Fracture healing is a cascade of cellular and biochemical events, and a biological enhancement in one step can expect to result in stimulation of the whole healing process. There are several requirements for well-balanced healing and remodelling processes of bone which include: an available pool of precursors for each type of cell involved, proper stimulants for bone cell differentiation, mechanisms for positioning and distribution of the specialized osteogenic cells, and coordinated mechanisms for their activation and synthesis. There are numerous biologic factors which can be used, theoretically, in the enhancement of the cascade events (Table 4). Precursor elements can be, for example, increased by local bone marrow injections (Guse et al. 1988) and probably by improved cell attachment (Weiss and Reddi 1981). The control of macrophage functions (Knighton et al. 1983) and the production of other chemoattractant substances for endothelial cells (Glaser et al. 1980) may help to promote angiogenesis and cell proliferation. Transforming growth factors as well as bone-derived osteoinductive growth factors also seem to be involved in the control of tissue repair. Transforming growth factors are a heterogeneous family of polypeptides that can induce nonneoplastic cells to express a transformed phenotype. Indeed, they are found in many tissues, both neoplastic and nonneoplastic, including platelets, and they may have a possible role in wound healing (Roberts et al. 1983).

Recently, two cartilage-inducing factors similar to other bone-derived growth factors (Urist 1983; Reddi 1981) capable of eliciting intramuscular biological response

Table 4. Targets in biological enhancement of fracture healing	
	Pool of osteogenic cells
	Osteogenic cell division and proliferation
	Cell recruitment and cell attachment
	Angiogenesis
	Cell differentiation
	Cell metabolism for matrix production
	Osteoblast-osteoclast interaction during bone remodelling

that has all the elements of endochondral ossification, were identified as the two types of transforming growth factor -β (TGF-β_1 and TGF-β_2) (Seyedin et al. 1986, 1987). Studies using cloned cDNA probes (Multimäki et al. 1987) can be focused in the future to detect expression of growth factor/proto-oncogene mRNAs during various stages of callus formation in order to better understand the regulation of cell division, metabolism, and differentiation during fracture repair. In the near future, with the development of recombinant DNA technology, it will be possible to verify the production of natural growth factors in healing bones and thereby open the chance to control the target processes by manufacturing growth factors.

Electromagnetic Factors

Bone can transduce mechanical deformations into electrical potentials (Table 5). This effect may be related to the piezoelectric properties of bone matrix. Another strong hypothesis is that streaming potentials could be produced in bone as a result of the flow of fluid through the solid matrix when bone is deformed. Bone tissue also exhibits endogenous ionic currents (bioelectric potentials) after injury which are due to the functions of living cells (Lavine and Grodzinsky 1987). The phenomenon described by Wolff's law – the very architecture of bone being a response to the mechanical demands placed on it – has been explained as a self-regulating feedback mechanism where the appearance of stresses and strains in the bone modifies the electrical environment of the bone cells in such a way as to modify their behavior (Bassett 1971).

Table 5. Electrical stimulation of bone repair

Signal delivery technique	Stimulation mechanism
Implanted electrodes	Piezoelectric effect
Induction coupling	Streaming potential effect
Capacitive coupling	Endogenic bioelectric effect

Electrical stimulation of fracture healing has this strong bioelectric background. The method seems to be an alternative treatment modality for fracture nonunions, some cases of delayed unions, e.g., the scaphoid, and congenital pseudoarthroses. The three most commonly used modalities in electrical stimulation involve currents that are delivered internally by means of implanted electrodes or externally by mounted devices that inductively (time-varying magnetic field) or capacitively (time-varying electric field) couple currents to the appropriate site. Unfortunately, the basic mechanisms by which these different types of electrical stimulation work remain one of the most complex issues in the entire problem of bone fracture repair. One clinically important fact is that the type of tissue between the nonunited bone fragments seems to be crucial in predicting the treatment response. On the other hand, the clinical results will always be open to question until randomized, double-blind trials have been performed.

Mechanical Factors

According to Wolff's law, mechanical loading elicits an osteogenic response in the loaded bone structure. Studies by Lanyon, Rubin, and coworkers (Rubin and Lanyon 1987) have shown that compressive loading results in osteogenic response in an isolated bone segment, and the response is related to the tissue strain during loading. Controlled weight-bearing under functional braces has a positive effect on healing of tibial fractures (Sarmiento et al. 1984). The mechanism of action of such a treatment probably is not only related to the introduction of compressive forces but also to other biologic and physical factors.

The clinical experience favors the advantages of early functional loading. This concept to axial stimulation of osteogenesis has been adopted in external fixation, which has the unique feature of allowing controlled adjustment of fixation rigidity during the progress of fracture healing. Basically, there are three alternatives during external fixation to attempt axial stimulation of osteogenesis (Table 6). The rigidity of external fixation can be gradually decreased by adjusting pins or side bars as the healing progresses. Such maneuvers not only decrease axial stiffness, but the corresponding torsional and bending stiffness are also affected. Use of the telescoping mechanism in the side bar to allow dynamic compression of fracture fragments is advantageous since the original bending and torsional rigidity will be maintained. However, the proper timing of introducing dynamic compression in different types of fracture is still unknown and must be carefully established in order to allow full benefit from this treatment option, which is only available in external fixation. Controlled axial micromotion by the displacement actuator has been applied in a clinical trial of tibial fractures (Kenwright et al. 1986). The regimen included a treatment of controlled micromotion for 30 min per day, starting at 1 – 3 weeks after injury and continuing until partial weight bearing was permitted. Although such treatment appears novel and attractive, careful clinical and basic science investigations need to be performed so that the optimal treatment environment and time period can be established to cope with the widely varying fracture conditions.

It is important to realize that numerous factors, both local and systemic, have been reported to stimulate bone healing under experimental fracture healing conditions. Recently, ultrasound (Mont et al. 1987) and factor XIII (Claes et al. 1985) has been found to be beneficial for bone repair. However, at the present time, we have no pharmacological or other agents available for clinical use to stimulate normal fracture healing. After an intensive review of literature, Brighton (1984) concluded that none of the studies involving the manipulation of biomechanical factors could show that the experimental fracture was able to reach the healed state more rapidly than the control fracture. The only exception seems to relate to functional weight bearing

Table 6. Types of axial stimulation at the fracture site under external fixation

Passive dynamization
Load transmission through fracture site due to pin bending under weight bearing (rigid side bar)
Removal of additional side bar or pins results in reduction of axial, torsional, and bending stiffness, proportionally

Active axial dynamization
Load transmission through fracture site under weight bearing without pin bending (telescoping side bar)
Relaxation of the axial constraint in the fixator does not affect the torsional and bending stability of the fixation

Controlled axial micromovement
Load transmission through fracture site using controlled force/displacement actuator (telescoping side bar)

(Sarmiento et al. 1977), which was also proved to be useful and clinically reproducible. Brighton emphasized that many factors may improve mechanical properties in the early and midphase of fracture healing, but the fractures do not heal in a shorter period of time. The normal biologic response suggests that uncomplicated fracture healing repairs at a rate that is near optimal. Enhancement of fracture healing is possible and desirable only when the normal healing rate is significantly compromised.

Noninvasive Assessment of Fracture Healing

There is definite need for noninvasive, quantitative techniques to assess the progress of fracture healing and remodelling. A reliable noninvasive method, more sensitive and accurate than conventional radiography, would be extremely valuable for both experimental studies and management of clinical fracture cases. If validated, such methods would allow earlier prediction of delayed unions, allowing timely intervention or alteration in treatment of such cases. Noninvasive quantitative measurement of bone mass and density would be of great value in prediction of the risk of refracture, especially after plate removal. In external fixation of fractures, noninvasive methods are needed to determine when to vary fixation rigidity.

At present, other promising, noninvasive fracture healing monitoring methods are computed tomography (CT), photon densitometry, and magnetic resonance imaging (MRI). Ultrasonic high-resolution CT (Ylitalo and Greenleaf 1987) is a new, noninvasive imaging modality which may be helpful in assessment of very early stages of fracture healing. Vibration methods (Cornelissen et al. 1987) and ultrasound velocity measurement (Gerlanc et al. 1975) have also been employed in assessment of mechanical properties of healing fractures, but no definitive conclusions can be drawn.

Dynamic bone scans (using ^{99}m Tc-MDP), as an indicator of blood flow (Nutton et al. 1985), and static bone scans have been used in evaluation of osteotomy-site blood flow and bone matrix production in experimental studies (Williams et al. 1987; Aro et al. 1988) and clinically in prediction of the outcome of fracture treatment (Smith et al. 1987). However, the specificity and sensitivity of quantitative radionucleotide imaging needs further investigation.

External fixation provides an opportunity for noninvasive assessment of the biomechanical progress of fracture healing. Strain gauges can be attached to the fixator frame, and bending deformations can be measured as a function of healing time (Burny 1979). Similar healing curves of tibial fractures have been generated by removal of the side bars of the Hoffmann fixator and measuring the relative pin motion in response to an applied bending moment (Jörgensen 1979). In experimental studies, the increasing rigidity of the osteotomy site has been quantitated by measuring (with the side bar of an external fixator in place) the displacement of transfixing pins in response to axial tensile loads (Kaplan et al. 1985) or by measuring osteotomy-site strain in response to distraction of the osteotomy site (Williams et al. 1987). In these methods, the state of the pin-bone interface remains an unknown source of error.

Noninvasive methods of measurement of bone mass and density, such as single- and dual-photon absorptiometry and CT, have been mostly employed for assessment of metabolic bone diseases, particularly osteoporosis. Each of these methods has advantages, disadvantages, and specific indications (Mazess 1983). All of them seem to be accurate in indirect measurement of bone mineral content, which might be very valuable in the evaluation of fracture area mineralization and postunion remodelling processes. The compressive strength and modulus of trabecular bone are closely related to its apparent density, and the hardness of fracture callus is related to its mineral content. In a recent study, a high-resolution single photon densitometry technique (Aro et al. 1988) proved to be most promising for quantification of the mineral density of fracture callus. The noninvasively measured local mineral density in fracture callus correlated highly with the hardness of the callus, indicating that this method may serve as a good predictor of fracture strength.

Musculoskeletal applications of MRI are expanding rapidly. MRI has several features which make it superior to CT in many situations (Bergquist 1987). Quantitative MRI has already been applied in experimental fracture healing studies (Lewallen et al. 1988) to quantitate signal activity in external callus and in cortical bone areas at the fracture site. The correlation of in vivo signal activity with invasive test data on tissue properties will validate the potential of MRI as a noninvasive indicator of tissue quality during normal fracture healing and in pending nonunions. MRI spectroscopy, which is still an experimental tool, has also been used to monitor local pH changes during fracture repair (Newman et al. 1987), but further research will be required before its true merit can be fully appreciated.

Summary and Concluding Remarks

In orthopedics and traumatology, bone fracture management and the related clinical and basic sciences have always been regarded as the fundamental disciplines. In the wake of the dramatic achievements of artificial joint replacement, the emphasis of basic research on bone fracture biomechanics and physiology has experienced a temporary setback. Fortunately, the new knowledge, unique experimental tools, and research methodology introduced and perfected by scientists and bioengineers working in the field of prosthetic joint development have all been adopted in bone fracture research. Consequently, the amount of progress achieved recently in the basic understanding of bone fracture repair and remodelling has surpassed any of our previous investigatory periods.

The physiology and biomechanics of bone fracture union is one of the most widely studied subjects in orthopedic surgery. Although much has been written and discussed, many fundamental issues still remain controversial and poorly understood. One of the possible reasons for such deficiency may be related to the heavy clinical influence on basic research. Frequently, scientific inquiries have been stimulated by the introduction of a new treatment modality or device. Very few well-thought-out hypotheses and systematic investigations were able to pace the advances of the field. Furthermore, indications for the use of well-developed techniques or devices for specific applications all too often tended to be overexpanded, even at the risk of contradicting the original working principles. These potential pitfalls must be carefully avoided in order to ensure the quality and originality of research in the field of bone fracture repair.

Each bone fracture fixation method, whether internal or external, has its particular advantages and disadvantages according to its original development concept and specific indications. No single method or device can be so universal as to be applicable to any fracture type and location. It is therefore logical to select the best treatment modality and fixation device to suit the lesion and clinical conditions of the patient. Once the method for fixation has been selected, a thorough understanding of its biomechanical function and biologic response is required to optimize its effectiveness, since each method or fixation device works through its own bone fracture healing mechanism with characteristic clinical responses. It is unreasonable to change the treatment modality in midcourse, as each fixation or immobilization method requires a specific biologic environment which may not exist after the initial management period is passed.

The present chapter has shown that bone fracture union can follow any one of many combinations of pathways to the final stage. The choice of which healing mechanism is to be utilized should be judged on the basis of many factors, including the treating surgeon's expertise and experience. It would be wrong to assume that if a method appears to be easier to use, it will also be less technically demanding. Many clinical factors such as the patient's expectation and his or her compliance with treatment, degree of tolerance, socio-economic considerations, etc., are likely to play important roles in the selection of fixation method. Generally, biologic systems appear to have high level of tolerance and adaptability to even the most adverse conditions. If the fundamental biomechanical and biologic principles underlying any fracture fixation modality are well understood and carefully applied in patient management, it is hard to believe that successful bony union will not occur.

Compression plate fixation may have potential drawbacks, such as stress shielding bone osteopenia, vascular suppression to bone underneath the plate, and refracture after plate removal, but its advantages in many special circumstances appear to outweight these concerns. Redesigning the plate geometry or alter material composition in order to minimize axial stiffness would appear contradictory to the underlying principle of compression plate fixation. On the other hand, lack of torsional rigidity in intramedullary nail fixation should not be regarded as an intrinsic deficiency of such method, since the functional principle of intramedullary nailing is to promote axial compaction of the bone ends at the fracture site. Increasing the torsional rigidity of the nail (fluted cross-section) or fixation (interlocking feature) may reduce the axial stimulation characteristics inherent to this method of fracture fixation. Therefore, in changing the structural properties of any internal fixation devices, the benefits to be gained may be overshadowed by the loss of some of the fundamental functional principles on which the original fixation concept was based.

Although the uncertainty that exists among some surgeons concerning the use of external fixation for fracture treatment is due mainly to the fear of pin tract infection and fracture nonunion, much of the clinical experience and basic science research results have proven the reverse. Many of the potential benefits of external fixation, such as dynamization and adjustment of fixation stiffness, are not yet fully appreciated. Additional research and well-organized clinical trials are needed. Pin tract problems can be controlled, but the surgeon utilizing the device must be familiar with the techniques and clinical care of the patients. One common mistake is to assume that external fixators, especially those of the simpler unilateral configuration, are easy to use and the surgical techniques do not require learning or mastering until the time of application. On the other hand, external fixation also has its limitations and unavoid-

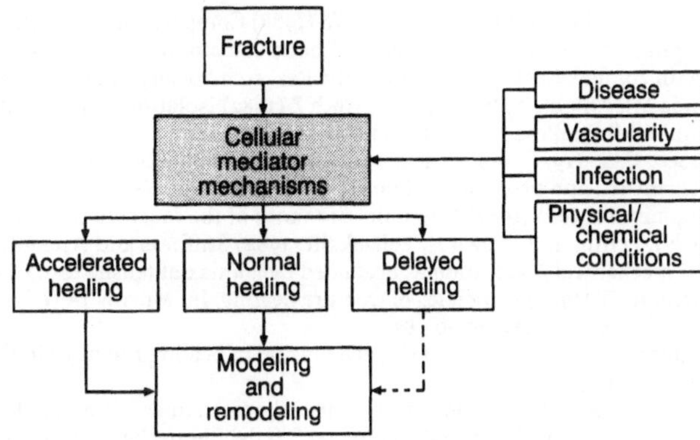

Fig. 18. Hypothetical regulatory mechanisms for bone fracture healing and remodelling

able short-comings from a clinical point of view. It would be a disservice to the external fixation technique if its indications were to be overextended to certain patients with specific clinical conditions which may be more amenable to another form of treatment.

Finally, the importance of balancing the biomechanical properties and the biologic behavior of the different fracture fixation methods has been demonstrated. Understanding this and the application techniques associated with each fixation modality is essential in order to select the optimal treatment for each patient and the pathologic and clinical conditions involved. Some of the basic governing principles related to both internal and external fixation is still unknown. This should provide an impetus for surgeons, bioengineers, and medical scientists to continue collaborative basic and applied research with carefully formulated hypotheses as well as organized specific aims. Furthermore, by recognizing the appropriate cell mediator and the physical means to stimulate these cellular elements, the bone fracture healing process may be modulated regardless of the fixation technique (Fig. 18). The end result of such effort should not be limited to establishing guidelines for fracture management under each method of fixation. A better understanding of how bone repairs itself under variable conditions and environments may help future development of noninvasive fracture healing monitoring techniques and identify factors that either enhance or inhibit bone union.

References

Aalto K, Holmström T, Karaharju E, Joukainen J, Paavolainen P, Slätis P (1987) Fracture repair during external fixation. Torsion tests of rabbit osteotomies. Acta Orthop Scand 58: 66–70

Aro H (1984) Fracture healing in the rat tibio-fibular bone with special reference to the effects of denervation. Doctoral thesis, University of Turku

Aro H, Eerola E, Aho AJ, Niinikoski J (1964) Tissue oxygen tension in externally stabilized tibial fractures in rabbits during normal healing and infection. J Surg Res 37: 202–207

Aro H, Eerola E, Aho AJ (1985) Determination of callus quantity in 4-week-old fractures of the rat tibia. J Orthop Res 3: 101–108

Aro H, Wippermann B, Hodgson S, Wahner H, Lewallen D, Chao E (1988) Noninvasive monitoring of fracture callus mineralization using high-resolution single-photon absorptiometry. Transactions of the 34th Annual Meeting of Orthopaedic Research Society, Atlanta, 1–4 February 1988, p 415

Aro H, Kelly PJ, Lewallen DG, Chao EYS (1988) Comparison of the effects of dynamization and constant rigid fixation on rate and quality of bone osteotomy union in external fixation. Transactions of the 34th Annual Meeting of Orthopaedic Research Society, Atlanta, 1–4 February 1988, p 303

Banda MJ, Knighton DR, Hunt TK, Werb Z (1982) Isolation of a nonmitogenic angiogenesis factor from wound fluid. Proc Natl Acad Sci USA 79: 7773–7777

Bassett CAL (1971) Biophysical principles affecting bone structure. In: Bourne GH (ed) The biochemistry and physiology of bone, vol 3. Academic, New York, pp 1–76

Bergquist TH (ed) (1987) Magnetic resonance of the musculoskeletal system. Raven, New York

Black J, Perdigon P, Brown N, Pollack SR (1984) Stiffness and strength of fracture callus. Relative rates of mechanical maturation as evaluated by a uniaxial tensile test. Clin Orthop 182: 278–288

Brighton CT (1984) Principles of fracture healing. In: Murray JA (ed) Instructional course lectures, vol 33. Mosby, St Louis, pp 60–82

Brighton CT, Krebs AG (1972) Oxygen tension of healing fractures in the rabbit. J Bone Joint Surg [Am] 54-A: 323–332

Brown SA, Gillet NA, Broaddus TW (1984) Biomechanics of fracture fixation by plastic rods with transverse screws. In: Perren SM, Schneider E (eds) Biomechanics: current interdisciplinary research. Nijhoff, Dordrecht, pp 475–480

Burny FL (1979) Strain gage measurement of fracture healing. In: Brooker AF, Edwards CC (ed) External fixation – the current state of the art. Williams and Wilkins, Baltimore, pp 371–382

Chao EYS (1983) Fissazione esterna e guardigione delle fratture: proprietà biomeccaniche di strumenti diversi. In: Ricciardi L (ed) Attualità in traumatologia. Aulo Gaggi, Bologna, pp 191–206

Charnley J (1970) The closed treatment of common fractures. Livingstone, Edinburgh

Claes L, Burri C, Gerngross H, Mutschler W (1985) Bone healing stimulated by plasma factor XIII. Osteotomy experiments in sheep. Acta Orthop Scand 56: 57–62

Claes L, Wilke JH, Kemper F (1987) Interfragmentary strain and bone healing – an experimental study. Proceedings of International Society for Fracture Repair, Helsinki, Stockholm, 31 August–2 September 1987, pp 64–65

Cornelissen M, Mulier M, Sleeckx E, Van der Perre G (1987) Dynamic behaviour of healing bones. Proceedings of International Society for Fracture Repair, Helsinki, Stockholm, 31 August–2 September 1987, pp 72–73

Crues RL, Dumont J (1975) Fracture healing. Can J Surg 18/5: 403–413

DiGioia AM, Cheal EJ, Hayes WC, Perren SM (1987) Biomechanics of bone resorption, callus formation and medullary pressurization in healing plated fractures. Transaction of the 33rd Annual Meeting of the Orthopaedic Research Society, San Francisco, p 100

Gasser B, Wyder D, Schneider E (1987) The stiffness behaviour of the circular, wire-based frame in contrast to conventional external fixators. Proceedings of International Society for Fracture Repair, Helskinki, Stockholm, 31 August–2 September 1987, pp 95–96

Gerlanc M, Haddad D, Hyatt GW, Langloh JT, Hilaire PS (1975) Ultrasonic study of normal and fractured bone. Clin Orthop 111: 175–180

Glaser BM, D'Amore PA, Seppa H, Seppa S, Schiffmann E (1980) Adult tissues contain chemoattractants for vascular endothelial cells. Nature 288: 483–484

Göthman L (1961) Vascular reactions in experimental fractures. Microangiographic and radioisotope studies. Acta Chir Scand

Guse R, Lippiello L, Connolly J (1988) Percutaneously injected marrow augments osteosynthesis in a rabbit delayed union mode. Transactions of the 34th Annual Meeting of Orthopaedic Research Society, Atlanta, 1–4 February 1988, p 556

Ham AW (1930) A histological study of the early phases of bone repair. J Bone Joint Surg 12: 827–844

Hart MB, Wu J-J, Chao EYS, Kelly PJ (1985) External skeletal fixation of canine tibial osteotomies. Compression compared with no compression. J Bone Joint Surg [Am] 67-A: 598–605

Heppenstall RB, Grislis G, Hunt TK (1975) Tissue gas tensions and oxygen consumption in healing bone defects. Clin Orthop 106: 357–365

Heppenstall RB (1980) Fractures of the tibia and fibula. In: Heppenstall RB (ed) Fracture treatment and healing. Saunders, Philadelphia, pp 777–802

Hodgson SF (1986) Skeletal remodeling and renal osteodystrophy. Semin Nephrol 6: 42–55

Holmström T, Paavolainen P, Slätis P, Karaharju E (1986) Effect on compression on fracture healing. Plate fixation studied in rabbits. Acta Orthop Scand 57: 368–372

Hunt TK (1984) Can repair processes be stimulated by modulators (cell growth factors, angiogenetic factors, etc.) without adversely affecting normal processes? J Trauma 24: S39–S46

Jörgensen TE (1979) A simple method of assessing fracture healing. In: Brooker AF, Edwards CC (eds) External fixation – the current state of the art. Williams and Wilkins, Baltimore, pp 383–392

Kaplan SJ, Hayes WC, Mudan P, Lelli JL, White AA (1985) Monitoring the healing of a tibial osteotomy in the rabbit treated with external fixation. J Orthop Res 3: 325–220

Kenwright J, Goodship AE, Kelly DJ, Newman JH, Harris JD, Richardson JB, Evans M, Spriggins AJ, Burrough SJ, Rowley DI (1986) Effect of controlled axial micromotion on healing of tibial fractures. Lancet II: 1185–1187

Knighton DR, Hunt TK, Scheuenstuhl H, Halliday BJ, Werb Z, Banda MJ (1983) Oxygen tension regulates the expression of angiogenesis factor by macrophages. Science 221: 1283–1285

Lavine LS, Grodzinsky AJ (1987) Electrical stimulation of bone repair. J Bone Joint Surg [Am] 69-A: 626–630

Lewallen DG, Chao EYS, Kasman RA, Kelly PJ (1984) Comparison of the effects of compression plates and external fixators on early bone healing. J Bone Joint Surg [Am] 66-A: 1084–1091

Lewallen DG, Aro HT, Chao EYS, Bergquist TH, Kelly PJ (1988) Noninvasive evaluation of bone healing using quantitative MRI imaging. Transactions of 34th Annual Meeting of Orthopaedic Research Society, Atlanta, 1–4 February 1988, p 409

Matter P, Brennwald J, Perren SM (1974) Biologische Reaktion des Knochens auf Osteosyntheseplatten. Helv Chir Acta (Suppl) 12: 1–44

Mazess RB (1983) The noninvasive measurement of skeletal mass. In: Peck WA (ed) Bone and mineral research, annual 1. Excerpta Medica, Amsterdam, pp 223–279

McKibbin B (1978) The biology of fracture healing in long bones. J Bone Joint Surg [Br] 60-B: 150–162

Meunier PJ (1983) Histomorphometry of the skeleton. In: Peck WA (ed) Bone and mineral research, annual 1. Excerpta Medica, Amsterdam, pp 191–222

Mont MA, Pilla A, Tenreiro RA, Kaufman JJ, Sadeh A, Campos-Marquetti A, Burstein AH, Siffert RS (1987) The effects of ultrasonic stimulation on fresh fracture repair in rabbits. Transaction of the 33rd Annual Meeting of the Orthopaedic Research Society, San Francisco, p 97

Müller J, Schenk R, Willenegger H (1968) Experimentelle Untersuchungen über die Entstehung reaktiver Pseudarthrosen am Hunderadius. Helv Chir Acta 1/2: 301–308

Multimäki P, Aro H, Vuorio E (1987) Differential expession of fibrillar collagen genes during callus formation. Biochem Biophys Res Comm 142/2: 536–541

Newman RJ, Francis MJO, Duthrie RB (1987) Nuclear magnetic resonance studies of experimentally induced delayed fracture union. Clin Orthop 216: 253–261

Nutton RW, Fitzgerald RH Jr, Kelly PJ (1985) Early dynamic bone-imaging as an indicator of osseous blood flow and factors affecting the uptake of ^{99m}Tc hydroxymethylene diphosphonate in healing bone. J Bone Joint Surg [Am] 67-A: 763–770

Panjabi MM, Walter SD, Karuda M, White AA, Lawson JP (1985) Correlations of radiographic analysis of healing fractures with strength: a statistical analysis of experimental osteotomies. J Orthop Res 3: 212–218

Penttinen R (1972) Biochemical studies on fracture healing in the rat with special reference to the oxygen supply. Acta Chir Scand Suppl 432

Perren SM (1979) Physical and biological aspects of fracture healing with special reference to internal fixation. Clin Orthop 138: 175–196

Rand JA, An KN, Chao EY, Kelly PJ (1981) A comparison of the effect of open intramedullary nailing and compression-plate fixation on fracture site blood flow and fracture union. J Bone Joint Surg [Am] 63-A: 427–442

Reddi AH (1981) Cell biology and biochemistry of endochondral bone development collagen. Clin Orthop Relat Res 1: 209–226

Rhinelander RW (1972) Circulation in bone. In: Bourne GH (ed) The biochemistry and physiology of bone, vol 2. Academic, New York, pp 1–77

Roberts AB, Frolik CA, Anzano MA, Sporn MB (1983) Transforming growth factors in neoplastic and nonneoplastic tissues. Fed Proc 42: 2621–2626

Rubin CT, Lanyon LE (1987) Osteoregulatory nature of mechanical stimuli: function as a determinant for adaptive remodeling in bone. J Orthop Res 5: 300–310

Sarmiento A, Schaeffer JF, Beckerman L, Latta LL, Enis JE (1977) Fracture healing in rat femora as affected by functional weight-bearing. J Bone Joint Surg [Am] 59-A: 369–375

Sarmiento A, Sobol PA, Hoy AL, Ross SDK, Racette WL, Tarr RR (1984) Prefabricated functional braces for the treatment of fractures of the tibial diaphysis. J Bone Joint Surg [Am] 66-A: 1328–1339

Schenk RK (1986) Histophysiology of bone remodeling and bone repair. In: Lin OCC, Chao EYS (eds) Perspectives on biomaterials. Elsevier, Amsterdam, pp 75–94

Schenk R, Willenegger H (1963) Zum histologischen Bild der sogenannten Primärheilung der Knochenkompakta nach experimentellen Osteotomien am Hund. Experientia 19: 593

Schwyzer HK, Cordey J, Brun S, Matter P, Perren SM (1984) Bone loss after internal fixation using plates, determination in humans using computed tomography. In: Perren SM, Schneider E (eds) Biomechanics: current interdisciplinary research. Nijhoff, Dordrecht, pp 191–195

Sevitt S (1981) Bone repair and fracture healing in man. Churchill Livingstone, Edinburgh

Seyedin SM, Thompson AY, Bentz H, Rosen DM, McPerson JM, Conti A, Siegel NR, Galluppi GR, Piez KA (1986) Cartilage-inducing factor-A. Apparent identity to transforming growth factor-beta. J Biol Chem 261: 5693–5695

Seyedin SM, Segarini PR, Rosen DM, Thompson AY, Bentz H, Graycar J (1987) Cartilage-inducing factor-B is a unique protein structurally and functionally related to transforming growth factor-beta. J Biol Chem 262: 1946–1949

Slätis P, Karaharju E, Holmström T, Ahonen J, Paavolainen P (1978) Structural changes in intact tubular bone after application of rigid plates with or without compression. J Bone Joint Surg [Am] 60-A: 516–522

Smith SR, Bronk JT, Kelly PJ (1987) Effect of fracture fixation on blood flow. Proceedings of International Society for Fracture Repair, Helsinki, Stockholm, 31 August–2 September 1987, p 69

Urist MR (1983) The origin of cartilage: investigations in quest of chondrogenic DNA. In: Hall BK (ed) Cartilage, vol 2. Academic, New York, pp 1–85

Weiss RE, Reddi AH (1981) Role of fibronectin in collagenous matrix-induced mesenchymal cell proliferation and differentiation in vivo. Exp Cell Res 133: 247–254

White AA III, Panjabi MM, Southwick WO (1977) The four biomechanical stages of fracture repair. J Bone Joint Surg [Am] 59-A: 188–192

Williams EA, Rand JA, An KN, Chao EYS, Kelly PJ (1987) The early healing of tibial osteotomies stabilized by one-plane or two-plane external fixation. J Bone Joint Surg [Am] 69-A: 355–365

Woo SLY, Lothringer KS, Akeson WH, Coutts RD, Woo YK, Simon BR, Gomez MA (1984) Less rigid internal fixation plates: historical perspectives and new concepts. J Orthop Res 1: 431–449

Wu JJ, Shyr HS, Chao EYS, Kelly PJ (1984) Comparison of osteotomy healing under external fixation devices with different stiffness characteristics. J Bone Joint Surg [Am] 66-A: 1258–1264

Ylitalo J, Greenleaf JF (1987) Correction method for speed variations in high-resolution ultrasound reflection mode CT imaging. Ultrasonic Technology, pp 55–62

Neue Vorstellungen zu Bau und Funktion der menschlichen Spongiosa – Ist die Theorie von der Imbalance zwischen Osteoklasten und Osteoblasten noch haltbar?*

G. DELLING, M. VOGEL und M. HAHN

Pathologisches Institut, Zentrum für Biomechanik, Universitäts-Krankenhaus Eppendorf, Martinistraße 52, D-20246 Hamburg

Einleitung

Das Skelettsystem dient als Stützorgan und als Kalziumspeicher. Beide Funktionen werden durch Knochenzellen aufrechterhalten. Hierzu zählen die knochenresorbierenden Osteoklasten, die knochenbildenden Osteoblasten und die Osteozyten, denen wahrscheinlich sensorische oder/und Steuerfunktionen zukommen.

Es lassen sich drei verschiedene Formen von Knochengewebe unterscheiden: 1. Kortikalis, die 70–80 % des gesamten Knochens ausmacht, 2. Spongiosa, deren Anteil 20–30 % beträgt, und 3. Faserknochen (Frakturheilung).

Die Kortikalis wird von Osteonen durchsetzt. Diese sind das Resultat einer osteoklastären Resorption in Form eines Bohrkanals mit anschließender zirkulärer Auskleidung der Wände mit neuem Knochengewebe durch Osteoblasten.

Obwohl die Kortikalis ca. 80 % des Knochengewebes ausmacht, manifestieren sich altersbedingte Knochenmassenverluste wie auch die Osteoporose zunächst im spongiösen Knochen. Neben einer unterschiedlichen zellulären Aktivität in den beiden Knochenkompartimenten (Dodds et al. 1989) liegt die Ursache dafür in der unterschiedlichen Geometrie der beiden Strukturen mit einem sehr unterschiedlichen Oberflächen-Volumen-Verhältnis.

Da Osteoblasten und Osteoklasten nur an Oberflächen tätig werden können, weist die Spongiosa mit ihrer immensen Oberfläche eine wesentliche schnellere Umbaudynamik auf.

Nicht nur die Art des Knochengewebes, sondern auch dessen mechanische Funktion, Lokalisation und Entstehung haben einen wesentlichen Einfluß auf das Ausmaß eines möglichen Knochenmassenverlustes. So sind die Trabekel in mechanisch belasteten Arealen, wie z.B. im Bereich des Schenkelhalses, einem Knochenmassenverlust weit weniger unterworfen als die mechanisch unbelasteten Trabekel im Bereich des Ward-Dreiecks.

Durch die Möglichkeit der In-vivo-Markierung der zwischen Osteoid und mineralisiertem Knochen gelegenen Mineralisationsfronten mit Fluorochromen – wie z.B. Tetrazyklin – sind die zellulären Vorgänge, die zur Regeneration des Knochengewebes führen, in ihren prinzipiellen Mechanismen bekannt (Frost 1963).

Der physiologische Knochenumbau des ausgewachsenen Menschen erfolgt in einem geregelten Wechselspiel zwischen Osteoblasten und Osteoklasten („basic

* Mit Unterstützung der Deutschen Forschungsgemeinschaft.

Hefte zu „Der Unfallchirurg", Heft 261
E. Schneider (Hrsg.), Biomechanik des menschlichen Bewegungsapparates
© Springer-Verlag Berlin Heidelberg 1997

multicellular units" – BMU). Dieses wird als „remodelling" bezeichnet. Vergleichbar mit dem Quantum als kleinste Einheit des Lichtes bilden BMU die kleinste funktionelle Struktureinheit des Knochengewebes (sog. „Quantenkonzept" nach Parfitt 1979).

Jede BMU wird mit einer Phase der osteoklastären Resorption eingeleitet. Diese beträgt ca. 30 Tage (Burr u. Martin 1989; Agerbaek et al. 1991). Anschließend kommt es zu einer Besiedelung am Grunde der Resorptionslakunen durch bisher nicht näher definierte mononukleäre Zellen (Baron et al. 1984). Wahrscheinlich wird von diesen die Zementlinie angelegt, die dann einen chemotaktischen Reiz für Osteoblasten zur Bildung neuen Knochens darstellt. Die Zeitspanne des osteoblastären Knochenanbaus beträgt 60–90 Tage. Der gesamte Zeitraum eines Knochenumbauzyklus liegt somit bei 90–120 Tagen.

Ziel der vorliegenden Arbeit ist es, die Änderungen der Spongiosastruktur bei Knochenmassenverlusten (altersbedingt, Osteoporose) in der Wirbelsäule mit neuen morphologischen Verfahren qualitativ und quantitativ darzustellen. Seit den grundlegenden Arbeiten von Schmorl (1927) wurden derartige Untersuchungen an der kompletten Wirbelsäule, d.h. vom Dens bis zum 5. Lendenwirbelkörper, trotz völlig neuer morphologischer Untersuchungsverfahren wie der unentkalkten Präparation von Knochengewebe nicht mehr durchgeführt. Die Ergebnisse sollen die Basis für das biomechanische Verständnis der Belastbarkeit der Spongiosa darstellen. Damit verbunden ist die dringende Notwendigkeit, wirksamere Behandlungsverfahren von Knochenmassenverlustsyndromen zu entwickeln, als sie derzeit zur Verfügung stehen.

Material und Methoden

Patienten

Für die Strukturanalyse des Knochengewebes wurden die Wirbelsäulen von 23 Skelettgesunden und 12 Wirbelsäulen von Autopsiefällen mit Osteoporose untersucht. Die entnommenen Wirbelsäulen stammten fast alle von Organspendern. Das Alter der skelettgesunden Fälle liegt zwischen 17 und 90 Jahren (10 Frauen und 13 Männer). Bei den Fällen mit Osteoporose liegt das Alter zwischen 60 und 92 Jahren (9 Frauen und 3 Männer).

Präparationstechnik

Knochenbiopsien aus dem Beckenkamm der untersuchten Fälle wurden zum Ausschluß metabolischer Osteopathien unentkalkt in Methylmetakrylat eingebettet und zu Dünnschnitten aufgearbeitet (Delling 1980; Hahn et al. 1991). In den letzten Jahren gelang es, ein Präparationsverfahren zu etablieren (Hahn et al. 1989, 1991), das erstmals eine kombinierte 2- und 3dimensionale Strukturanalyse der Spongiosa erlaubt. Bei Hellfeldbeleuchtung erreicht man eine Betonung der angefärbten Oberfläche des Präparates. Es entspricht einem konventionellen, artefaktfreien, histologischen Schnittpräparat und kann morphometrisch ausgewertet werden. Im Dunkelfeld zeigen sich bei einer Dicke des Präparates von 1–2 mm die korrelierenden 3dimensionalen Strukturelemente (hell) in ihrer Beziehung zum 2dimensionalen Spongiosamuster an der gefärbten Oberfläche (Abb. 1).

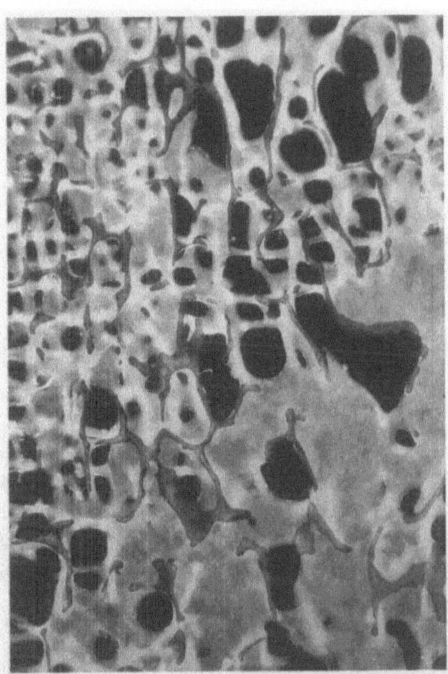

Abb. 1. Kombinierte 2- und 3dimensionale Darstellung der Wirbelkörperspongiosa. Oberflächlich das Netzwerk der Spongiosa wie in einem Schnitt. Darunter sind in der Tiefe des 1 mm dikken Blockpräparates Stäbe und Platten erkennbar. (Blockpräparation, Oberflächenversilberung, Lupenvergrößerung)

Quantitative Verfahren

Die im folgenden verwendete Nomenklatur entspricht soweit möglich den Richtlinien der International Consensus Developement Conference (Parfitt et al. 1987).

Bestimmt wurden: Knochenvolumen (BV/TV, %), Trabekeldicke (Tb.Th, μm), Trabekelabstand (Tb.Sp, μm), Trabekelanzahl (Tb.N, mm^{-1}), Trabekelform, Trabekelorientierung. Zur quantitativen Erfassung der Verknüpfung der Trabekel wurde ein neuer Parameter entwickelt, der als Trabecular Bone Pattern Factor (TBPf, mm^{-1}) bezeichnet wird (Hahn et al. 1992).

Ergebnisse

Knochenvolumen

In Übereinstimmung mit zahlreichen anderen Studien nimmt das trabekuläre Knochenvolumen (BV/TV) in der Wirbelsäule mit zunehmendem Alter ab. In der Lendenwirbelsäule beträgt diese Abnahme vom 20. bis zum 80. Lebensjahr ca. 43 % (von 15,1 % auf 8,6 %) und erfolgt weitgehend linear. Der Ersatz einer linearen durch eine exponentielle oder logarithmische Regressionsanalyse ergibt keine Verbesserung der Korrelation zwischen dem Lebensalter und BV/TV. Im Vergleich zur Brustwirbelsäule (BWS) und Lendenwirbelsäule (LWS) ist in der Halswirbelsäule (HWS) das Knochenvolumen höher, nimmt mit dem Alter aber in gleichem Ausmaß ab (Abb. 2).

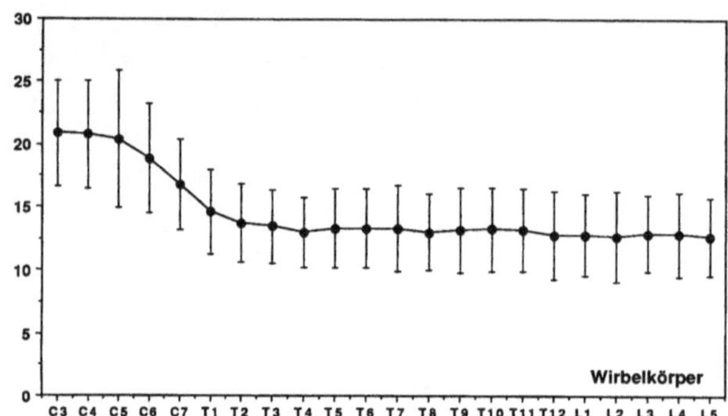

Abb. 2. Trabekuläres Knochenvolumen (*BV/TV*, %) im Verlauf der gesamten Wirbelsäule skelettgesunder Fälle (M ± SD)

Innerhalb der Wirbelkörper ist das BV/TV nicht gleichmäßig verteilt. In zentralen Arealen ist das Knochenvolumen gegenüber peripheren Arealen geringer, aber trotzdem signifikant vermindert. Der altersbedingte Knochenmassenverlust scheint in den zentralen Arealen aber langsamer voranzuschreiten. In dorsalen und ventralen Gebieten der Wirbelkörper ist das Knochenvolumen gleichgroß und nimmt auch mit steigendem Alter in gleichem Ausmaß ab.

Trabekelabstand

Mit zunehmendem Alter läßt sich – mit Ausnahme von HWK2 bis HWK4 – eine Zunahme des Trabekelabstandes (Tb.Sp) feststellen. Dieser beträgt im LWK2 vom 20. bis 80. Lebensjahr 77 % (von 1280 μm auf 2270 μm).

Trabekelanzahl

Die Trabekelanzahl (Tb.N, mm^{-1}) pro Wirbelkörperfläche ist mit durchschnittlich 0,8/mm ca. 50 % niedriger als die durch frühere Studien an Beckenkammpräparaten (1,2/mm). Altersbedingt findet sich in allen Wirbelkörpern (Ausnahme HWK2 bis HWK4) eine weitgehend lineare Abnahme der Trabekelanzahl. Vom 20. bis 80. Lebensjahr nimmt diese von 0,78/mm auf 0,44/mm ab.

Innerhalb der Wirbelsäule zeigt sich eine diskrete Abnahme der Trabekelanzahl in den weiter kaudal gelegenen Wirbelkörpern.

Trabekelform

Bei jüngeren Individuen findet sich ein typischer Aufbau aus großen, meist vertikal orientierten, parallel verlaufenden Platten, die durch kürzere, horizontale Stäbe verbunden sind (Abb. 1).

In der HWS finden sich durchschnittlich fast ebenso viele Platten wie Stäbe (0,5 Platten/mm; 0,4 Stäbe/mm). In der BWS und LWS lassen sich hingegen bei jugendlichen Individuen ca. doppelt so viele Platten wie Stäbe nachweisen (im 20. Lebensjahr, LWK2: 0,55 Platten/mm und 0,28 Stäbe/mm). Mit zunehmendem Lebensalter kommt es dann zu einem deutlichen Verlust an Platten (LWK2: vom 20.–80. Lebensjahr von

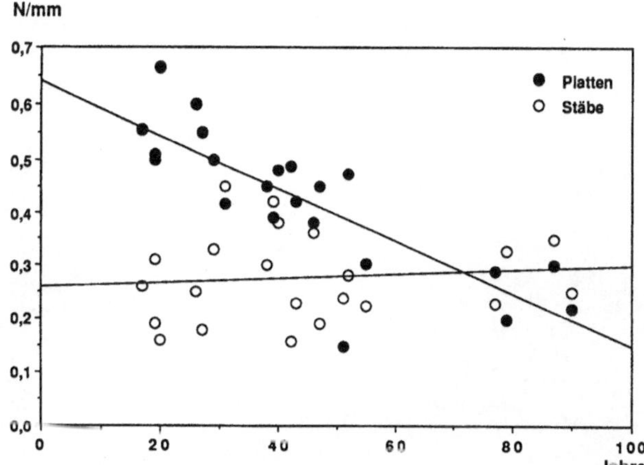

Abb. 3. Beziehung zwischen plattenartigen und stabartigen Trabekeln im 2. Lendenwirbelkörper. Mit zunehmendem Alter kommt es zum Verlust an Platten bei gleichbleibender Stabzahl (23 skelettgesunde Fälle)

0,55/mm auf 0,25/mm), während die Anzahl der Stäbe über alle Lebensabschnitte konstant bleibt (Abb. 3).

Zentrale Wirbelkörperabschnitte weisen signifikant mehr plattenförmige Trabekel auf als die übrigen Wirbelkörperareale. Dies ist z.T. durch die plattenartige Umscheidung großer zentraler Gefäßsinus der Wirbelkörper bedingt.

Trabekelverknüpfung

Die mit Hilfe von TBPf gemessene Verknüpfung der Trabekel in der Wirbelsäule zeigt parallel zum Knochenvolumen Unterschiede zwischen der HWS, sowie BWS und LWS. Bei allen 23 skelettgesunden Fällen ist die Verknüpfung in der unteren Wirbelsäule schlechter als in der HWS.

Mit zunehmendem Alter ist eine Abnahme der intertrabekulären Verknüpfung in allen Wirbelsäulenabschnitten festzustellen. Eine Ausnahme stellt der 2. bis 4. Halswirbelkörper dar. Dieser Wirbelsäulenabschnitt zeigt keine Veränderungen in der intertrabekulären Vernetzung mit zunehmendem Lebensalter.

Perforationen

Der Begriff Perforation beschreibt die komplette Durchtrennung von stabartigen Trabekeln bzw. die Durchbohrung von plattenförmigen Spongiosastrukturen.

Perforationen lassen sich häufig in den oberflächengefärbten Blockpräparaten auffinden. Sie sind das Resultat einer abnorm tiefen Resorptionsleistung offenbar spezieller Osteoklasten, die keine flachen Lakunen, sondern schmale, aber tiefe Kanäle bohren. Es wird daher die Existenz sog. Killerosteoklasten postuliert (Abb. 4 und 5).

Die qualitative 3dimensionale Auswertung der Wirbelkörperspongiosa ergibt bei den Skelettgesunden eine Häufung von Perforationen ab dem 50. Lebensjahr. Aufgrund methodischer Schwierigkeiten ist die direkte quantitative Auswertung der Perforationsfrequenz innerhalb bestimmter Altersklassen bisher noch ein ungelöstes Problem. Mit der Messung der Vernetzung (TBPf) ist aber zumindest eine indirekte

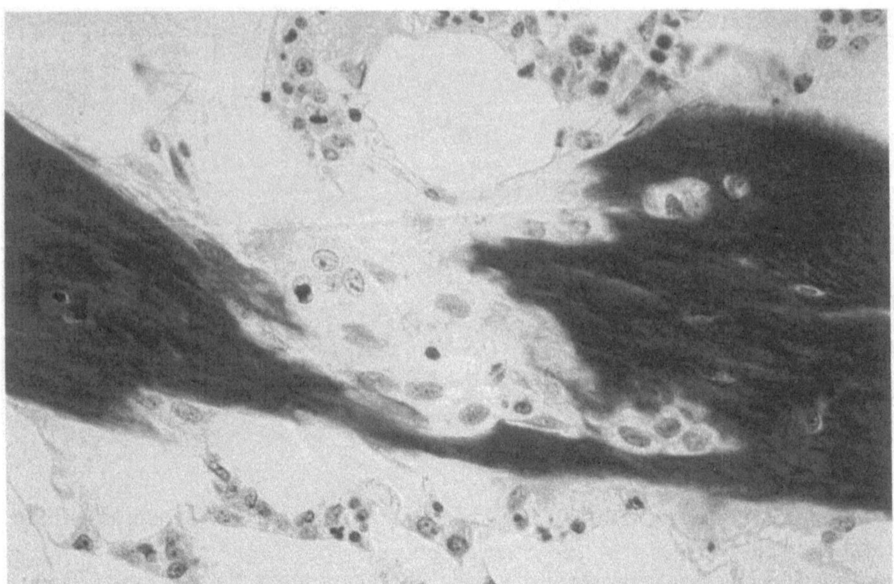

Abb. 4. Perforierende Resorption mit fast abgeschlossenem Durchbruch eines Trabekels. In der *Mitte* des Präparates mehrkerniger Osteoklast. (Kunststoffeinbettung, Goldner-Färbung, 600 ×)

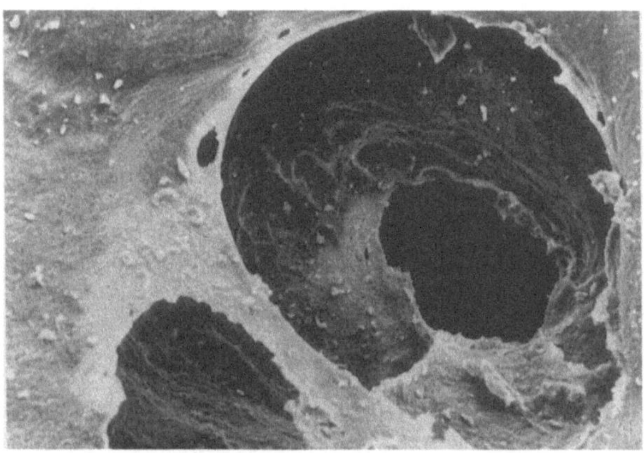

Abb. 5. Elektronenmikroskopische Darstellung einer Perforation durch „Killerosteoklasten". In der Tiefe Durchbruch zur anderen Seite. (Rasterlektronenmikroskopische Darstellung, 800 ×)

Bestimmung der Perforationsfrequenz über die Zunahme der Kontinuitätsunterbrechungen möglich. Auch wenn Perforationen nur selten direkt als kleine „Trabekeldefekte" in der Schnittebene liegen, sind sie doch Ausgangspunkt für die „Verstabung", also der Umwandlung von Platten- in Stabtrabekel (Abb. 6).

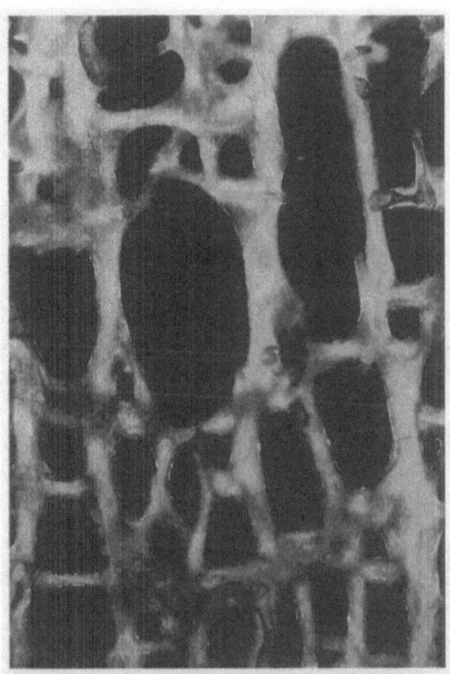

Abb. 6. „Verstabung der Spongiosa". Fast völlige
Aufhebung plattenartiger Trabekel im höheren
Lebensalter. Reduktion von Querverstrebungen.
(Blockpräparation, Oberflächenfärbung, Lupen-
vergrößerung)

Mikrokallusformationen

Histologisch handelt es sich bei Mikrokallusformationen um unreifen Faserknochen,
der sich an lokal überbelasteten Stellen des Knochengewebes bildet. In 33 % der Fälle
sind noch nicht überbrückte Frakturspalten nachweisbar. In den übrigen Fällen
gelang dies nicht. Entweder lag eine ungünstige Präparationsebene vor, oder die
Mikrokallusformationen stehen nicht mit einer kompletten Kontinuitätsunterbre-
chung in Zusammenhang. Es können lokale Belastungsspitzen ohne Fraktur für
deren Entstehung angenommen werden. In den Wirbelsäulen der 23 skelettgesunden
Fälle waren Mikrokallusbildungen nur bei Fällen älter als 50 Jahre regelmäßig zu
beobachten. Meist sind sie in der unteren BWS und LWS lokalisiert. Sie treten gehäuft
in Deckplattennähe auf und auffälligerweise nicht an der dünnsten Stelle des Trabekels, sondern an den Übergangspunkten (Knoten) zu anderen Trabekeln. An diesen
Stellen sind bei Belastung Spannungsspitzen zu vermuten (Abb. 7). Zusätzlich wirkt
eine osteoklastäre Resorption in diesen knotennahen Abschnitten wie eine Kerbstelle
und beeinflußt das Bruchverhalten negativ. Bei Frauen finden sich signifikant mehr
Mikrokallusformationen als bei Männern. Die Breite der Trabekel steht in keinem
Zusammenhang mit der Häufigkeit der zu beobachtenden Mikrokallusformationen.
Es besteht eine negative Korrelation zwischen der Trabekelanzahl und der Häufigkeit
von Mikrokallusbildungen. Ab einem Knochenvolumen von unter 11 % sind sie regelmäßig anzutreffen.

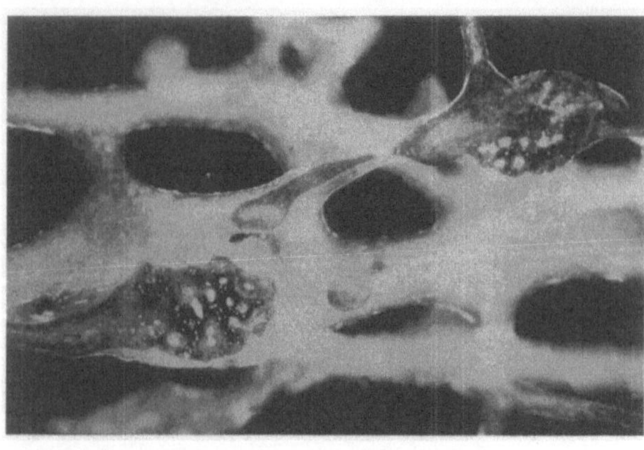

Abb. 7. Mikrokallus mit kolben-artiger Auftreibung der Trabe-kel. Die vorhandenen Trabekel sind platten- und stabartig kon-figuriert. (Blockpräparation, Oberflächenversilberung, 80 ×)

Diskussion

Mißt man die Knochenmasse bei Patienten mit Osteoporose, so ist bei einer nicht unerheblichen Anzahl von Fällen die Knochenmasse nicht von derjeniger skelettgesunder Kontrollpersonen zu unterscheiden (Mautalen et al. 1990; Ross et al. 1990). Offensichtlich spielen außer der Knochenmasse noch andere Faktoren für die Stabilität des Knochens eine Rolle (Kleerekoper et al. 1985). Neben einer erhöhten Sprödigkeit der Knochensubstanz, die zu Mikrofrakturen führen kann, ist dabei v.a. die Konfiguration (Ausrichtung im Raum), Verknüpfung und Art (plattenartige Trabekel und stabartige Trabekel) der einzelnen Knochenbälkchen, also der Mikroarchitektur, von Bedeutung.

Durch den Einsatz leistungsstarker Rechner und entsprechenden Aufarbeitungstechniken wird es in den nächsten Jahren sicher möglich sein, die Mikroarchitektur direkt zu erfassen. Bisher ist dies im Ansatz nur in Einzelfällen durchgeführt worden. Mit Hilfe der von uns entwickelten Blockpräparation konnte gezeigt werden, daß eine Beziehung zwischen der 3dimensionalen Mikroarchitektur des Knochengewebes in der Tiefe des Präparates und dem 2dimensionalen Knochenmuster an der gefärbten Oberfläche besteht. Dabei ist die Relation zwischen platten- und stabartigen Trabekeln von entscheidender Bedeutung für die Kontinuität des Musters. Vereinfacht dargestellt, führen viele Platten zu einem zusammenhängenden, viele stabartige Trabekel zu einem unterbrochenen, mit vielen isolierten Teilen versehenen Muster. Letzteres bedeutet einen erheblichen Verlust an Stabilität.

Die Ausrichtung der Trabekel entlang von Spannungslinien stellt allein noch keine optimale Tragfähigkeit her. Die Trabekel müssen auch in der Lage sein, durch Querverbindungen untereinander (in der Wirbelsäule durch horizontale Verstrebungen) Druckspitzen aufzufangen und gleichmäßig weiterzuleiten. Nach der Eulerschen Formel für die Tragfähigkeit zylinderförmiger Strukturen nimmt bei einer Verdoppelung der freien Länge eines Stabes dessen Stabilität um das 4fache ab (Bell et al. 1967).

Wird in der Beckenkammbiopsie die Verknüpfung der Trabekel untereinander (TBPf) gemessen, zeigt sich, daß es mit zunehmendem Knochenmassenverlust nicht zu einem linearen Abfall der intertrabekulären Verknüpfung kommt, sondern diese nimmt überproportional schnell ab. Die histologische Diagnose einer Osteoporose ist daher nicht allein am meßbaren Knochenvolumen, sondern zusätzlich anhand der trabekulären Verknüpfung zu stellen (Pompesius-Kempa et al. 1989).

Die Wirbelsäulenspongiosa dieser Studie zeigt den Verlust an intertrabekulärer Verknüpfung als lineare Funktion zum Alter.

Somit stellt der Knochenmassenverlust das Resultat eines Verlustes ganzer Trabekelstrukturen und nur in geringem Umfang das Ergebnis einer Verschmälerung der Trabekel dar (Vogel et al. 1989).

Die qualitative Bewertung von Wirbelkörpern älterer Individuen ergibt einen altersbedingten Verlust von bevorzugt horizontalen Trabekeln (Mosekilde 1988). Diese Beobachtung gilt aber nur für sehr hohe Lebensjahre. Eine Verallgemeinerung für den altersbedingten Knochenverlust ist hieraus nicht ableitbar. Vielmehr muß in der Frühphase des Knochenmassenverlustes (50. bis 70. Lebensjahr) von einem gleichmäßigen Verlust aller Trabekel ausgegangen werden. Bei jungen Individuen sind horizontale und vertikale Trabekel in etwa gleichem Ausmaß vorhanden. Bei Patienten mit Osteoporose oder sehr alten Individuen wird der Beitrag der horizontalen Trabekel an der gesamten Knochenmasse letztlich aber immer geringer (Delling et al. 1990; Vogel 1989). Kommt es jetzt zu einem weiteren Verlust der verbliebenen horizontalen Trabekel, so ändert dies praktisch nichts an der meßbaren Knochendichte, führt aber doch zu dramatischen Einbußen der Stabilität.

Parfitt et al. (1983) haben postuliert, daß neben einer negativen Knochenbilanz im Rahmen des Remodellings noch andere Mechanismen an der Entstehung einer Osteoporose beteiligt sein müssen. Die Vorstellung, wie es zum Verlust ganzer Trabekel kommen kann, war früher unklar.

Tatsächlich kann es unter bestimmten Voraussetzungen zu einer vollständigen Durchtrennung eines Trabekels kommen (Vogel et al. 1990). Ein solches Ereignis wird als „Perforation" bezeichnet. Eine solche „Perforation" bewirkt zwar nur einen minimalen Verlust an Knochenmasse, sie führt aber zwangsläufig zu einem unwiederbringlichen Knochenmassenverlust, da den einer Resorption normalerweise nachfolgenden Osteoblasten jetzt das morphologische Substrat zum Anlegen neuen Knochens fehlt – es ist ein „uncoupling" eingetreten.

Die morphologischen Befunde unserer Untersuchungen liefern erstmalig den Beweis, daß unter bestimmten, bisher nicht näher bekannten Bedingungen die normale Umbaudynamik der Knochenzellen so verändert sein kann, daß es zur Zerstörung von plattenartigen Strukturen durch Perforationen kommt.

Osteoklasten, die anstatt der üblichen, flächig ausgedehnten, badewannenförmigen Resorptionslakunen, umschriebene, in die Tiefe gehende Bohrzylinder erzeugen, werden als „Killerosteoklasten" bezeichnet. Anstatt der üblichen Resorptionslakunentiefe von ca. 60 μm können dabei Tiefen von 100 – 150 μm erreicht werden. Dabei muß die Menge an resorbierter Knochenmasse bei normalen Osteoklasten und „Killerosteoklasten" keineswegs verschieden sein. Der zentrale Unterschied liegt lediglich im Resorptionsmuster der Osteoklasten.

Die bis vor wenigen Jahren allgemein gültige Annahme, daß die Osteoporose das Resultat einer verminderten osteoblastären Syntheseleistung bei weitgehend unveränderter osteoklastärer Resorption darstellt, ist zwar nicht falsch, doch scheint der wesentliche Mechanismus, der zum Knochenmassenverlust und damit zur Osteoporose führt, in der vollständigen Durchtrennung von Trabekeln und einer damit einhergehenden Störung eines geregelten Knochenumbaus zu liegen.

Ein weiteres Phänomen, das im Rahmen unserer Untersuchungen an Bedeutung gewonnen hat, sind kolbige Auftreibungen, die an einzelnen Knochenbälkchen, aber auch gelegentlich als Auflagerung auf die endostale Obefläche des kortikalen Knochens zu finden sind.

Diese wurden bisher in der Literatur vereinzelt als Mikrokallusformationen beschrieben (Aaron et al. 1987) und sporadisch in Einzelfalldarstellungen als pathologische Veränderungen (Burr et al. 1985) dargestellt. Ihre Entstehung, ihr Umbau und insbesondere ihre Bedeutung waren unklar.

Ein Grund für das mangelnde Interesse an diesem Phänomen mag in der Vergangenheit v.a. an den wenig geeigneten Präparationstechniken zur Analyse dieser Strukturen gelegen haben. In mazerierten Präparaten können Mikrokalli zwar gut dargestellt werden, es bietet sich aber kein Ansatz zur histomorphometrischen Auswertung. Diese Möglichkeit bieten im Gegensatz dazu histologische Schnittpräparate, in denen aber keine eindeutige Identifikation der angeschnittenen Struktur möglich ist. Wahrscheinlich aus Unkenntnis ihres morphologischen Erscheinungsbildes sind Mikrokalli in den letzten 20 Jahren oft übersehen oder fehlinterpretiert worden. Erst mit Einführung der beschriebenen Präparationstechnik (Hahn et al. 1989, 1991), die die jeweiligen Vorzüge der beiden Techniken (Mazeration, Histologie) miteinander kombiniert, gelang es, das Phänomen Mikrokallusformation systematisch zu untersuchen.

Im Rahmen des physiologischen Knochenumbaus kommt der Mikrokallusformation eine bedeutende Rolle zu. Die Entstehung als Faserknochen zeigt, daß eine Möglichkeit des lokalen Knochenumbaus besteht, die in ihrer Umbaudynamik weit größer sein kann als lokaler Umbau innerhalb der gewöhnlichen BMU. Obwohl Indikator für eine relative Instabilität des pongiösen Knochens, ist ihre Existenz keineswegs ein pathologischer (d.h. negativer) Prozeß, sondern ein physiologischer Reparaturmechanismus des Skeletts zur Erneuerung alten und spröden Knochens. Sogar die Entstehung vollständig neuer Trabekel kann über diesen Mechanismus realisiert werden. Neue Quervernetzungen durch sog. Brückenkallus können als Leitschienen für die Knochenzellen im Rahmen des Remodellings fungieren und sind Grundvoraussetzung zur Rekonstruktion rarefizierter Knochenstrukturen. Es ist durchaus denkbar, daß der überwiegende Anteil am Knochenumbau beim älteren Menschen nicht – wie bisher allgemein angenommen – im Rahmen des geregelten An- und Abbaus, sondern über das Zusammenspiel von lokaler Überbelastung und Mikrokallusformationen realisiert wird.

Induktion und Frequenz von Perforationen sowie die zeitlichen Abläufe der Mikroregenation der Spongiosa in Form der Mikrokallusformationen bedürfen in den nächsten Jahren intensiver wissenschaftlicher Untersuchung, um zu neuen, pathogenetisch orientierten Therapiekonzepten der Osteoporose zu kommen.

Literatur

Aaron JE, Makins NB, Francis RM, Peacock M (1987) Microanatomic and histological changes associated with trabecular bone loss with ageing and in osteoporosis. Clin Orthop Relat Res

Agerbaek MO, Eriksen EF, Kragstrup J, Mosekilde Le, Melsen F (1991) A reconstruction of the remodelling cycle in normal human cortical iliac bone. Bone Mineral 12: 101–112

Albright F, Smith PH, Richardson AM (1941) Post-menopausal osteoporosis – its clinical features. J Am Med Assoc 116: 2465–2474

Baron R (1989) Molecular mechanisms of bone resorption by the osteoclast. Anat Rec 224: 317–324

Baron R, Vignery A, Horowitz M (1984) Lymphozytes, macrophages and the regulation of bone remodeling. Bone Min Res Ann 2: 175–243

Bell GH, Dunbar O, Beck JS (1967) Variations in strength of vertebrae with age and their relation to osteoporosis. Calcif Tiss Res 1: 75–86

Birkenhäger-Fränkel DH, Courpron P, Lips P, Meunier PJ (1984) Age-related decrease of mean wall thickness: diminished formation or diminished resorption? Calcif Tissue Int 36 (Suppl 2): 53

Burr DB, Martin RB, Schaffler MB, Radin EL (1985) Bone remodeling in response to in vivo fatigue microdamage. J Biomech 18: 189–200

Burr DB, Martin RB (1989) Errors in bone remodelling – Toward a unified theory of metabolic bone disease. Am J Anat 186 (2): 186–216

Delling G (1980) Diagnostik generalisierter Osteopathien – Methodische Voraussetzungen und Aussagemöglichkeiten. Pathologe 1: 86–92

Delling G, Lühmann H, Baron R, Mathews CHE, Olah A (1980) Investigation of intra- and inter-observer reproducibility. Metab Bone Dis Relat Res 2: 419–427

Delling G, Schulz A (1973) Beziehung zwischen Knochenzell-„Aktivität" und altersbedingtem Verlust an Knochenmasse. Verh Dtsch Ges Pathol 57: 391

Delling G, Vogel M, Wieland U, Hahn M (1990) Trabecular bone structure of the spine – Results of a new simultaneous 2- and 3dimensional analysis. In: Takahashi H (ed) Bone morphometry. Nishimura Smith-Gordon, Niigata, Japan, pp 256–259

Dodds RA, Emery RJH, Klenerman L, Chayen J, Bitensky L (1989) Comparative metabolic enzymatic activity in trabecular as against cortical osteoblasts. Bone 10 (4): 251–254

Eriksen EF, Mosekilde L, Melsen F (1985) Trabecular bone resorption depth decreases with age: differences between normal males and females. Bone 6: 141–146

Frost HM (1963) Bone remodeling dynamics. Thomas, Springfield, USA

Hahn M, Vogel M, Pompesius-Kempa M, Delling G (1989) Kombinierte zwei- und dreidimensionale Analyse der Wirbelsäule als Grundlage für das Verständnis endokriner Knochenmassenverlust-Syndrome. Quintessenz, Berlin, S 1–32

Hahn M, Vogel M, Delling G (1991) Undecalcified preparation of bone tissue – Report of technical experience and development of new methods. Virchows Arch A Pathol Anat 418: 1–7

Hahn M, Vogel M, Pompesius-Kempa M, Delling G (1992) Trabekular bone pattern factor – A new parameter for simple quantification of bone microarchitecture. Bone 13 (4): 327–330

Kleerekoper M, Villanueva AR, Stanciu J, Rao SD, Parfitt AM (1985) The role of three-dimensional trabecular microstructure in the pathogenesis of vertebral compression fracture. Calcif Tissue Int 37: 594–597

Lips P, Courpron P, Meunier PJ (1978) Mean wall thickness of trabecular bone packets in the human iliac crest: Changes with age. Calcif Tissue Res 26: 13–17

Mautalen C, Vega E, Ghiringhelli G, Fromm G (1990) Bone diminution of osteoporotic females at different skeletal sites. Calcif Tissue Int 46: 217–221

Minne HW, Leidig G, Wüster Ch et al. (1988) A newly developed spine deformity index (SDI) to quantitate vertebral crush fractures in patients with osteoporosis. Bone Min 3: 335–350

Mosekilde Li (1988) Age-related changes in vertebral trabecular bone architecture – Assessed by a new method. Bone 9: 247–250

Parfitt AM (1979) Quantum concept of bone remodeling and turnover. Implications for the pathogenesis of osteoporosis. Calcif Tissue Int 28: 1–5

Parfitt AM, Mathews CHE, Villanueva AR, Rao DS, Rogers M, Kleerekoper M, Frame B (1983) Microstructural and cellular basis of age related bone loss and osteoporosis. In: Frame B, Potts JT (eds) Clinical disorders of bone and mineral metabolism. Excerpta Medica, Amsterdam Oxford Princeton, pp 328–330

Parfitt AM, Mathews CHE, Villanueva AR, Kleerekoper M (1983) Relationship between surface, volume, and thickness of iliac trabecular bone in aging and in osteoporosis. J Clin Invest 72: 1396–1409

Parfitt AM, Drezner MK, Glorieux FH et al. (1987) Bone histomorphometry: Standardization of nomenclature, symbols, and units. J Bone Min Res 2: 595–610

Pompesius-Kempa M, Hahn M, Vogel M, Delling G (1969) Veränderungen der Mikroarchitektur des menschlichen Knochens in Abhängigkeit von Alter, Geschlecht und Diagnose. In: Willert H-G, Heuck FHW (Hrsg) Neuere Ergebnisse in der Osteologie. Springer, Heidelberg New York Tokyo, S 206–210

Price RI, Barnes MP, Gutteridege DH, Baron-May M, Prince RL, Retallack RW, Hickling C (1989) Ultra-distal and cortical forearm bone density in the assessment of postmenopausal bone loss and nonaxial fracture risk. J Bone Min Res 4: 149–154

Reeve J (1986) A stochastic analysis of iliac trabecular bone dynamics. Clin Orthop Relat Res 213: 264–278

Ross PD, Davis JW, Vogel JM, Wasnich RD (1990) A critical review of bone mass and the risk of fractures in osteoporosis. Calcif Tissue Int 46: 149–161

Rubin KR, Ballow M, Baron R, Greenstein RM, Raisz LG, Rowe DW (1988) Malignant osteoporosis and defective immunoregulation. J Bone Min Res 3: 509–516

Vogel M (1989) Neuere Vorstellungen zur Architektur der menschlichen Spongiosa. Ber Pathol 108: 489–490

Vogel M, Hahn M, Pompesius-Kempa M, Delling G (1989) Trabecular microarchitecture of the human spine. In: Willert H-G, Heuck FHW (Hrsg) Neuere Ergebnisse in der Osteologie. Springer, Heidelberg New York Tokyo, pp 449–455

Vogel M, Delling G, Hahn M (1990) Durchtrennte Trabekel führen zum Knochenmassenverlust. Pathologische Anatomie der Osteoporose. Forsch Praxis 9 (103): 4–5

Wright CDP, Crawley EO, Evans WD, Garrahan NJ, Mellish RWE, Croucher PI, Compston JE (1990) The relationship between spinal trabecular bone mineral content and iliac crest trabecular bone volume. Calcif Tissue Int 46: 162–165

Weitere Literatur, nach der Biomechanika 1991 erschienen:

Grote HJ, Amling M, Vogel M, Hahn M, Pösl M, Delling G (1995) Intervertebral variation in the trabecular microarchitecture throughout the normal spine in relation to age. Bone 16: 301–308

Amling M*, Herden S*, Pösl M, Hahn M, Ritzel H, Delling G (1996) Heterogeneity of the skeleton. Comparison of the trabecular microarchitecture of the spine, the pelvis, the femur and the os calcis. J Bone Min Res 11: 36–45. *both authors contributed equally

Hahn M, Vogel M, Amling M, Ritzel H, Delling G (1995) Microcallus formations of the cancellous bone – a quantitative analysis of the human spine. J Bone Min Res 10: 1410–1416

Mikrokallus – Stabilisierung von Mikrofrakturen

M. Hahn, M. Vogel, H. Ritzel und G. Delling

Abteilung Osteopathologie, Pathologisches Institut, Zentrum für Biomechanik, Universitäts-Krankenhaus Eppendorf, Martinistraße 52, D-20246 Hamburg

Einleitung

Bei der Untersuchung mazerierter Knochenpräparate finden sich im Bereich des spongiösen Knochens an einzelnen Knochenbälkchen, aber auch gelegentlich als Auflagerung auf die endostale Oberfläche des kortikalen Knochens, kolbige Auftreibungen. Diese wurden bisher in der Literatur vereinzelt als Mikrokallusformationen beschrieben (Aaron 1977) und sporadisch in Einzelfalldarstellungen als pathologische Veränderungen (Burr et al. 1985; Frost 1989) dargestellt. Ihre Entstehung, Umbau und insbesondere ihre Bedeutung waren lange Zeit unklar.

Das mangelnde Interesse an diesem Phänomen mag in der Vergangenheit v.a. an den wenig geeigneten Präparationstechniken zur Analyse dieser Strukturen gelegen haben. In mazerierten Präparaten können Mikrokalli zwar gut dargestellt werden, eine histomorphometrische Auswertung ist bei dieser Präparationstechnik jedoch schwierig. Diese Möglichkeit bieten im Gegensatz dazu histologische Schnittpräparate, in denen aber keine eindeutige Identifikation der angeschnittenen Struktur möglich ist. Wahrscheinlich aus Unkenntnis ihres morphologischen Erscheinungsbildes sind Mikrokalli in den letzten 20 Jahren oft übersehen oder als Trabekelverdikkung an Knotenpunkten der Spongiosa fehlinterpretiert worden.

Erst mit Einführung einer neuen Präparationstechnik (Hahn et al. 1991), die die jeweiligen Vorzüge der beiden Techniken (Mazeration, Histologie) miteinander kombiniert, gelang es, das Phänomen Mikrokallusformation systematisch zu untersuchen und seine Bedeutung im Rahmen der physiologischen Knochenreparation zu erkennen.

Material und Methode

Für unsere Untersuchung standen rund 35 000 Beckenkammbiopsien von Patienten mit Osteopathien, die in den letzten 20 Jahren in unserer Abteilung zu unentkalkten Schnittpräparaten aufgearbeitet wurden, für eine retrospektive Auswertung zur Verfügung. Der Schwerpunkt der Studie lag aber bei 26 Wirbelsäulen von Skelettgesunden und 11 Wirbelsäulen von Individuen mit klinisch manifester Osteoporose. Die bei Autopsien entnommenen Wirbelsäulen stammten von Organspendern. Die Altersspanne der skelettgesunden Fälle reicht von 17 – 90 Jahre und verteilt sich auf 13 Frauen und 13 Männer. Bei den Patienten mit Osteoporose lag das Alter zwischen 60 und 92 (9 Frauen und 3 Männer). Nahezu alle Fälle starben eines plötzlichen Todes durch Unfallfolgen oder Kreislaufkomplikationen. Unentkalkte histologische

Hefte zu „Der Unfallchirurg“, Heft 261
E. Schneider (Hrsg.), Biomechanik des
menschlichen Bewegungsapparates
© Springer-Verlag Berlin Heidelberg 1997

Schnitte von Beckenkammbiopsien wurden zum Ausschluß weiterer ossärer Veränderungen von diesen Fällen angefertigt.

Die Wirbelsäulen werden in ca. 1 cm dicken Segmenten aus der Mitte von C2 bis L5 in sagittaler Richtung entnommen, geröntgt und dann mit H_2O_2 und fließendem Wasser schonend vom Weichgewebe befreit. Nach einer Dehydrierung und Entfettung werden die Knochenproben in einem Spezialkunststoff (Technovit 7200, Kulzer) eingebettet. Die Polymerisation dieses Kunststoffes erfolgt durch eine Blaulichtexposition und geht über insgesamt 8 h. Mit Hilfe einer Tellerschleifmaschine wird überschüssiger Kunststoff abgeschliffen und ein erster Grobanschliff des Präparates vorgenommen. Mit diesem Schritt wird nicht nur die Orientierungsebene gewählt, sondern es werden gleichzeitig die evtl. mit Sägeartefakten behafteten Randbereiche entfernt. Nach dem Aufkleben der vorgeschliffenen Proben auf einen Objektträger erfolgt durch Einsatz einer automatischen Schleifmaschine (EXAKT) ein planparalleles Anschleifen des Präparates auf eine Dicke von 1 mm. Diese Präparatedicke entspricht ca. 2–3 „Trabekellagen". Anschließend kann die polierte Oberfläche beliebig gefärbt werden. Bei guter Infiltration des Kunststoffes liegt die Eindringtiefe der Färbung unter 1 µm.

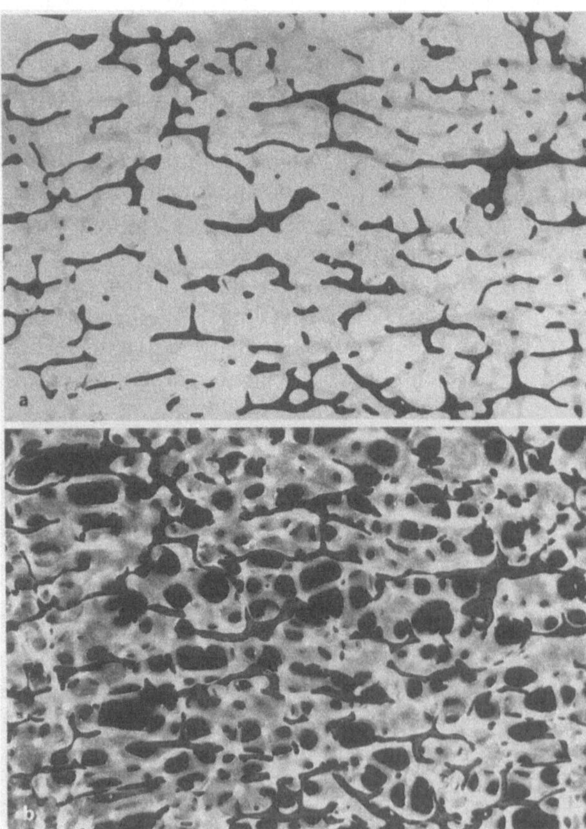

Abb. 1 a, b. Oberflächengefärbtes Blockpräparat eines Wirbelkörpers. **a** Bei Hellfeldbeleuchtung (Versilberungstechnik, 10 ×). **b** Bei Dunkelfeldbeleuchtung. Deutlich sind die Strukturelemente des Knochengewebes in der Tiefe des Präparates zu erkennen

Bei Hellfeldbeleuchtung erreicht man eine Betonung der angefärbten Oberfläche des Präparates (Abb. 1a). Es entspricht so einem konventionellen, artefaktfreien, histologischen Schnittpräparat und kann morphometrisch ausgewertet werden. Im Dunkelfeld zeigen sich die korrelierenden 3dimensionalen Strukturelemente des 2dimensionalen Spongiosamusters an der gefärbten Oberfläche (Abb. 1b).

Auf diese Weise ist es u. a. möglich, beliebige Strukturen in der Tiefe zu identifizieren, sich definiert in die entsprechende Ebene zu schleifen und dann das Präparat für die histologische Untersuchung zu färben.

In Zusammenarbeit mit der Fachhochschule Hamburg war es uns möglich, die histologischen und die Knochenstrukturuntersuchungen durch rasterelektronenmikroskopische Aufnahmen zu ergänzen.

Ergebnisse

Histologisch handelt es sich bei Mikrokallusformationen um unreifen Faserknochen, der sich an lokal überbelasteten Stellen des Knochengewebes bildet (Abb. 2).

In 33% der Fälle sind noch direkt Frakturspalten nachweisbar (Abb. 3). In den übrigen Fällen gelang dies nicht, da entweder eine ungünstige Präparationsebene gewählt wurde, oder aber diese Mikrokallusformationen nicht traumatischer Genese sind.

Schon wenige Tage nach dem Frakturereignis ist die Mikrokallusformation als lokale Ansammlung von mesenchymalem Gewebe zu erkennen, welches bereits in Ansätzen mineralisiert. Nach ca. 3 – 5 Wochen wird diese Struktur im Rahmen des normalen Remodellings/Modellings des Knochengewebes um- bzw. abgebaut. Diese Formationen zeigen Resorptionslakunen und sind nicht mehr so stark strukturiert an der Oberfläche. Nach ca. 6 Monaten ist die alte Mikrokallusformation nur noch schwer als solche zu erkennen (Abb. 4). Der Frakturspalt scheint durch eine passive Mineralisation geschlossen zu werden. Dieser Prozeß beginnt bereits nach wenigen Wochen und stellt neben der primären und sekundären Frakturheilung einen bisher unbekannten Mechanismus einer azellulären Reparation von Frakturen dar.

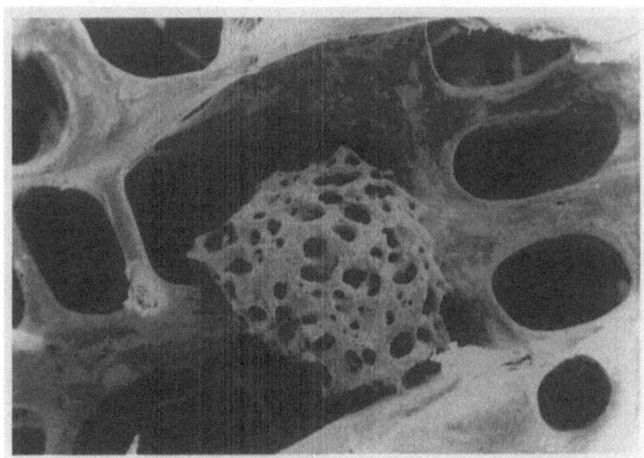

Abb. 2. Mikrokallusformation mit ca. 1 mm Durchmesser und einem Alter von 3 – 4 Wochen. (REM-Aufnahme, 36 ×)

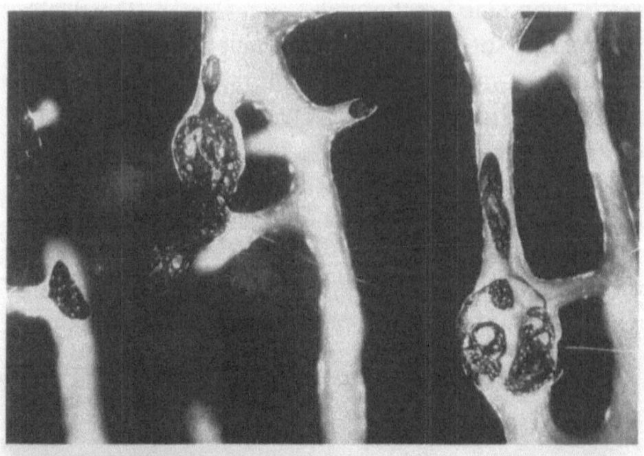

Abb. 3. Zwei benachbarte Mikrokalli mit gut sichtbarem Frakturspalt in der linken Formation. (Oberflächengefärbtes Blockpräparat, 40 ×)

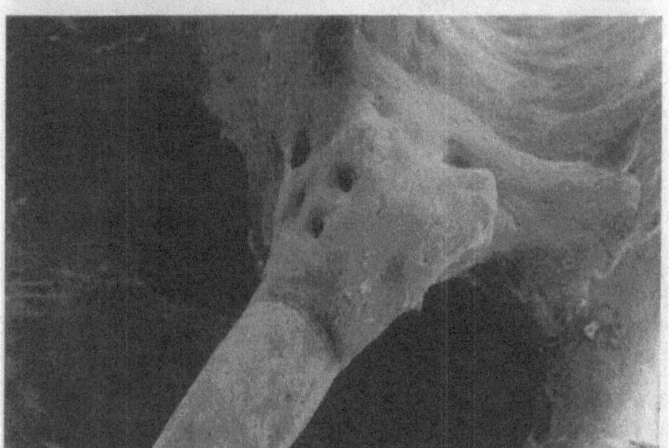

Abb. 4. Die rasterelektronenmikroskopische Aufnahme zeigt einen „knotenpunktnahen" Mikrokallus, der bereits eine völlig glatte Oberfläche hat und kaum noch als solcher zu erkennen ist. Das Alter beträgt etwa 6 Monate, das Trabekel ist wieder stabilisiert. (REM-Aufnahme, 100 ×)

Mikrokallus

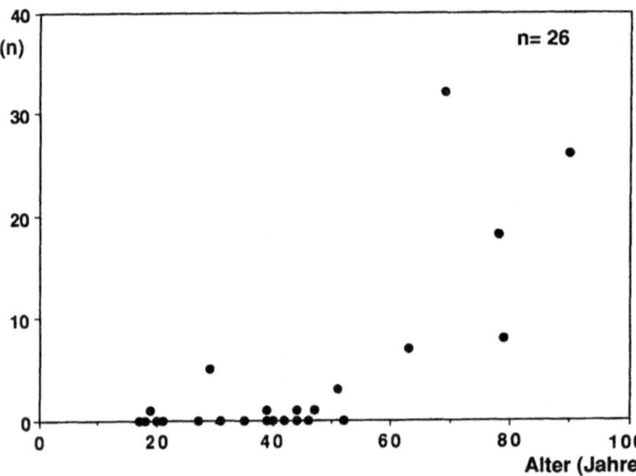

Abb. 5. Anzahl an Mikrokallusformationen in Abhängigkeit vom Alter. Dargestellt ist die Anzahl an Mikrokallusformationen pro Schnittfläche durch eine Wirbelsäule (Mittelwert) der skelettgesunden Individuen. Die absolute Anzahl dürfte dabei wesentlich höher sein. In jeder Wirbelsäule über 50 Jahre ließen sich solche Formationen in großer Zahl nachweisen

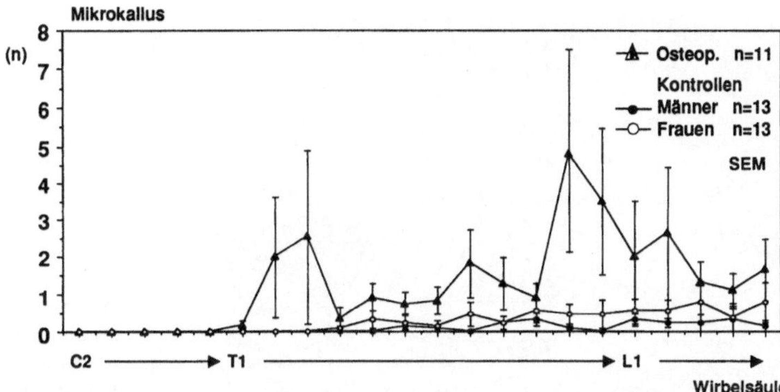

Abb. 6. Abhängigkeit der Anzahl an Mikrokallusformationen vom Geschlecht und in Relation zu den Fällen mit einer Osteoporose. Dargestellt ist die durchschnittliche Anzahl aller Mikrokallusformationen pro Wirbelkörper. Die Fälle mit einer Osteoporose zeigen deutlich mehr Mikrokalli. Bei den skelettgesunden Individuen weisen Frauen mehr Mikrokallusformationen als Männer auf. Die unteren Wirbelsäulenabschnitte sind deutlich bevorzugt

Das untersuchte Kollektiv zeigt Mikrokallusbildungen nur bei Fällen mit einem Alter von über 50 Jahren (Abb. 5). Meist sind sie in der unteren Brust- und Lendenwirbelsäule lokalisiert. Auch innerhalb eines Wirbelkörpers sind sie in der Regel nur an bestimmten, gut definierten Stellen zu finden. Sie treten gehäuft in Deckplattennähe innerhalb der Wirbelkörper auf und dann nicht unbedingt an der dünnsten Stelle des Trabekels, sondern an den Übergangspunkten (Knoten) zu anderen Trabekeln. An diesen Stellen sind bei Belastung Spannungsspitzen zu vermuten. Weiter wirkt eine osteoklastäre Resorption, die in diesen knotennahen Abschnitten oft zu beobachten ist, wie eine Kerbstelle und beeinflußt das Bruchverhalten negativ.

Bei Frauen finden sich signifikant mehr Mikrokallusformationen als bei Männern (Abb. 6). Die Breite der Trabekel ist dabei nicht von Bedeutung, denn auch die älteren Fälle zeigen eine Trabekelbreite von ca. 120 µm und unterscheiden sich damit nicht signifikant von jüngeren Individuen. Es besteht aber eine negative Korrelation zwischen der Trabekelanzahl und der Häufigkeit von Mikrokallusbildungen. Ab einem Knochenvolumen von unter 11 % sind sie regelmäßig anzutreffen; dann aber besteht kein weiterer Zusammenhang zwischen ihrer Häufigkeit und dem Knochenvolumen.

Diskussion

Auch bei skelettgesunden Personen ohne Trauma können Mikrokallusformationen bis zu 5 % des gesamten spongiösen Knochenvolumens einzelner Wirbelkörper ausmachen. Im Beckenkamm kann dieser Wert sogar bis zu 10 % betragen. Bei Therapiestudien können solche Formationen somit die Bestimmung der Knochenmasse beträchtlich verfälschen.

Die im Alter zu beobachtende Verbreiterung von vertikalen Trabekeln (sog. hypertrophe Atrophie) entsteht im wesentlichen aus Mikrokallusformationen heraus.

Die These, daß bestimmte Krankheitsbilder, wie z. B. die Osteoporose, nicht sogar aus der Insuffizienz zur Bildung von Mikrokallusformationen heraus entstehen, ist nach unseren quantitativen Untersuchungen nicht mehr haltbar (Hahn et al. 1994).

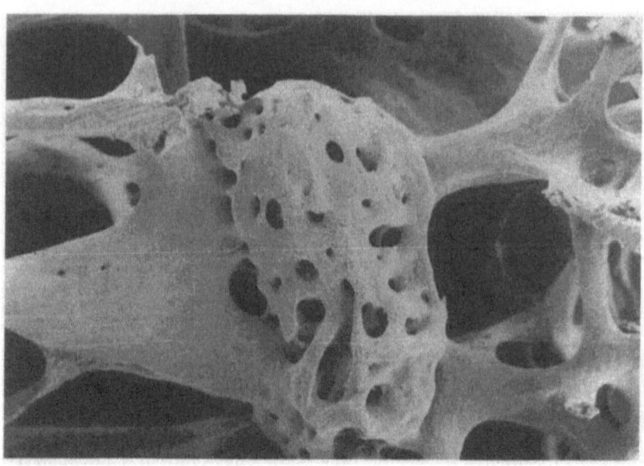

Abb. 7. Ein „Brückenkallus", aus dem neue intertrabekuläre Verknüpfungen entstehen können. Er übernimmt die Funktion einer Leitschiene für die Knochenzellen. (REM-Aufnahme, 40 ×)

Kommt es nach der Fraktur eines Trabekels nicht zur Bildung eines Mikrokallus, bleibt das aus dem Spongiosatragwerk ausgekoppelte Trabekel mechanisch funktionslos. Es existiert kurzzeitig als sog. freies Ende, bis auf der Gegenseite eine osteoklastäre Durchtrennung erfolgt. Solche dann isoliert im Gewebe liegenden Trabekelfragmente sind in 3dimensionalen Präparaten nachweisbar (Hahn et al. 1995). Dieser Vorgang führt bei nur geringem Knochenmassenverlust zu einer erheblichen Festigkeitseinbuße und die Fragmente täuschen bei nicht-invasiven Messungen mehr funktionelles Knochengewebe vor, als tatsächlich vorhanden ist.

Im Rahmen des physiologischen Knochenumbaus kommt der Mikrokallusformation eine bedeutende Rolle zu. Die Entstehung als Faserknochen zeigt, daß eine Möglichkeit des lokalen Knochenumbaus besteht, die in ihrer Umbaudynamik weit größer sein kann als lokaler Umbau innerhalb der gewöhnlichen BMU (basic multicellular unit). Obwohl Indikator für eine relative Instabilität des spongiösen Knochens, ist ihre Existenz keineswegs ein pathologischer Prozeß, sondern ein physiologischer Reparaturmechanismus des Körpers zur Erneuerung alten und spröden Knochens. Sogar die Entstehung vollständig neuer Trabekel kann auf diesem Weg realisiert werden (Abb. 7). Diese neuen Quervernetzungen können als Leitschienen für die Knochenzellen fungieren und sind Grundvoraussetzung zur Rekonstruktion rarefizierter Knochenstrukturen. Vermutlich wird der überwiegende Anteil an Knochenumbau beim älteren Menschen nicht – wie bisher allgemein angenommen – im Rahmen des geregelten An- und Abbaus, sondern über das Zusammenspiel von lokaler Überbelastung und Mikrokallusformationen realisiert.

Danksagung: Wir danken Herrn Dr. Hanneforth (FHS, Hamburg, Bio-Ingenieurwesen) für die freundliche Unterstützung bei der Anfertigung der rasterelektronenmikroskopischen Aufnahmen.

Literatur

Aaron JE (1977) Autoclasis – a mechanism of bone resorption and an alternative explanation for osteoporosis. Calcif Tissue Res 22 (Suppl) 247–254

Burr DB, Martin RB, Schaffler MB, Radin EL (1985) Bone remodeling in response to in vivo fatigue microdamage. J Biomech 18: 189–200

Frost HM (1989) Transient-steady state phenomena in microdamage physiology – A proposed algorithm for lamellar bone. Calcif Tissue Int 44: 367–381

Hahn M, Vogel M, Delling G (1991) Undecalcified preparation of bone tissue – Report of technical experience and development of new methods. Virchows Archiv A Pathol Anat 418: 1–7

Hahn M, Vogel M, Amling M, Grote HJ, Pösl M, Werner M, Delling G (1994) Mikrokallusformationen der Spongiosa – Ein bisher unterschätzter reparativer Mechanismus des Skelettsystems. Pathologe 15: 297–302

Hahn M, Vogel M, Amling M, Ritzel H, Delling G (1995) Microcallus formationen of the cancellous bone – a quantitative analysis of the human spine. J Bone Min Res Vol 10 (9): 1410–1416

Analyse der mechanischen Belastung der Kortikalis durch die Verankerung von externen Fixateuren unter Berücksichtigung von Eigenspannungszuständen*

R. Skiera[1], O. Mahrenholtz[1] und D. Wolter[2]

[1] Technische Universität Hamburg-Harburg, Eißendorfer Straße 42, D-21073 Hamburg
[2] Berufsgenossenschaftliches Unfallkrankenhaus Hamburg, Bergedorfer Straße 10, D-21033 Hamburg

Problemstellung

Die externe Fixation ist ein in der Knochenchirurgie weit verbreitetes Verfahren und dient u. a. der Stabilisierung von Frakturen. Durch eine Stützkonstruktion, den Fixateur externe, wird ein Bereich des Knochens entlastet und die Relativverschiebung zwischen den Frakturteilen eingeschränkt oder definiert. Der Fixateur externe wird durch Steinmann-Nägel, Schanz-Schrauben oder durch Drähte im Röhrenknochen verankert. Diese Verankerungselemente werden in Anlehnung an den englischen Sprachgebrauch vereinfachend als Pins bezeichnet. Durch die Querkraftbiegung der Pins treten hohe Spannungskonzentrationen in der Kortikalis auf, die in der Regel die Kortikalis lokal mechanisch überbeanspruchen. In der klinischen Anwendung sind nicht selten Nekrosen und Knochensequester am Sitz der Verankerungselemente zu beobachten, die zu einer Lockerung der Verankerung führen können und damit die Funktion der externen Fixation gefährden. Die Ursachen dieser Komplikationen liegen in der Zerstörung der Blutgefäße, der thermischen Belastung der Kortikalis durch den Bohrvorgang [6], der Infektionsgefahr durch die perkutanen Verankerungselemente [7] und in der mechanischen Überbeanspruchung sowie dem Auftreten von Relativverschiebungen zwischen Implantat und Kortikalis [13]. Zur Vermeidung dieser Relativverschiebungen werden in der klinischen Praxis Eigenspannungszustände durch ein Übermaß des Pindurchmessers gegenüber dem Bohrungsdurchmesser oder durch gegenseitiges Verspannen durch Biegung der Verankerungselemente im Fixateur gezielt aufgebaut. Experimentelle Untersuchungen [1] haben gezeigt, daß Übermaße über 0,2 mm die Kortikalis schädigen. Im Vergleich zum Eigenspannungszustand durch gegenseitiges Verspannen der Pins lassen In-vivo-Studien [10] den Einspannungszustand durch ein Übermaß des Pindurchmessers vorteilhafter erscheinen. Bisherige numerische Untersuchungen [3, 8, 9] dienten der Abschätzung der Spannungskonzentration in der Kortikalis durch äußere Lasten. Sie berücksichtigten jedoch keine Eigenspannungszustände und Relativverschiebungen. Werden, wie beim Ringfixateur nach Ilisarow, Drähte zur Verankerung in der Kortikalis angewendet, wird durch eine axiale Vorspannung der Drähte ebenfalls ein Eigenspannungszustand aufgebaut. Nur so kann die notwendige Steifigkeit des Systems für relativ geringe Pindurchmesser gewährleistet werden. Die klinische Erfahrung läßt vermuten, daß dieser Eigenspannungszustand auch die Belastung der Kortikalis günstig beeinflußt.

---

* Diese Arbeit wurde unterstützt durch Mittel der Deutschen Forschungsgemeinschaft.

Hefte zu „Der Unfallchirurg", Heft 261
E. Schneider (Hrsg.), Biomechanik des
menschlichen Bewegungsapparates

Methode

Gegenstand der Betrachtungen ist die kortikale Verankerung eines glatten Pins (ohne Gewinde) in einem bilateralen Rahmenfixateur im diaphysären Bereich eines Röhrenknochens. Der Röhrenknochen wird durch eine Axialkraft F_z^{RK} belastet. Mit Hilfe der Finite-Elemente-Methode wird die mechanische Belastung der Kortikalis über das Spannungsfeld und eine neu definierte anisotrope Vergleichsspannung bestimmt. Darüber hinaus liefert das Finite-Element-(FE-)Modell die Relativverschiebungen zwischen dem Pin und der Kortikalis.

Zweidimensionales FE-Modell

Soll allein der Eigenspannungszustand durch ein Übermaß des Pindurchmessers gegenüber dem Bohrungsdurchmesser untersucht werden, genügt eine zweidimensionale Modellierung unter der Annahme eines ebenen Spannungszustandes, für den im isotropen Fall auch eine analytische Lösung existiert. Das in Abb. 1 dargestellte FE-Modell erlaubt jedoch darüber hinaus den Vergleich des Einflusses der anisotropen Elastizität und Festigkeit sowie die Gegenüberstellung der Vergleichsspannung nach v. Mises und einer weiter unten beschriebenen normierten anisotropen Vergleichsspannung. Bedingt durch die Symmetrie des Problems beschränkt sich das FE-Modell auf einen Viertelkreis. Das Koordinatensystem ist so gewählt, daß die obere Seite des Bohrungsrandes in distaler bzw. proximaler Richtung liegt. Da die Verformung des Pins aufgrund seines hohen Elastizitätsmoduls gegenüber der Kortikalis zu vernachlässigen ist, wird der Bohrungsrand um das halbe Übermaß $\Delta d_{PK}/2$ des Pindurchmessers radial verschoben.

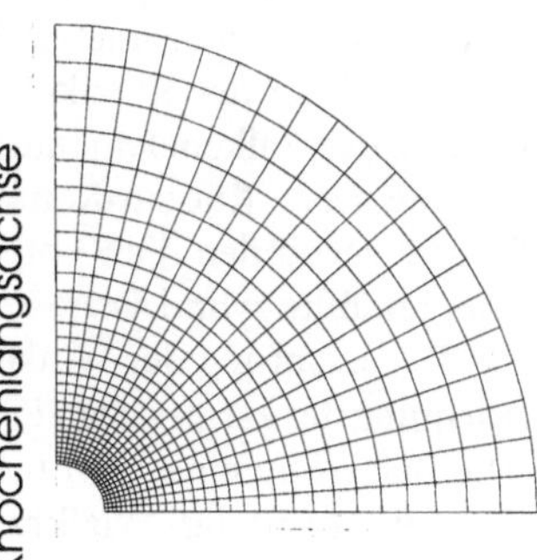

Abb. 1. Zweidimensionales FE-Modell einer Bohrung in der Kortikalis

Dreidimensionales FE-Modell

Das in Abb. 2 dargestellte dreidimensionale FE-Modell modelliert die Belastung der Kortikalis und die Relativverschiebungen zwischen Pin und Kortikalis aufgrund der Querkraftbiegung des Pins und ggf. aufgebauter Eigenspannungszustände. Es ist unter der vorgegebenen Zielsetzung naheliegend, die Krümmung der Kortikalis zu vernachlässigen und diese ebenfalls nur in einem hinreichend großen Umfeld des

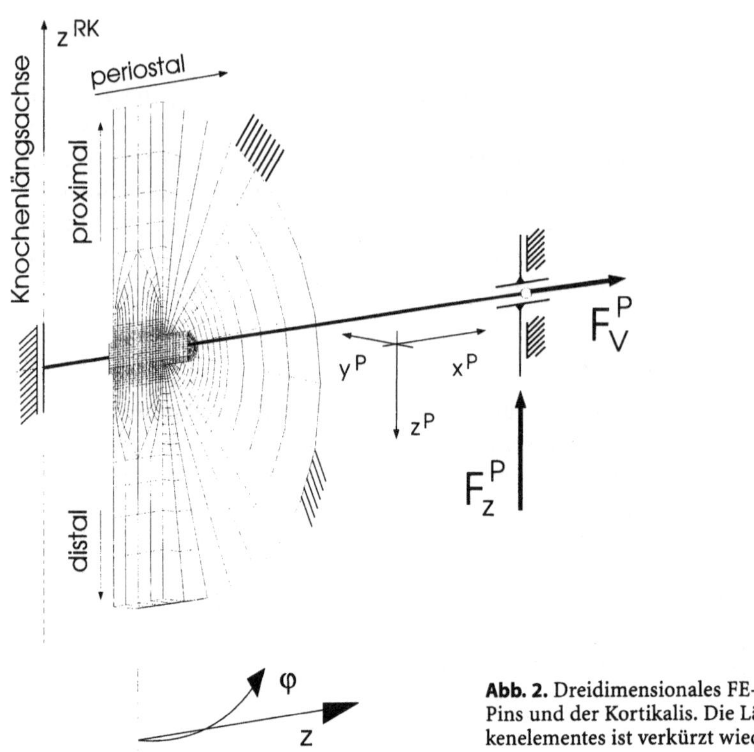

Abb. 2. Dreidimensionales FE-Modell eines Pins und der Kortikalis. Die Länge des Pinbalkenelementes ist verkürzt wiedergegeben

Bohrloches zu modellieren. Durch die Symmetrie der Geometrie und der Belastung in einer bilateralen Konfiguration reduziert sich das Modell auf 1/4 der Struktur. Verwendet werden isoparametrische 8-Knoten-Elemente für die Kortikalis und Teile des Pins. Außerhalb der Kortikalis wird der Pin durch Balkenelemente modelliert. Die Kopplung der Balkenelemente mit den Volumenelementen beruht auf der Bernoulli-Balkentheorie. 2-Knoten-Kontaktelemente, welche die Coulombsche Reibung berücksichtigen, verbinden die Knotenpaare der Kontaktflächen von Pin und Kortikalis.

Das gewählte zylindrische Koordinatensystem liegt mit der z-Achse parallel zur Pinachse. Der Ursprung der Winkelkoordinate φ liegt distal auf der Symmetrieebene. Die Ausrichtung des kartesischen Pin-Koordinatensystems (Index^P) ist Abb. 2 zu entnehmen.

Die Belastung eines von n Pins auf einer Frakturseite durch die Querkraft $F_z^P = F_z^{RK}/4n$ aufgrund der Axialkraft F_z^{RK} im Röhrenknochen wird am lateralen endständigen Knoten des Pins eingeleitet. Das Biegemoment M_y^P im Pin ergibt sich aus der Einspannung des lateralen Pinendes. Der Eigenspannungszustand durch ein Übermaß des Pindurchmessers gegenüber dem Bohrungsdurchmesser wird durch ein fiktives Temperaturfeld und den daraus resultierenden thermischen Dehnungen im Pin aufgebaut. Soll eine axiale Vorspannung F_V^P berücksichtigt werden, wird der laterale endständige Knoten des Pins in einem vorhergehenden Lastschritt entsprechend axial verschoben. Die Bedeutung des Membranspannungszustandes auf das Verformungsverhalten dünner biegeweicher Pins wird durch die Elementformulierung und die Berücksichtigung großer Verformungen in der FE-Analyse mit erfaßt. Tabelle 1 faßt die Parameterwerte der Referenzkonfiguration zusammen.

Tabelle 1. Verwendete Referenzwerte

Pinlänge	L_p	200 mm
Pindurchmesser	d_p	4,5 mm
Mittlerer Röhrenknochendurchmesser	D_{RK}	23 mm
Dicke der Kortikalis	t_K	4,0 mm
Axialkraft auf den Röhrenknochen	F_z^{RK}	100 N
Axiale Vorspannkraft in den Pins	F_V^P	0–1000 N
Anzahl der Pins / Frakturseite	n	3
Übermaß des Pindurchmessers	Δd_{PK}	10 μm
Reibungskoeffizient	μ	0,0–0,3

In der dargestellten Diskretisierung besitzt das Modell 6818 Knoten, 5296 Elemente und etwa $18{,}5 \times 10^3$ Freiheitsgrade. Sämtliche Modelle wurden mit dem Programmsystem ANSYS 5.2 auf der CONVEX SPP 1000 des Rechenzentrums der Technischen Universität Hamburg-Harburg erstellt, berechnet und ausgewertet.

Normierte anisotrope Vergleichsspannung

Die elastischen Materialeigenschaften der Kortikalis werden durch transversal-isotrope Elastizität [16] beschrieben. Doch nicht nur die Elastizität, sondern auch andere Materialeigenschaften von kortikalem Knochen, wie die Festigkeit, besitzen eine ausgeprägte Anisotropie und Abhängigkeit von der Belastungsrichtung (Zug/Druck). Die anisotropen, nichtsymmetrischen Festigkeitseigenschaften können durch einen verallgemeinerten quadratischen Ansatz einer Versagensfläche F im Spannungsraum σ

$$F(\sigma) = \frac{1}{2}\, \sigma^T A\sigma + b^T \sigma - K^2 = 0 \tag{1}$$

beschrieben werden. Die Gültigkeit dieser Approximation für verschiedene Spannungszustände ist nachgewiesen [2, 4]. Aus einachsigen Zug- und Druckversuchen können alle Koeffizienten A und b der Versagensfläche bestimmt werden [5]. In FE-Analysen des kompakten Knochens ist es üblich, die mechanische Belastung eines mehrachsigen Spannungszustandes mit der Vergleichsspannung nach v. Mises zu beurteilen. Für eine quantitative Aussage fehlt jedoch ein eindeutiger, einachsiger Festigkeitswert, der der Vergleichsspannung gegenübergestellt werden kann. Der Vergleichsspannung nach v. Mises liegt die Annahme isotroper und symmetrischer Materialeigenschaften zugrunde. Sie berücksichtigt damit nicht die Festigkeitseigenschaft von kompakten Knochen. Mit Hilfe der Versagensfläche nach Gl. (1) kann, analog zur Vergleichsspannung nach v. Mises, eine verallgemeinerte Vergleichsspannung $\tilde{\sigma}_v = \sqrt{3\,(^1\!/_2\, \sigma^T A\sigma + b^T\sigma + c - 1)}$ hergeleitet werden. Diese weist den Nachteil eines nichtlinearen Zusammenhanges zwischen einer proportionalen Änderung des Spannungszustandes und der Vergleichsspannung auf. Darüber hinaus bleibt auch hier die quantitative Wertung uneindeutig und es folgt für den spannungsfreien Zustand eine von Null verschiedene Vergleichsspannung $\tilde{\sigma}_v = \sqrt{3(c - 1)}$. Diese Nachteile können durch die Definition eines Skalierungsfaktors s des Spannungszustandes σ behoben werden: $F(s\sigma) = 0$. Mit der Versagensfläche nach Gl. (1) folgt hieraus für den reziproken Wert $\eta = 1/s$ des Skalierungsfaktors s [14]:

$$\eta^{\pm} = \left[-\frac{\mathbf{b}^{T}\sigma}{\sigma^{T}\mathbf{A}\sigma} \pm \sqrt{\left(\frac{\mathbf{b}^{T}\sigma}{\sigma^{T}\mathbf{A}\sigma}\right)^{2} + \frac{2K^{2}}{\sigma^{T}\mathbf{A}\sigma}} \right]^{-1} \tag{2}$$

Für einen gegebenen Spannungszustand entspricht der Skalierungsfaktor s einem ,Sicherheitsfaktor'. Sein reziproker Wert η kann als normierte anisotrope Vergeichs-spannung interpretiert werden.

Diese Definition einer normierten anisotropen und nicht symmetrischen Ver-gleichsspannung weist nicht die oben genannten Nachteile der verallgemeinerten v. Mises-Vergleichsspannung auf. Für den isotropen Fall gilt für die normierte aniso-trope Vergleichsspannung $\eta = \sigma_V/R$ mit der Versagensspannung R des einachsigen Spannungszustandes (R_m, $R_{p0,2}$).

Ergebnisse

Abb. 3 stellt den Verlauf der Vergleichsspannung nach v. Mises und des anisotropen Versagenskriteriums unter einer radialen Verschiebung des Bohrungsrandes von 5 µm im zweidimensionalen Modell dar. Man erkennt deutlich den ausgeprägten Abfall der Spannungen vom Bohrungsrand. Durch die Anisotropie der Elastizität schwankt der Wert der Vergleichsspannungen nach v. Mises an der Bohrlochoberfläche gering-fügig. Der Verlauf der normierten transversal-isotropen Vergleichsspannung zeigt dagegen eine ausgeprägtere Richtungsabhängigkeit. Die gleichzeitig mit der radialen Druckspannung auftretenden tangentialen Zugspannungen vom gleichen Betrag führen, aufgrund der lamellaren Struktur der Kortikalis mit ihrer geringen tangen-tialen Zugfestigkeit, zuerst am Bohrungsrand im Punkt P_1 zum Versagen (Mikrofis-suren). Die mechanische Belastung (η^{+}) des Punktes P_2 ist um 51 % geringer.

Abb. 4 stellt den Verlauf der normierten transversal-isotropen Vergleichsspan-nung η^{+} für den Belastungsfall eines axial belasteten Röhrenknochens dar. Man erkennt die Spannungskonzentration aufgrund der Verkantung des Pins in der Boh-rung. Der Verlauf der Vergleichsspannung σ_V ist qualitativ dem Verlauf von η^{+} sehr ähnlich. Der Einfluß der Reibung spiegelt sich in der Verlagerung der Tangential-spannungen σ_{φ} (Abb. 5) und der Axialspannungen σ_z wider.

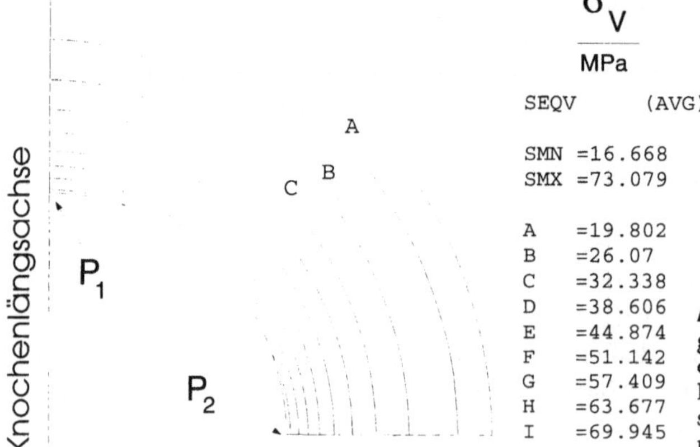

Abb. 3 a, b. Vergleich der Ver-gleichsspannungverläufe für eine radiale Verschiebung des Bohrungsrandes um 5 µm (Aus-schnitte). (a) Vergleichsspan-nung σ_V nach v. Mises

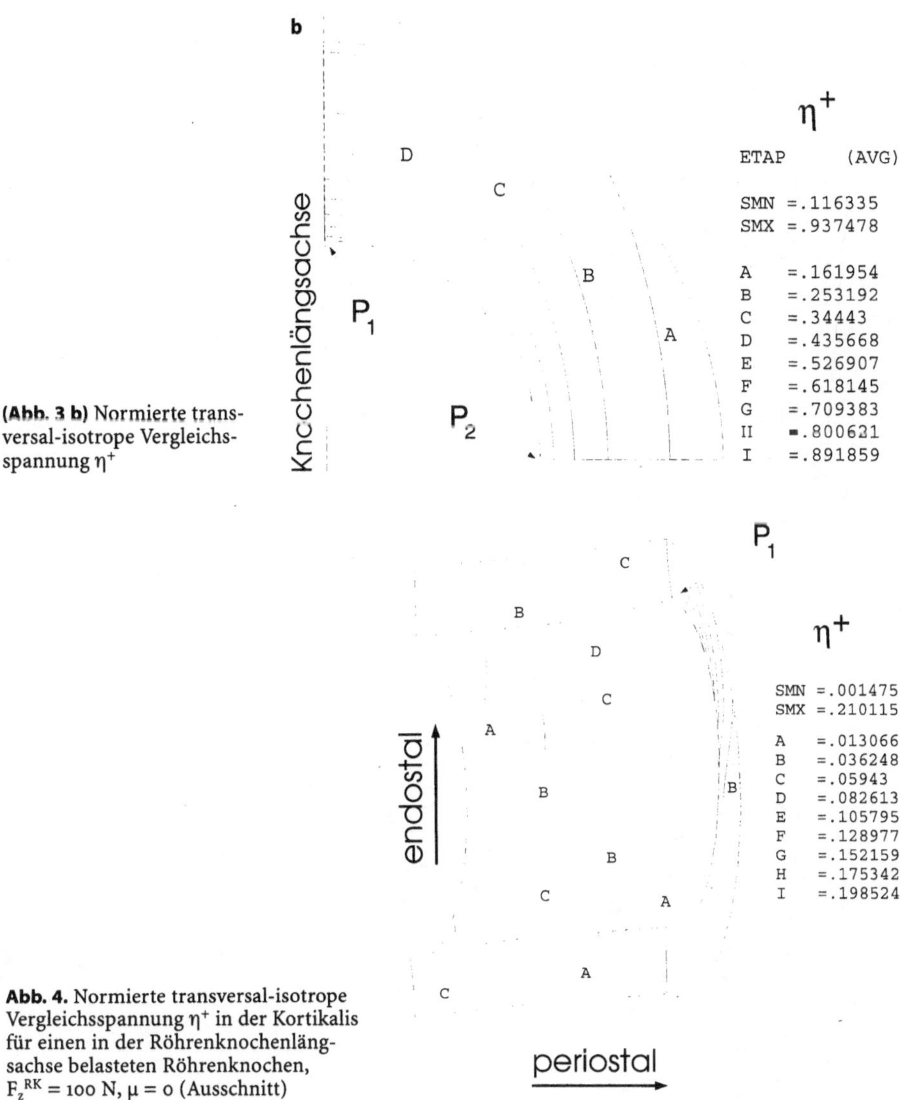

(**Abb. 3 b**) Normierte transversal-isotrope Vergleichsspannung η^+

Abb. 4. Normierte transversal-isotrope Vergleichsspannung η^+ in der Kortikalis für einen in der Röhrenknochenlängssachse belasteten Röhrenknochen, $F_z^{RK} = 100$ N, $\mu = 0$ (Ausschnitt)

Durch die Haftreibung in der Kontaktfläche wird die Singularität an den Rändern der Bohrung noch ausgeprägter. Es ist zu beobachten, daß die Veränderung der Maximalwerte der Spannungen mit zunehmender Reibung an diesen singulären Punkten nicht immer im Zusammenhang mit der Veränderung des übrigen Spannungsfeldes steht. So führt eine Erhöhung der Reibung von $\mu = 0{,}0$ auf $\mu = 0{,}3$ zu einer Veränderung des maximalen Wertes der Vergleichsspannung σ_V von 26,0 MPa auf 30,3 MPa (+16 %) und ihres extrapolierten Maximalwertes (ohne den Einfluß des Wertes des Randknotens) von 21,4 MPa auf 21,3 MPa. Der Maximalwert der normierten transversial-isotropen Vergleichsspannung η^+ verringert sich von 0,21 auf 0,16 (−24 %), ihr extrapolierter Maximalwert von 0,19 auf 0,11 (−42 %).

Wird vor der Querkraft- und Momentenbelastung des Pins die Kortikalis durch

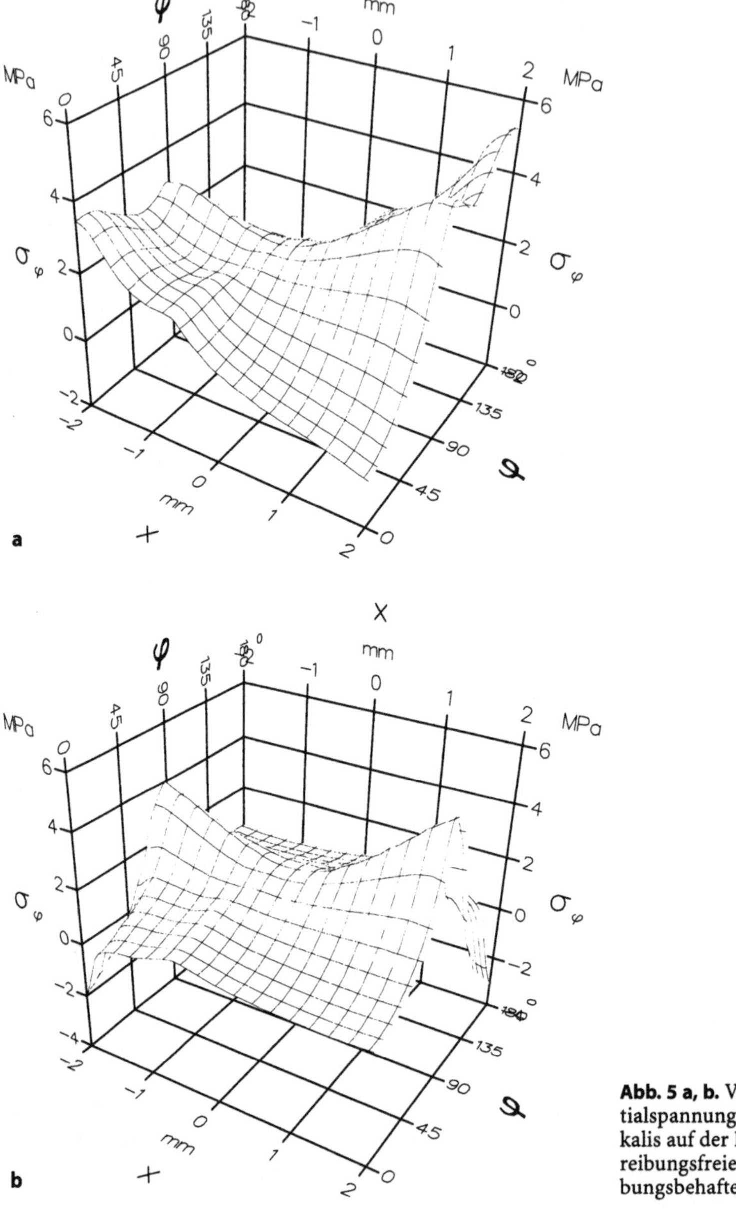

Abb. 5 a, b. Verlauf der Tangentialspannungen σ_φ in der Kortikalis auf der Kontaktfläche für reibungsfreien (**a**) und reibungsbehafteten (**b**) Kontakt

das Übermaß des Pins belastet, überlagern sich beide Spannungszustände. Für reibungsfreien Kontakt bleibt der Punkt P_1 Ort höchster mechanischer Beanspruchung. Mit zunehmender Reibung nimmt erwartungsgemäß die Tangentialspannung am proximalen Punkt des periostalen Bohrungsrandes ab und der Ort höchster Beanspruchung fällt auf den gegenüberliegenden distalen Punkt ($\varphi = 0°$, $z = 2$ mm). Hierdurch verändert sich der maximale Wert der normierten transversal-isotropen Vergleichsspannung nur unwesentlich von $\eta^+|_{max}$ = 0,95 auf 0,92. Der Ort des Maximums der Vergleichsspannung nach v. Mises bleibt unabhängig von der Reibung. Der Maximalwert verändert sich ebenfalls nur unwesentlich mit zunehmender Reibung von $\sigma_V|_{max}$ = 92,9 MPa auf 89,9 MPa.

Der Einfluß des Übermaßes und der Reibung auf die Relativverschiebungen ist in Abb. 6 dargestellt. Die 3 Relativverschiebungen Δu_r, Δu_φ, Δu_z im zylindrischen Koordinatensytem der Kortikalis können in eine normale Komponente Δu_n und in eine tangentiale Komponente Δu_t zusammengefaßt werden. Die normale Relativverschiebung Δu_n entspricht der Klaffung, die tangentiale Relativverschiebung Δu_t einem Gleiten der Oberflächen aufeinander. Man entnimmt Abb. 6a, daß die tangentiale gegenüber der normalen Relativverschiebung überwiegt und aufgrund des hohen axialen Anteils Δu_z am ausgeprägtesten distal ($\varphi = 0°$) und proximal ($\varphi = 180°$) ist. Unter Reibung ($\mu = 0,3$) nimmt auch nur Δu_z nennenswert ab ($\approx -50\%$). Für ein Übermaß von Δd_{PK} = 10 µm und unter Reibungsfreiheit verschwindet die normale Komponente. Während die tangentiale Relativverschiebung im Vergleich zu Δd_{PK} = 0 µm nahezu unverändert bleibt, reduziert sich der Maximalwert der axialen Relativverschiebungskomponente um 30%. Berücksichtigt man darüber hinaus eine Reibung von $\mu = 0,2$, tritt unter der Belastung F_z^{RK} = 100 N in der gesamten Kontaktfläche ausschließlich nur Haftreibung auf. Mit Zunahme der axialen Belastung des Röhrenknochens gehen erst die periostalen, später auch die endostalen Kontaktbereiche in den Gleitreibungszustand über (Abb. 6 b, c).

Der Einfluß der axialen Vorspannung wirkt sich (Tabelle 2) erst bei einem kleineren Pindurchmesser aus. Auch mit Vorspannung ist die Belastung der Kortikalis bei einem Pindurchmesser von D_P = 2,0 mm deutlich höher als bei einem 4,5-mm-Steinmann-Nagel. Die maximale Verschiebung des Pins Wl_{max} in Knochenlängsachse hebt ebenfalls die Bedeutung der axialen Vorspannung des Drahtes hervor.

Tabelle 2. Einfluß einer axialen Vorspannkraft F_V^P im Pin

d_p mm	F_V N	$\sigma_V|_{max}$ MPa	$\eta^+|_{max}$	wl_{max}[1] µm
4,5	0,0	26,0	0,21	3,2
4,5	1000,0	22,3	0,17	3,2
2,0	0,0	205,5	1,77	21,2
2,0	1000,0	94,5	0,77	10,5

1 wl_{max} entspricht der größten Durchbiegung des Pins

Diskussion

Die aufgeführten Ergebnisse haben verdeutlicht, daß die Belastung der Kortikalis durch die Verankerung mit Pins sehr abhängig ist von den betrachteten Eigenspannungszuständen und der Reibung zwischen Pin und Kortikalis. Bereits ein Übermaß von Δd_{PK} = 11,2 µm (bei einem Pindurchmesser von 4,5 mm) führt zu einer Schädigung der Kortikalis. Vergleicht man dieses Maß mit der Fertigungstoleranz des Bohrungsdurchmessers in der klinischen Praxis von bis zu 60 µm [12], ist eine gezielte Anwendung eines Übermaßes nicht ohne verbesserte Fertigungsbedingungen zu erreichen. Die normierte transversal-isotrope Vergleichsspannung η^+ ermöglicht im

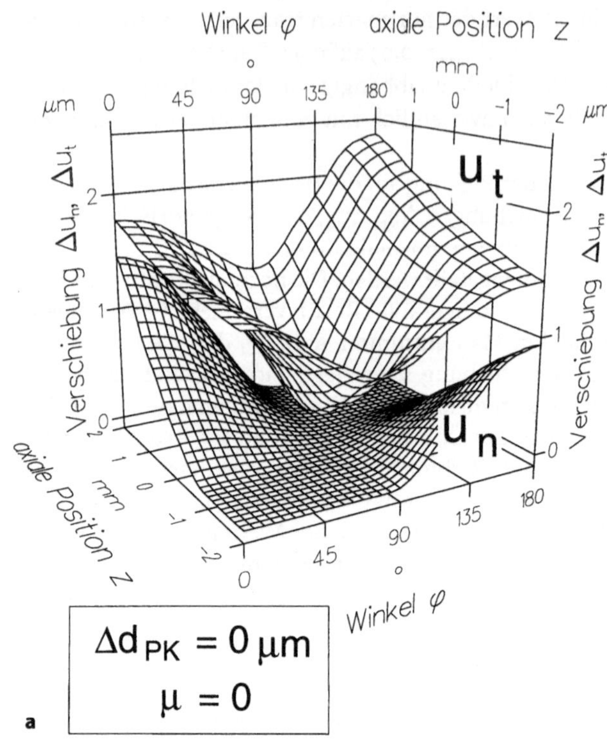

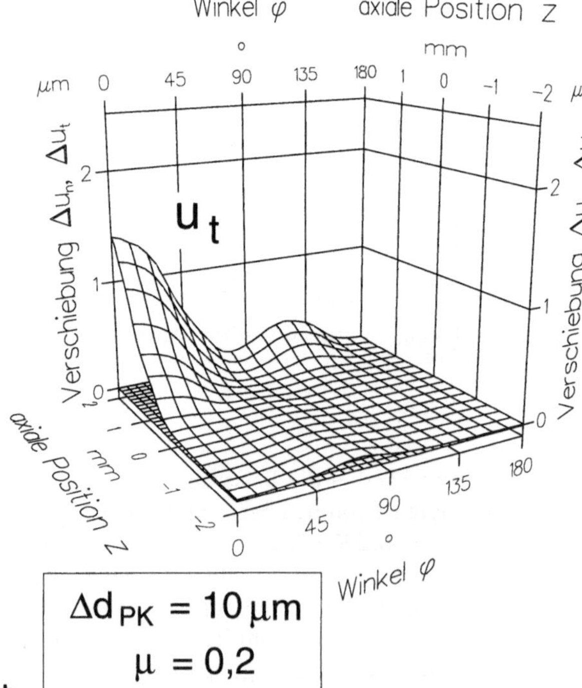

Abb. 6 a–c. Verlauf der radialen und tangentialen Relativverschiebung zwischen Pin und Kortikalis unter einer Belastung von $F_z^{RK} = 100$ N (**a**), $F_z^{RK} = 300$ N (**b**), $F_z^{RK} = 350$ N (**c**) in Abhängigkeit des Reibkoeffizienten und des Übermaßes des Pins

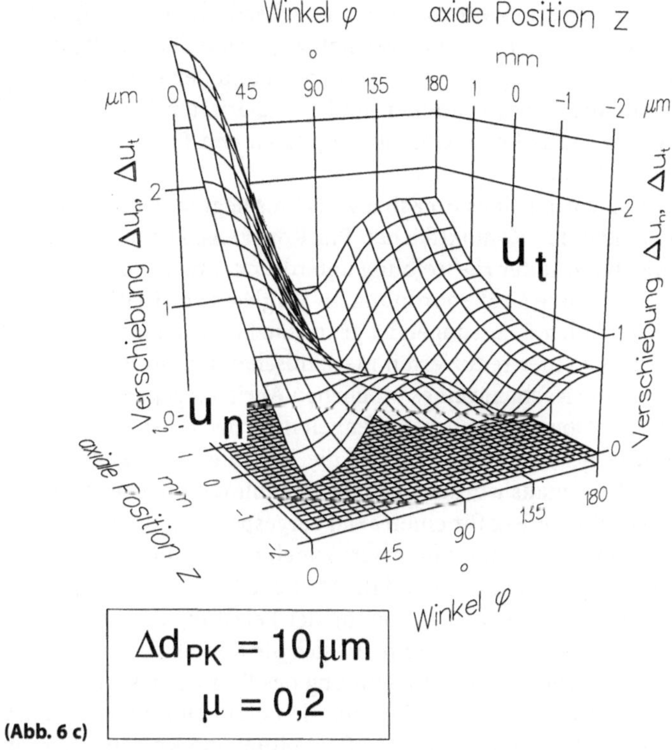

$$\Delta d_{PK} = 10\,\mu m$$
$$\mu = 0,2$$

(Abb. 6 c)

Vergleich zur Vergleichsspannung nach v. Mises eine qualitativ und quantitativ verbesserte Einschätzung der mechanischen Belastung der Kortikalis. Die Lage des Ortes höchster mechanischer Beanspruchung (auf der Grundlage von η^+) wird durch die experimentellen Untersuchungen, bei denen ebenfalls proximal und distal am Bohrungsrand das Einsetzen der Schädigung beobachtet werden konnte [1], bestätigt. Die Abweichung des Übermaßes, bei dem noch keine Schädigung zu beobachten war, von dem hier angegebenen, mag in den Fertigungstoleranzen und der Definition der Schädigung liegen. Das Versagenskriterium $\eta^+ = 1$ bezieht sich auf die Fließgrenze von kompaktem Knochen und berücksichtigt keine viskoplastischen Effekte. Im Vergleich zur Anisotropie der Festigkeit ist die der Elastizität in den hier behandelten Belastungsfällen von geringerer Bedeutung. Die Verwendung von η^+ an Stelle von σ_V erlaubt es, in einem mehrachsigen Spannungszustand die „Stützwirkung" verschiedener Spannungskomponenten spezifisch für den Knochen zu berücksichtigen. Durch die Biegung des Pins kommt es in der periostal-proximalen Kontaktzone zu einer erhöhten Kantenpressung und einer „Keilwirkung". Durch die Reibung werden axiale wie tangentiale Druckspannungen σ_z, σ_φ unmittelbar am proximalen Punkt P_1 des periostalen Bohrungsrandes ($\varphi = 180°$, $z = 2$ mm) aufgebaut, die die Kortikalislamellen zusätzlich „stützen" und die „Keilwirkung" des Pins in der Bohrung abbauen. Scharfkantige Ränder von Kontaktbereichen rufen in der Regel singuläre Punkte im Spannungsverlauf hervor. So erklärt sich der scheinbare Widerspruch zwischen der Existenz einer Druckspannung σ_z ($z = t_K/2 - \varepsilon$) $<$ 0 und der Forderung σ_z ($z = t_K/2$) = 0 an erwähntem Ort für $\varepsilon \to 0$. Der mit σ_z ($z = t_K/2$) = 0 und σ_{rz} ($z = t_K/2$)

= o korrigierte Wert von η^+ an der Oberfläche zeigt aufgrund der ausgeprägten Flächenpressung σ_r nur eine geringfügige Veränderung. Beide Belastungszustände, die axiale Belastung des Röhrenknochens und der Preßsitz des Pins, rufen ausgeprägte Spannungskonzentrationen und Singularitäten hervor. Grundsätzlich ist dabei zu bemerken, daß eine Überlastung durch den Preßsitz eine größere Fläche der Bohrung erfaßt.

Der Vorteil eines Preßsitzes des Pins liegt in der Verminderung der Klaffung Δu_n zwischen den Kontaktflächen Pin-Kortikalis. Die tangentiale Komponente Δu_t wird jedoch nur unter Haftreibung unterdrückt und nimmt im Gleitreibungszustand eine vergleichbare Größenordnung im Vergleich zur Klaffung an. Unter physiologisch zu erwartenden Belastungen ist grundsätzlich von einer Gleitreibung auszugehen. Den Vorteilen einer reduzierten mechanischen Belastung durch erhöhte Reibung stehen damit die Nachteile eines möglichen Abriebes gegenüber. Dieser Abrieb ist abhängig von der Oberflächenbeschaffenheit des Pins. Es ist zu vermuten, daß eine dünne und weiche Beschichtung des Pins die Reibung ohne weiteren Abrieb erhöhen würde. Darüber hinaus würden auch die Spannungskonzentrationen abgebaut werden [11].

Die Ergebnisse für einen axial vorgespannten Pin ($D_P = 2$ mm) bestätigen den mit Abnahme des Pindurchmessers zunehmenden Einfluß der axialen Vorspannung auf die kortikale Belastung und die Steifigkeit. An diesem Beispiel verdeutlichen sich die Faktoren, die zu einer Erhöhung der Belastung der Kortikalis führen: Mit Abnahme des Pindurchmessers verringert sich die Kontaktfläche und sinkt die Biegesteifigkeit, die eine Erhöhung der Krümmung des Pins bewirkt. Durch eine Vorspannung wird insbesondere bei einem Pin mit kleinerem Durchmesser durch eine Erhöhung der Steifigkeit gegenüber Querkrafteinleitung die Krümmung reduziert. Eine unvorteilhafte Erhöhung der Krümmung ergibt sich dagegen aus der intraoperativen Verspannung der noch nicht im Rahmen des Fixateurs befestigten Pins zur Verringerung der Relativverschiebungen. Mit Hilfe eines modifizierten Pins ist es grundsätzlich möglich, das Biegemoment und damit die Spannungskonzentration in der Kortikalis erheblich zu senken [15].

Die Axialbelastung F_z^{RK} des bilateralen Fixateurs und das Übermaß Δd_{PK} wurden so gewählt, daß die Kortikalis nicht über ihre Elastizitätsgrenze hinaus belastet wurde (mit Ausnahme der „Singularitäten"). Da in der klinischen Praxis größere Belastungen auftreten, ist eine Schädigung der Kortikalis unvermeidbar. Sie muß jedoch im Zusammenhang mit der Ausdehnung einer möglichen thermischen Schädigung gesehen werden. Nichtlinear elastisches Materialverhalten wird die Kontaktfläche zwischen Pin und Kortikalis vergrößern und damit Spannungskonzentrationen abbauen. Zeitabhängiges Materialverhalten wird Eigenspannungszustände im Knochen unmittelbar postoperativ beeinflussen. Die folgenden Umbauvorgänge in der Kortikalis werden ebenfalls zu einer Veränderung des Spannungszustandes beitragen, sie sind jedoch auch eine Folge des hier betrachteten intraoperativ aufgebauten Spannungs- und Verformungszustandes.

Abschließend kann zusammengefaßt werden, daß Eigenspannungszuständen eine große Bedeutung für die Belastung der Kortikalis zukommt, ihre Größenordnung jedoch in manchen Fällen in der klinischen Praxis bislang nur schwer steuerbar ist. Die Vorteile eines Übermaßes des Pindurchmessers gegenüber dem Bohrungsdurchmesser beziehen sich auf die Klaffung, nicht auf die Gleitreibung zwischen dem Pin und der Kortikalis.

Zusammenfassung

Die Verankerung von externen Fixateuren in der Kortikalis stellt eine hoch belastete Stelle im Fixationssystem dar und gefährdet durch eine Lockerung des Pins die Funktion der Fixation. Die Studie zeigt, daß durch eine Preßpassung des Pins ein Eigenspannungszustand in der Kortikalis aufgebaut wird, dessen schädigende Wirkung in der klinischen Praxis schwer steuerbar ist. Reibung in der Kontaktfläche vermindert die mechanische Belastung. Die Klaffung der Kontaktflächen zwischen Pin und Kortikalis nimmt durch einen Preßsitz deutlich ab. Die Gleitreibung ermöglicht dennoch ausgeprägte tangentiale Relativverschiebungen zwischen Implantat und Knochen. Die axiale Vorspannung von Drähten reduziert die Spannung in der Kortikalis, kann jedoch im Vergleich zu Steinmann-Nägeln die grundsätzlich höheren Spannungen aufgrund der verringerten Kontaktfläche nicht kompensieren. Der mehrachsige Spannungszustand wird in dieser Studie mit Hilfe einer normierten anisotropen und nicht symmetrischen Vergleichsspannung erfaßt. Dieses erlaubt eine qualitativ und quantitativ verbesserte Analyse im Vergleich zur Vergleichsspannung nach v. Mises.

Literatur

1. Biliouris T, Schneider E, Rahn B, Gasser B, Perren S (1989) The effect of radial preload on the implant-bone interface: A cadaveric study. J Orthop Trauma 3 (4): 323–332
2. Cezayirlioglu H, Bahniuk E, Davy D, Heiple K (1985) Anisotropic yield behaviour of bone under combined axial force and torque. J Biomech 18: 61–69
3. Chao E, An K-N (1982) Biomechanical analysis of external fixation devices for the treatment of open bone fractures. In: Gallagher R, Simon B, Johnson P, Gross J (eds) Finite elements in biomechanics. Wiley & Sons, New York, pp 195–222
4. Cowin S (1979) On the strength anisotropy of bone and wood. J Appl Mech 46: 832–838
5. Cowin S (ed) (1989) The mechanical properties of cortical bone tissue. In: Bone mechanics. CRC Press, Boca Raton, pp 97–128
6. Fuchsberger A (1988) Die schädigende Temperatur bei der spannenden Knochenbearbeitung. Unfallchirurgie 14 (4): 173–183
7. Green S (1983) Complications of external skeletal fixation. Clin Orthop Relat Res 180: 109–116
8. Harris J, Evans M, Kenwright J (1981) Safe stress levels at the screw interface of an external fixator for long bone fractures. In: Stokes J (ed) Mechanical factors and the skeleton. Libbey, London, pp 106–112
9. Huiskes R, Chao Y, Crippen T (1985) Parametric analyses of pin-bone stresses in external fracture fixation devices. J Orthop Res 3: 341–349
10. Hyldahl C, Pearson S, Tepic S, Perren S (1991) Induction and prevention of pin loosening in external fixation: An in vivo study on sheep tibiae. J Orthop Trauma 5 (4): 485–492
11. Manley M, Hurst L, Hindes R, Dee R, Chiang F (1984) Effects of low-modulus coatings on pin-bone contact stresses in external fixation. J Orthop Res 2: 385–392
12. Saha S, Pal S, Albright J (1982) Surgical drilling: Design and performance of an improved drill. J Biomech Engin 104: 245–252
13. Schatzker J, Horner J, Summer-Smith G (1975) The effect of movement on the holding power of screws in bone. Clin Orthop Relat Res 111: 257–262
14. Skiera R, Mahrenholtz O, Schneider E, Wolter D (1996) Residual stresses in cortical bone modelled by an anisotropic and nonsymmetric elastic plastic behaviour. ZAMM Sonderhefte IVb (ICIAM95): 483–484
15. Skiera R (1996) Befestigungsmittel für Knochen und Knochenfragmente an der Stützvorrichtung einer Osteosynthesevorrichtung. Antrag auf Erteilung eines Patents. Deutsches Patentamt: 196 35 975.9
16. Yoon H, Katz J (1976) Ultrasonic wave propagation in human cortical bone. II. Measurements of elastic properties and micro-hardness. J Biomech 9: 459

Orientation Mechanisms of Collagen

S. Tepic[1] and K. Ito[2]

[1] AO Research Institute, Davos, Switzerland
[2] MIT/Harvard, Cambridge, Massachusetts, USA

Summary

Extracellular matrices (ECM) of connective tissues consistently display significant orientation of their structural components, particularly that of their collagen networks. Teleological arguments have dominated the structural interpretations of these load-bearing tissues [1–4], and collagen orientation has been attributed to tensile strains [5]. However, no mechanism has been proposed to explain this process.

All connective tissues are poroelastic and their loading entails fluid movement as well as deformation. We postulate that collagen orientation is induced by fluid movement. Two mechanisms are currently under investigation: (i) orientation of collagen fibrils induced by their movement through the gel-like medium of the fluid-saturated proteoglycan (PG) network, and (ii) orientation of collagen fibrils by flow-induced shear fields. In the former, orientation arises through the elastic interaction of the fibril and the PG network, while the driving force is the viscous drag of the fluid against the fibril. At this stage, the physical process of movement-induced orientation has been understood, demonstrated, and modeled for a stiff fiber. However, limitations exist for elastic fibers and time-dependent behavior of the network. Experimental techniques under development will allow measurements of the critical parameters for evaluation of the collagen fibril/PG network system in articular cartilage.

In the alternative model, although global tissue flows do not generate shear fields of sufficient intensity, flow channels created through the process of flow-induced PG network disentanglement could generate local collagen-network-scale velocity gradients. Opening of these flow channels would produce measurable effects on tissue permeability. In addition, experimental techniques to directly observe this proposed effect on the PG network are under development.

Introduction

Collagens are the main structural proteins in the extracellular matrices of the connective tissues. On the molecular scale three polypeptide chains, called α-chains, are twisted together to form a stiff, rope-like collagen molecule about 300 nm long and 1.5 nm in diameter. Seven distinct α-chains and more than a dozen different types of collagen molecules have been identified to date. The major types found in connective tissues are types I, II, and III – of these, type I constitutes 90 % of the total collagen in the body. Type I is found in skin, bone, tendon, ligaments, cornea, and internal organs, type II in cartilage and intervertebral discs, and type III in skin, blood vessels,

Hefte zu „Der Unfallchirurg", Heft 261
E. Schneider (Hrsg.), Biomechanik des
menschlichen Bewegungsapparates
© Springer-Verlag Berlin Heidelberg 1997

and internal organs. All three types are polymerized extracellularly to form collagen fibrils. Depending on the tissue type, these vary in diameter from 10 to 300 nm and are of unknown length. The fibrils are further organized into larger bundles several micrometers in diameter; these are usually referred to as collagen fibers, which form the structural networks of connective tissues.

The mechanical properties of these tissues are largely determined by the collagen network structure and orientation. This has been recognized and appreciated for a long time – the seeming appropriateness of the connective tissues' architecture to their mechanical function is a major source of fascination in biomechanics. Hence the prevalent approach to biomechanical studies: tissues are optimal and the task is to find the criteria of optimality which, when applied, will match the structural (morphological) attributes of the extracellular matrices (ECMs). The role of the cell is generally unclear. This is in contrast to the typical biological view, centered on the cell. For example, Birk and Trelstad have presented morphological evidence indicating cellular control of fibril orientation in chick embryo cornea [6] and tendon [7]. They contend that collagen fibrils are formed within small cellular surface recesses which laterally fuse with other recesses to form collagen lamellae and bundles, thereby determining the architecture of the collagen network. However, no mechanistic evidence has been correlated with these morphological interpretations. Although this theory is plausible for the organization of the ECM near the cells and/or in cellularly dense tissue it is difficult to envision the means by which cells orient the fibers in the ECM of cartilage when the tissue is sparsely populated with cells and experiences repetitive deformation of its solid network and flow of its interstitial fluid.

When considering collagen orientation farther away from the cell, molecular biology comes to aid. In cartilage, for example, where the chondrocyte is short of reach, molecular attributes of collagen secreted by the chondrocyte may determine the organization of the network [8]. The main challenge to this position is the local variability of the network organization; that is, the orientation of collagen in the superficial layer of articular cartilage varies within the point to such an extent that collagen molecules separated by only a small distance would have to carry different attributes. Furthermore, global aspects of collagen encoding present problems; if a collagen molecule carries the information, it must be only relative to its surrounding, e.g., to other collagen molecules, and the problem of placement with respect to global coordinates is left open.

In biomechanics, the search for optimality criteria, even if successful, should not discourage efforts to understand the mechanism of orientation. While a biological system may indeed function governed by principles of optimality when intact, our intervention to treat it when it fails (e.g., fracture treatment or prosthetic replacement) may be misguided by assumptions of optimality. With normal conditions changed by injury or pathology, even a seemingly correct criterion may lead our treatment efforts in the wrong direction. The ability of most load-bearing tissues to respond and adapt to change in externally imposed conditions, suggests a process somehow controlled by the state of stress.

The conditions of ECM formation during net growth should not be confused with those of the subsequent maturation and maintenance periods. A conceptually simple process of drawing (used in polymer technology to orient the molecular chains) may suffice to explain growth-induced orientation. Similar conditions exist within tissue regenerates produced by Ilizarov methods of callus distraction [9]. A simple demonstration of the drawing-induced orientation can be made by admixing some short fibers (chopped carbon fiber is nice for its good visibility) to a gel (children's toy Slimy comes in handy for the purpose). Drawing out pieces of the gel, with the fibers randomly distributed to start with, results in their strong alignment within the drawn-out strands. It is easy, indeed, to imagine the same happening with the collagen fibrils during callus distraction. However, orientation of ECMs during maturation and remodelling under conditions of zero growth cannot be understood in terms of drawing.

Pauwels and his collaborators contend that collagen orientation in cartilage reflects its role as the tension-resisting element [5]. Split-line patterns, which reflect the principal orientation of collagen fibrils in the superficial tangential layer of articular cartilage [10], from 50 glenoid cavity cartilage specimens were correlated to the stress patterns from photoelastic gels with corresponding geometrical and material defects. Although no mechanisms were presented, they suggest that the distribution of tension in the ECM per se orients the collagen.

Stopak et al. [11], using a developing chicken limb bud model, concluded that forces exist within embryonic tissues which can arrange ECMs into anatomical patterns. Fluorescently labeled type I collagen fibrils digested from rat tail tendons were injected near the developing shaft of a long bone. By confronting the embryo with preformed collagen fibrils, mechanisms occurring during collagen deposition were avoided, yet these exogenous fibrils were found properly incorporated within the normal connective tissues of the developed wing. Again, no mechanisms were hypothesized, but the role of a feedback signal was apparent in their model.

In addition to these studies, several other observations indicate that collagen fibrillar architecture in cartilage may be controlled by the physical environment of the ECM. O'Conner et al. found that split-lines on the rat femoral condyles are well defined only in the major load bearing areas of the articular surface [12]. Tepic, comparing the femoral head of a newborn calf to that of a mature cow, found that these split-lines develop postnatally [13]. Also, both Woo et al. [14] and Roth et al. [15] report tensile properties (reflecting an ordered collagen fibrillar architecture) as much more anisotropic in skeletally mature compared to immature cartilage. The observations of Tepic, Roth, and Woo all indicate that collagen orientation develops during the postnatal growth period and before skeletal maturity. Assuming smaller joint loads in utero, these observations are consistent with the hypothesis that collagen orientation in cartilage is driven by forces generated within the ECM by physiological joint loads.

Movement-Induced Orientation

Movement of a long axisymmetric body through a viscous fluid has been described and analyzed by Taylor [16]. Whereas it had been known [17] that the resistance of a very long prolate spheroid moving in a viscous fluid is twice as great when moving in the direction normal to the long axis as it is when moving along this axis, Taylor generalized this result for all long axisymmetric bodies provided the center of gravity is in such a position that the body can remain horizontal while falling. With this condition satisfied the body will not change its initial orientation and will fall along a straight path which may be inclined to the vertical at no more than 19.5° (for a detailed discussion see [17]).

Interaction between linear polymers and hyaluronate macromolecules has been the subject of a study by Laurent et al. [18]. They have shown that diffusion of linear polymers in hyaluronate solutions is retarded, but to a lesser degree than expected from their equivalent hydrodynamic radius (i.e., the presence of hyaluronate retards diffusion of linear polymers less than it does that of globular polymers). In view of diffusion treatment by Ogston et al. [19], the difference is attributed to end-on, worm-like movement of linear polymers through the network, termed "reptation" [20].

Our study has been motivated by the basic realization that stiff, short fibers can be oriented by movement relative to a **finer**, three-dimensional, isotropic network. Such networks typically exist in gels. While a true gel is a colloidal system in which the network junctions are of infinite duration, and thus give the gel a non-zero equilibrium shear modulus, the orientation mechanism proposed will be satisfied by a wider class of gel-like substances exemplified by dispersions of large proteoglycan molecules, or entangled three-dimensional networks of synthetic polymer chains. The network junctions may be of finite duration, provided the fiber moves fast enough – the network relaxation time constant should be greater than the ratio of the fiber length to its speed. The fiber length must be at least a few times the average network opening, and the body force on the fiber must be high enough to allow for the piercing of the network by the fiber and driving the fiber fast enough to escape network relaxation. In addition, the bending stiffness of the fiber must be sufficient to limit its deformation when loaded by the driving force against the network.

Movement of a short wire segment through a soft gel can be used for a simple demonstration of the orientation mechanism. A 1% gelatin solution is prepared by dissolving gelatin in water at about 70 °C and poured into a large test tube (about 600 ml). Another tube of equal size is filled with glycerin. A small piece of stainless steel wire (0.6 mm diameter, about 12 mm long) is placed in each tube and the tops are sealed without entrapping air (best done with a rubber membrane to allow for volume changes of the gel due to temperature variations). At the temperature of 25 °C the gelatin will gel to appropriate stiffness in about 2 days. The tubes are then repeatedly inverted and descent of the wires is observed. The speed is approximately the same in both cases, but the wire orientation differs. In glycerin the wire retains its starting orientation (horizontal if starting off the flat tube end) – in gelatin it quickly assumes a vertical orientation.

Figure 1 illustrates the forces acting on, and the resulting movement of, a fiber through an elastic/viscous medium. The elastic network of the medium is depicted by its nodes. Force F is the resultant body force on the fiber, inclined from the normal to the fiber by an angle α; components of F normal and parallel to the fiber are denoted as F_n and F_t respectively. Force F_n is balanced by elastic stresses in the network. If F_t exceeds the piercing force F_p, the fiber will move, driven by the force $F_t - F_p$. Force F_p is balanced by the network stresses. As the fiber advances into a less strained area of the network the balance of forces will be disturbed. Slipping of the fiber out of the strained network in the back, and threading into a less strained network in the front, produces a net moment, tilting the fiber, as indicated by its next few positions in Fig. 1. The components F_n and F_t change as well: F_n decreasing, F_t increasing. The

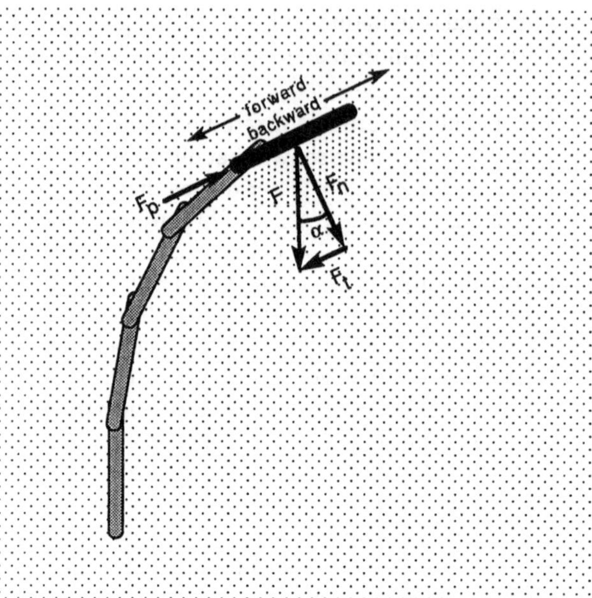

Fig. 1. Progression of a fiber driven by forces through a poroelastic medium

fiber wil turn and accelerate until the piercing force F_p and the viscous drag induced in the dispersing fluid balance the force F_t (ultimately F). The fiber will then continue moving at a constant speed, oriented parallel to its trajectory (and force F).

Simulation of the short fiber movement through a purely elastic medium employed the finite element method primarily to illustrate the process of orientation. A simplifying assumption is made that the fiber is stiff and will not deform when interacting with the medium under body forces applied to the fiber. The medium is modeled with linear incompressible [21] shell elements – a mesh of 20 × 20, initially square, eight-noded elements, fixed along its outer boundary. The fiber is modeled with eight linear beam elements overlaid and connected to the corresponding nodes of eight medium elements. The resulting "two-dimensional" fiber/gel mesh is comprised of 1281 nodes (Fig. 2). The movement of the fiber is modeled as quasi-static. Initially a component of the body force, F_n, is applied to a horizontal fiber, pushing the fiber downward (Fig. 3) Then, the mesh is relieved of all sresses and loads, and the nodes repositioned to allow for connection to the fiber after slippage. In the next step, the fiber is moved along its axis and appropriate reaction forces from the previous step are applied, in addition to F_n, adjusted for the new fiber position (Fig. 4). This process is iterated and movement-induced orientation of the fiber parallel to its trajectory is simulated (Fig. 5). Further, detailed, parametric studies will establish quantitative requirements for the mechanism to function as described. Of particular interest are: (i) ratio of fibril length to network opening (sets a lower limit on fibril length); (ii) ratio of network relaxation time constant to fibril length to fibril speed ratio (sets a lower limit on the driving force); (iii) ratio of fibril stiffness to network stiffness (sets an upper limit on fibril length).

The process described is believed relevant to orientation of ECMs, in particular, collagen networks. Collagen fibrils are assembled in the near surrounding of the cells

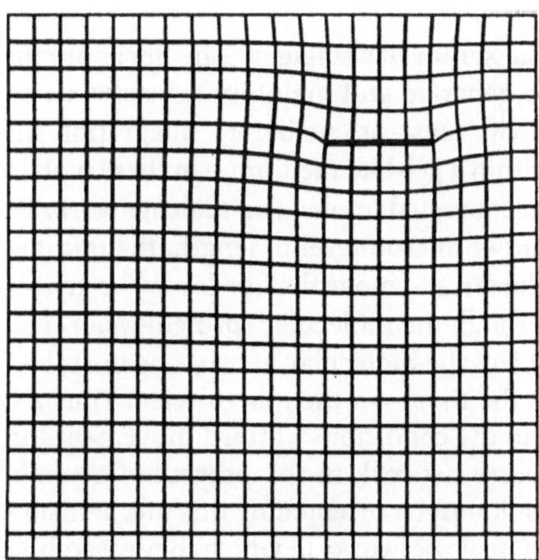

Fig. 2. Unloaded "two-dimensional" finite element method (FEM) mesh comprised of a gel (20 × 20 grid of eight-noded isoparametric shell elements) and an inlaid fiber (eight two-noded isoparametric beam elements)

Fig. 3. Deformed FEM mesh after initial load: $F=F_n$ applied to a horizontal fiber

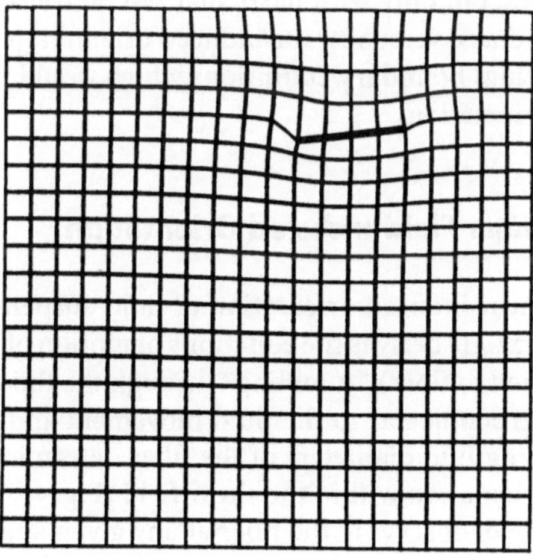

Fig. 4. Deformed FEM mesh after one iteration: F_n and reaction loads from the initial deformation applied after slippage of the fiber by an eighth of its overall length

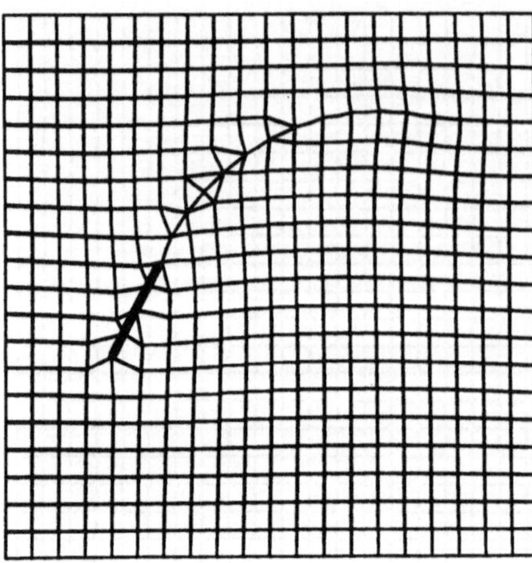

Fig. 5. Deformed mesh after 13 iterations. The long axis of the fiber is inclined at 62° from the vertical and 12 additional nodes have been created to allow for slippage of the fiber in previous steps

that synthesize collagen. The fibrils are then incorporated into the collagen network. To generate and maintain the network orientation, in the face of disturbances, the fibrils must orient before integration into the network. The fibrils are dispersed within a gel-like medium – in these matrices, proteoglycans are ubiquitous and form an entangled, molecular-scale network. Fibrils being tens of nanometers in diameter and of micron level in length, the minimum length scaling requirement is satisfied. The force to move the fibrils may be generated by the viscous drag of the fluid moving through the molecular (proteoglycan) network. The extant collagen network immobilizes the molecular network against the fluid drag. Fluid flow is driven by activities of the tissue on the macro scale. Thus a fine, three-dimensional, isotropic network and the conditions of fibril movement through it may give rise to orientation of the coarse network in the process of assembly. Collagen fiber-scale (coarse) networks could not be oriented by this mechanism if it were not for the proteoglycan molecular-scale networks in which they assemble. In porous media fluid flow is coupled with strain. This coupling may lead to the orientation of fibrils along the tensile trajectories, but only with particular boundary conditions. The ultimate test of movement-induced versus strain-induced orientation may come in finding (or artificially modifying) boundary conditions which would imply different (preferably perpendicular) orientations.

Shear Field-Induced Orientation

Shear-induced orientation of fluid-suspended fibers was analyzed by Jeffrey [22] in 1922. He derives the equations of motion of the prolate spheroid (which can be specialized to fiber) "tumbling" through the fluid in shear (Fig. 6). Its rotaiton is fast when perpendicular to the fluid movement and slow when parallel to it. The aspect ratio (length to diameter) of the fiber determines the angular velocity as the function of orientation within the shear field (Fig. 7). From this one can determine the probability of observing the fiber at any given angulation (Fig. 8). A simple experiment can be used to demonstrate shear-induced orientation (and has been used to confirm the theory). Some short fibers (again, chopped carbon fiber is a good choice) are suspended in a viscous fluid (glycerine) and placed between two glass discs. Rotation (preferably by a motor) of one of them establishes a radial velocity gradient within the fluid and the resulting shear field tumbles the fibers as predicted by Jeffrey. Since the tumble of the fibers is very fast when they are normal to the fluid velocity vector (oriented radially with respect to the disc), and very slow when parallel (tangential to the disc), the average orientation is tangential.

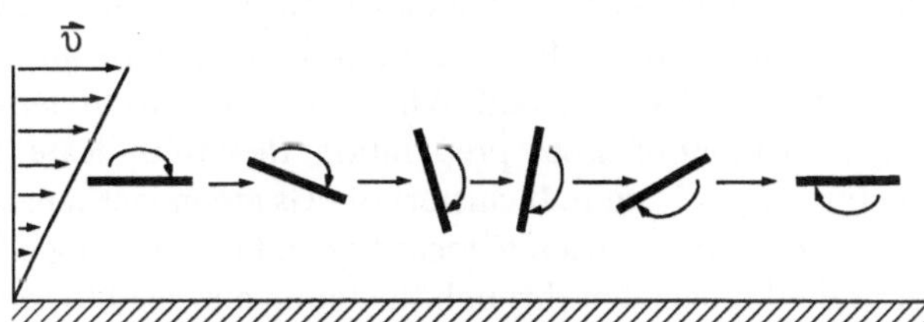

Fig. 6. Fiber tumbling in shear field

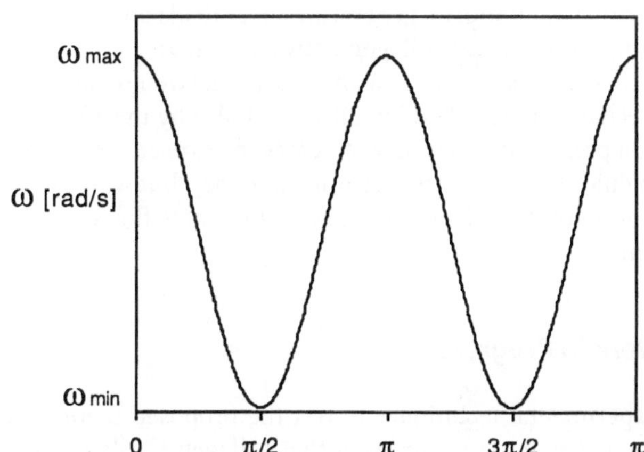

Fig. 7. Angular velocity versus orientation (w.r.t. flow direction) of the fiber in a shear field

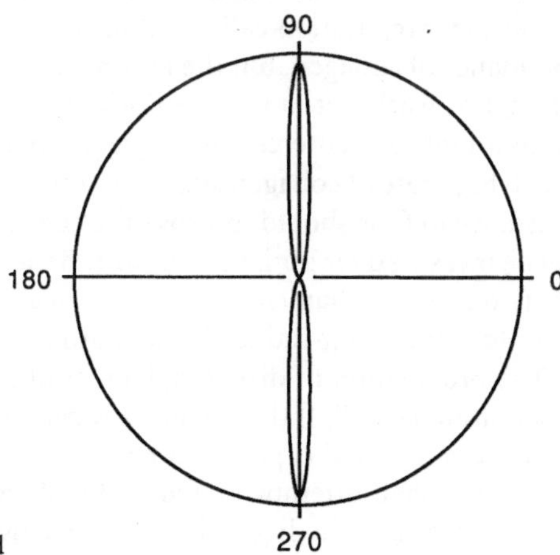

Fig. 8. Probability of fiber position in a shear field

We have looked at the global shear fields produced by the fluid flow between the opposing layers of cartilage. These are of low intensity and do not correspond to observed patterns of collagen orientation in the superficial layer. If shear field plays a role, it must be of different scale and nature. This has led us to propose the existence of non-uniformities in flow fields within the tissue on the scale of the openings in the collagen network. Most of the resistance to fluid flow through cartilage is due to proteoglycans (PGs). Flow channels do exist; the question is only on what scale: molecular, where the fluid would not move along the PG network, but would flow through the inter-network spaces, or on the collagen network scale with clusters of PGs disentangling to open up channels. The mechanism of PG immobilization within the collagen network is not fully understood. The work of Skerry et al. [23] on the load-induced orientation of PG clusters in bone may be an indication of such arrangements in other tissues as well. While the observed condensed clusters of PGs are probably an artifact of tissue preparation, they to indicate the discrete nature of their structural organization. If clusters of PGs are in fact separate clusters attached to the collagen network at discrete locations and only entangled at the cluster boundaries, forced fluid movement through the tissue may lead to separation (disentanglement) of individual clusters. Flow channels would open up and the velocity field would become nonuniform, generating shear fields on the scale of PG clusters (and the openings in the extant collagen network; Fig. 9).

Loose collagen fibrils within the PG gel would now orient parallel to the flow by the mechanism described by Jeffrey, but also by the effects of fiber/gel network interaction presented above. In both cases the expected orientation is along the streamlines of fluid flow. The flows are not stationary, but with the mechanism known, the integration of the orientation effects of variable flows should not present a major problem.

Work in Progress

Experimental techniques to test the proposed theory are currently under development. The basic assumption that collagen fibrils polymerize and spend some time loose within the extant ECM needs experimental confirmation. Common techniques of collagen preparation call for tissue cutting by various methods. This produces an abundance of collagen, but the nature of its in vivo organization is obscured. We will attempt to wash out any loose fibrils by forced fluid flow through a cartilage plug using a high-pressure chromatography pump. Using the postnatal (bovine) tissue with a high rate of collagen synthesis and enzymatically degrading PGs to reduce the resistance to flow should improve the chances of fibril isolation. If so isolated, fibrils can be measured for both the length and the diameter. As mentioned earlier, there are limits on the mechanical and geometrical properties of an elastic fiber which will allow for movement-induced orientation in a given gel.

The proposition of disentanglement of PG clusters by flow is subject to test and observation as well. If the forced flow can open channels on the scale of the collagen network, one would expect that particles too large otherwise to enter the tissue may do so. We shall attempt to mark the channels by gold particles of various sizes (10 – 100 nm) prior to high-pressure freezing of cartilage samples, followed by freeze

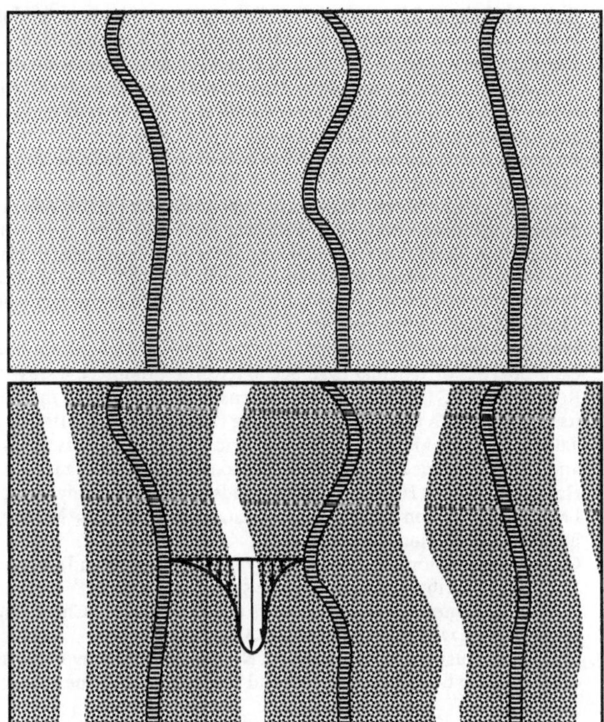

Fig. 9. Cartoon of proteoglycan cluster separation and consequent interstitial fluid shear field, produced by tissue loading and deformation

substitution and low-temperature imbedding in preparation for transmission electron microscopy.

These experiments should provide a first-stage critical test for the proposed theory. If successful, they will hopefully motivate further investigations aimed at proving and exploring the possible uses of the proposed orientation mechanism.

Acknowledgements. This work is supported by a grant from the AO/ASIF Foundation.

References

1. Wolff J (1986) The law of bone remodelling. Springer, Berlin Heidelberg New York
2. Roux W (1885) Beiträge zur Morphologie der funktionellen Anpassung. 3. Beschreibung und Erläuterung einer knöckernen Kniegelenksankylose. Arch Anat Physiol Wissenschaftl Med, pp 120–158
3. Carter DR, Orr TE, Fyhrie DP, Schurman DJ (1987) Influences of mechanical stress on prenatal and postnatal skeletal development. Clin Orthop Relat Res 219: 237–250
4. Huiskes R, Weinans H, Grootenboer HJ, Dalstra M, Fudala B, Slooff TJ (1987) Adaptive bone-remodeling theory applied to prosthetic-design analysis. J Biomech 20: 1135–1150
5. Pauwels F (1980) Biomechanics of the locomoter apparatus. Springer, Berlin Heidelberg New York
6. Birk DE, Trelstad RL (1984) Extracellular compartments in matrix morphogenesis: collagen fibril, bundle and lamellar formation by cornea; fibroblasts. J Cell Biol 99: 2024

7. Birk DE, Trelstad RL (1986) Extracellular compartments in tendon morphogenesis: collagen fibril, bundle and macroaggregate formation. J Cell Biol 103: 231–240
8. Fleischmajer R, Perlish JS, Olsen B, Timpl R (1965) Regulation of collagen fibril formation. In 49th Annual Scientific Meeting of the American Rheumatism Association, Anaheim, CA, 4–8 June 1985
9. Ilizarov GA (1985) The tension-stress effect on the genesis and growth of tissues. Clin Orthop 238: 249–281 and 239: 263–285
10. Bullough P, Goodfellow J (1968) The significance of the fine structure of articular cartilage. J Bone Joint Surg [Br] 50B: 852
11. Stopak D, Wessells NK, Haris AK (1985) Morphogenetic rearrangement of injected collagen in developing chicken limb buds. Proc Nat Acad Sci US 82: 2804–2808
12. O'Conner P, Bland C, Gardner DL (1980) Fine structure of artificial splits in femoral condylar cartilage of the rat: a scanning electron microscopic study. J Pathol 132: 169–179
13. Tepic S (1982) Dynamics of and entropy production in the cartilage layers of the synovial joint. PhD Thesis, Massachusetts Institute of Technology
14. Woo SL, Akeson WH, Jemmott GF (1976) Measurement of nonhomogeneous directional mechanical properties of articular cartilage in tension. J Biomech 9: 785–791
15. Roth V, Mow VC (1980) The intrinsic tensile behavior of the matrix of bovine articular cartilage and its variation with age. J Bone Joint Surg [Am] 62A: 1102–1117
16. Taylor GI (1969) Motion of axisymmetric bodies in viscous fluids. In: Problems of hydrodynamics and continuum mechanics. SIAM Philadelphia, pp 718–724
17. Happel J, Brenner H (1983) Low Reynolds number hydrodynamics. Nijhoff, The Hague
18. Laurent TC, Preston BN, Pertoft H, Gustafsson B, McCabe M (1975) Diffusion of linear polymers in hyaluronate solutions. Eur J Biochem
19. Ogston AG, Preston BN, Wells JD (1973) Proc R Soc (Lond) A333: 297–309
20. DeGennes PG (1971) J Chem Phys 55: 572–579
21. Tanaka T, Fillmore DJ (1979) Kinetics of swelling gels. J Chem Phys 70: 1214
22. Jeffrey GB (1922) Proc R Soc (Lond) A102: 161
23. Skerry TM, Suswillo R, El Haj AJ, Ali NN, Dodds RA, Lanyon LE (1990) Load-induced proteoglycan orientation in bone tissue in vivo and in vitro. Calc Tissue Int 46: 318–326

Neue Aspekte der Frakturheilung bei innerer und äußerer Fixation

K.M. Stürmer, T. Rack und F. Kauer

Klinik für Unfallchirurgie, Plastische und Wiederherstellungschirurgie, Universitätsklinikum, Robert-Koch-Straße 40, D-37075 Göttingen

Klinische Probleme der Fixateur-externe-Osteosynthese

Im Rahmen des weitgespannten Themas sollen insbesondere die Zusammenhänge zwischen der interfragmentären Bewegung und der biologischen Antwort des Knochens auf diese Bewegung untersucht werden. Entsprechende Tierversuche müssen vor dem Hintergrund klinischer Fragestellungen gesehen werden. Daher wird zunächst die Heilung unter Fixateur externe hervorgehoben, weil sich hier speziell am Unterschenkel nach wie vor die meisten Fragen stellen.

Der Fixateur ist heute das für die Knochendurchblutung schonendste Osteosyntheseverfahren und in unserer Klinik bei frischen Unterschenkelfrakturen das Verfahren der Wahl als Erstosteosynthese. Die Analyse von knapp 400 frischen Unterschenkelfrakturen zeigt die Entwicklung: Die primäre Anwendung des Fixateurs stieg von unter 10 % Anfang der 80er Jahre auf 64 % im Jahr 1990, während die Plattenosteosynthese von 80 % Anfang der 80er Jahre auf 28 % im Jahr 1990 zurückging (Stürmer et al. 1992). Den Marknagel verwenden wir als Erstimplantat nur selten, er kommt im wesentlichen als sekundäres Implantat bei Verfahrenswechsel nach Fixateur externe zur Anwendung.

Bei offenen Unterschenkelfrakturen (Abb. 1, 20jähriger Motorradfahrer) steht zunächst weniger die Fraktur als der Weichteilschaden, in diesem Fall mit begleitender Gefäßverletzung, im Vordergrund. Die Durchblutung des Knochens ist bei solchen Weichteilverletzungen entsprechend gefährdet, und zur Vermeidung von postoperativen Kompartmentsyndromen werden sämtliche Faszien konsequent gespalten. Weitere Zusatzverletzungen und die notwendigen Haut- und Muskelplastiken zur endgültigen Deckung der Weichteile erlauben vielfach in den ersten 4 – 6 Wochen keine funktionelle Belastung des Knochens.

Wir haben bei diesem Patienten 1986 noch eine interfragmentäre Zugschraube eingesetzt, die zusammen mit dem Fixateur absolute Ruhe im Frakturspalt gewährleistete (Abb. 2). Der Patient begann bereits am Ende der 2. Woche mit Teilbelastung und nach 4 Wochen hat er voll belastet. Der Fixateur wurde nach 8 Wochen dynamisiert und die 2. Rohrstange wurde entfernt. Nach 11 Wochen zeigt sich keinerlei Kallusbildung, aber noch ein deutlich erkennbarer Frakturspalt, wenn auch bereits verwaschen als Zeichen eines beginnenden knöchernen Durchbaus. Ein solcher Frakturspalt ist in dieser Phase erfahrungsgemäß sehr refrakturgefährdet und wir haben daher den Fixateur externe nach 16 Wochen entfernt, bis zur Abheilung der Schraubenkanäle das Bein 10 Tage in einem Gipsverband ruhiggestellt und dann eine Marknagelung durchgeführt. Der Marknagel stellt einen effektiven Schutz vor einer Refraktur dar, der Knochen hatte so genügend Zeit, weiter durchzubauen und sich entsprechend intern umzustrukturieren.

Hefte zu „Der Unfallchirurg", Heft 261
E. Schneider (Hrsg.), Biomechanik des
menschlichen Bewegungsapparates
© Springer-Verlag Berlin Heidelberg 1997

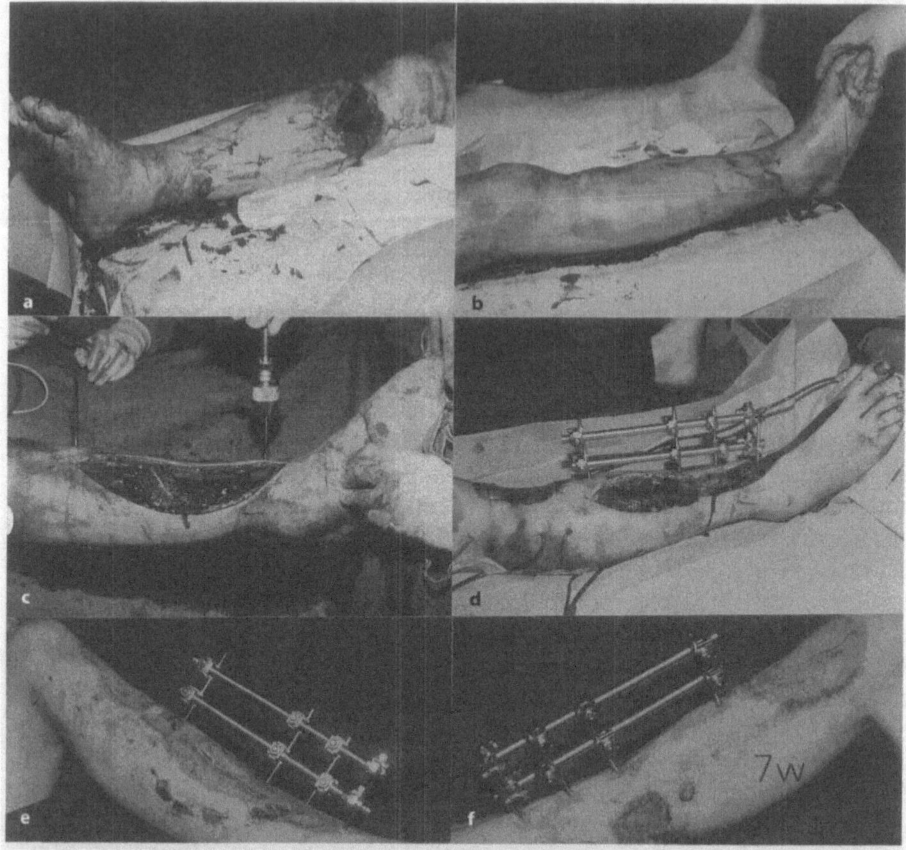

Abb. 1 a–f. 20jähriger Motorradfahrer mit drittgradig offener Unterschenkelfraktur (**a, b**). Primäre Fixateur-externe-Osteosynthese mit Faszienspaltung und Debridement (**c**). Befund am 2. Tag postoperativ (**d**). Befund nach 7 Wochen postoperativ (**e, f**)

Das Endergebnis ist gut, aber man fragt sich, welche Form der Knochenheilung dies ist, die nach 16 Wochen noch einen so deutlich erkennbaren Frakturspalt zeigt. Man fragt sich, ob man nicht wesentlich früher hätte nageln sollen und ob es nicht möglich gewesen wäre, ohne die Zugschraube und mit bewußten interfragmentären Bewegungen in der Frühphase eine sekundäre Knochenbruchheilung mit stabiler Kallusbildung herbeizuführen, die dann die Marknagelung mit all ihren bekannten Risiken überflüssig gemacht hätte.

Brückenheilung

Den gezeigten Heilungstyp kennen wir aus Untersuchungen an verstorbenen polytraumatisierten Patienten, die bis zu 5 Monaten nach dem Unfall und der Primärversorgung mit Fixateur externe verstorben waren. Histologisch sieht man die als Brük-

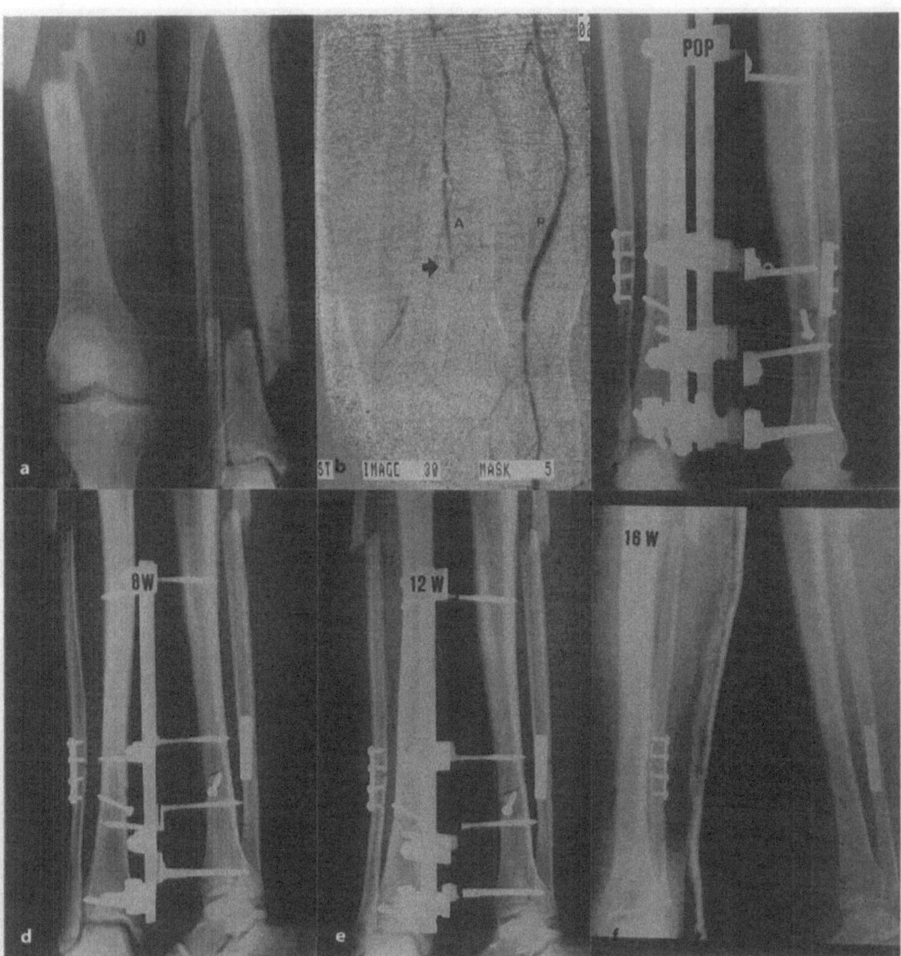

Abb. 2 a–f. Röntgenbilder des Patienten aus Abb. 1 mit drittgradig offener Unterschenkelfraktur (**a, b**). Unter absoluter Stabilität durch Fixateur und zusätzliche interfragmentäre Zugschraube bildet sich trotz Teilbelastung ab 2 Wochen, Vollbelastung ab 4 Wochen und Dynamisierung nach 8 Wochen kein Kallus (**c, d**). Die Frakturspalten bleiben sichtbar und erfordern den Verfahrenswechsel zum Marknagel nach Gipsintervall (**e, f**)

kenheilung (Stürmer 1987) bezeichnete Form der primären Knochenheilung. Statt einer kompletten Auffüllung des Frakturspalts mit lamellärem Knochen, wie wir es vom Tierversuch her kennen, entstehen lediglich vereinzelte lamelläre Knochenbrücken, und der wesentliche Teil dieser Frakturspalte bleibt knochenfrei (Abb. 3). Unter Bettruhe auf der Intensivstation und zusätzlicher Stabilisierung mit dem Fixateur sowie interfragmentären Zugschrauben ist diese Knochenheilung nach dem Wolff-Gesetz absolut ausreichend (Wolff 1892). Entfernt man aber den Fixateur ohne zusätzliche Schutzmaßnahmen, so kommt es unvermeidlich zur Refraktur, wie wir dies von 2 aus 107 eigenen Patienten und aus der Literatur kennen (Krettek et al. 1989, 1990).

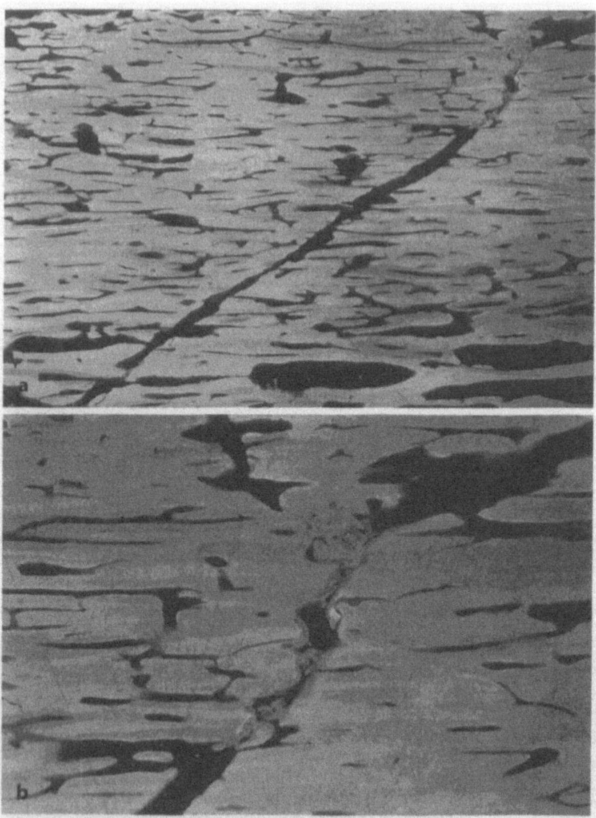

Abb. 3 a, b. Brückenheilung 5 Monate nach drittgradig offener Unterschenkelfraktur, Polytrauma und Exitus bei pulmonaler Komplikation. Primäre Osteosynthese mit Fixateur plus interfragmentären Zugschrauben. Der Frakturspalt wird nur punktuell überbrückt (**a**), Ausschnitt der Überbrückungszone (**b**). Mikroradiographie eines Längsschnitts von 70 μm

Die Brückenheilung entsteht unter absoluter Stabilität und setzt einen vitalen Knochen voraus, denn ohne Gefäße ist eine Knochenneubildung unmöglich. Sie zeichnet sich durch vereinzelte Knochenbrücken, eine fehlende knöcherne Auffüllung des Frakturspalts und fehlenden Kallus aus. Definitionsgemäß ist sie neben der Kontaktheilung und der Spaltheilung als dritte Form der primären Knochenheilung anzusehen.

Kontrollierte Kallusbildung als Ziel

Wenn wir dagegen, wie bei einem 27jährigen Patienten (Abb. 4) mit erstgradig offener Unterschenkelfraktur, keine interfragmentären Zugschrauben einsetzen und bei guter Abstützung der Fragmente bereits nach 2 Wochen Teilbelastung und nach 3 Wochen Vollbelastung erlauben, dann sieht man zwar auch hier nach 4 Wochen noch keine Kallusbildung. In der Nachbehandlung sollte man den Patienten ermuntern, weiter (bis zur Schmerzgrenze) voll zu belasten. Nach 8 Wochen zeigt sich dann fast programmgemäß ein deutlicher Kallus, womit der geeignete Zeitpunkt für die Dynamisierung gekommen ist. So konnten wir nach 12 Wochen diesen Fixateur entfernen.

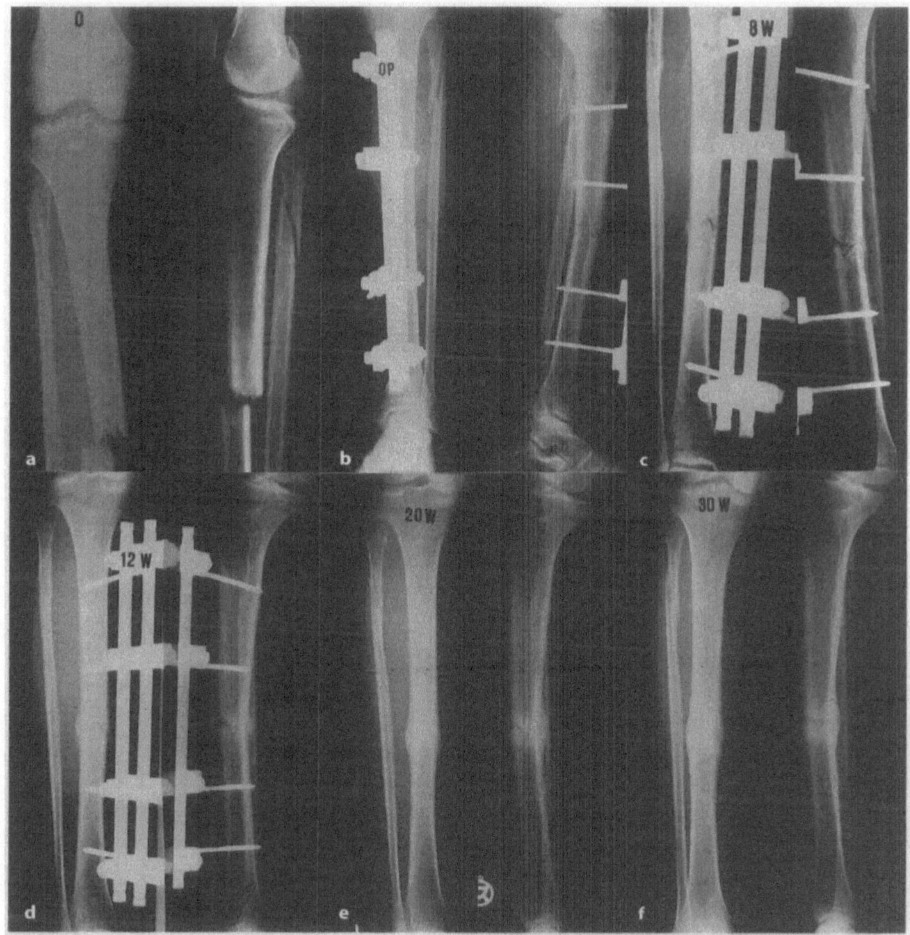

Abb. 4 a – f. Fixateur externe ohne Zugschraube bei erstgradig offener Unterschenkelfraktur (**a, b**). Kallusbildung unter Vollbelastung nach 3 Wochen, Dynamisierung nach 8 Wochen (**c**), Fixateurentfernung nach
12 Wochen (**d**), weiterer Brace bis 16 Wochen. Voll tragfähiger Kallus ohne Verfahrenswechsel (**e, f**)

Zum Schutz haben wir noch für weitere 8 Wochen einen Unterschenkelbrace angepaßt. Nach 20 Wochen zeigte sich die voll belastbare Ausheilungssituation.

Obwohl dieser Frakturtyp eine ideale Nagelindikation darstellt, kann man bei
richtig geführter Nachbehandlung ohne das Risiko eines Verfahrenswechsels – und
damit einer Zweit- und Drittoperation mit Metallentfernung – ein für den Patienten
optimales Ausheilungsergebnis erreichen (Abb. 4).

In der Praxis zeigte sich, daß wir von 107 Patienten auf diese Weise immerhin
51,4 % mit dem Fixateur ausbehandeln konnten; bei 48,6 % waren wir entweder gezwungen, einen Verfahrenswechsel durchzuführen, oder wir haben uns aufgrund der
klinischen Erfahrung bei bestimmten Frakturtypen und in Abhängigkeit vom
Weichteilschaden vorsorglich für den Verfahrenswechsel entschieden (Stürmer et al.
1992).

Es ist das Ziel, die Notwendigkeit zum Verfahrenswechsel mit allen seinen Risiken noch weiter zu reduzieren. Dabei können wir die Probleme der unfallbedingten Weichteilverletzung und damit der Durchblutungsstörung des Knochens nicht beeinflussen. Wir können aber in Zukunft sicherlich noch viel an den mechanischen Voraussetzungen für eine möglichst kontrollierte Kallusbildung arbeiten (Wu et al. 1984; Goodship u. Kenwright 1985; Chao et al. 1989; Cunningham et al. 1988; Kenwright u. Goodship 1989).

Interfragmentäre Bewegungsmessung bei Fixateur externe

Osteotomiert man die Tibia des Schafes unter sorgfältiger Schonung des Periostes und stabilisiert sie mit einem Fixateur externe, so bildet sich ein kräftiger periostaler und endostaler Kallus, der in der Regel nach 8 Wochen die Fraktur so stabil überbrückt, daß der Fixateur risikolos entfernt werden könnte (Stürmer 1984). Man muß allerdings berücksichtigen, daß diese Schafe nicht in der Lage sind, zu hinken, sondern vom 1. postoperativen Tage an das operierte Bein voll belasten, insbesondere auch beim Aufstehen und Hinlegen im Stall.

Um die mechanischen und morphologischen Bedingungen am Frakturspalt simultan untersuchen zu können, haben wir in Essen ein spezielles Meßelement entwickelt (Stürmer 1988), mit dem axiale und laterale Bewegungen zwischen den Fragmenten während des gesamten Versuchs aufgezeichnet werden können. Im Gegensatz zu den bisher üblichen Meßmethoden bei Fixateur externe (Jernberger 1970; Jørgensen 1972; Müller et al. 1982; Edholm et al. 1984; Claes et al. 1989) arbeitet das Meßelement völlig unabhängig von dem Osteosynthesematerial, weil es direkt über eigene Schrauben im Knochen verankert ist. Die Tiere laufen zur Messung ohne Zwang auf einem handelsüblichen Laufband. Mit einer speziellen Eichvorrichtung wird das Element nach jeder Messung zur Auswertung der einzelnen Meßschritte überprüft, wobei je nach Verstärkung maximal bis zu 5 mm Bewegungsausschlag in jeder Richtung gemessen werden können.

Die Originalmeßkurven eines Schafes (Abb. 5) von der 2. bis 8. Woche zeigen die Regelmäßigkeit der Schrittfolge. Anhand der unterschiedlichen Maßstäbe kann man sehr gut die Verminderung beider Bewegungsarten ablesen, zunächst vorwiegend der lateralen Beweglichkeit, später dann aber auch der axialen Beweglichkeit. Interessant ist die Beobachtung, daß in der Frühphase eine Plateaubildung in den Kurven deutlich zu erkennen ist, die sich später durch ein Abflachen des Anstiegswinkels bei fortschreitendem Heilungsprozeß zunehmend in einen spitzgipfligen Kurvenverlauf wandelt. Diese Abflachung des Kurvenanstiegswinkels ist Ausdruck der verminderten Elastizität des die Fragmente verbindenden Gewebes.

Um ein Maß für die tatsächliche Längenänderung des interfragmentären Gewebes zu erhalten, haben wir den Vektor aus den Axial- und Lateralbewegungen berechnet, wobei man berücksichtigen muß, daß wir die 3. Dimension nicht messen können und damit eine gewisse Vereinfachung in Kauf nehmen müssen. In der 3. Dimension finden jedoch die geringsten Bewegungen statt, weil sich diese Dimension exakt in der Ebene des ventral angebrachten Fixateurs befindet, der in dieser Richtung die größte Stabilität gewährleistet.

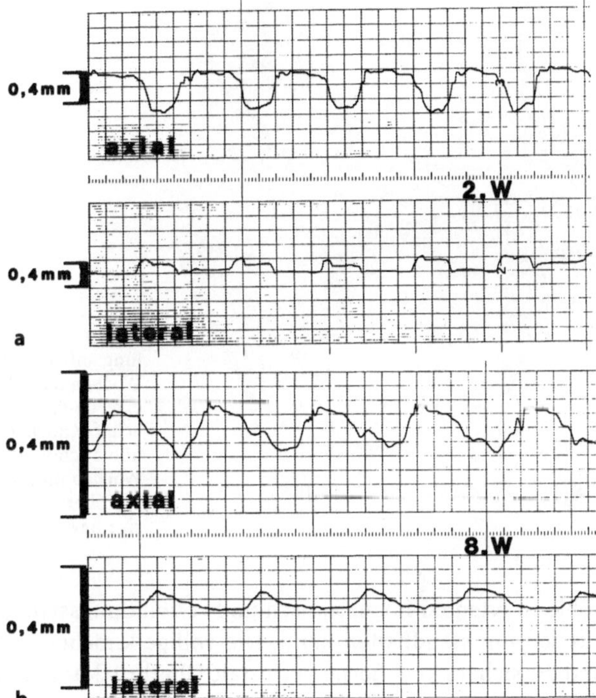

Abb. 5 a,b. Originalmeßkurve eines Schafes bei 1,5 km/h auf der Rollgehbahn nach Tibia-osteotomie und Fixateur-externe-Stabilisierung. Regelmäßiger axialer und lateraler Bewegungsausschlag bei jedem Schritt. Abnahme der Plateaubildung während des Heilungsverlaufs

Bewegungsverlauf und fluoreszenzmarkierter Kallus

Neben der Bewegungsmessung erlaubt die Fluoreszenzmarkierung ebenfalls eine zeitliche Zuordnung der Knochenneubildung. Die in einwöchigem Abstand jeweils doppelt gegebenen 4 Farbstoffe (Xylenolorange, Calceingrün, Alizarinrot, Tetracyclingelb) lassen exakt die Ausdehnung des neugebildeten Knochens zum Zeitpunkt der einzelnen Farbstoffgaben zurückdatieren. So entstehen schematische Darstellungen der zeitlichen Abfolge der Kallusentwicklung, wobei das später stattfindende interne Remodelling innerhalb des Kallus bewußt ausgeblendet ist. Aus Serienlängsschnitten durch den Frakturbereich wird der Schnitt ausgewählt, in dem die früheste knöcherne Überbrückung im Kallus zu beobachten ist. Man erkennt in Abb. 6, daß sich bereits in der Markhöhle nach 2 Wochen eine erste knöcherne Überbrückung darstellt, während im periostalen Kallus die knöcherne Brückenbildung erst nach 4 Wochen eingetreten ist und die endgültige Auffüllung des dortigen Bewegungsspalts weitere 2 Wochen in Anspruch genommen hat. Der Spalt zwischen den beiden Hauptfragmenten wurde erst nach 8 Wochen direkt knöchern überbrückt.

Vergleicht man bei diesem Tier die schematische Darstellung der Kallusentwicklung (Abb. 6) mit der zugehörigen Bewegungsmeßkurve (Abb. 7), so kann man eine erste knöcherne Brückenbildung in der Markhöhle bereits nach 2 Wochen feststellen, zu einem Zeitpunkt, als noch eine vektorielle Längenänderung von fast 500 µm zwischen den Fragmenten bestand. Diese sanduhrförmige Kallusformation in der Mark-

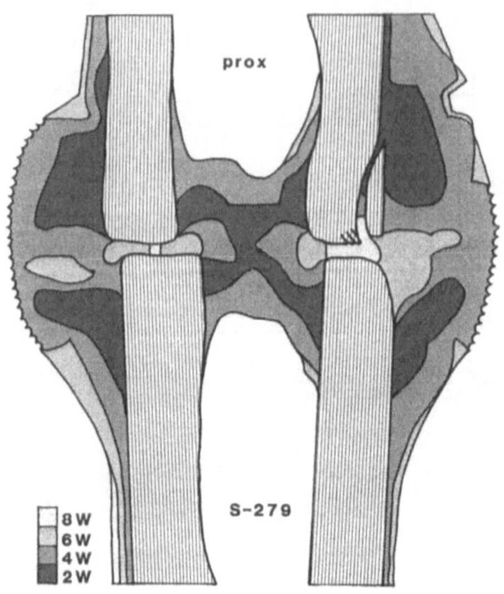

Abb. 6. Zeitliche Darstellung der Kallusentwicklung anhand der Fluoreszenzmarkierung 8 Wochen nach Tibiaosteotomie und Fixateur-externe-Stabilisierung bei Vollbelastung beim Schaf. Knöcherne Überbrückung in der Markhöhle schon nach 2 Wochen, periostal nach 4 Wochen und interfragmentär nach 8 Wochen. Peripher bereits Resorption des Kallus (zugehörige Bewegungsmessung s. Abb. 7)

höhle ist offenbar hochelastisch und verwindungsstabil, so daß sie den Bewegungen um 500 µm standhalten kann. Die völlige knöcherne Auffüllung des Markraumes und die sichere knöcherne periostale Überbrückung ist nach 4 Wochen bereits abge-

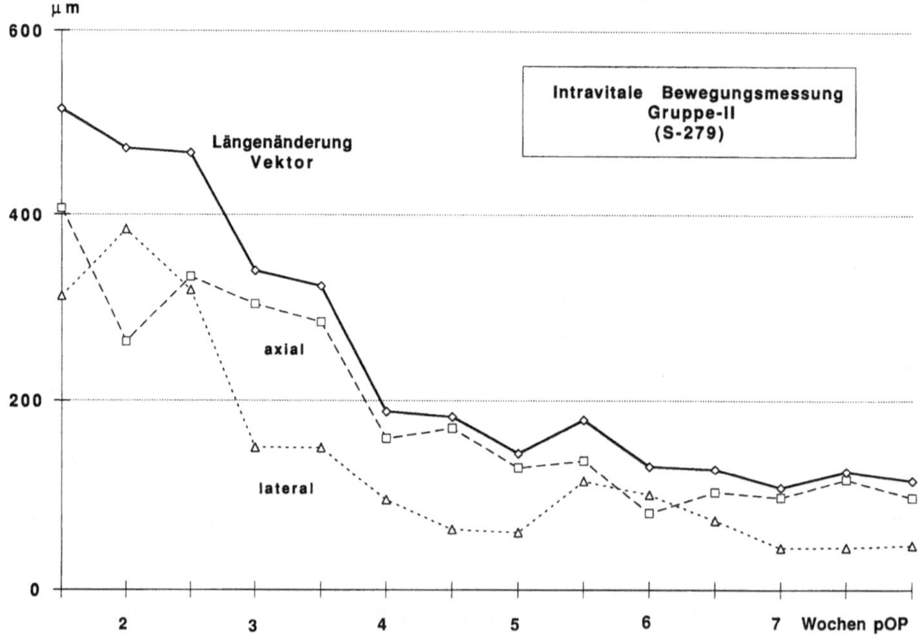

Abb. 7. Interfragmentäre Bewegung während der Heilung des Schafes aus Abb. 6. Rückführung der vektoriellen Längenänderung des Gewebes von initial 514 µm über 472 µm nach 2 Wochen und 188 µm nach 4 Wochen auf 116 µm nach 8 Wochen

schlossen. Jetzt liegt die Bewegung zwischen den Fragmenten unter 200 μm und wird in den nachfolgenden 4 Wochen in den Normbereich von 100 μm reduziert, wo auch die Meßergebnisse von Kontrolltieren ohne Osteotomie liegen.

Bewegung und Kallusentwicklung – ein Regelkreis

Diese Art der Messungen und die entsprechenden Schemazeichnungen wurden bei 33 Tieren durchgeführt. Dabei wurde die Konstruktion des Fixateur externe durch Variation des Knochen-Fixateur-Abstandes sowie des Abstandes zwischen den Schanz-Schrauben mit dem Ziel variiert, unterschiedlich stabile Gruppen zu erhalten. In Abhängigkeit von der initial gemessenen vektoriellen Längenänderung zwischen den Fragmenten konnten wir auf diese Weise 4 Gruppen von Schafen unterscheiden. Bei der 1. Gruppe bestand eine initiale Längenänderung unter 400 μm, bei der 2. Gruppe zwischen 400 und 800 μm, bei der 3. Gruppe zwischen 800 und 1600 μm und bei der 4. Gruppe über 1600 μm, also Verdopplung des initialen Bewegungsausmaßes von Gruppe zu Gruppe.

Von jeder dieser 4 Gruppen ist in den zugehörigen vektoriellen Mittelwertkurven eine repräsentative Zeichnung der jeweiligen Kallusentwicklung gegenübergestellt. Allein die Histologie macht den Zusammenhang zwischen initialer Instabilität und Kallusentwicklung deutlich. Allen Gruppen gemeinsam ist die auffallend frühe knöcherne Überbrückung in der Markhöhle. Bei den Gruppen III und IV bildet sich im periostalen Kallus zunächst ein deutlicher Bewegungsspalt zwischen den Kallusfronten aus, der in der vorgegebenen Zeit von 8 Wochen bei Gruppe IV nicht bei allen Tieren völlig knöchern überbrückt werden konnte. Auf der anderen Seite beeindruckt die Tatsache, daß auch die Gruppe IV innerhalb der entscheidenden ersten 4 Wochen eine dramatische Reduzierung der Bewegungen durch den individuell angepaßten Kallus gelingt und daß schließlich nach 8 Wochen bis auf wenige Ausnahmen die Beweglichkeit zwischen den Fragmenten in den Bereich der Kontrolltiere reduziert wurde.

Der Kallus paßt sich also bei gleichen und in diesem Fall sicherlich optimalen Durchblutungsverhältnissen und erhaltenem Periost der individuellen, initialen Instabilität zwischen den Fragmenten flexibel an. Er kann auch bei hoher Instabilität schließlich eine knöcherne Überbrückung garantieren. Nach der knöchernen Überbrückung wird der Kallus sofort periostal wieder resorbiert, was in Abb. 6 durch die kleinen Zackenlinien dargestellt ist.

Es besteht also zwischen der interfragmentären Bewegung und dem Kallus ein Regelkreis mit dem Ziel, letztlich absolute Ruhe zwischen den Fragmenten herzustellen, damit hier der entscheidende direkte Brückenschlag gelingt. Eine hohe Beweglichkeit ruft eine starke Kallusreaktion hervor. Diese reduziert die Beweglichkeit, und der Kallus paßt sich den nun verminderten interfragmentären Bewegungen weiter an. Dieser Regelkreis bietet praktische Ansatzmöglichkeiten für die Klinik, denn es muß unser Ziel sein, die interfragmentäre Bewegung in der postoperativen Behandlung so zu dosieren, daß wir nach Möglichkeit eine Kallusbildung wie in Gruppe II (Abb. 6) erhalten, um die Gefahr einer Refraktur auszuschließen.

Vulnerable Phase der Kallusüberbrückung

Daß die Gefahr der Refraktur nicht nur eine histomorphologische Beobachtung ist, sondern auch in der klinischen Praxis eine ernstzunehmende Rolle spielt, wurde eingangs schon belegt.

Die Probleme der Kallusüberbrückung werden zunächst anhand eines Schafes aus der Gruppe IV mit einer initialen Instabilität von fast 4000 µm dargestellt. Dennoch ist es dem Kallus innerhalb von 3 Wochen gelungen, diese Bewegung auf 600 µm zu reduzieren. Doch zwischen der 3. und 4. Woche muß eine Störung eingetreten sein, wahrscheinlich eine kurzzeitige Überlastung, denn die Bewegung steigt wieder auf über 1000 µm an. Offensichtlich sind erste zarte Brücken in dem bis dahin kugelförmig ausgebildeten periostalen Kallus gebrochen. Dennoch findet nach 4 Wochen die erste endostale knöcherne Überbrückung in der Markhöhle statt. Die periostäle Überbrückung bleibt jedoch gestört und die Bewegung kann bis zum Versuchsende nach 8 Wochen nicht unter 600 µm reduziert werden.

Man kann sich vorstellen, daß die kleinste Überlastung in der höchst vulnerablen Phase der knöchernen Überbrückung zur Fraktur der zarten Knochenbrücken führen muß, was einen massiven Rückschlag in dem gesamten Prozeß der knöchernen Heilung dieser Fraktur bedeutet. Durch internes Remodelling des Kallus hat dessen Elastizität nämlich inzwischen abgenommen, und nach Fraktur der Knochenbrükken liegt eine neue Ausgangssituation vor.

Interfragmentäre Bewegungsmessung bei Marknagelung

Bei der Marknagelung sind insbesondere die Probleme der Kallusbildung sehr gut zu beobachten. Auch hier bewährt sich das Modell der Schafstibia, wo sich in der Regel unter der immer vorhandenen Rotationsinstabilität bei voller Belastung rasch ein kräftiger periostaler Kallus bildet (Stürmer u. Schuchardt 1980).

Wir haben für den Marknagel ein spezielles Meßelement entwickelt, welches wie der Fixateur externe die axialen Bewegungen aufnimmt und in der 2. Ebene Rotationsbewegungen der Fragmente um den Nagel aufzeichnet (Stürmer u. Rack 1990). Auch hier ist die Fixation des Meßelementes wieder völlig von dem in die Bewegung eingebundenen Implantat getrennt. Die Eichung für axiale Bewegung und für die Rotationsbewegung erfolgt in einer speziellen Eichvorrichtung über einen Bereich von 15 Winkelgraden und bis zu 3 mm Distraktion. Während des Versuches finden regelmäßige Messungen auf der Rollgehbahn statt.

Bei der Marknagelung dominieren die Rotationsbewegungen und sie stellen sicherlich das größte mechanische Problem dar (Weigert u. Viernstein 1968; Jäger u. Holbe 1975; Baltensweiler 1979; Winquist et al. 1984; Wolf et al. 1984). Von beiden Seiten wachsen periostal 2 Kallusmanschetten auf die Rotationsebene (= Osteotomieebene) zu und bilden zunächst einen breiten knochenfreien Spalt, in dem diese Rotation stattfindet. In den rein knöchernen Histologiebildern nicht sichtbar, aber polarisationsoptisch deutlich darstellbar, wird dieser breite Bewegungsspalt bindegewebig durch verwobene Faserbündel spitzwinklig zur Rotationsebene untereinander verspannt. Sobald die Ruhe im Bewegungsspalt eine kritische Grenze unterschritten hat, wird der Spalt sehr rasch mit Knochen aufgefüllt.

Die entsprechenden Bewegungskurven zeigen bei glattem Heilungsverlauf eine rasche Reduktion der Rotationsbewegungen von 5 nach 1 Grad zwischen der 3. und 6. Woche. Nach der knöchernen Überbrückung nähern sich die Bewegungsmaße rasch den Normwerten der Kontrolltiere ohne Osteotomie.

Kallusfraktur

Akute Überlastungen können zur Fraktur des Kallus führen. Ein solches Beispiel einer Kallusfraktur konnten wir in einigen histologischen Präparaten eindeutig nachweisen. Obwohl die Osteotomie nach 6 Wochen bereits knöchern überbrückt war, kam es zwischen der 6. und 8. Woche zu einer Kallusfraktur durch den Anteil des Kallus, der sich bereits schon zur 4. Woche gebildet hatte. Die Folge ist eine fast scharfkantige, leicht gebogene Linie, anhand derer man sich sehr gut vorstellen kann, wie hier bei Rotation die frakturierten Kallusenden regelrecht aufeinander schleifen. Eine bindegewebig-knöcherne Dämpfung dieser Bewegungen ist aufgrund des schmalen Frakturspalts und des inzwischen durch internen Umbau verfestigten Kallus nicht möglich. Es muß ein völlig neuer Anlauf mit allen Phasen der Kallusneubildung gemacht werden.

Kallusüberbrückung im zweiten Anlauf – das Kupplungsphänomen

Einen zweiten Anlauf zur knöchernen Überbrückung konnten wir bei einem Schaf beobachten, bei dem nach postoperativ optimaler Stellung der Osteotomie und Lage des Marknagels nach 2 Wochen ein dorsales Fragment ausbrach, die Fraktur teleskopartig zusammenrutschte und zu diesem Zeitpunkt wahrscheinlich eine Kallusfraktur auftrat. Die Rotationsinstabilität war in den ersten Wochen so groß, daß sie den Meßbereich überschritt, so daß die ersten Meßwerte erst 12 Wochen postoperativ aufgenommen werden konnten. Zwischen der 14. und 17. Woche setzt sich eine deutliche Verminderung der Amplitude sowohl in der Distraktions- wie auch in der Rotationsmessung fort. Auffallend bleibt bei der Rotation eine langgezogene Plateaubildung und ein sehr steiler Kurvenanstieg, der ein Maß für die noch hohe Elastizität des Gewebes im Bewegungsspalt zu diesem Zeitpunkt ist.

Der zeitliche Verlauf der interfragmentären Bewegung zeigt die entscheidende Phase von der 18. zur 20. Woche (Abb. 8). Auffallend ist jedoch sowohl bei der Rotation als auch bei der Distraktion eine vorübergehende Bewegungszunahme, bevor dann die endgültige knöcherne Überbrückung folgt. Dieses auch bei anderen Tieren zu beobachtende Phänomen erklärt sich aus der Resorption der ursprünglichen kortikalen Fragmentenden, was vorübergehend zu einer vermehrten Beweglichkeit führt (Abb. 9). Nun geschieht das, was wir als „Kupplungsphänomen" bezeichnen: Die Kallusfronten können endlich ineinander gestaucht werden, sie rasten sozusagen ein, die Rotation wird dadurch reduziert und der Spalt kann sich mit Knochen auffüllen. Im Röntgenbild kann man die Resorption der Kortikalis von der 12. zur 19. Woche sehr schön beobachten. Die Fluoreszenzmarkierung zeigt den bis weit nach der 15. Woche persistierenden, breiten Bewegungsspalt und die ständige periostale Kallusneubildung, bis dann erst die Resorption den raschen Durchbau nach der 19. Woche bis Versuchende ermöglicht.

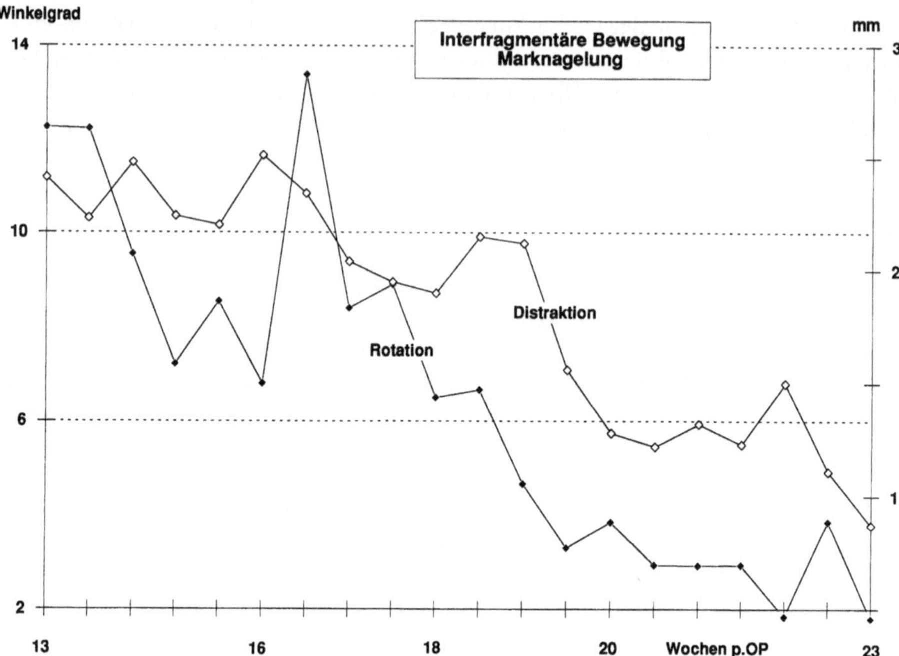

Abb. 8. Interfragmentäre Bewegung nach Osteotomie und Marknagelung der Schafstibia: Rotation (Grad) und Distraktion/Kompression (mm). Verzögerte Knochenheilung nach sekundärem Fragmentausbruch. Infolge Resorption der Fragmentenden vorübergehende Bewegungszunahme, danach Ineinanderstauchen der Kallusfronten (Kupplungsphänomen) und knöcherne Überbrückung

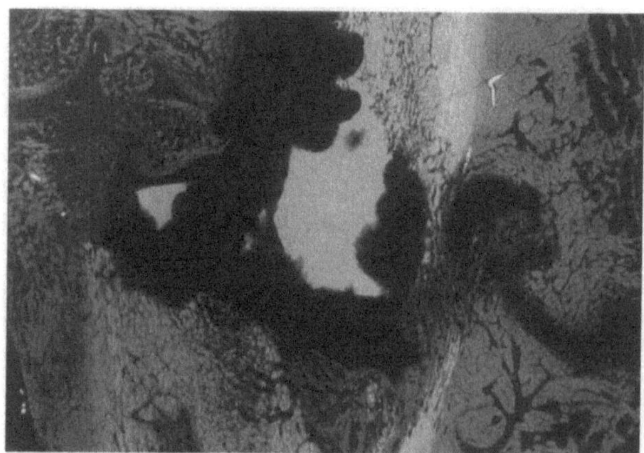

Abb. 9. Kupplungsphänomen bei der Frakturheilung „im zweiten Anlauf" 15 Wochen nach Osteotomie und Marknagelung der Schafstibia. Resorptionsphase der kortikalen Fragmentenden (*hellgrau*) und danach erste knöcherne Überbrückung im Kallus (*dunkelgrau*). Mikroradiographie eines 400-µm-Längsschnitts peripher in Osteotomiehöhe

Schlußfolgerungen

1. der Kallus reagiert individuell auf die interfragmentäre Bewegung und ist mit dieser in einen Regelkreis eingebunden. Es muß das Ziel sein, die interfragmentäre Bewegung so zu steuern, daß rasch ein wohldosierter Kallus entsteht, der die Fraktur

wie bei der konservativen Behandlung nach Gipsentfernung auch nach Entfernung eines Fixateur externe ohne die Gefahr der Refraktur stabilisiert.

2. Die biomechanischen Probleme des Kallus entstehen in der Klinik infolge der zerstörten Vaskularisation durch das Trauma und der fehlenden initialen interfragmentären Bewegung und Belastung. Dies gilt insbesondere für das Polytrauma und für Mehrfachverletzte. Eine weitere Gefahr stellt die vulnerable Phase der Überbrückung des Bewegungsspalts dar. Es droht die Kallusfraktur mit dem Risiko der Pseudarthrose. Es ist allerdings noch ein zweiter Anlauf zur knöchernen Heilung möglich, der über die Resorption der eigentlichen Hauptfragmente führt.

3. Es wurden die Biomechanik der Kallusentwicklung und ihre Probleme dargelegt und dabei bewußt die Bedeutung der Vaskularisation und die zellulären Aktivitäten vernachlässigt. Beides sind aber unabdingbare Voraussetzungen für alle Prozesse, die hier vorgestellt werden. Was im Tierversuch scheinbar problemlos zu reproduzieren ist, kann infolge von Weichteilverletzungen, Knochendenudierung oder degenerativen Vorschädigungen beim individuellen Patienten zur Pseudarthrose führen.

Literatur

Baltensweiler J (1979) Komplikationen bei geschlossener Marknagelung. Zentralbl Chir 104: 273–279

Chao EYS, Aro HT, Lewallen DG, Kelly PJ (1989) The effect of rigidity on fracture healing in external fixation. Clin Orthop 241: 24–35

Claes L, Wilke H-J, Rübenacker S, Kiefer H (1989) Interfragmentäre Dehnung und Knochenheilung – Eine tierexperimentelle Studie. Chir Forum 1989: 279–283

Cunningham JL, Evans M, Beavis A, Kenwright J (1988) The measurement of controlled fracture site movement with external fixation. J Bone Joint Surg (Br) 70: 154

Edholm P, Hammer R, Hammerby S, Lindholm B (1984) The stability of union in tibial shaft fractures: Its measurement by a noninvasive method. Ach Orthop Trauma Surg 102: 242–247

Goodship AE, Kenwright J (1985) The influence of induced micromovement upon the healing of experimental tibial fractures. J Bone Joint Surg (Br) 67: 650–655

Jäger M, Schmidt JM (1982) Rotationsfehlstellung nach Oberschenkelmarknagelung. Hefte Unfallheilkd 158: 195–198

Jernberger A (1980) Measurement of stability of tibial fractures. A mechanical method. Acta Orthop Scand Suppl 135: 1–88

Jørgensen TE (1972) Measurement of stability of crural fractures treated with Hoffmann osteotaxis: 1. Method and measurements of deflection on autopsy crura. Acta Orthop Scand 43: 188–206

Kenwright J, Goodship AE (1989) Controlled mechanical stimulation in the treatment of tibial fractures. Clin Orthop 241: 36–47

Krettek C, Haas N, Tscherne H (1989) Behandlungsergebnisse von 202 frischen Unterschenkelschaftfrakturen, versorgt mit einem unilateralen Fixateur externe (Monofixateur). Unfallchirurg 92: 440–452

Krettek C, Haas N, Tscherne H (1990) Stabilisierung der offenen Unterschenkelfraktur mit dem Fixateur externe. Vorteile durch zusätzliche Schraubenosteosynthese? Chirurg 61: 820–823

Müller KH, Bowe KH, Becker J (1982) Meßtechnik zur Kraftbestimmung bei externer Kompressionsosteosynthese. Unfallheilkunde 85: 85–94

Stürmer KM (1984) Histologische Befunde der Frakturheilung unter Fixateur externe und ihre klinische Bedeutung. Unfallchirurgie 10: 110–122

Stürmer KM (1987) Histomorphologie der Frakturheilung im Vergleich der Fixationsverfahren am Tibiaschaft. In: Schmit-Neuerburg KP, Stürmer KM (Hrsg) Die Tibiaschaftfraktur beim Erwachsenen. Springer, Berlin Heidelberg New York Tokyo, S 23–49

Stürmer KM (1988) Histologie und Biomechanik der Frakturheilung unter den Bedingungen des Fixateur externe. Hefte Unfallheilkd 200: 233–243

Stürmer KM, Rack T (1990) Intravitale Bewegungsmessung bei der Frakturheilung. Hefte Unfallheilkd 212: 489–498

Stürmer KM, Schuchardt W (1980) Neue Aspekte der gedeckten Marknagelung und des Aufbohrens der Markhöhle im Tierexperiment. Teil I: Die Schafstibia als Tiermodell für die Marknagelung. Unfallheilkunde 83: 341–345

Stürmer KM, Rack T, Neudeck F, Steinke J (1993) Weiteres Vorgehen nach Primärosteosynthese mit dem Fixateur externe am Tibiaschaft: wie ausbehandeln – wann Verfahrenswechsel? Hefte Unfallheilkd 230: 932–940

Weigert M, Viernstein K (1968) Die Außendrehfehlstellung nach Oberschenkelmarknagelung. Z Orthop 104: 567–570

Winquist RA, Hansen ST, Clawson DK (1984) Closed intramedullary nailing of femoral shaft fractures. A report of five hundred and twenty cases. J Bone Joint Surg (Am) 66: 529–539

Wolf H, Schauwecker F, Tittel K (1984) Rotationsfehler nach Marknagelung des Oberschenkels. Unfallchirurgie 10: 133–136

Wolff J (1892) Das Gesetz von der Transformation der Knochen. Hirschwald, Berlin

Wu JJ, Chao EYS, Kelly PJ (1984) Comparison of osteotomy healing under external fixation devices with different stiffness characteristics. J Bone Joint Surg (Am) 66: 1258–1264

Werden unsere Implantate den Anforderungen der Biomechanik gerecht?

CH. EGGERS und J. GRÜBER

Abteilung für Unfall-, Wiederherstellungs- und Handchirurgie, Allgemeines Krankenhaus St. Georg, Lohmühlenstraße 5, D-20099 Hamburg

Die Beschäftigung mit Osteosyntheseimplantaten führt leicht zur Überbewertung mechanischer Kriterien und vernachlässigt die biologische Komplexität der Knochenbruchheilung.

Betrachten wir die aktuellen Anforderungen, die an die verschiedenen Gruppen von Implantaten gestellt werden, so lassen sich 3 Problemkreise herausheben, die häufig getrennt in Zusammenhang mit nur einer Implantatgruppe gebracht werden. So wird bei den Osteosynthesetechniken vorwiegend das Durchblutungsproblem diskutiert [9, 10, 13, 15 – 18, 20]. Im Zusammenhang mit dem Bandersatz werden neuromuskuläre Steuermechanismen postuliert [12] und beim Gelenkersatz spielen Krafteinleitung und Kraftfluß die hervorragende Rolle [14].

Durchblutung, neuromuskuläre Steuerung und die Krafteinleitung in das biologische System haben aber vermutlich sowohl bei der Osteosynthese als auch beim Bandersatz und bei der Gelenkersatzchirurgie entscheidenden Einfluß auf das Ergebnis. Folglich sollten die von uns verwendeten Osteosyntheseimplantate bzw. die Implantattechniken, diese 3 Problemkreise berücksichtigen und deren Einfluß auf die Wiederherstellung eines intakten Bewegungssystems untersucht werden (Abb. 1).

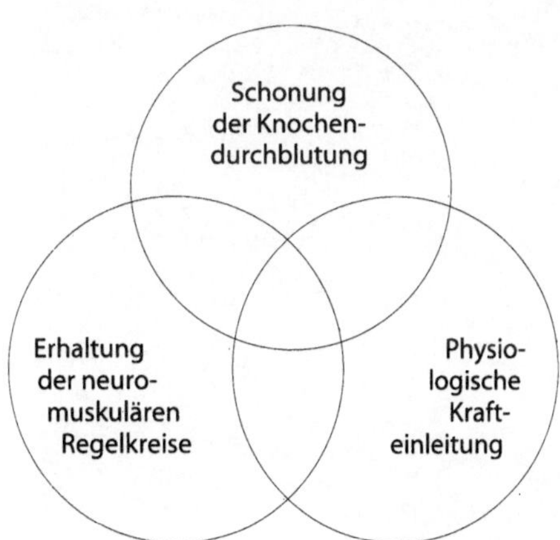

Abb. 1. Biomechanische Komplexität der Osteosynthese

Hefte zu „Der Unfallchirurg", Heft 261
E. Schneider (Hrsg.), Biomechanik des
menschlichen Bewegungsapparates
© Springer-Verlag Berlin Heidelberg 1997

Durchblutung

Schon 1974 wies Rhinelander auf die Beeinträchtigung der Fragmentdurchblutung und deren Bedeutung für die Frakturheilung hin. Er hatte einen Durchblutungsausfall mit nachfolgender Knochennekrose unter der Platte am Hunderadius festgestellt [20]. Gunst hatte 1980 in der Vitalfärbung Durchblutungsausfälle unter der Platte nachgewiesen [13]. Bei der systematischen Untersuchung der Revaskularisation dieser Bezirke stellte sich heraus, daß die Wiedereinsprossung von Gefäßen mit einer vorübergehenden Erweiterung der Knochenkanäle verbunden ist [9, 10]. Diese Erweiterung ist die Voraussetzung, daß neue Gefäße einsprossen und die nekrotischen Knochenlamellen durch vitale ersetzt werden können. Die Aufweitung von zahlreichen Knochenkanälen ergibt die Porosierung, die zunächst als Folge der Entlastung des Knochens durch das Implantat angesehen wurde. Da ein Zusammenhang zwischen Plattenauflagefläche und Zirkulationsstörung vermutet wurde, konnte im Experiment durch Reduzierung der Auflage mit genoppter, wellenförmiger oder gerillter Auflage die Durchblutungsstörung unter der Platte reduziert werden [9, 10, 15, 16].

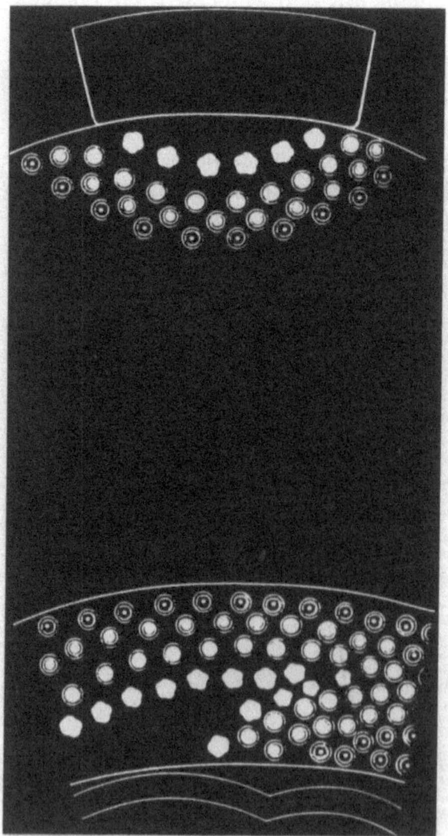

Abb. 2. Schema der Revaskularisierungsvorgänge unter der Platte (nach Gautier et al. 1983). In Plattennähe besteht ein begrenzter Durchblutungsausfall. Dieser wird durch frisch aufgeweitete Knochenkanäle mit Howship-Lakunen eingesäumt. Schema der Revaskularisierungsvorgänge nach Marknagelung (nach Kessler u. Schweiberer 1988). Im *rechten unteren Bildteil* ist die Situation nach Zerstörung der Markgefäße mit nachfolgendem Innenschichtschaden gezeigt. Die Revaskularisation findet von außen nach innen statt

Bei der intramedullären Schienung konnte Kessler 1986 den Zirkulationsschaden an den inneren Kortikalisanteilen nachweisen. Die Revaskularisierung erfolgt nach demselben Prinzip wie bei der Plattenosteosynthese [15–17].

Bei der Verwendung von dünnen Marknägeln, die ein Aufbohren des Markraumes nicht erforderlich machen, ist der Durchblutungsausfall im Tierexperiment deutlich geringer [18] (Abb. 2).

Neuromuskuläre Steuerung

Die propriorezeptiven Funktionen des Skelettsystems sind an den Bändern am weitesten erforscht [7, 8, 12, 19, 21, 22].

Die Innervation des Kniegelenkes durch 3 konstante Nerven wurde von Freemann u. Wyke 1967 bei Katzen beschrieben [7]. Sämtliche Nerven der Nachbarschaft versorgen das Gelenk mit Rr. articulares. Äste des N. tibialis bilden einen dichten Plexus, der die A. genus media begleitet und die Kreuzbänder versorgt [21]. In der Synovialis des vorderen Kreuzbandes finden sich Rezeptoren vom Typ 1 und 2, sie fehlen in den Bändern. Große Afferenzen vom Typ 3 wurden im Bindegewebe zwischen den einzelnen Faszikeln des Kreuzbandes gefunden. Dabei handelt es sich im einzelnen um freie Nervenendigungen und Ruffini-Körperchen [22]. Diese liegen ausschließlich nahe den knöchernen Ansätzen.

Zum Nachweis eines Reflexes wurde das vordere Kreuzband selektiv gedehnt. In der synergistischen Muskulatur (Beuger) fanden sich muskuläre Reizantworten bei axialer Dehnung. Die Kontraktion der Synergisten bei Dehnung wurde als LCA-Reflex beschrieben [12] (Abb. 3). Die Einzelheiten dieses neurosensorischen Systems

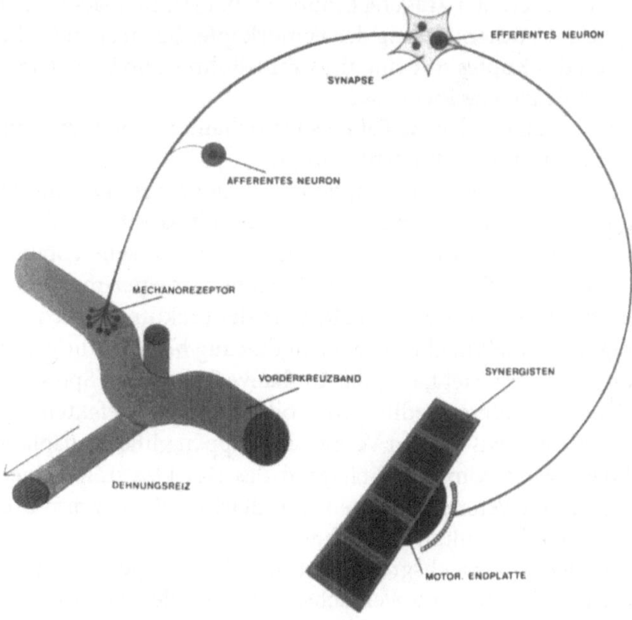

Abb. 3. LCA-Reflexbogen

sind noch ungeklärt, können jedoch als Fremdreflex und Schutzmechanismus verstanden werden. Die passiven Strukturen des Gelenkes werden durch die synergistische Muskulatur aktiv unterstützt und geschützt [12].

Ähnliche Regelkeise werden an der Gelenkkapsel, der funktionellen Konstruktion der Fasziensysteme und neuerdings auch im Knochen untersucht [11].

Für die Osteosynthese sind diese Erkenntnisse bedeutsam, da sie in die Operationstechnik durch weitestgehende Schonung von Muskelansätzen, Faszien, Bandansätzen und Gelenkkapseln einfließen können. Dies könnte sich auch auf die Gestaltung von Implantaten auswirken, indem solche für die neuromuskuläre Steuerung wichtigen Areale, z. B. von Platten, nicht abgedeckt werden.

Krafteinleitung und Kraftfluß

Neuere Untersuchungen an der Spongiosa haben zu differenzierten Erkenntnissen über die Mikrostruktur der Spongiosa geführt [3, 4]. Die Entdeckung gespannter Häutchen, den sog. Tensulae, läßt den Schluß zu, daß die Kraftübertragung in der Spongiosa durch vorgespannte Kammern, das hydrodynamische System, erfolgt. So ist die relativ dünne Kortikalis am gelenknahen Knochen erklärbar [4]. Holz et al. haben dementsprechend eine Endoprothese angegeben, die die Krafteinleitung in die Spongiosa zum Ziel hat [14].

Inwieweit diese Erkenntnisse auf die Weiterentwicklung von Osteosyntheseimplantaten übertragen werden können, muß eingehend untersucht werden. Die Verwendung großer spongiosazerstörender Implantate muß in diesem Zusammenhang kritisch analysiert werden. Bonnaire et al. beobachteten im Experiment am nicht frakturierten Leichenfemur nach Implantation und Wiederentfernung einer DHS unter Belastung eine wesentliche Zunahme subtrochantärer Frakturen mit Frakturverlauf durch den Trägerschraubenkanal [1]. Beobachtungen von Camp u. Coillwell [2] nach Druckentlastung des Femurkopfes bei drohender Kopfnekrose durch Trepanation des Kopfes mit einem 10-mm-Bohrer durch die laterale Femurkortikalis wiesen in die gleiche Richtung.

Sie sahen in 4 von 42 Fällen subtrochantäre Frakturen durch die Eintrittsstelle des Bohrers nach Belastungsbeginn [2].

Da die Osteosyntheseimplantate in der Regel nur eine temporäre stabilisierende Funktion haben, ist die Frage nach der effektivsten Frakturruhigstellung von Interesse; d. h. einer für die Frakturheilung angemessenen Stabilität [6].

Die klinische Erfahrung und eigene tierexperimentelle Untersuchungen zeigen uns, daß sowohl die absolute Ruhe in der Fraktur, als auch zu große Beweglichkeit der Fragmente die knöcherne Konsolidierung beeinträchtigen. In einer Versuchsanordnung, die zum Ziel hatte, das Einbauverhalten von Spongiosa und Kortikalismikrospänen in unterschiedlich instabilen Knochendefekten zu untersuchen, ließ sich nachweisen, daß bei den Vergleichsgruppen ohne Transplantate die Kallusbildung in Abhängigkeit vom Stabilitätsgrad des Defektes unterschiedlich verlief. Es wurden insgesamt 3 Versuchsgruppen mit gleichgroßem, 5 mm breitem Defekt und unterschiedlicher Stabilität verglichen.

In der 1. Versuchsgruppe wurde eine weitgehend stabile Plattenosteosynthese durchgeführt. In der 2. Versuchsgruppe wurde das proximale Fragmentende mit nur

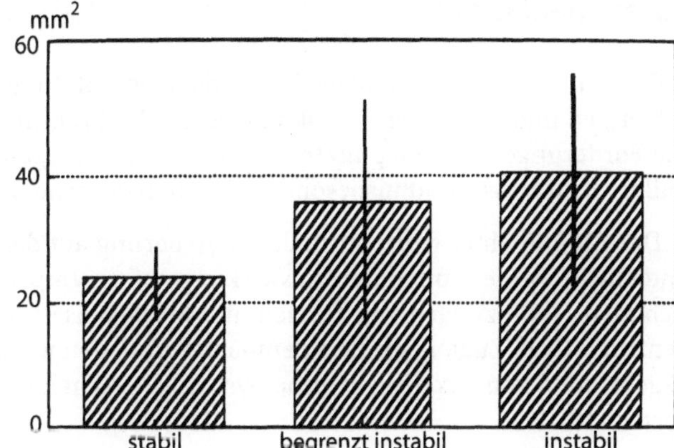

Abb. 4. Periostale Kallusbildung in Abhängigkeit von unterschiedlichen Instabilitätsgraden bei definiertem Knochendefekt

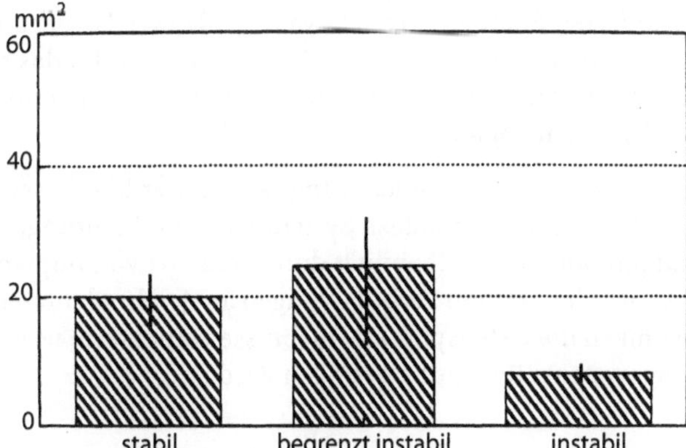

Abb. 5. Interfragmentäre Kallusbildung in Abhängigkeit von unterschiedlichen Stabilitätsgraden bei definiertem Knochendefekt

2 Schrauben an der Platte fixiert. Diese Schrauben waren so angebracht, daß sie über Nylongleithülsen einen definierten Spielraum, der 7 % auf den Defekt bezogen betrug, zuließen.

In der 3. Versuchsgruppe war das proximale Fragment mit nur einer Schraube an der Platte fixiert, so daß ein hoher Grad der Instabilität vorlag. Nach 8 Wochen wurde der neu gebildete Kallus im periostalen wie auch im interfragmentären Bereich gemessen. Dabei fand sich eine Zunahme des periostalen Kallus mit Zunahme der Instabilität. Der interfragmentäre Kallus nahm bei geringgradiger Instabilität zu, jedoch bei zunehmender Instabilität ab [5, 6] (Abb. 4 und 5).

Günstig erscheint also eine definierte Instabilität in der Fraktur. Das Osteosynthesematerial muß diese gewährleisten, ohne selbst dabei zu ermüden. Um diese Forderungen zu erfüllen, sind immer wieder Fragen nach dem verwendeten Material sowie zu Lage und Form der Implantate gestellt worden. So sind überdimensionierte, steife und außerhalb des Kraftflusses montierte Implantate sicher ungeeignet. Die Entwicklung der letzten Jahre hat der Forderung nach definierten Instabilitäten entsprochen. Die Renaissance der Marknagelung mit verbesserter Rotations- und axialer Stabilität durch Verriegelung sowie die rasche Entwicklung der Fixateur-externe-Systeme sind dafür ein Indiz.

Zusammenfasung

1. Die Osteosyntheseimplantate dürfen die Durchblutung des Knochens nicht beeinträchtigen und sollen der Revaskularisation der Fraktur nicht im Wege stehen. Diesen Forderungen werden punktuell dem Periost aufliegende Platten, dünne intramedulläre Kraftträger und insbesondere Fixateur-externe-Systeme gerecht.

2. Der Einfluß einer neuromuskulären Steuerung auf den Knochen muß eingehend untersucht werden, um deren Auswirkung auf die Implantationstechnik zu berücksichtigen. Verletzungen von Faszien und Muskelansätzen durch das Implantat oder den operativen Zugang müssen demnach vermieden werden. Der Einsatz von Marknägeln oder von Fixateur-externe-Systemen erscheint in diesem Zusammenhang vorteilhaft.

3. Durch Verwendung geeigneter Materialien und neue Formgebungen der Implantate sollte ein möglichst physiologischer Kraftfluß mit einer für die Frakturheilung optimierten Stabilität erreicht werden. Dieser Forderung wird am ehesten das von Wolter postulierte „intelligente Implantat" gerecht, das schrittweise seine temporäre Haltefunktion entsprechend der fortschreitenden knöchernen Konsolidierung an den Knochen abgibt.

Die von uns verwendeten Implantate werden diesen Forderungen nur zum Teil gerecht, weil das komplexe System aus Durchblutung, neuromuskulärer Steuerung und physiologischer Stabilität durch jede Art von Implantat desintegriert wird. Dennoch werden weitere Verbesserungen an den Implantaten und geeignete Operationstechniken die Osteosyntheseergebnisse verbessern, wenn der Komplexität des Bewegungssystems Rechnung getragen wird.

Literatur

1. Bonnaire F, Kuner EH, Steinemann S (1991) Experimentelle Untersuchungen zum Stabilitätsverhalten am koxalen Femurende nach Montage und Entfernung von DHS-Implantaten am nicht frakturierten Leichenfemur. Unfallchirurg 94: 366–371
2. Camp JF, Coillwell CW (1986) Core decompression of the femoral head for osteonecrosis. J Bone Joint Surg (Am) 68: 1313–1319
3. Copf FA, Czarnetzki A, Gocht A, Lierse W, Dolenc A (1990) Nachweis der hydrodynamisch wirkenden Tensulae in der substantia spongiosa des Caput femoris bei Bos taurus und Ovis aries. Anat Histol Embryol 19: 294–302
4. Copf FA, Czarnetzki A, Gocht A, Lierse W (1990) Hydrodynamically acting CCL-tensulae in the bone tissue. Karger, Basel
5. Eggers Ch (1989) Einbauverhalten autologer Knochentransplantate. Hefte Unfallheilkd 192
6. Eggers Ch (1991) Die Gewebsdehnung – Stimulator oder Hemmschuh der Frakturheilung? In: Wolter D, Zimmer W (Hrsg) Die Plattenosteosynthese und ihre Konkurrenzverfahren von Hansmann bis Ilisarow. Springer, Berlin Heidelberg New York Tokyo
7. Freemann MAR, Wyke B (1967) The innervation of the knee joint – An anatomical and histological study in the cat. J Anat 101: 505
8. Gardner E (1950) Reflex muscular responses to stimulation of articular nerves in the cat. Am J Physiol 161: 133
9. Gautier E, Rahn BA, Perren SM (1986) Effect of different plates on internal and external remodelling of intact long bones. 32nd Annu Orthop Res Soc (ORS), New Orleans, p 322
10. Gautier E, Perren SM (1991) Die Reaktion der Kortikalis nach Verplattung. In: Wolter D, Zimmer W (Hrsg) Die Plattenosteosynthese und ihre Konkurrenzverfahren von Hansmann bis Ilisarow. Springer, Berlin Heidelberg New York Tokyo

11. Gerlach UJ, Lierse W (1990) Functional construction of the superficial and deep fascia system of the lower limb in man. Acta Anat 139: 11–25
12. Grüber J, Wolter D, Lierse W (1986) Der vordere Kreuzbandreflex (LCA-Reflex). Unfallchirurg 89: 551–554
13. Gunst MA (1980) Interference with bone blood supply plating of intact bone. In: Uhthoff HK (ed) Current concepts of internal fixation of fractures. Springer, Berlin Heidelberg New York
14. Holz U, Copf F, Thielemann F (1991) Die Implantation der trabekulär orientierten Hüfttotalendo-prothese. Operat Orthop Traumatol 1: 16
15. Kessler, SB (1983) Die Revaskularisierung von Intermediärfragmenten nach Verriegelungsnagel. Hefte Unfallheilkd 161: 38
16. Kessler SB, Hallfeldt KKJ, Perren SM, Schweiberer L (1986) The effects of reaming and intramedullary nailing on fracture healing. Clin Orthop 212: 18
17. Kessler SB, Schweiberer L (1988) Refrakturen nach operativer Frakturenbehandlung. Hefte Unfallheilkd 194
18. Klein MPM, Rahn BA, Frigg R, Kessler S, Perren SM (1990) Reaming versus non-reaming in medullary nailing: Interference with cortical circulation of the canine tibia. Arch Orthop Trauma Surg 109: 314–316
19. Palmar I (1958) Pathophysiology of the medial ligament of the knee joint. Acta Chir Scand 115: 312
20. Rhinelander FW (1974) Tibial blood supply in relation to fracture healing. Clin Orthop 105: 1652–1659
21. Scapinelli R (1986) Studies of the vasculature of the human knee joint. Acta Anat 70: 305
22. Skolund S (1956) Anatomical an physiological studies of knee joint innervation in the cat. Acta Physiol Scand 36 (Suppl 124)

Das intelligente Implantat

D. WOLTER und K. SEIDE

Berufsgenossenschaftliches Unfallkrankenhaus Hamburg, Bergedorfer Straße 10, D-21033 Hamburg

Einleitung

Das Ziel der Knochenbruchbehandlung ist die Wiederherstellung der Funktion, aber auch die anatomische Rekonstruktion der verletzten Strukturen. Funktion und anatomische Rekonstruktion stehen dabei in einem engen Zusammenhang.

Die sog. konservative Bruchbehandlung zeichnet sich durch das Anlegen von äußeren fixierenden Verbänden aus. Weiterhin wird versucht, über Extension – d. h. über eine Zugbehandlung – Achse, Rotation und Länge des verletzten Knochens möglichst anatomisch zu halten, bis ein knöcherner Durchbau erfolgt ist. Die konservativen Therapiemethoden haben bekannte Nachteile, die in erster Linie in den typischen allgemeinen Komplikationen der Immobilisierung und in Folgen einer Fehlstellung mit Funktionsbehinderungen zu sehen sind.

Die operative Frakturbehandlung war und ist zu einem großen Teil noch heute durch die stabile Fixierung von Knochenbruchstücken durch ein Implantat (Platte, Nagel, Fixateur externe) gekennzeichnet. Dieser Weg bietet die großen Vorteile der raschen Funktionsaufnahme und damit der geringeren Atrophie, der anatomischen Heilung und damit verbunden auch der Chance einer vollständigen Restitutio ad integrum.

Die primäre stabile Fixation schaltet jedoch wichtige stimulierende Einflüsse für die Knochenheilung, die im Verlauf der konservativen Behandlung zur Anpassung des Kallus an den Heilungsverlauf führen, aus. Eine gestörte Knochenbruchheilung findet sich dabei besonders im Bereich der großen Röhrenknochen (Oberschenkel-, Unterschenkelschaftbereich).

Es stellt sich bei der Entwicklung von Implantaten deshalb die Frage, ob diese nicht so zu modifizieren sind, daß es unter Ausnutzung der natürlich stimulierenden Effekte in möglichst kurzer Zeit zur optimalen Kallusformation kommt. Das Implantat muß sich also in seinen mechanischen Eigenschaften dem Heilungsverlauf kontinuierlich anpassen.

Lösungsansatz

Hat man die Absicht, diesen Prozeß zu optimieren, so sind zwei Schritte nötig:

1. Messung des Fortschreitens der Knochenheilung.
2. Anpassung der Steifigkeit des Fixationssystems an den Heilungszustand des Knochens im Sinne einer zunehmenden Funktionsübergabe.

Hefte zu „Der Unfallchirurg", Heft 261
E. Schneider (Hrsg.), Biomechanik des
menschlichen Bewegungsapparates
© Springer-Verlag Berlin Heidelberg 1997

Unser Ziel besteht darin, die Brücke zwischen Messen und Steuern zu schlagen. Das Implantat muß *selbständig*, z. B. mittels elektronischer Regelung, seine mechanischen Eigenschaften in Abhängigkeit von der Frakturheilung und der auftretenden Belastung verändern und nach einem optimierten Algorithmus den Kraftfluß über den Knochen freigeben. Ein System, welches die Steifigkeit der Knochenfixation mißt und seine eigene Festigkeit dem Knochenprozeß *kontinuierlich* anpaßt, könnte man als *intelligentes Implantat* bezeichnen.

Messung des Kraftflusses im Ringfixateur in vivo unter Verwendung der Hexapodanordnung

Die Messung der Steifigkeit des Systems Implantat – Knochen läßt Rückschlüsse auf die fortschreitende Knochenheilung zu. In einem ersten Schritt wird von uns derzeit am Ilisarow-Fixateur eine Meßanordnung mit 6 uniaxialen Kraftsensoren (Fa. Burster, Typ 8426, 1000 N) in der Anordnung eines Hexapoden („Stewart Platform" [14], Abb. 1) untersucht. Aufgrund der kinematischen Eigenschaften des Hexapoden sind hiermit die Axial- und Scherkräfte, sowie die Biege- und Torsionsmomente im Fixateursystem unter Verwendung einfacher mechanischer Bauteile zu bestimmen. Bisher wurden Versuche unter axialer Belastung des Fußes, wobei die axiale Kraft an der Fußsohle mit einem weiteren Sensor gemessen wurde, und unter Applikation kleiner Biegebelastungen durch manuelle Längenverstellung der Hexapodelemente, wobei die resultierenden Biegemomente aus den Kraftmeßdaten errechnet wurden, durchgeführt. Durch Vergleich der im Fixateur bestimmten mit den äußeren Lasten läßt sich die Kraftflußverteilung zwischen Knochen und Fixateur ermitteln.

Diese Messung erfolgt in den Vorversuchen noch nicht kontinuierlich, sondern in definierten zeitlichen Abständen von 2 – 4 Wochen. Die Veränderung des Fixationssystems wird ebenfalls noch manuell durchgeführt. Der nächste Entwicklungsschritt ist daher die Integrierung von Stellmotoren und Kraftsensoren in klinisch anwendbare Fixateurelemente. So kann der Fixateur während der Behandlung entweder durch Applikation kleiner Verformungen oder durch Auswertung der unter den alltäglichen Belastungen auftretenden Verteilung von Kräften und Momenten eine kontinuierliche Bestimmung des Kraftflusses automatisch durchführen. Mit Hilfe einer Elektronik sollen dann einstellbare Federelemente gesteuert werden. Der Ilisarow-Fixateur zeigt in unseren Messungen bereits eine Anpassung im Sinne der zunehmenden Lastübertragung auf den Knochen (Abb. 1).

Diskussion

Die sog. natürliche Knochenheilung erfolgt durch die Ausbildung eines kallösen Gewebes, welches mit zunehmender Verfestigung die Beweglichkeit der Bruchenden immer stärker reduziert, bis am Ende dieses Prozesses Stabilität eingetreten ist. Die Vaskularisation, das Frakturhämatom, die Mikrobewegung, der gute Weichteilmantel, die Verkürzung und bestimmte Muskelreaktionen haben für den optimalen Heilungsverlauf eine große Bedeutung [11]. Somit muß die anatomische Rekonstruktion und das Erreichen der primären Stabilität durch eine Operation als eine Maßnahme

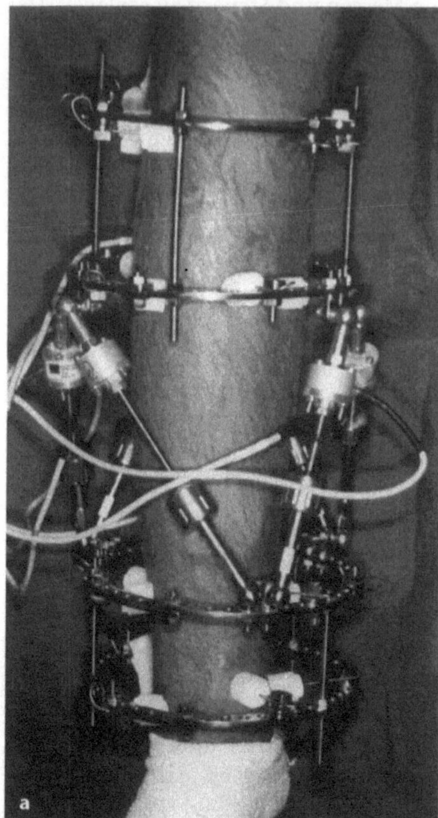

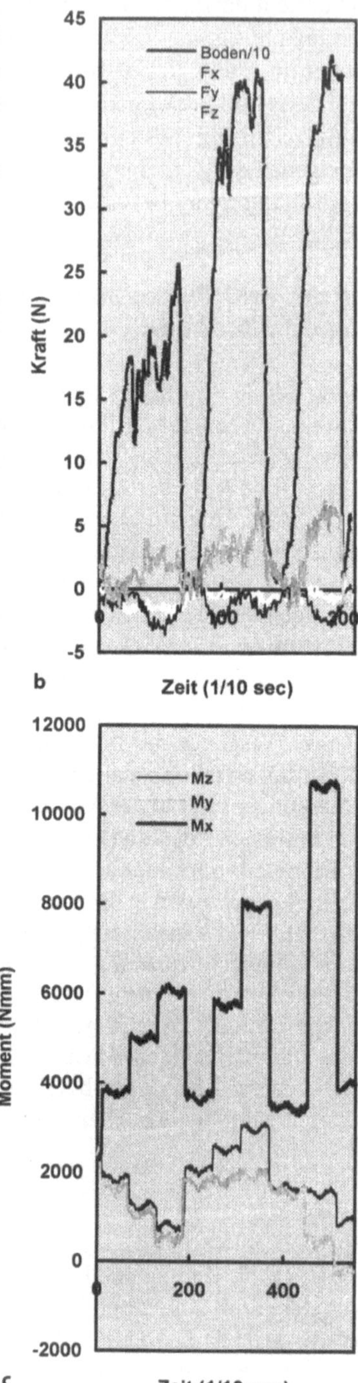

Abb. 1 a – c. 12 Wochen alte Unterschenkelfraktur bei einem 20jährigen ehemals polytraumatisierten Patienten. Die Frakturbehandlung erfolgt mit einem Hexapod-Ilisarow-Fixateur [13]. Der Patient ist mobilisiert unter Vollbelastung. In der Meßanordnung (**a**) erreicht er axiale Lasten bis 420 N (**b**). Unter dieser Belastung (Boden, aus Darstellungsgründen um den Faktor 10 skaliert, Meßrate 10 Hz) sind aufgrund der zunehmenden Frakturheilung lediglich 2 % der axialen Last (Fz) im Fixateur nachweisbar. Es treten geringe Scherkräfte (Fx, Fy) auf. Durch Verlängerung von Hexapodelementen in kleinen Schritten (1./2. Peak: Stange 1 um 1 mm und 2 mm verlängert, 3./4. Peak: Stange 2 um 1 und 2 mm verlängert, 5. Peak: Stangen 1 und 2 kombiniert je 2 mm verlängert. Die Stangen 1 und 2 sind dabei medial der Tibia gelegen, vgl. **a**) applizierte Biegedeformationen führen zu hohen Momenten bis 11 Nm (**c**). Hieraus läßt sich schließen, daß der Knochen geheilt ist (vgl. [5]). Röntgenologisch zeigte sich entsprechend eine gute Kallusformation

angesehen werden, die dem Knochen einen zweiten – wenn man so will „künstlichen" – Heilungsweg eröffnet.

Die Knochenheilung ist ein dynamischer Prozeß. Zur Dynamik des Knochenheilungsprozesses tragen die Fixationssysteme bisher nur in geringem Maße bei. Erste Gedanken in Richtung einer Anpassung sind zu sehen in der Dynamisierung der internen (Verriegelunsnagel) und externen Fixationssysteme (z. B. [6]).

Steuerung ohne Messung ist nicht möglich. In-vivo-Messungen sind im Bereich von Marknägeln, Platten, Wirbelsäulenimplantaten, Prothesen sowie Fixateur-externe-Systemen [1, 3–5, 9, 10, 12] durchgeführt worden. Die Messung der Kräfte und Momente im Implantat ist somit eine Möglichkeit, den Fortschritt der Knochenheilung zu identifizieren. Ein weiterer Weg – aus der Werkstoffprüfung – könnten beispielsweise Ultraschallmeßtechniken in Kombination mit Schwingungsanalysen sein [2, 7], um quantitative Kenngrößen der Kalluseigenschaften zu erhalten.

Kontinuierliche Messungen sind bisher nicht in eine Anpassung der Steifigkeit der Systeme eingeflossen. Hier müssen neuartige Lösungen erdacht und realisiert werden. Lösungen könnten beispielsweise in elektrisch verstellbaren Federsystemen bestehen. Diese dürften am ehesten bei den Fixateur-externe-Systemen zu realisieren sein. Beim Ilisarow-Fixateur ist dabei speziell zu beachten, daß hier eine hohe axiale Elastizität besteht und durch die nichtlineare Elastizität der Drahtfixation bereits eine Anpassung der Lastverteilung im Verlauf der Frakturheilung stattfindet [8]. Da eine Lastverteilung zwischen mechanischen Strukturen vom Verhältnis deren Steifigkeiten abhängt, muß die Federkonstante und nicht die Vorspannung die Stellgröße sein.

Von besonderer Bedeutung erscheint uns die aktive Einbeziehung des Patienten selbst, damit er im Rahmen von Feedbackprozessen eine optimale Situation für die Heilung schafft. So könnte beispielsweise bei einer Überlastung oder bei Gefährdung der Frakturheilung eine akustische Warnung erfolgen. Bei mangelhafter Belastung könnte umgekehrt der Patient zu größerer Aktivität angespornt werden.

Zusammenfassung

Als „intelligentes Implantat" wird ein Fixationssystem bezeichnet, welches die fortschreitende Knochenheilung mißt und sich in seinen mechanischen Eigenschaften auf die zunehmende Knochenfestigkeit im Rahmen eines Regelkreises einstellt.

Ziel derartiger intelligenter Implantate ist die möglichst frühzeitige Funktion aller Strukturen im Rahmen eines optimierenden Heilungsprozesses. Darüber hinaus warnt das System den Patienten vor Überlastung oder ermuntert ihn bei mangelhafter Belastung zu höherer Aktivität.

Literatur

1. Bergmann G, Graichen F, Rohlmann A (1993) Hip joint loading during walking and running, measured in two patients. J Biomech 26 (8): 969–990
2. Benierschke SK, Mirels SH, Tencer AF (1993) The use of resonant frequency measurement for the noninvasive assessment of mechanical stiffness of the healing tibia. J Orthop Trauma 7: 64–71

3. Burny F, Donkerwolcke M, Moulart F (1990) Monitoring of orthopedic implants. In: Bergmann G, Graichen F, Rohlmann A (eds) Implantable telemetry in orthopedics. Forschungsermittlung der FU Berlin, S 10 – 21

4. Claes L (1991) Die Messung der Knochenheilung bei Fixateur-externe-Osteosynthesen an der Tibia mit dem Fraktometer FM 100. Chirurg 62: 354 – 355

5. Cunningham JL, Evans M, Harris JD, Kenwright J (1987) The measurement of stiffness of fractures treated with external fixation. Engineering in Medicine, MEP Ltd. 16/4: 229

6. DeBastiani G, Aldegheri R, Brivio LR (1984) The treatment of fractures with a dynamic axial fixator. J Bone Joint Surg (Br) 74: 770 – 774

7. Folman Y, Goshen E, Gepstein R, Sevi R, Liberty S (1993) Accelerometric assessment of osseous union. Arch Orthop Trauma Surg 112: 193 – 197

8. Juan JA, Prat J, Vera P et al. (1992) Biomechanical consequences of callus development in Hoffmann, Wagner, Orthofix and Ilisarow external fixators. J Biomech 25 (9): 995

9. Müller KH (1984) Der instrumentierte Fixateur externe als Meßinstrument der externen Fraktur-heilung. Chirurgie 109: 929 – 937

10. Rohlmann A, Bergmann G, Graichen F (1994) A spinal fixation device for in vivo load measure-ment. J Biomech 27 (7): 961 – 967

11. Sarmiento A, Latta LL (1981) Closed functional treatment of fractures. Springer, New York

12. Schneider E, Michel MC, Genge M, Perren SM (1990) Loads acting on an intramedullary femoral nail. In: Bergmann G, Graichen F, Rohlmann A (eds) Implantable telemetry in othopedics. For-schungsermittlung der FU, Berlin, S 221 – 227

13. Seide K, Wolter D (1996) Universelle dreidimensionale Reposition und Korrektur mit dem Ringfix-ateur unter Anwendung der Hexapod-Anordnung. Unfallchirurg 99: 422 – 424

14. Stewart D (1965) A platform with six degrees of freedom. Proc Inst Engr 180 (1) 371 – 386

Biomechanische Untersuchung zur Stabilität lokaler Osteosynthesen am Os sacrum

T. Pohlemann[1], M. Angst[2], N. Haas[1] und R. Ganz[3]

[1] Unfallchirurgische Klinik, Medizinische Hochschule Hannover, Konstanty-Gutschow-Str. 8, D-30625 Hannover
[2] M.E. Müller Institut für Biomechanik, Universität Bern, CH-3010 Bern
[3] Klinik für Orthopädische Chirurgie, Inselspital, Universität Bern, CH-3010 Bern

Einleitung

Der Anteil der Sakrumfraktur bei Beckenfrakturen wird in der Literatur mit 30–75% angegeben [8, 19, 22, 24]. Die Fraktur wird überwiegend im Rahmen einer Mehrfachverletzung erlitten. Die Rate der übersehenen Frakturen ist dabei hoch und wird mit 30–50% beschrieben [8]. Nervenläsionen nach Sakrumfrakturen sind häufig, in klinischen Arbeiten wird übereinstimmend auf eine hohe Rate von Komplikationen, bedingt durch Fehlheilungen und neurogene Störungen hingewiesen [5, 10–12, 16, 17, 20, 24].

Die größte Serie von Sakrumfrakturen wird von Denis u. Comfort in einer retrospektiven Analyse von 236 Sakrumfrakturen angegeben [8]. Die Autoren finden nach Einführung einer anatomisch orientierten Frakturklassifikation eine von lateral nach medial zunehmende Rate von neurogenen Komplikationen. Beobachtet wurden in Zone 1 die transalare Fraktur: 5,9% (vorwiegend N. ischiadicus und L5-Wurzel); in Zone 2 die transforaminale Fraktur: 28,4% (vorwiegend L5-, S1-, S2-Wurzelschädigungen) und Zone 3 die zentrale Fraktur: 56,7% (vorwiegend neurovegetative Störungen, aber auch Wurzelläsionen L5 und S1). Die Autoren empfehlen die offene Reposition und interne Stabilisierung, um die hohe Rate an neurogenen Störungen zu vermindern.

Während sich zur Versorgung der ligamentären dorsalen Beckenringinstabilitäten standardisierte Verfahren bewährt haben, ist die Instrumentation für die Sakrumosteosynthese noch nicht ideal gelöst. Klinisch verwendet wird die Gewindestabosteosynthese „Sacral Bars" [22], die Stabilisierung mit speziell adaptierten Platten „Double Cobra Plate" [23] oder auch die transiliosakrale Verschraubung [18]. Es werden sowohl reine sakroiliakale Luxationen und Luxationsfrakturen, als auch uni- oder bilaterale Sakrumfrakturen versorgt. Zur internen Fixation einer einseitigen Sakrumfraktur haben die beschriebenen Osteosyntheseverfahren allerdings einige Nachteile:

- Die bilaterale Verankerung erfordert eine große Weichteilexposition.
- Eine transiliosakrale Verschraubung schädigt die sakroiliakale Gelenkfläche und benötigt zur offenen Reposition eine weite Freilegung.
- Die Sakroiliakalgelenke werden jeweils transfixiert.
- Über mögliche Spätfolgen einer iliosakralen Transfixation bei den in der Regel jugendlichen Patienten liegen noch keine Untersuchungen vor.

Im Rahmen einer biomechanischen Untersuchung an frischen humanen Beckenpräparaten wurden verschiedene Osteosyntheseverfahren am dorsalen Beckenring ver-

Hefte zu „Der Unfallchirurg", Heft 261
E. Schneider (Hrsg.), Biomechanik des menschlichen Bewegungsapparates
© Springer-Verlag Berlin Heidelberg 1997

glichen. Zielsetzung war, die Möglichkeit einer auf den sakralen Knochen beschränkte Osteosynthese mit minimierten Implantaten und Zugängen zu prüfen.

Material und Methodik

6 kältekonservierte (− 22 °C) menschliche Beckenpräparate (5 männlich, 1 weiblich) wurden einer biomechanischen Testung unterzogen, das durchschnittliche Alter zum Todeszeitpunkt betrug 47 Jahre (± 10), die durchschnittliche Größe betrug 176 ± 9 cm bei einem durchschnittlichen Gewicht von 84 ± 9 kg. Verletzungen des Beckenrings lagen nicht vor, die Todesursachen betrafen nicht Erkrankungen oder Verletzungen des Skelettsystems, eine längere präfinale Immobilisation lag nicht vor. Es wurden Knochenpräparate mit anhängenden Bandstrukturen (Lig. sacrotuberale, Lig. sacrospinale, ISG-Bänder) präpariert. Der 5. Lendenwirbel wurde zur Krafteinleitung belassen. Nach der Vorpräparation wurden die Becken bei − 22 °C gelagert und erst 6 h vor Versuchsbeginn bei Zimmertemperatur erwärmt. Während des Versuchs wurden die Becken durch Besprühen mit NaCl 0,9 % bzw. Bedecken mit NaCl 0,9 % getränkten Tüchern befeuchtet.

Meßeinrichtung (Abb. 1a): Die Testung erfolgte in einem Standardtestrahmen mit hydraulischer, axialer Lasteinleitung. Die Krafteinleitung in das Präparat erfolgte einseitig über eine handelsübliche Totalendoprothese (32-mm-Keramikkopf und Polyethylenpfanne) in das Hüftgelenk. Die auftretenden Kippmomente wurden durch simulierte Muskelzüge an der Lateralseite des Os ilium kompensiert. 2-mm-

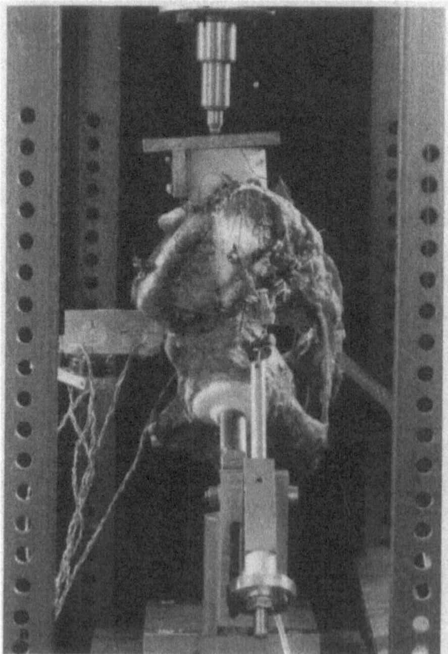

Abb. 1. a Versuchsaufbau zur Belastungsmessung im simulierten „Einbeinstand" in der seitlichen Ansicht mit von ventral montiertem Goniometermeßsysem. Erkennbar die kraniale Lastmessung durch momentfreie Krafteinleitung über eine am Lendenwirbelkörper 5 montierte Druckplatte und die Simulation der Abduktormuskelkräfte über ein am Trochanter major zusammengeführtes Seilzugsystem.

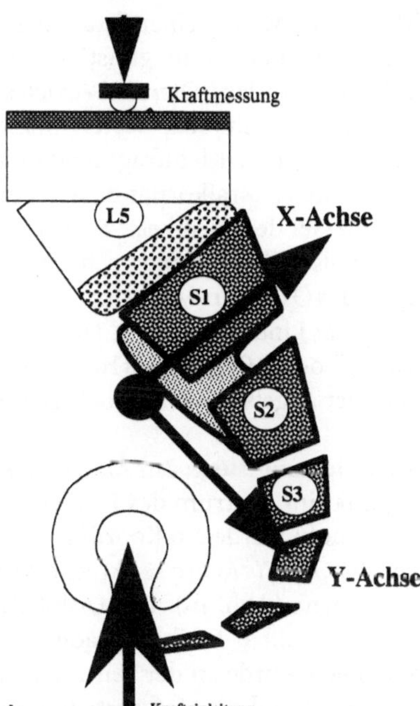

Abb. 1 b Schematisierter Querschnitt durch das Sakrum und Achsendefinition. Die Achse *X* liegt senkrecht zur ventralen Sakrumoberfläche (parallel zur Foramenachse), die Achse *Y* senkrecht dazu in der Frakturebene und die Achse *Z* senkrecht zur Sagittalebene

Stahlseile wurden über Rollenlager beweglich an eine simulierte Trochanterposition geführt und befestigt.

Die axiale Last wurde mit einer über dem Beckenpräparat im Testrahmen befestigten Kraftmeßdose in DMS-Technik gemessen. Durch eine auf den in Acrylharz eingebetteten Lendenwirbelkörper L5 aufgebrachte Stahlplatte wurde die momentfreie Übertragung auf die Stahlkugelspitze der Meßdose möglich. Die Lage des Beckens bei der Messung entspricht dem aufrechten Stand, eine durch beide Spinae iliacae anteriores und Symphyse bestimmte Ebene wurde vertikal ausgerichtet.

Frakturmodell: Als Frakturmodell diente eine instabile Beckenringverletzung vom Typ C1 [22], bestehend aus einer transsymphysären ventralen Instabilität und einer dorsalen transforaminalen Sakrumfraktur.

Die Stabilisierung der Symphyse erfolgte mit der klinisch bewährten Plattenosteosynthese (4-Loch, schmale 4,5-mm-AODC-Platte). Eine kraniokaudal verlaufende, unilaterale, transforaminale Osteotomie diente als Modell der Sakrumfraktur, um Streuungen durch eine ansonsten sehr variable Frakturverzahnung zu minimieren. Um Abweichungen der Osteotomieebenen zu vermeiden, wurde die Osteotomie mit einer an den Foramen ausgerichteten Sägeschablone durchgeführt. Es wurden 3 typische Osteosynthesetypen ausgewählt.

Osteosynthesen: Als Referenzosteosynthese wurden 2 parallele Gewindestäbe eingesetzt[1]. Ein einseitiges Überbohren des Iliumdurchtrittes erlaubte die Kompressions-

---

1　6,5 mm Harrington Sacralbars, Fa. Zimmer Warshaw, USA.

wirkung. Als Modell einer Fixateur-internen-Osteosynthese (Verbindung von unabhängig voneinander in günstige Fixationsgebiete eingebrachten Pins/Schrauben) wurde ein Standard Olerud Wirbelsäulenfixateur gewählt[2]. Eine „lokale Osteosynthese" wurde mit adaptierten Standard-AO-Kleinfragmentimplantaten durchgeführt. Mit 3,5-mm-Kleinfragmentkortikalisschrauben ist es möglich, bis zu 2 Schrauben im ersten Sakralkörper medial der Frakturlinie zu verankern. Limitierend ist der Durchmesser des „Pedikels" S1. Lateral der Fraktur lassen sich kranial des Foramens S1 ebenfalls 2 Kleinfragmentschrauben in den sich nach ventral verbreiternden Anteil der Ala des Os sacrum einbringen. Diese finden ebenfalls Halt in dem festen Knochen entlang der Linea terminalis. Die Stabilisierung erfolgte mit einer auf 3 Loch verkleinerten 5-Loch-AOH-Platte (Halswirbelsäule) in Höhe des Pedikels S1, und zusätzlich einer quer angebrachten 2-Loch-Drittelrohrplatte in Höhe des 3. Sakralwirbels.

Dislokationsmessung: Zur Messung der Dislokation im Frakturspalt wurde ein Referenzpunkt im Zentrum des Pedikels S1, in Frakturebene gelegen, angenommen. Auf diesen Punkt wurde ein Koordinatensystem definiert mit X-Achse parallel zur Foramenachse, der Y-Achse senkrecht dazu in der Frakturebene und der Z-Achse in der Frontalebene (Abb. 1b). Die Dislokation unter Last wurde mit einem Goniometermeßsystem mit 6 Freiheitsgraden (3 Translationen, 3 Rotationen) gemessen. Das Goniometer wurde an der ventralen Sakrumoberfläche medial und lateral der Fraktur befestigt und die Meßwerte über ein Koordinatentransformationsprogramm auf den Meßpunkt transformiert. Die Meßgenauigkeit wurde durch Eichmessungen mit ± 0,1 mm bzw. ± 0,1° bestimmt. Das Goniometer wurde nach Eichmessungen zu Beginn des Versuchs jeweils auf die fest mit dem Knochen verankerten Goniometerfüße verschraubt und zu Osteosynthesewechseln jeweils wieder abgenommen.

Versuchsplan: Die 3 Osteosynthesen wurden an allen 6 Becken in wechselnder Reihenfolge gepüft. Jede Osteosynthese wurde 2–4 Belastungszyklen in verschiedenen Belastungsstufen unterzogen. Die Belastungsstufen wurden auf das Körpergewicht (KG) des Beckenspenders abgestimmt und betrugen im ersten Versuch maximal 50 % KG und im zweiten Versuch bis 80 % KG. In einem dritten Versuch wurde die Belastung bis zum Versagen der Implantate über 2 Zyklen aufgebracht. Die Versuchsdauer betrug jeweils 90 s mit Meßfrequenz von 0,5 Hz über 7 Kanäle. Innerhalb des Versuches wurden 3 Setzzyklen und jeweils ein Meßzyklus erfaßt und abgespeichert.

Auswertung und Statistik: Die gewonnenen Daten wurden über ein Transferprogramm in das Statistikpaket Stat View II[3] auf ein Apple-MacIntosh-Computersystem übertragen. Die Last wurde als Anteil des Körpergewichtes angegeben, um den Gewichtsunterschieden der Patienten Rechnung zu tragen. Die vorliegende Auswertung beschränkt sich auf die 3 Freiheitsgrade der Translation. Die Translationswerte jedes Versuchs und jedes Lastzyklus wurden relativ zur gemessenen Axialkraft aufgetragen. Für die weiteren Berechnungen wurde die gemessene Axialkraft in Relation zum Körpergewicht gesetzt. Die Last-Weg-Kurven wurden einzeln für jeden Zyklus einer Regressionsanalyse unterzogen. Eine lineare Beziehung wurde bei einem p <

---

2   Fa. Hosptech, Uppsala, Schweden.
3   Fa. Abacus Concepts, Berkeley Ca USA, 1987.

0,01 im f-Test angenommen. Bei Bestehen dieser Voraussetzung wurde die Elastizität der Osteosynthese bestimmt.

Es wurden zur Auswertung nur Steigungen des jeweils letzten linearen Zyklus vor Erreichen der Belastungsgrenze der Osteosynthese herangezogen. Die Elastizitäten wurden nach Implantat, Versuch und Meßzyklus aufgetragen, auf Normalverteilung geprüft und dem gepaarten t-Test zur Prüfung auf Unterschiede unterzogen.

Bei allen Versuchen wurde die bleibende Dislokation bestimmt, d.h. die bleibende Verschiebung in den verschiedenen Achsen nach Abschluß der Testserie. Sie gibt Auskunkft über die zu erwartende dauerhafte Verschiebung der Osteosynthese. Die bleibende Dislokation der Implantate in den 3 Achsen wurde verglichen und bei Vorliegen einer Normalverteilung mit t-Test auf signifikante Unterschiede geprüft.

Aus den individuellen Kraft-Weg-Diagrammen aller Versuche eines Implantates wurde die Belastungsgrenze der Osteosynthese analysiert. Sie wurde definiert als diejenige Last, nach deren Überschreitung es mit jeder neuen Lastapplikation zu weiteren irreversiblen Dislokationen kommt. Eine Last unterhalb dieser Grenze führt also zum Erreichen eines erneuten elastischen Gleichgewichtes, eine Last über dieser Grenze führt zur Zerstörung der Osteosynthese mit weitergehender Verformung (s. Abb. 2).

Ergebnisse

Last-Weg-Analyse

Die Gegenüberstellung der Last-Weg-Diagramme läßt einen typischen Kurvenverlauf unabhängig von der Fixationsart erkennen. Abbildung 2 zeigt den Kurvenverlauf einer Kleinfragmentosteosynthese, getrennt nach den einzelnen Achsen. Zur besseren Verdeutlichung der Kurvenverläufe wurden Last und Weg in den Achsen mit unterschiedlichen Maßstäben aufgetragen. Wesentliche Dislokationen sind v.a. in der X-Achse zu beobachten (Abb. 2a). Diese wurde als senkrecht zur ventralen Sakrumoberfläche stehend definiert. Es besteht als noch eine weitere, wenn auch kleinere Kraftkomponente in Y-Richtung. Diese Kraftkomponente wurde in den Messungen nicht erfaßt.

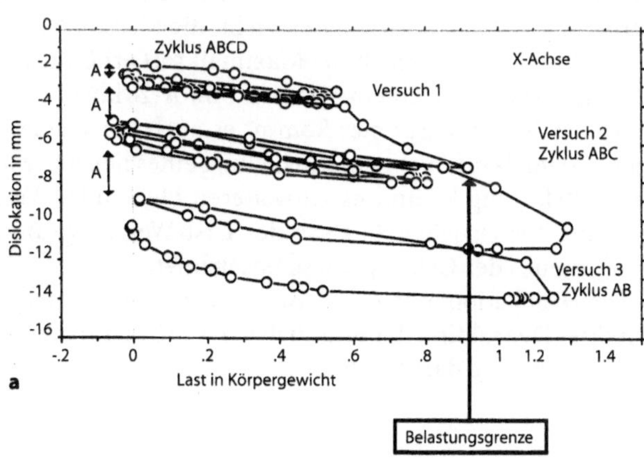

Abb. 2 a–c. Weg-Last-Diagramm und Begriffsbestimmung.
a Weg-Last-Diagramm in X-Richtung.

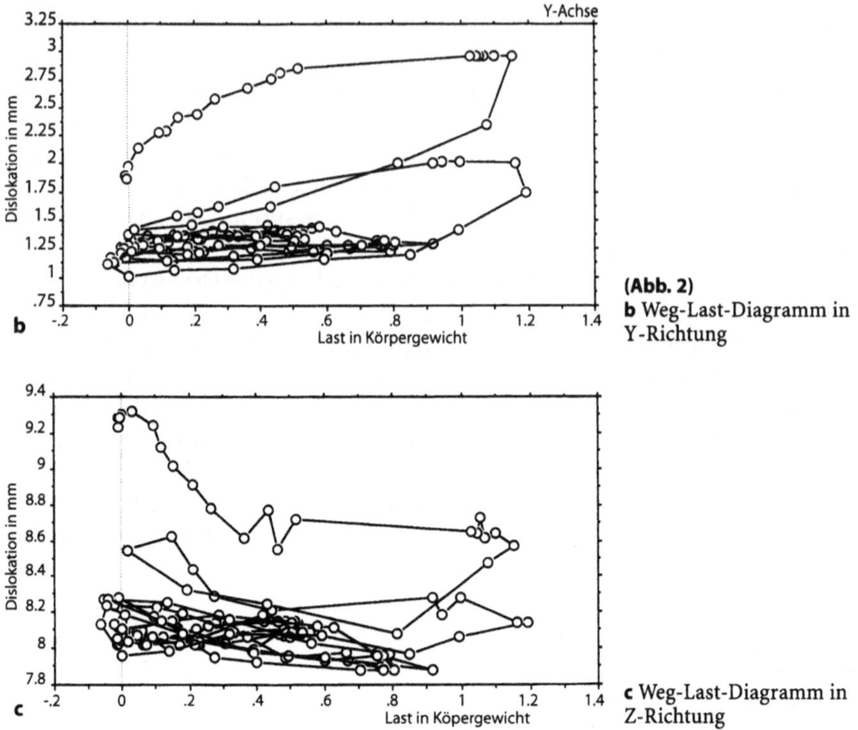

(Abb. 2)
b Weg-Last-Diagramm in
Y-Richtung

c Weg-Last-Diagramm in
Z-Richtung

Die Versuche 1, 2 und 3 fassen die einzelnen Zyklen mit gleicher Maximallast zusammen. Im Versuch 1 bestehen also 4 Zyklen hier bis zum 0,45fachen des Körpergewichtes, im Versuch 2 bestehen 3 Zyklen bis zu 0,8fachen des Körpergewichtes, und im Versuch 3 bestehen 2 Zyklen bis zur maximal möglichen Belastung, hier dem 1,2fachen des Körpergewichtes.

Jeweils im ersten Zyklus (A) eines neuen Lastversuches kommt es zu einem Setzeffekt der Osteosynthese. Nach der Entlastung wird der Ausgangspunkt nicht mehr erreicht, es entsteht eine bleibende Verschiebung. In den weiteren Zyklen (BCD) bei gleicher Maximallast verringert sich die bleibende Dislokation, die Ausgangspunkte werden weitestgehend wieder erreicht, die Messungen sind also reproduzierbar.

Wird im neuen Versuch die Maximalkraft erhöht, kommt es erneut zu einer bleibenden Dislokation, einem Setzeffekt im A-Zyklus.

Ab der Belastungsgrenze kommt es auch bei Wiederholung des Zyklus mit gleicher Maximalkraft nicht zur Einstellung eines neuen elastischen Zustandes, mit jeder neuen Belastung kommt es zu weiteren bleibenden Verschiebungen. Dieser Punkt wird aus der visuellen Analyse der Last-Weg-Diagramme bestimmt und als Belastungsgrenze der Osteosynthese bezeichnet.

Die Dislokationen in der Y-Achse (Parallelverschiebung der Frakturflächen) und Z-Achse (Distraktion der Frakturflächen) sind um den Faktor 2–3 geringer und werden in Abb. 2b, c dargestellt.

Elastizität der Osteosynthesen

Nach Durchführung der Regressionsanalyse der einzelnen Zyklen wurde die Elastizität der Osteosynthesen bestimmt. Es wurde der letzte Belastungsversuch vor Erreichen der Belastungsgrenze gewählt, und nur Kurvenverläufe berücksichtigt, die dem oben angeführten Linearitätskriterium entsprachen. Es wurden Elastizitäten in allen 3 Achsen bestimmt.

Abbildung 3 zeigt den Vergleich der einzelnen Fixationsarten. Aufgetragen ist die Dislokation in mm pro aufgebrachtem Körpergewicht Last als Ausdruck der Elastizität. In der X-Achse besteht eine signifikant geringere Verschiebung der Gewindestäbe, verglichen mit Kleinfragmentosteosynthese und dem Fixateur interne. Zwischen Kleinfragmentosteosynthese und Fixateur interne bestehen keine signifikanten Unterschiede. Auffällig ist die wesentlich größere Streubreite der Werte bei den Messungen des Fixateur interne. In den Achsen Y und Z bestehen keine Unterschiede zwischen den einzelnen Osteosynthesen.

Bleibende Dislokation

Um der beobachteten plastischen Verformung Rechnung zu tragen, wurden die bleibenden Dislokationen in allen Richtungen gemessen. Es wurde zunächst die bleibende Verformung nach Abschluß aller Versuche eines Implantates mit erreichter Maximallast bestimmt. Abbildung 4 zeigt eine Gegenüberstellung der Dislokation in den einzelnen Achsen. Es bestehen keine Unterschiede zwischen den einzelnen Osteosynthesen, die Streubreite ist jeweils groß. Die bleibenden Dislokationen in

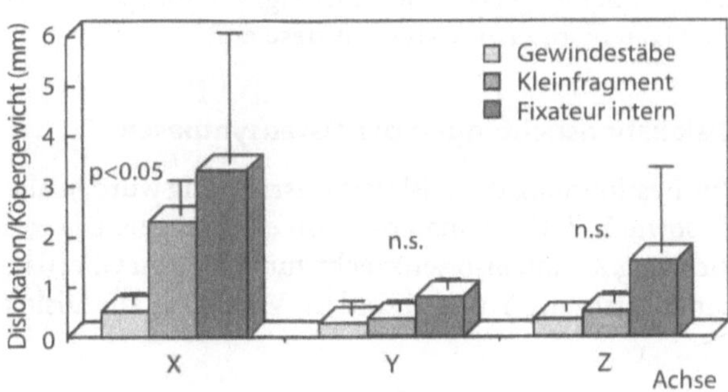

Abb. 3. Elastizität der Implantate

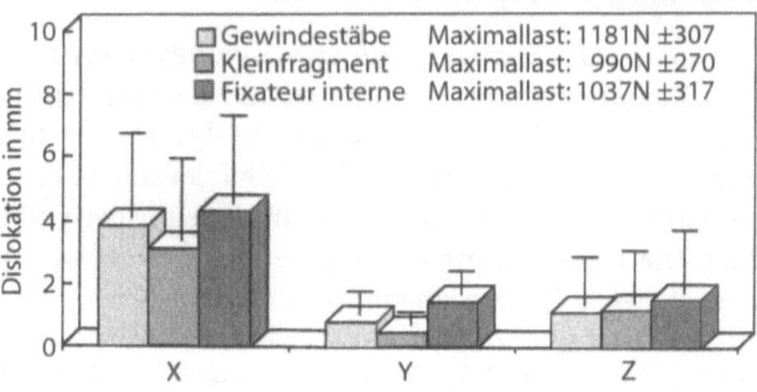

Abb. 4. Bleibende Dislokation in X-, Y- und Z-Achse

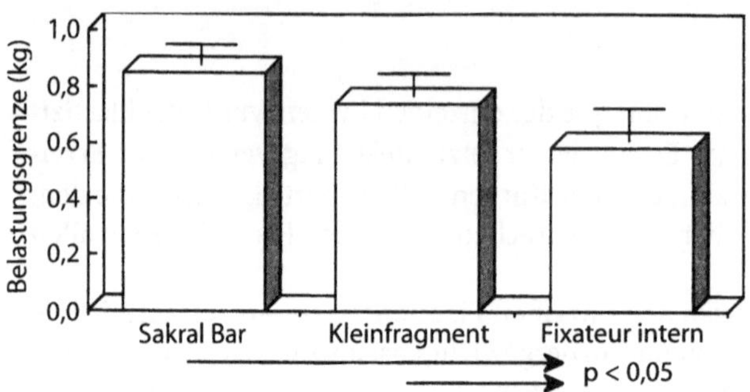

Abb. 5. Belastungsgrenze der Osteosynthesen

Y- und Z-Richtung liegen deutlich unter den Dislokationen in der X-Richtung. Im Bereich der klinisch relevanten Belastung bis 70 % KG liegt die bleibende Dislokation für die Sacral Bars bei 1,4 mm, für die Kleinfragmentosteosynthese bei 1,0 mm und für den Fixateur interne bei 1,9 mm; signifikante Unterschiede bestehen nicht.

Belastungsgrenzen der Osteosynthesen

Aus den Last-Weg-Diagrammen aller Versuche wurde für jedes Implantat die Belastungsgrenze bestimmt. Die Belastungsgrenze liegt bei der Sacral-Bar-Osteosynthese bei dem 0,85fachen, bei der Kleinfragmentosteosynthese beim 0,74fachen und bei der Fixateur-interne-Osteosynthese beim 0,58fachen des Körpergewichtes. Die Gegenüberstellung der Mittelwerte (Abb. 5) verdeutlicht die absteigende Reihenfolge. Zwischen Sacral-Bar- und Kleinfragment-Osteosynthese bestehen keine Unterschiede, beide weisen aber eine signifikant (p < 0,05) höhere Belastungsgrenze als die Fixateur-interne-Osteosynthese auf.

Dislokationsrichtungen der Osteosynthesen

Zur Bestimmung der Dislokationsrichtung wurden alle Steifigkeitsvektoren in ein X-Y- sowie Y-Z-Koordinatensystem eingetragen. Die wesentliche Dislokation findet in Richtung X statt, also senkrecht zur ventralen Oberfläche des Os sacrum. Dislokationen in Richtung Y und Z sind im Verhältnis zur Dislokation in Richtung X gering.

Zusammenfassung der Ergebnisse

Die Analyse der Steifigkeit der Osteosynthesen weist eine absteigende Reihung Sacral Bars, Kleinfragmentosteosynthese und Fixateur interne auf. Bleibende Deformationen treten mit zunehmender Last auf. Es bestehen keine Unterschiede zwischen den Implantaten, die Werte für den klinisch relevanten Bereich bis 70 % des Körpergewichtes betragen ca. 1 mm für die Kleinfragmentosteosynthese und 1,4 mm für die Sacral Bars. Die Belastungsgrenze liegt bei der Gewindestabosteosynthese bei dem 0,85fachen, bei der Kleinfragmentosteosynthese beim 0,74fachen und bei der Fixateur-interne-Osteosynthese beim 0,58fachen des Körpergewichtes. Die Unterschiede zum Fixateur interne sind signifikant. Hauptsächliche Dislokationen sind in der Richtung X zu erwarten. Die Elastizitäten in Y- und Z-Richtung liegen etwa 3- bis 4fach höher.

Diskussion

Das Problem einer nur unvollständigen Wiederherstellung nach dislozierten Sakrumfrakturen ist lange bekannt. Bonin gab 1945 die Prognose verschobener Sakrumfrakturen nach einer Beteiligung der Nervenwurzel S1 und S2 nach 1 Jahr als gut an, obwohl er eine mögliche bleibende Schwäche des Beines und leichten Muskelschwund der Extremität beschreibt [3].

Patterson u. Morton [21] geben 1961 nach einer durchschnittlichen Beobachtungszeit von 21 Monaten in 75 % bleibende neurogene Ausfälle nach konservativ behandelter Sakrumfraktur an. Die umfangreiche Analyse von 236 Patienten mit Sakrumfrakturen durch Denis bestätigt diese Aussagen, die Prognose der Fußheberschwäche wird in 75 % als schlecht angegeben. Es wird besonders darauf hingewiesen, daß chronische Radikulopathien als Folge eines „entrapments" der S1-Nervenwurzel im Bereich der Neuroforamen auftreten können. Ihre Erfahrungen mit einer späten Dekompressionsoperation werden als „enttäuschend" angegeben. Als Schlußfolgerung wird die Möglichkeit der frühen operativen Dekompression und anatomischen Reposition der Sakrumfraktur vorgeschlagen [8].

Die Fraktur des Os sacrum tritt in der Regel nicht isoliert auf und muß in der Überzahl der Fälle als dorsaler Teil einer Beckenringverletzung angesehen werden. Unterscheidungen werden gemacht zwischen indirekten Frakturmechanismen, welche Becken und Sakrum zusammen betreffen, und direkten Mechanismen, die auch isolierte Sakrumfrakturen verursachen können [4, 25]. Die Häufigkeit der Sakrumfraktur im Rahmen der Beckenringverletzung wird von Denis mit 30,4 % angegeben, wobei zu beachten ist, daß nur 51 % der Verletzungen ohne Nervenbeteiligung während des primären klinischen Aufenthaltes erkannt wurden. Die meisten übersehenen Verletzungen lagen im Bereich der lateralen (transalaren) oder der minimal verschobenen transforaminalen Frakturen. Auch bei Vorliegen von neurogenen Defiziten wurde nur in 76 % eine adäquate Diagnostik und sogar nur in 30 % eine der neurogenen Störung angemessene Röntgendiagnostik durchgeführt [8].

Eine Vielzahl von Einzelfallbeschreibungen [5, 6, 9, 10, 12, 16, 17, 20, 26, 31] belegt, daß ein einheitliches Konzept zur Therapie nicht vorliegt, aber auch, daß die Ergebnisse der in der Regel konservativen Therapie bei instabilen Verletzungen unbefriedigend sind.

Die Therapie der Sakrumverletzung muß sich sowohl an den Prinzipien der Wirbelsäulen- als auch der Beckenchirurgie orientieren. Neurogene Defizite können nur durch eine frühe Entlastung gebessert werden, sofern nicht eine Nervendurchtrennung vorliegt. Die Instabilität des Beckenrings, besonders aber die Instabilität des biomechanisch am meisten belasteten hinteren Beckenanteils, ist prognostisch am günstigsten durch operative Stabilisierung zu therapieren.

Die Einführung neuer Techniken in die Chirurgie des Beckenrings konnte die Ergebnisse der operativen Therapie grundlegend verbessern. Die Indikation zur operativen Stabilisierung bei instabilen Beckenfrakturen wird inzwischen nahezu einheitlich befürwortet [13, 15, 18, 22, 28, 29]. Langzeitergebnisse der konservativen Therapie der instabilen Beckenverletzung zeigen schlechtere Ergebnisse [2, 14]. Wichtig ist die Unterscheidung zwischen stabilen und instabilen Verletzungen, stabile Verletzungen weisen auch nach konservativer Therapie gute Ergebnisse auf.

Biomechanische Untersuchungen zeigten, daß die Stabilität der Osteosynthese bei interner Stabilisierung deutlich höher ist als die externer Stabilisierungsmethoden [23, 27].

Die vorliegenden biomechanischen Untersuchungen zur internen Fixation des hinteren Beckenrings wird als Instabilitätsmodell ausschließlich bei rein ligamentären Verletzungen, also reinen ISG-Luxationen, verwendet. Lediglich in der Arbeit von Shaw wird an 3 Beckenpräparaten eine iliosakrale Luxationsfraktur mit einem nicht näher beschriebenen transforaminalen Sakrumanteil als Zusatzverletzung einer gegenseitigen ISG-Luxation getestet. Hier erfolgte die dorsale Stabilisierung mit Gewindestäben, die ventrale mit Fixateur externe [27]. Systematische biomechanische Untersuchungen über die Stabilisierung der Sakrumfraktur liegen nicht vor.

Biomechanische Untersuchungen am kompletten Beckenring wurden am Modell des ein- oder beidseits am Os ischium unterstützten Beckens oder auch am beidseits am proximalen Femur unterstützten Präparat durchgeführt [1, 7, 23, 27, 30]. Das in unseren Untersuchungen gewählte Versuchsmodell der Beckeninstabilität vom Typ Tile C1, mit der Belastungsform des Einbeinstandes, weicht somit von den angegebenen Verfahren ab. Die Begründung der Wahl eines neuen Modells liegt darin, daß im simulierten Einbeinstand aufgebrachte Kräfte vollständig über die Osteosynthesen am hinteren und vorderen Beckenring übertragen werden. Bei gleicher ventraler Osteosynthese (Verplattung) sind vergleichende Untersuchungen der dorsalen Stabilisierung möglich. Nicht erfaßbare Lastübertragungen zum gegenseitigen Bein über die sehr variabel geformten Iliosakralfugen werden vermieden. In den Untersuchungen von Shaw wird das Modell des Einbeinstandes als für die klinische Übertragung am relevantesten angesehen [27].

Die Auswahl des Frakturmodells „transforaminale Sakrumfraktur" wurde getroffen, da dieser Frakturtyp klinisch häufig ist und eine hohe Rate an neurogenen Folgeschäden aufweist [8]. Die Fraktur wird durch eine Osteotomie simuliert, um nicht reproduzierbare Verzahnungen von natürlichen Frakturlinien zu vermeiden.

Die vorliegenden Untersuchungen zeigen, daß auch lokalisierte Osteosynthesen in der Lage sind, physiologische Belastungen des Beckenrings standhalten zu können. Die beobachtete hohe Stabilität der Gewindestäbe unterstützt die Beobachtungen von Shaw, der am Instabilitätsmodell einer ISG-Luxation mit Symphysenruptur, einseitig am Os ischium unterstützt eine Belastungsgrenze von 800 N gemessen hatte [27]. Wurden die Gewindestäbe mit einer ventralen Fixateurkonstruktion kombiniert, sank die Belastungsgrenze auf etwa 400 N. Die im vorliegenden Versuch, allerdings mit anderer Methodik gemessene Belastungsgrenze vom 0,85fachen des Körpergewichtes liegt also im erwarteten Rahmen.

Die Untersuchung der Elastizität der Implantate war schwierig. Wie von anderen Untersuchern angegeben, weisen die Beckenpräparate eine hohe Variabilität auf, die Last-Weg-Kurven sind zu großen Teilen nicht linear [1, 23]. Die klinisch im Gebrauch befindliche Gewindestabosteosynthese war zwar gegenüber der Kleinfragmentosteosynthese und dem Fixateur interne signifikant steifer, bei der Betrachtung der bleibenden Verschiebung sind allerdings keine Unterschiede mehr festzustellen. Insgesamt bleiben die Dislokationen, bis auf einen Teil der Ergebnisse mit Fixateur interne, weit unter denen in der Literatur als Versagensgrenze angenommenen Werten von 10–15 mm Dislokation in einer Richtung [1, 23, 30].

Ein weiteres Ziel der Arbeit sollte es sein, die im aufrechten Einbeinstand zu erwartende Dislokationsrichtung räumlich zu erfassen. Vergleichsuntersuchungen liegen nicht vor. Das Koordinatensystem der Messung wurde mit der X-Achse senkrecht zur planen ventralen Sakrumoberfläche ausgerichtet, die Y-Ahse liegt senkrecht dazu in der Frakturlinie, die Z-Achse liegt senkrecht auf der Frakturebene. Die X-Achse, die zur Axialkraft den geringsten Winkel aufweist (ca. 40°), zeigt für alle Implantate die höchste Dislokation, während die Dislokationen in Y-Achse und Z-Achse um den Faktor 2–3 geringer sind.

Die Kleinfragmentosteosynthese zeigte immer eine Verschiebung des lateralen Sakrumfragmentes nach kranial und dorsal. Gewindestäbe und Fixateur interne zeigten in einem Teil der Fälle auch eine Verschiebung des lateralen Sakrumfragmentes nach kaudal dorsal. Dieses Phänomen wird durch den wesentlich weiter dorsal liegenden Drehpunkt der Osteosynthesen (Ansatzpunkt am Knochen bzw. Verbindungsachse der Osteosynthese) erklärt. Bei leichten Abweichungen der Beckenkippung unter Last kann die Kraftlinie diesen Drehpunkt ventral oder dorsal kreuzen und so zu einer Beeinflussung der Bewegungsrichtung führen. In der Z-Achse, also der Distraktion der Fraktur, waren die Translationen gering, da diese Dislokationsrichtung senkrecht zur eingeleiteten Kraft steht.

Die Ergebnisse lassen den klinischen Einsatz einer lokalisierten Osteosynthese weiter gerechtfertigt erscheinen. Die Möglichkeit der Fixateurstabilisierung, also das Prinzip der Schraubenplazierung unabhängig voneinander mit sekundärer Verbindung, wird nicht weiter verfolgt, da aufgrund der dorsal nur sehr lockeren Knochenstruktur des Os sacrum mit einer trichterförmigen Auslockerung zu rechnen ist, und andererseits durch die Kleinfragmentosteosynthese eine räumlich noch beschränktere Osteosynthese möglich wird. Eine Verankerung im gegenseitigen Anteil des Os sacrum wie beim Fixateur ist nicht nötig. Anzumerken ist, daß der verwendete Fixateur interne nur als Modell diente und in keiner Weise für diese Art von Einsatz konzipiert war. Eine Übertragung der gemessenen Festigkeiten auf den Einsatz in der Wirbelsäulenchirurgie ist nicht zulässig.

Als wesentlicher Vorteil der Kleinfragmentosteosynthese wird die versteifende Wirkung der Platte auf die sehr dünne dorsale Kortikalis angesehen. Die Platte wirkt wie eine große Unterlegscheibe. Sie verbindet frakturnah, auf der geometrisch kleinstmöglichen Fläche, die ähnlich wie beim Fixateur in einem relativ großen Winkelbereich zueinander einbringbaren Schrauben. Nochmals ist darauf hinzuweisen, daß als unverzichtbarer Bestandteil dieser Osteosynthese eine zusätzliche Überbrükkung des distalen Frakturanteils, bevorzugt in Höhe S3 oder besser S4, zu erfolgen hat, um eine distale Distraktion der Fraktur zu verhindern. Bei anderen Frakturformen, z. B. nach lateral auslaufenden Frakturlinien, ist hier auch die zusätzliche Stabilisierung mit Zugschrauben möglich.

Zusammenfassung

Auch 6 Jahre nach Durchführung der biomechanischen Untersuchungen zur Stabilisierung von Sakrumfrakturen hat die Thematik nicht an Aktualität verloren. In einer größeren klinischen Studie konnte die klinische Problematik dieses Frakturtyps hinsichtlich der Inzidenz und der Rate der begleitenden Nervenschäden deutlich präzisiert werden [22d]. Auch die bisher besonders im amerikanischen Schriftgut noch kontrovers diskutierte Notwendigkeit zur operativen Intervention mit früher Nervendekompression und anschließender Stabilisierung instabiler Sakrumfrakturen läßt sich anhand eigener Untersuchungen bestätigen [22f].

Die hier erstmals vorgestellte „lokale" Osteosynthese wurde zwischenzeitlich klinisch eingeführt und stellt in unserem Patientengut das Standardosteosyntheseverfahren zur Behandlung instabiler Sakrumfrakturen dar [22g, h]. Neben den bereits diskutierten Osteosyntheseverfahren wurden zwischenzeitlich noch sog. „Distraktionsosteosynthesen" unter Einsatz von Fixateur-interne-Systemen vorgestellt [14a–c]. Obwohl klinisch erfolgreich, ist auch hier die schon bei der Diskussion der Sakralstäbe kritisch bewertete Transfixation der SI-Gelenke und nun auch zusätzlich des L5/S1-Bewegungssegmentes u. E. kritisch zu bewerten. Weitere klinische Erfahrungen sind zur endgültigen Beurteilung sicherlich noch abzuwarten.

Das biomechanische Modell des Einbeinstandes wurde in mehreren eigenen Studien zur Stabilitätsprüfung des hinteren Beckenrings eingesetzt [22b, c, e]. Es stellt in der Bemühung zur Erlangung einer höheren „Realitätsnähe" der biomechanischen Modellsituation sicher einen guten Kompromiß zwischen versuchstechnischem Aufwand [27a] und klinischer Übertragbarkeit dar. Der Einsatz dreidimensionaler Meßsysteme findet auch am Beckenring eine weitere Verbreitung und wird sicherlich zu einem besseren Verständnis von spezifischen „Bewegungsmustern" führen. Diese lassen Schwachpunkte von Osteosynthesen schon weit vor Erreichen von Belastungsgrenzen mit Zerstörung des Modellosteosynthesesystems erkennen [22a].

Literatur

1. Bell A, Smith R, Brown T, Nepola J (1988) Comperative study of the Orthofix and Pittsburgh frames for external fixation of unstable pelvic ring fractures. J Orthop Trauma 2: 130–138
2. Berner W, Oestern H-J, Sorge J (1982) Ligamentäre Beckenringverletzungen, Behandlung und Spätergebnisse. Unfallheilkunde 85: 377–387
3. Bonin J (1945) Sacral fractures and injuries to the cauda equina. J Bone Joint Surg 27: 113–127
4. Bucknill T, Blackburne J (1976) Fracture-dislocation of the sacrum, report of three cases. J Bone Joint Surg (Br) 58: 467–470
5. Carl A, Delman A, Engler G (1985) Displaced transverse sacral fractures – a case report, review of the literature, and the CT-scan as an aid in management. Clin Orthop 194: 195–198
6. Carter S (1987) Stress fracture of the sacrum: brief report. J Bone Joint Surg (Br) 69: 843–844
7. Dahners L, Jacobs R, Jayraman G, Cepulo A (1984) A study of external skeletal fixation system for unstable pelvic fractures. J Trauma 24: 876–881
8. Denis F, Steven D, Comfort T (1988) Sacral fractures: an important problem, retrospective analysis of 236 cases. Clin Orthop 227: 67–81 (1988)
9. Fardon D (1980) Intrasacral meningocele complicated by transverse fracture. J Bone Joint Surg (Am) 62: 839–841
10. Ferris B, Hutton P (1983) Anteriorly displaced transverse fracture of the sacrum at the level of the sacro-iliac joint. J Bone Joint Surg (Am) 65: 407
11. Fisher R (1988) Sacral fracture with compression of cauda equina: surgical treatment. J Trauma 28: 1678–1680
12. Frederickson B, Hansen A, Miller H (1982) Treatment of painful long-standing displaced fracture-dislocation of the sacrum – a case report. Clin Orthop 166: 93–95
13. Goldstein A, Phillips T, Sclafani S et al. (1986) Early open reduction and internal fixation of the disrupted pelvic ring. J Trauma 26: 325–333
14. Henderson R (1989) The long-term result of nonoperatively treated major pelvic disruption. J Orthop Trauma 3: 41–47

14a. Josten C, Schildhauer T, Muhr G (1994) The influence of the additional vertical stabilization on the outcome of unstable pelvic ring injuries type C – a retrospective analysis of 113 cases. Surgery of the Pelvis and Acetabulum: The second International Consensus Pittsburgh, October 21–27, 1994

14b. Josten C, Schildhauer T, Muhr G (1994) Therapie instabiler Sacrumfrakturen bei Beckenringbrüchen. Chirurg 65: 970

14c. Käch K, Trentz O (1994) Distraktionsspondylodese des Sakrums bei „Vertical-shear-Läsionen" des Beckens. Unfallchirurg 97: 28

15. Krüger P, Hartge S, Schweiberer L (1989) Wandel und Fortschritte in der operativen Behandlung von Frakturen des Beckenrings und des Acetabulums. Orthopäde 18: 171–179

16. Lafollette B, Levine M, McNiesh L (1986) Bilateral fracture-dislocation of the sacrum – a case report. J Bone Joint Surg (Am) 66: 1099–1101

17. Marcus R, Hansen A (1984) Bilateral fracture-dislocation of the sacrum. J Bone Joint Surg (Am) 66 (1984) 1297–1299

18. Matta J, Saucedo T (1989) Internal fixation of pelvic ring fractures. Clin Orthop 242: 83–97

19. Melton L, Sampson J, Morrey B, Ilstrup D (1981) Epidemiologic features of pelvic fractures. Clin Orthop 155: 43–47

20. Moed R, Morawa L (1984) Displaced midline longitudinal fracture of the sacrum. J Trauma 24: 435–437

21. Patterson F, Morton K (1961) Neurologic complications of fractures and dislocations of the pelvis. Surg Gynecol Obstet 112: 702

22. Pennal G, Tile M, Waddel J, Garside H (1980) Pelvic disruption: assessment and classification. Clin Orthop 151: 12–21

22a. Pohlemann T (1996) Die Therapie der Sakrumfraktur. Springer, Berlin Heidelberg New York Tokyo (Hefte zu der Unfallchirurg Bd 254)

22b. Pohlemann T, Angst M, Schneider E, Ganz R, Tscherne H (1993) Fixation of transforaminal sacrum fractures: a biomechanical study. J Orthop Trauma 7: 107

22c. Pohlemann T, Culemann U, Tscherne H (1992) Vergleichende biomechanische Untersuchungen zur internen Stabilisierung der transforaminalen Sakrumfraktur. Orthopäde 21: 413

22d. Pohlemann T, Gänsslen A, Tscherne H (1992) Die Problematik der Sakrumfraktur, klinische Analyse von 377 Fällen. Orthopäde 21: 400

22e. Pohlemann T, Krettek C, Hoffmann R, Culemann U, Gänsslen A (1994) Biomechanischer Vergleich verschiedener Notfallstabilisierungsmaßnahmen am Beckenring. Unfallchirurg 97: 503

22f. Pohlemann T, Tscherne H (1992) Indikationen zur chirurgischen Therapie von Sacrumfrakturen. Chirurg 63: 884

22g. Pohlemann T, Tscherne H (1995) Fixation of sacral fractures. Tech Orthop 9: 315

22h. Pohlemann T, Tscherne H (1996) Die operative Therapie von Sakrumfrakturen. Operat Orthop Traumatol 8: 55

23. Rubash H, Brown T, Nelson D, Mears D (1983) Comparative mechanical performance of some new devices for fixation of unstable pelvic ring fractures. Med Biol Eng Comput 21: 657–663

24. Sabiston C, Wing P (1986) Sacral fracture: classification and neurologic implications. J Trauma 26: 1113–1115

25. Schmidek H, Schmith D, Kristiansen D (1984) Sacral fractures. Neurosurgery 15: 735–746

26. Schneider R, Yacovone J, Ghelman B (1985) Unsuspected sacral fractures: detection by radionuclide bone scanning. AJR 144: 337–341

27. Shaw J, Eng M, Mino D, Werner F, Eng M, Murray D (1985) Posterior stabilisation of pelvic fractures by use of threated compression rods. Clin Orthop 192: 240–254

27a. Stocks G, Gablel D, Noble P, Hanson G, Tullos H (1991) Anterior and posterior internal fixation of vertical shear fractures of the pelvis. J Orthop Res 9: 237

28. Tile M (1988) Pelvic ring fractures: should they be fixed? J Bone Joint Surg (Br) 70: 1–12

29. Tile M, Pennal G (1980) Pelvic disruptions: principles of management. Clin Orthop 151: 56–64

30. Vécsei V (1988) Ergebnisse biomechanischer Untersuchungen verschiedener F.-e.-Montagen am Becken. Akt Traumatol 18: 261–264

31. Volpin G, Milgrom C, Goldsher D, Stein H (1989) Stress fractures of the sacrum following strenous activity. Clin Orthop 243: 184–188

Entwicklung und in-vitro Testung eines computergestützten Zielsystems für die distale Verriegelung von Marknägeln *

C. Krettek[1], N. Haas[1], H. Landsmann[1], H. Tscherne[1], G. Hacker[2], J. Fritsch[2] und H.J. Franke[2]

[1] Unfallchirurgische Klinik, Medizinische Hochschule Hannover, Konstanty-Gutschow-Str. 8, D-30625 Hannover
[2] Institut für Konstruktionslehre, Maschinen- und Feinwerkelemente, Technische Universität Braunschweig, Langer Kamp 8, D-38106 Braunschweig

Einleitung

Seit Einführung der Verriegelungsnagelung stellt die distale Verriegelung eine herstellerunabhängige, systemimmanente Schwachstelle des Verfahrens dar [6]. Zielgeräte lassen sich wie folgt gruppieren: A) Freihandzielgeräte, B) am proximalen Nagelende montierte Zielhilfen, C) am Röntgenbildverstärker montierte Zielhilfen, und D) Verfahren ohne Verwendung von Röntgenstrahlen (Tabelle 1–3). Klinische Beobachtungen zeigen nach der Implantation geschlitzter Marknägel in die Femurmarkhöhle neben einer geringen Verbiegung eine unterschiedlich ausgeprägte, in Einzelfällen bis zu 90° betragende Torquierung des Implantates. Die Torsionsverformung geschlitzter Marknägel entsteht durch die Biegeverformung des Implantates und ein daraus resultierendes Torsionsmoment. Aus diesem Grunde ist die alleinige Anwendung starrer Zielgeräte für die distale Verriegelung nicht ausreichend. Die z. Z. kommerziell erhältlichen Zielhilfen sind auf die Verwendung von Röntgenbildverstärkern angewiesen. Bei geringem technischen Aufwand haben sich v. a. die Freihandzielgeräte durchgesetzt, bei denen der Zielvorgang mit dem Röntgenbildverstärker kontrolliert wird. Trotz verbesserter Qualität der Röntgenbildverstärker mit Bildspei-

Tabelle 1. Gruppe A: Freihandzielgeräte

Nr.	Autor/Hersteller	Prinzip	Quelle
1	MacMillan	Steinmann-Nagel	[23]
2	Rao	Kirschner-Draht	[27]
3	Habernek	Pfriem	[27]
4	Klemm u. Schellmann	Bohrbüchse	[18]
5	Klemm u. Börner	Pfriem	[4, 18]
6	Ritter	Bohrbüchse	[28]
7	Conlan	Bohrbüchse mit gezacktem Rand	[7]
8	Synthes	Bohrbüchse mit Zieleinrichtung	[14, 38]
9	Pennig u. Brug	Strahlentransparente Bohrbüchse mit strahlendichten konzentrischen Ringen	[25]
10	Synthes	Strahlentransparentes Winkelgetriebe	[14, 38]
11	Richards	Strahlentransparentes Winkelgetriebe mit strahlendichten konzentrischen Ringen	[33]
12	Hudson	Bohrhülse	[16]
13	Eitenmüller	Modifizierter Steinmann-Nagel	[8]
14	Schneider	Stahlstift mit Lasche	[30]

* Mit Unterstützung der AO-International, Bern.

Hefte zu „Der Unfallchirurg“, Heft 261
E. Schneider (Hrsg.), Biomechanik des
menschlichen Bewegungsapparates
© Springer-Verlag Berlin Heidelberg 1997

Tabelle 2. Gruppe B: Mechanische Zielverfahren (Zielvorrichtungen am proximalen Nagelende fixiert)

Nr.	Autor/Hersteller	Prinzip	Quelle
1	Herzog	Zielbügel am proximalen Nagelende	[12]
2	Berentey	Nachjustierbare Zielbügel am proximalen Nagelende	[3]
3	Richards	Nachjustierbare Zielbügel am proximalen Nagelende, ungeschlitztes Implantat	[33]
4	Howmedica	Nachjustierbarer Zielbügel am proximalen Nagelende, ungeschlitztes Implantat	[15]
5	Soyka	Nachjustierbarer Zielbügel am proximalen Nagelende	[34]

Tabelle 3. Gruppe C: Bildwandler-montierte Zielsysteme

Nr.	Autor/Hersteller	Prinzip	Quelle
1	Lafforgue u. Grosse (Howmedica)	Zielgerät an Bildverstärker gekoppelt	[4, 18]
2	Stedtfeld (Siemens)	Laserstrahl als Richtungsgeber, Lichtquelle an Bildverstärker gekoppelt	[31, 36]

cher-, Bildrotations- und Seitenumkehrfunktionen ist die distale Verriegelung insbesondere in der Hand des weniger Geübten zeitaufwendig und mit einer entsprechenden Strahlenbelastung für Patient und OP-Personal verbunden. Daß die kanzerogenen Risiken auch bei Low-dose-Strahlenexposition gegeben sind, zeigen verschiedene Modellrechnungen (Tabelle 4). Die Lösungsansätze der Gruppen B und C haben mit nicht unerheblichem technischen Aufwand einige Vorteile gegenüber der Freihandtechnik, vermögen aber das zentrale Problem bei der distalen Verriegelung nicht zu lösen: die Strahlenexposition von Patient und OP-Personal beim Positionieren und Ausrichten der Zieleinrichtung. Die Verfahren der Gruppe D sind gekennzeichnet durch einen völligen Verzicht auf den Einsatz des Röntgenbildverstärkers. Das Gerät der Fa. Ortopedia arbeitet mit einem magnetischen Gleichfeld zur Ortung der Verriegelungsbohrungen, konnte sich jedoch auf dem Markt nicht durchsetzen. Inwieweit dieses Verfahren Eingang in die klinische Routine finden kann, ist gegenwärtig noch nicht beurteilbar. Ein interessanter Ansatz zur Lösung des Strahlenbelastungsproblems bei der Verriegelungsnagelung ist der Versuch, mittels einer flexib-

Tabelle 4. Abschätzung des kanzerogenen Risikos bei Low-dose-Strahlenexposition

Barry 1984 [2]	227 mrem/Jahr (Hals) bei 79 Eingriffen mit Röntgenbildverstärker
Maxon 1977 [24]	SD-Karzinomrisiko, linear und ohne Schwelle 4,2 Fälle SD-Karzinom auf 100 000 Personen/rem Jahr
Recommendations of the International Commission on Radiological Protection 1977 [17]	Dosis-Äquivalent-Grenzen für Finger und Hand 500 mGy/Jahr
Skjeldal 1987 [32]	3,8 mGy/min im Strahlengang (70 cm Fokusabstand, 72 kV, 1 mA), bei 5 min Verriegelungszeit mit Hand im Strahlengang: 19 mGy → 26 Verriegelungen pro Jahr
Bross (1979) [5], Stewart 1962 [37]	Anstieg des Leukämierisikos auch unter Low-dose-Strahlenexposition wahrscheinlich

len Welle vom Nagelinneren heraus die Querbohrung am distalen Femur durchzuführen [39]. Die Anwendbarkeit dieses Verfahrens scheint jedoch durch eine untere Durchmessergrenze des Implantates limitiert, wodurch die Verwendung dünnlumiger Implantate, die nur ein gemäßigtes Aufbohren der Markhöhle erfordern, eingeschränkt ist. Darüber hinaus scheinen technische Schwierigkeiten (Festigkeits- und Ortungsprobleme) eine Einführung des Gerätes, das seit mehreren Jahren in Frankreich erprobt wird, zu verzögern. Der Einsatz von selbstverriegelnden Implantaten [1, 9, 19, 20, 22] stellt bei den weit distal gelegenen Frakturen z. Z. noch keine mechanisch gleichwertige Lösung dar. Aus diesen Gründen wurde nach Lösungsmöglichkeiten gesucht, um die Strahlenbelastung im Zusammenhang mit der distalen Verriegelung zu vermeiden.

Material und Methode

Vor dem Hintergrund der dargestellten Problematik sollte im Rahmen eines von der AO geförderten Forschungsvorhabens in Zusammenarbeit mit der Technischen Universität Braunschweig der Frage nachgegangen werden, welche physikalischen Effekte sich zur Ortung von Position und Richtung des distalen Verriegelungsloches nutzen lassen. Bei den bisher bekannten Zielverfahren (s. o.) mit Ausnahme der Gruppe D wird die Ermittlung der Bohrlochposition und -richtung nur von extern ermittelt, ohne die Deformation des Nagels im einzelnen zu berücksichtigen. Es erschien daher sinnvoll, nach Formulierung der Haupt- und Teilaufgaben, andere Lösungsansätze, bezogen auf die 3 Grundmöglichkeiten des a) rein externen, b) externen und internen, und c) rein internen Lösungsaufbaus zu analysieren. Erörtert wurden in diesem Zusammenhang der Strahlungsschatten durch elektromagnetische Wellen unterschiedlicher Wellenlängen, die Feldmessung mittels elektrischer Gleichfelder oder Magnetfelder, das Abformen durch eine in den Nagel einzubringende Masse und zuletzt das Austasten vom Nagelinneren her. Die Bewertung dieser Verfahren wurde unter den Kriterien der Realisierbarkeit, der Kosten und dem zusätzlichen Kriterium des vorhandenen Know-hows durchgeführt. Hierbei ergab sich als günstigste Variante der Lösungsansatz „Austasten", der allerdings eine meßtechnische Realisierung erforderlich machte.

Bei der nachfolgenden Konzeption des Zielgerätes standen v. a. folgende Anforderungspunkte im Vordergrund: Es sollte ein komplikationsarmes Verfahren entwickelt werden, das einfach und sicher ohne Verwendung von Röntgenstrahlen zu realisieren und auf einen möglichst kleinen Implantatdurchmesser anwendbar ist (Ziel 11 mm). Zusätzliche Zugänge oder eine Schädigung der Weichteile sollten vermieden werden und der operationstechnische Aufwand sollte, im Hinblick auf kurze OP-Zeiten, gering sein. Des weiteren waren die Kompatibilität zum AO-Universalnagel-System sowie Universalität weitere feste Vorgaben, die in das Anforderungsprofil aufgenommen wurden.

Ausgangspunkt für die im folgenden beschriebene Neuentwicklung eines Zielgerätes war somit der Gedanke, Position und Richtung der distalen Verriegelungslöcher im gut zugänglichen Nagelinneren – geführt durch das Nagelrohr – zu ertasten. Die Form des eingeschlagenen Verriegelungsnagels wird durch einen Vektorzug approximiert, der durch inkrementales Erfassen der Verformungen bestimmt wird, die eine

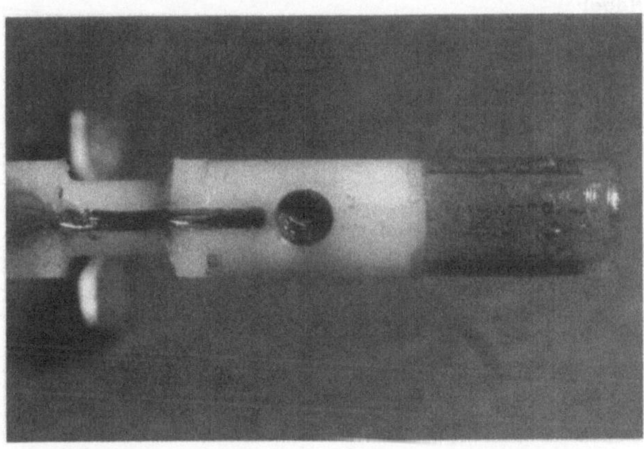

Abb. 1. Sondenkopf mit applizierten Dehnungsmeßstreifen (DMS)

Sonde beim Einführen in das Nagelinnere erfährt. Hierzu sollten Biegungen in der XY- und der XZ-Ebene (proximales Nagelende liegt im O-Punkt des Koordinatensystems), abhängig vom zurückgelegten Einfahrweg der Sonde in den Nagel, mit Hilfe von Dehnungsmeßstreifen (DMS) ermittelt werden, die in 2 senkrecht aufeinander stehenden Ebenen an dem raumfüllenden Sondenkopf angebracht sind (Abb. 1). Das ursprüngliche Konzept der Erfassung von Nageltorsion im gleichen Arbeitsschritt mit der Messung der Nagelbiegung („Messen in einem Durchgang") über einen hochgenauen Drehwinkelaufnehmer wurde wegen zu erwartender hoher Kosten und v.a. wegen des hohen Rechenaufwandes (vor jedem Meßschritt ist eine Koordinatentransformation nötig) nicht weiter verfolgt. Statt dessen wurde die Variante „Messen in 2 Durchgängen" gewählt: Mit einer ersten Sone (Torsionssonde) wird durch Ertasten einer Formkennung im Nagel der Torsionswinkel ermittelt. Anschließend werden mit einer zweiten Sonde (Biegesonde) sämtliche Biegungen vom proximalen Nagelende bis zur distalen Querbohrung registriert. Mit Hilfe der durch diese beiden Messungen gewonnenen Werte lassen sich dann Ort und Lage der Querbohrung berechnen. Am proximalen Nagelende ist ein Positionierrahmen über dem konischen Anschlußgewinde befestigt, über den die berechnete Position angesteuert wird. Dieser Rahmen dient gleichzeitig als Halter für die Bohrlehre. Der Ursprung des Koordinatensystems, auf das sich alle Berechnungen beziehen, liegt am proximalen Nagelende.

Der Anschluß an den Nagel erfolgt unter Ausnutzung des proximalen, konischen Gewindes und der Anlagefläche des Nagels. Hierzu wird ein Anschlußstück mit konischem Gewinde direkt in den Nagel eingeschraubt, das gegen die Anlagefläche am Nagel mittels einer aufgeschobenen Spannhülse verspannt wird.

Die Bestimmung der Torsionsebene erfolgt rein mechanisch durch Ertasten einer Formkennung am Ort der distalen Querbohrung. Zu Beginn wird eine Torsionssonde durch einen Schnappverschluß an einem auf die Spannhülse aufgeschobenen Querträger arretiert. Anschließend wird die Sonde, die einen speziell geformten Kopf besitzt, so lange gedreht, bis es zu einem Einrasten in die Formkennung kommt. Ein fest mit der Sondenkopfebene verbundener optischer Indikator erlaubt es nun, den Querträger auf die ermittelte Ebene auszurichten und in dieser zu arretieren. Der Positionierrahmen wird danach mit Hilfe eines „Schwalbenschwanzes" an dem Querträger fixiert.

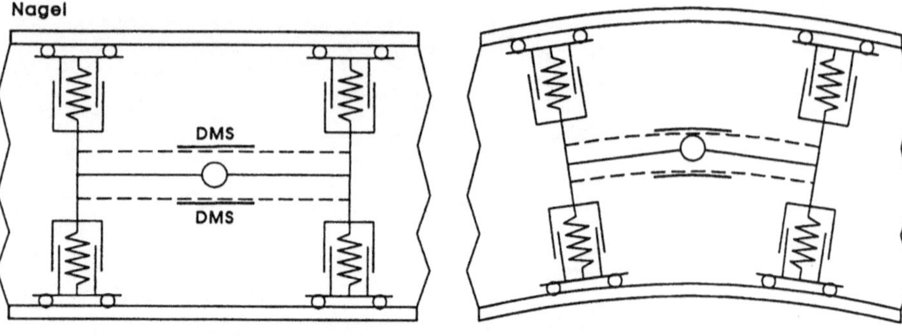

Abb. 2. Funktionsprinzip des Sondenkopfes

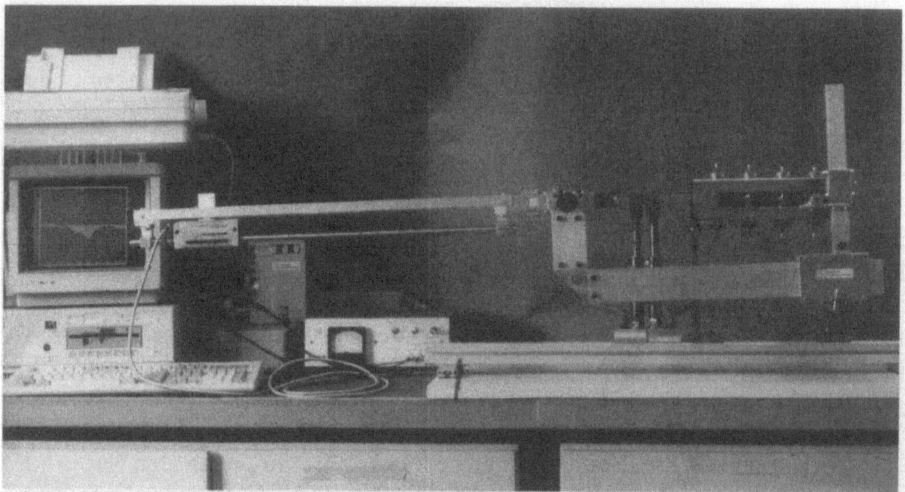

Abb. 3. Versuchsaufbau mit Meßwertverarbeitung

Mit Hilfe einer zweiten Sonde (Biegesonde) wird der Vektorzug des eingeschlagenen Verriegelungsnagels durch inkrementales Erfassen der Verformungen, die diese Sonde beim Einführen in das Nagelinnere erfährt, approximiert (Abb. 2 und 3). Hierzu werden die Biegungen in XY- und XZ-Ebene, abhängig vom zurückgelegten Einfahrweg der Sonde in den Nagel, mit Hilfe von Dehnungsmeßstreifen (DMS) ermittelt, die in 2 senkrecht aufeinander stehenden Ebenen an dem raumfüllenden Sondenkopf unter einer dem Implantatdurchmesser angepaßten Kunststoffkappe angebracht sind (Abb. 4). Die zum Betrieb der beiden DMS-Halbbrücken erforderlichen 6 Anschlußleitungen müssen durch die Sonde nach außen geführt werden. Bei Verwendung von teflonisierter Litze mit einem Außendurchmesser von 0,9 mm ergab sich für die dichteste Packung der Leiter ein minimaler Sondeninnendurchmesser von 3 mm. Der Sondenkopf wurde zunächst aus POM, später aus PTFE (niedrigerer E-Modul, günstigerer Reibwert (PTFE/Stahl) gefertigt, die beide die Forderungen nach Sterilisierbarkeit im Wasserdampf und Gewebeverträglichkeit erfüllen. Die Speisung der Brückenschaltung und Erfassung der Widerstandsänderungen

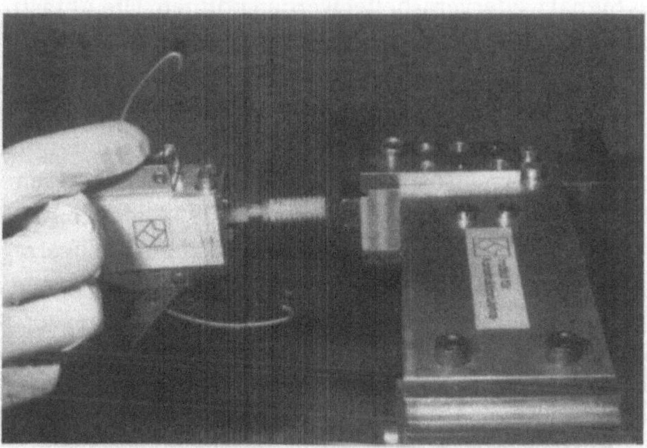

Abb. 4. Einführvorgang der Biegesonde

erfolgen über einen zweikanaligen Trägerfrequenzmeßverstärker (MGT 232.0, Fa. HBM), in dem die Ausgangsspannung der Brücke gleichgerichtet und verstärkt wird, so daß an jedem Kanal eine Ausgangsspannung im Bereich von ± 10 V anliegt. Zur exakten Bestimmung der jeweiligen Position des Sondenkopfes wurde ein komplett gekapseltes, induktives Längenmeßsystem (SPHEROSYN, Fa. Newall electronics) verwendet. Der Aufnehmer des Systems ist fest mit der Sonde zur Biegungserfassung verbunden und wird über ein amagnetisches Rohr geführt, das magnetisierte Stahlkugeln enthält (Abb. 3). Bei der Bewegung des Aufnehmers werden die Änderungen des Magnetfeldes der Stahlkugeln erfaßt und in sinoidale Spannungen umgesetzt. Diese Spannungen werden über ein Interface in phasenverschobene Rechteckwellen mit TTL-Pegel mit einer Auflösung von 20 μm umgewandelt, die als wegproportiona-

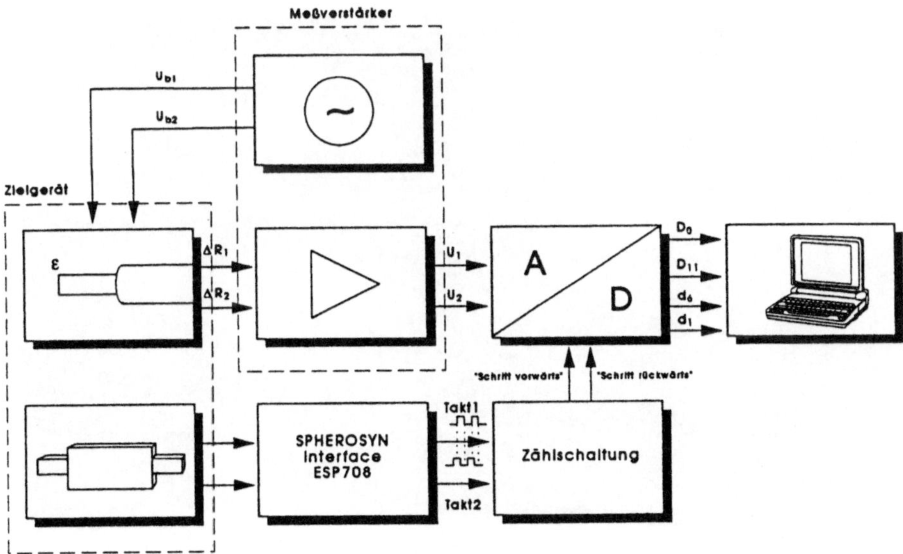

Abb. 5. Blockschaltbild zur Meßwerterfassung, Biegung

les Signal weiterverarbeitet werden können. Die Abtastfrequenz wurde mit 50 kHz so gewählt, daß auch bei höherer Vorschubgeschwindigkeit (bis zu 0,5 m/s) die korrekte Längenerfassung gewährleistet ist. Die Meßwerterfassung und -verarbeitung erfolgte bei der Erprobung zunächst mit Hilfe eines 80386-Rechners und einer Universalmeß-karte (ACPC-16, Fa. Strawberry Tree Inc., 16 Analog- und 8 Digitaleingänge, Auflö-sung wählbar zwischen 8 und 16 Bit) (Abb. 5). In einem eigens erstellten Programm [10, 11] werden die beiden Digitalkanäle, an denen die Richtungs- und Schrittinfor-mationen anliegen, in einer Schleife permanent abgefragt. Wechselt einer der Kanäle den Signalpegel, so werden die Analogkanäle, an denen die der Biegung im Sonden-kopf proportionalen Ausgangsspannungen anliegen, abgefragt. Die eingelesenen Analogwerte werden dann in Vektoren abgelegt und gespeichert. In der Testphase wurde zusätzlich die Ausgabe der aufsummierten Werte als Grafik realisiert.

Zusammenfassend läßt sich der distale Zielvorgang in 4 Schritte einteilen:

1. Einführen der Torsionssonde (Sonde I) und Bestimmung der Torsionsebene durch Formkennung am distalen Nagelende (dieser Schritt kann bei Verwendung unge-schlitzter Implantate entfallen).
2. Ausrichtung des Positionierrahmens entsprechend der ertasteten Ebene.
3. Einführen der Biegesonde (Sonde II) und Ermittlung der Positionswerte für die XY- und XZ-Ebene sowie für den Winkel γ (Abb. 3).
4. Einstellen der 3 angezeigten Werte auf dem Positionierrahmen und Durchführung der Bohrung (Abb. 6).

Die Normierung des Positionierrahmens erfolgt mit Hilfe einer speziell dafür ent-wickelten Vorrichtung und muß, soweit eine bleibende Verformung des Positionier-rahmens ausgeschlossen ist, nur einmal durchgeführt werden. Die Normierung der Sonden erfolgte unter Verwendung von Normalen mit festem Krümmungsradius (1000 mm, 2000 mm und gerade Normale). Infolge von Schwankungen des Durch-

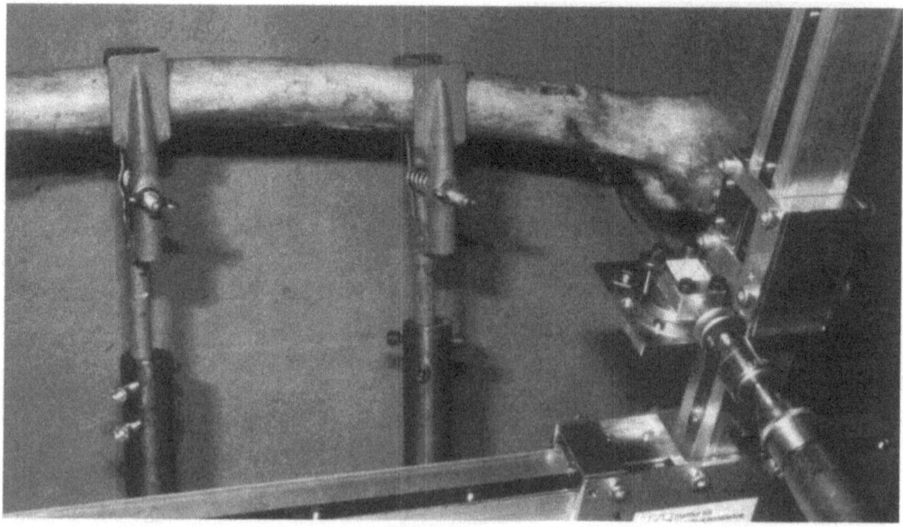

Abb. 6. Bohrvorgang an isoliertem Femurpräparat mit semizirkulärem Knochenfenster

messers, des Krümmungsradius und Verspannen der Sonde wurde dieses Normierungsverfahren zugunsten einer einfacheren Lösung verlassen: Ein Rohr mit definiertem Durchmesser wurde auf einem Biegebalken in einer Universalprüfmaschine einer kontrollierten Biegeverformung ausgesetzt und der Krümmungsradius der „neutralen Faser" berechnet [10].

Vor der Anwendung des Gerätes im Knochen wurden zunächst auf dem Prüfstand am isolierten Nagel Genauigkeit und Reproduzierbarkeit des Zielverfahrens geprüft. Mit dem Versuchsaufbau wurden folgende Möglichkeiten realisiert: Biegung des Implantates in 2 Ebenen um ca. 15°, für die geschlitzten Implantate Nageltorsion bis ca. 70° und Einengung des Nagellumens um ca. 1 mm. Die einzelnen Verformungen sollten möglichst unabhängig voneinander einzustellen sein und die verformenden Kräfte dosierbar bleiben. Die Durchführung der Versuche erfolgte in mehreren Durchgängen. Der Nagel wurde in einer Richtung um einen bestimmten Betrag verformt und in dieser Stellung arretiert. Der Positionsrahmen wurde, falls erforderlich, auf den neuen Torsionswinkel mittels eines optischen Indikators ausgerichtet.

Die Messungen am Knochen erfolgten an 10 humanen, kältekonservierten Leichenfemora mit einer Schaftlänge von 420 ± 20 mm. Die Eröffnung mit dem Markraumeröffnungsinstrumentarium erfolgte im Bereich der Fossa piriformis in Verlängerung der Markhöhle. Anschließend wurde die Markhöhle in Standardtechnik mit der Bohrwelle schrittweise von 9 mm bis 0,5 mm über Nageldurchmesser bis nach distal aufgebohrt. Auf die Anlage einer Osteotomie wird verzichtet, um möglichst große Implantatverformungen zu erhalten. Nach der Markraumaufbohrung wurden die Implantate in Standardtechnik implantiert. Die so vorbereiteten Präparate wurden anschließend in den Prüfstand eingespannt und mit dem Kupplungsstück des Zielgerätes verbunden. Zunächst erfolgte die Messung der Nageltorsion anhand der Formkennung im distalen Nagelende (Sonde I). Anschließend wurde der Positionierrahmen unter Berücksichtigung der gemessenen Nageltorsion am Anschlußstück arretiert und die Sonde zur Erfassung der Biegeverformung eingeführt (Sonde II). Der ermittelte Vektorzug wurde als Graphik für die jeweilige Ebene auf dem Monitor/ Drucker ausgegeben und zur weiteren Analyse abgespeichert. Anschließend wurde der Zielaufsatz des Positionierrahmens entsprechend den ausgegebenen Werten eingestellt und über eine Bohrhülse mit einem 4,0-mm-Spiralbohrer die Bohrung durchgeführt. Das Präparat wurde bei liegendem Nagel und Bohrer in der Frontalebene auf einer Strecke von 40 mm ventralseitig tangential eröffnet und die topographische Beziehung von Bohrer und Schraubenloch analysiert (Abb. 6). Dabei wurde insbesondere auf Abweichungen bezüglich der Torsion sowie Verschiebungen in der X- und Z-Richtung geachtet und mit einer Mikrometerschraube vermessen. Nach Explanation des Nagels wurde dieser auf bohrerbedingten Abrieb im Bereich des Nagelloches untersucht. Die Versuche wurden mit AOVN (13 mm, geschlitzt, Rundprofil) (Tabelle 5) und AOVN (12 mm, ungeschlitzt, Rundprofil) (Tabelle 6) durchgeführt.

Die Auswertung der Versuchsdaten erfolgte rechnergestützt unter Verwendung des Statistikpaketes SPSS/PC+, Version 3.1.SPSS [35]. Für die deskriptive Statistik wurden arithmischer Mittelwert, Median und Standardabweichung bestimmt. Die Streuung der Abweichungen um den Mittelwert wurde mit Hilfe des mittleren quadratischen Fehlers berechnet [29].

Tabelle 5. Ergebnisse der Bohrlochpositionierungsmessungen am Knochen-Implantat-Verbund. Modifizierter AO-Universalnagel, Durchmesser 13 mm, geschlitzt, Rundprofil (Verformungsmessung: Anzeige des Gerätes, Abweichung: Differenz zwischen Anzeige und Verriegelungslochposition)

Nr.	Messung						Abweichung			
	Torsion (grad)	XY (mm)	XZ (mm)	Winkel (grad)	Treffer (ja/nein)	Kontakt 0 bis +++)	XY (mm)	XZ (mm)	Winkel (grad)	Abrieb 0 bis +++)
1	5	371	118	0	ja	+	0,5	0,5	0	+
2	10				Abbruch					
3	5	374	106	1	nein	++	2	3	0	++
4	5	375	111	5	ja	+	0	0	0	0
5	8	373	116	4	ja	+	0	0,5	0	+
6	5				Abbruch					
7	2	374	127	−6,9	nein		6	12	4	
8	2	371	115	−8	nein		7	1	5	
9	5				Abbruch					
10	5	375	123	4	nein		1	4	2	

Tabelle 6. Ergebnisse der Bohrlochpositionierungsmessungen am Knochen-Implantat-Verbund. Modifizierter AO-Universalnagel, Durchmesser 12 mm, ungeschlitzt, Rundprofil (Verformungsmessung: Anzeige des Gerätes, Abweichung: Differenz zwischen Anzeige und Verriegelungslochposition)

Nr.	Messung						Abweichung			
	Torsion (grad	XY (mm)	XZ (mm)	Winkel (grad)	Treffer (ja/nein)	Kontakt (0 bis +++)	XY (mm)	XZ (mm)	Winkel (grad)	Abrieb 0 bis +++)
1	0	389,3	104,8	1,1	ja	+	0	0,5	0	+
2	0	394,2	115,8	1,8	ja	++	1	0,5	0,5	++
3	0	387,5	111,2	−0,8	ja	+	0,5	0	0	+
4	0	395,8	119	1,1	ja	+	1	0	0,5	+
5	0	389,1	108	0,4	ja	+	0	0,5	0	+
6	0	391	114,2	0,6	ja	0	0	0	0	0
7	0	391,1	107,7	0,8	nein	+++	2	2	1	
8	0	389,9	106,9	0,1	ja	++	0	1	0	++
9	0	391,9	110	0,8	nein	+++	2	3	0,8	
10	0	391,4	112,5	0,7	ja	+	0	1	0	+

Ergebnisse

Bei der Erprobung der Einspannhalterung zeigte sich, daß ein völlig entkoppeltes Einbringen der Verformungen in nur einer Ebene nicht in allen Fällen möglich war, da es durch Reaktionskräfte immer wieder zum Auftreten unerwünschter Verformungen kam. Lediglich bei der Untersuchung der Verformung in XZ-Richtung (Ebene der Antekurvation des Implantates) konnte von vernachlässigbaren Verformungen in den anderen Richtungen ausgegangen werden. Die tatsächliche Lage der Querbohrung wurde über den Positionierrahmen ermittelt. Anschließend wurde die Messung mit Sonde I und II durchgeführt und die errechneten Werte registriert. Die dabei registrierten Werte zeigten weitgehend lineares Verhalten im Sinne systematischer Abweichungen. Die Verschiebung ließ sich durch den Mittelwert der Differenz zwischen errechneten Werten Z' und den mit dem Positionierrahmen ermittelten Werten Z feststellen. Die Streuung der Abweichungen um den Mittelwert ließ sich nach Sachs [29] mit Hilfe des mittleren quadratischen Fehlers berechnen. Für die Streuung s der Abweichungen $Z'_{XZ} - Z_{XZ}$ um den Mittelwert der Abweichungen ergab sich: $s_{Z'XY} = 2{,}85$ mm.

Die Abweichungen wurden dadurch erklärt, daß die DMS-Brücke nie ganz abgeglichen ist und ein gewisser Wert in Form einer Offsetspannung zu den Meßwerten addiert wird. Hinzu kommt, daß infolge eines immer vorhandenen kleinen „Spiels" zwischen Sondenkopf und Nagel sowie zwischen Sondenkopf und Applikationsflächen der DMS die gemessene Krümmung immer geringer ist als die tatsächlich vorhandene Krümmung. Auch Fehler in der Normierung fließen hier als systematische Fehler ein und wirken sich als Verschiebung der Kurve um einen festen Wert aus. Beide letztgenannten Mißweisungen stellten systematische Fehler dar, die sich im Programm rechnerisch korrigieren ließen.

Bei der Ermittlung der γ-Werte (Kippung in der XY-Ebene) betrug die mittlere Abweichung des über die Sonde erhobenen Wertes von den Werten, die mit dem Positionierrahmen ermittelt wurden $g'_{XZ} - g_{XZ} = 1{,}19°$ mit einer Streuung um den Mittelwert von $s_{g'XZ} = 0{,}23°$ bei Biegung in der XZ-Ebene. Bei Biegung in der XY-Ebene betrug die mittlere Abweichung des über die Sonde erhobenen Wertes von den Werten, die mit dem Positionierrahmen ermittelt wurden, $g'_{XY} - g_{XY} = 1{,}22°$ mit einer Streuung um den Mittelwert von $s_{g'XY} = 1{,}99°$. Die in den einzelnen Ebenen bestimmten Abweichungen der Berechnung von den Werten, die mit dem Positionierrahmen bestimmt wurden, wurden als Korrekturfaktoren in das Meßwertverarbeitungsprogramm aufgenommen. Mit der so modifizierten Meßwertverarbeitung wurden dann Prüfkurven am isolierten Implantat, im Knochen-Implantat-Verbund und in Leichenversuchen aufgenommen.

Eine typische Kurve von einem ungebogenen Implantat (13×400 mm) ist in Abb. 7a, b aufgetragen. Die Hauptverformung findet in der XZ-Ebene statt (Antekurvation des Implantates). Die Verformungen in der XY-Ebene sind außerordentlich gering. Mit Hilfe von aufgespannten Klemmschellen wurde die Verspannung des Nagels mit Verengung des Nagelschlitzes im Knochen auf dem Prüfstand simuliert. Im Bereich des Engpasses zeigt sich dann bei ansonsten unter den gleichen Bedingungen wie in Abb. 7a,b aufgetragenen Kurven der Engpaß bei 240–250 mm in Form eines Peaks (Abb. 7c,d).

Die Messungen am Knochen-Implantat-Verbund ergaben für die geschlitzten Rundprofilnägel eine unbefriedigende Trefferrate von 30 %. In 3 Fällen mußte die Bie-

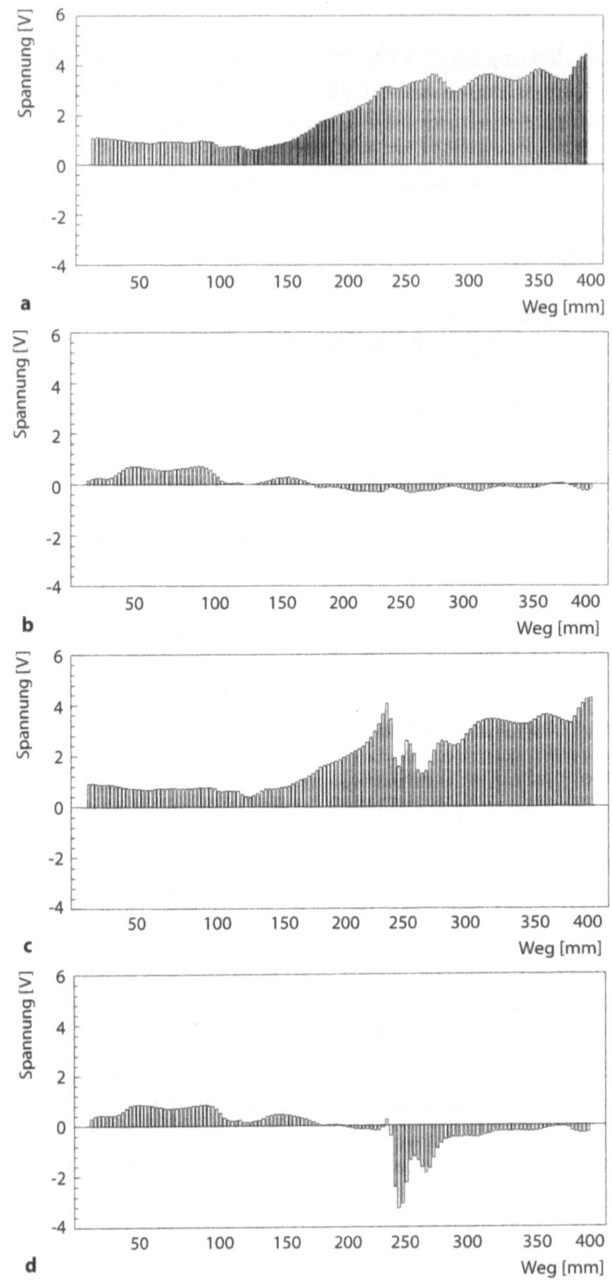

Abb. 7 a–d. Meßwertaufnahme der Biegesonde beim isolierten Implantat 400 × 13 mm. Ohne zusätzliche Verformung in XZ- (**a**) und XY-Ebene (**b**) und mit lokalisierter Verengung des Nagelquerschnittes durch eine Klemmschelle bei 250 mm in XZ- (**c**) und XY-Ebene (**d**)

gemessung abgebrochen werden, da es durch aufgetretene Engstellen bereits im proximalen Drittel des Nagels nicht mehr möglich war, die Biegesonde weiter vorzuschieben. In 4 weiteren Fällen konnte die Biegesonde zwar vollständig eingeführt werden, jedoch ergaben sich durchmesserschwankungsbedingte Mißweisungen, die z. T. auch auf in das Nagelinnere eingetretenes Fett- und Spongiosamaterial zurückzuführen waren. Die Mißweisungen in XY-Richtung betrugen bis zu 7 mm, die in XZ-Richtung bis zu 12 mm. Die Torsionsverformungen waren in allen Fällen nachweisbar und betrugen bis zu 8°. Die Torsionsebene ließ sich während der gesamten Versuchsreihe sehr genau ermitteln und war nie Ursache einer Fehlbohrung. Lediglich in einem Fall mußte die Torsionsbestimmung wiederholt werden, da durch spongiöses Material, das während des Insertionsvorganges in das Nagelinnere eingetreten war, ein Einrasten des Sondenkopfes in die distale Formkennung unmöglich gemacht wurde. Nach Säuberung des Sondenkopfes ließ sich die Messung dann problemlos fortsetzen.

Bei Verwendung der ungeschlitzten Rundprofilnägel konnte die Biegemessung ohne Ausnahme problemlos durchgeführt werden, der Sondenkopf konnte das Nagellumen in allen Fällen passieren. Eine Torsionsverformung des Implantates war in keinem einzigen Fall nachweisbar. Ähnlich wie bei den Versuchen mit geschlitzten Nägeln kam es auch hier zum Eintritt von spongiösem Material und Fett in das Nagelinnere während des Einschlagvorganges, was sich durch eine Kunststoffkappe reduzieren ließ. In 2 Fällen traten Mißweisungen auf, so daß die Trefferrate lediglich bei 80 % lag. Die Mißweisungen lagen deutlich unter denen der Versuche mit geschlitzten Implantaten und betrugen in der XY- und XZ-Ebene maximal 3 mm, die Winkelabweichung (γ) lag unter 1°.

Diskussion

Das Problem der distalen Verriegelung ist bislang nicht in befriedigendem Maße gelöst. Dies beweist nicht zuletzt die schon fast unüberschaubare Anzahl der auf dem Markt befindlichen Zielhilfen (Tabelle 1–3). Ohne Verformung des Implantates beim Einschlagvorgang müßte es möglich sein, mit der Positions- und Richtungsinformation der distalen Verriegelungslöcher über die bekannten geometrischen Eigenschaften des Implantates mit definierter Länge und Krümmung den Zielvorgang fehlerfrei durchzuführen. Ein mit dieser Information justierter externer Zielbügel, wie er auch bei der proximalen Verriegelung erfolgreich Anwendung findet, müßte die Verriegelungslöcher im Nagel treffen. Die Mißweisung der starren, mit dem proximalen Nagelende gekoppelten Zielgeräte erklärt sich aus der biegungsinduzierten Torsion des Marknagels während des Einschlagvorganges. Die Ursache für dieses Phänomen liegt im Mißverhältnis zwischen der Form des Nagels und der Form der Markhöhle. Da der Nagel elastisch und plastisch verformt werden kann, wird ihm beim Insertionsvorgang die Form der Markhöhle aufgezwungen. Zahlreiche klinische Beobachtungen, bei denen das distale Nagelende gegenüber dem proximalen um bis zu 90° torquiert wurde, belegen dies.

Betrachtet man den dünnwandigen Querschnitt eines geschlitzten Rohrprofiles, so befindet sich der Flächenschwerpunkt nahe dem geometrischen Mittelpunkt des kreisförmigen Querschnittes, während der Schubmittelpunkt außerhalb des Profils liegt [13]. Wirkt nun eine Biegekraft in der Ebene des Schlitzes ein, so verläuft der Kraftvektor durch den Flächenschwerpunkt und Schubmittelpunkt, und es treten keine Schubkräfte und somit kein Torsionsmoment auf. Bei Einwirkung der Biege-

Querkraftbiegung

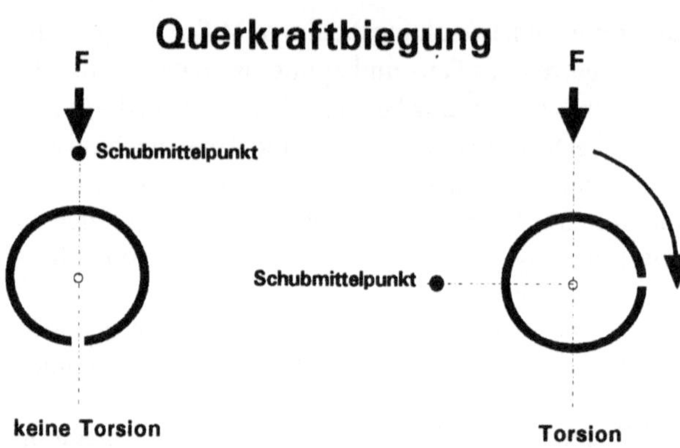

Abb. 8. Ursachen der Nageltorsion bei geschlitztem, dünnwandigem Nagelprofil: Der Flächenschwerpunkt liegt nahe dem geometrischen Mittelpunkt, der Schubmittelpunkt liegt außerhalb des Profils. Wirkt nun eine Biegekraft auf die Ebene des Schlitzes ein, so verläuft der Kraftvektor durch den Flächenschwerpunkt und Schubmittelpunkt und es treten keine Schubkräfte und somit kein Torsionsmoment auf. Bei Einwirkung der Biegekraft senkrecht zu dieser Schlitzebene läuft der Kraftvektor zwar ebenfalls durch den Flächenschwerpunkt, aber nicht durch den Schubmittelpunkt. Damit kommt es zum Auftreten von Schubkräften und zur Entstehung eines Torsionsmomentes

kraft senkrecht zu dieser Schlitzebene läuft der Kraftvektor zwar ebenfalls durch den Flächenschwerpunkt, aber nicht durch den Schubmittelpunkt. Damit kommt es zum Auftreten von Schubkräften und zur Entstehung eines Torsionsmomentes (Abb. 8). Das Ausmaß, mit dem der Nagel während des Einschlagens torquiert wird, ist somit von mehreren Faktoren abhängig. Zum einen ist hier das Mißverhältnis der Krümmungsradien der Markhöhle zu dem des Implantates zu nennen. Untersuchungen der Krümmungsradien an 100 menschlichen Femora ergaben einen mittleren Krümmungsradius von 1090 mm bei erheblichen Schwankungen zwischen 600 und 2300 mm [40]. Daneben ist die Richtung und das Ausmaß der Biegeverformung von entscheidender Bedeutung. Wesentlich in diesem Zusammenhang ist somit die Wahl der Eintrittsstelle. Je lateraler sie liegt, umso mehr wird der Nagel senkrecht zur Schlitzebene gebogen, und umso mehr wird er torquiert werden. Schließlich hat auch die Weite des Markraumes, d. h. das Ausmaß der Aufbohrung und die Implantateigenschaften, in erster Linie Durchmesser und Wandstärke, einen Einfluß auf die Torsionsverformung.

Alle gegenwärtig kommerziell erhältlichen Zielgeräte sind auf die Verwendung des Röntgenbildverstärkers angewiesen. Daß das kanzerogene Risiko im Zusammenhang mit der sog. Low-dose-Strahlenexposition nicht zu bagatellisieren ist, zeigen verschiedene Untersuchungen, die in Tabelle 4 zusammengefaßt sind. Barry konnte 1984 bei 79 orthopädischen Eingriffen mit Verwendung des Röntgenbildverstärkers, die innerhalb 1 Jahres durchgeführt wurden, eine Strahlenbelastung von 227 mrem im Halsbereich messen [2]. Maxon et al. haben bereits 1977 in einer Modellrechnung gezeigt, daß das Schilddrüsenkarzinomrisiko nicht erst ab einer bestimmten Expositionsschwelle beginnt, sondern linear ist und ohne Schwelle 4,2 Fälle von Schilddrüsenkarzinom pro 100 000 Personen/rem/Jahr beträgt [24]. Des weiteren konnten die Arbeitsgruppen von Bross et al. (1979) und Stewart (1962) in ihren Abschätzungen zeigen, daß auch ein Anstieg des Leukämierisikos unter Low-dose-Strahlungsexposition wahrscheinlich ist [5, 37]. Die "International Commission for Radiological Protection" (IRCP) legte in ihren Empfehlungen 1977 die Dosis-Äquivalent-Grenzen für Finger und Hand auf 500 mGy/Jahr fest [17, 26]. Mit dem Ziel, die während des Verriegelungsvorganges auftretenden Strahlungsbelastungen quantifizieren zu können, wurden durch verschiedene Arbeitsgruppen intraoperative Messungen durchgeführt. Die Untersuchungen von Skjeldal u. Backe (1987) ergaben ein Dosisäquivalent von 3,8 mGy/min bei einem Fokusabstand von 70 cm im Bereich des Bestrahlungsfeldes des Patienten, d.h. bei den Bedingungen, wie sie bei einer distalen Verriegelung vorkommen. Bei einer „worst-case"-Abschätzung mit beispielsweise 5 min Bestrahlungszeit während der Verriegelung und im Strahlengang positionierter Hand wäre bereits nach 26 Verriegelungen pro Jahr die von der ICRP empfohlene Obergrenze erreicht [32]. Daß 5 min in diesem Zusammenhang nicht unbedingt als unrealistisch einzuschätzen sind, konnten verschiedene Untersuchungen zeigen [21, 37].

Es wurde deshalb der Prototyp eines mikroprozessorenunterstützten Zielgerätes entwickelt und gebaut, bei dem die Positions- und Richtungsinformation für den Zielvorgang aus dem Nagelinneren unter Zuhilfenahme zweier Tastsonden abgegriffen werden, ohne daß Röntgenstrahlen beim Ziel- oder Bohrvorgang erforderlich sind. Die Messungen an der isolierten Sonde ergaben bezüglich Genauigkeit und Fehlerabschätzung Meßwerte, die deutlich unter den in einer Fehlerabschätzung der Meßkette (worst case) errechneten Mißweisungen lag. Die aufgetretenen Fehler waren überwiegend systematischer Natur und ließen sich mit Hilfe des Programmes weitgehend eliminieren. Bei den Messungen am Implantat ergaben sich Störeinflüsse durch das Kleeblattprofil, so daß die weiteren Versuche mit einem geschlitzten Rundprofilnagel unter ansonsten identischen Bedingungen durchgeführt wurden. Die am isolierten Implantat mittels Klemmringen simulierte Verengung des Nagelschlitzes erwies sich als bedeutender Störfaktor für die DMS-Sonde, die sich bei Messungen am Präparat ebenfalls zeigte (Trefferrate: 30 % / Meßabbrüche durch Engstellen: 30 %), so daß vom Standpunkt einer optimalen Wirkungsweise des Zielgerätes ein ungeschlitztes Implantat erforderlich wurde. Die Untersuchungen hiermit ergaben eine Trefferrate von 80 %, Meßabbrüche wurden nicht beobachtet. Für die fehlerfreie Funktion der beiden Sonden muß der Nagelinnenraum frei von spongiösem Material sein. Aus diesem Grunde wurde in den Versuchen am Femurpräparat die Markhöhle unter voller Ausnutzung der Markraumbohrerlänge aufgefräst und die Nagelspitze temporär verschlossen, um das Eindringen von Spongiosa und Fettmaterial während des Insertionsvorganges zu minimieren. Die Funktionsweise der Torsionssonde aus Aluminium war zufriedenstellend. Über die distale Formkennung ließ sich die Torsionsebene in allen Fällen genau ermitteln. Im Falle der Verwendung von ungeschlitzten Nägeln ist sie dagegen überflüssig, da es hier zu keiner Nageltorsion kommt. Die Biegesonde lieferte nach Einführung der Korrekturfaktoren relativ gut reproduzierbare Werte mit geringfügigen Schwankungen.

Aus den Untersuchungen ergaben sich folgende Schlußfolgerungen:

1. Die Verwendung von Aluminiumprofilen und die Verbindungen der einzelnen Elemente untereinander haben großen Einfluß auf die Steifigkeit des Positionierrahmens. Durch die langen Hebelarme können sich auch geringe Winkelabweichungen störend auf das Endergebnis auswirken. Zur Verbesserung wurden Verbindungen, die nicht mehr gelöst werden mußten, verklebt und die Verformung der Aluminiumprofile durch den Einsatz von Spannhülsen reduziert.
2. Sonde II (Biegungssonde): Die Durchmesserschwankungen des Nagels wirken sich negativ auf das Meßergebnis aus, da der Kontaktverlust Sonde-Nagel zu Meßfehlern führt. Die Übertragung der Verformung vom Sondenkopf auf die DMS

kann durch Eingießen der DMS nach Applikation verbessert werden, womit zusätzlich ein verbesserter Schutz der DMS erreicht wird.

3. Zur Erhöhung der Meßgenauigkeit sollte der „messende" Sondenanteil mittels eines Gelenkes vom restlichen Sondenteil entkoppelt werden.

4. Der Gebrauch der Normierungseinrichtungen für den Positionierrahmen wies keine wesentlichen Schwachstellen auf.

5. Störeinflüsse auf die Verbindungskabel von den DMS zur Meßeinrichtung wurden durch den Einsatz von Spezialkabeln stark reduziert.

6. Das Berechnungsverfahren wurde so optimiert, daß programmbedingte Abweichungen und Mißweisungen auf ein vernachlässigbar geringes Maß reduziert wurden.

7. Durch die geschlitzte Form des Nagels liegt bei starker Verformung kein exakt kreisförmiger Querschnitt mehr vor. Dies führt zu einem ungleichmäßigen Anschmiegen der Sonde an die Nagelwand und zu einer Verfälschung des Meßergebnisses mit unbefriedigender Trefferrate. Eine weitere Abweichung von der Kreisform des Querschnittes stellt das Kleeblattprofil dar. Aus diesen Gründen wurde der Sondenkopf angefast. Die Fasen wurden so groß gewählt, daß auch bei einem Torsionsumfang von 70° keine Berührungen mit den Nuten stattfanden, um eine Torsion des Sondenkopfes zu vermeiden.

8. Der Verzicht auf ein Kleeblattprofil und ggf. Nagelschlitz würden ideale Voraussetzungen für die Anwendung dieses Zielverfahrens schaffen. Die Trefferrate von 80 % kann durch weitere Verfeinerung der Meßmethodik noch gesteigert werden.

Der Prototyp in der gegenwärtigen Form diente der Klärung der Frage, ob mit diesem völlig neuartigen Zielverfahren das Orten von Position und Richtung der Verriegelungslöcher grundsätzlich möglich ist. Dies hat sich in den Versuchen am isolierten, verformten Nagel, am Femurpräparat und an der Leiche bestätigt. Der Prototyp in seiner gegenwärtigen Form ist jedoch noch verbesserungsbedürftig und -fähig und deshalb für einen klinischen Einsatz noch nicht geeignet. Der Raumbedarf des Gerätes an der Koppelungsstelle zum Nagel ist noch zu groß und die Trefferrate noch nicht zufriedenstellend. Darüber hinaus müßte das Gewicht des Zielbogens bei Erhalt der Steifigkeit durch eine veränderte Konstruktion unter Verwendung leichterer und steiferer Materialien reduziert werden. Schließlich sind kleinere Sondenköpfe zur Verwendung in dünnlumigen Implantaten (11 mm) notwendig. Der elektronische Teil der Meßwerterfassung und -verarbeitung muß so realisiert werden, daß er den Erfordernissen unter Operationsbedingungen (Sterilität) gerecht wird. Dies ist über eine Teilung von Meßwertaufnahme (steril) und Meßwertverarbeitung/-anzeige (unsteril) realisierbar. Die Sonden sind bereits beim hier untersuchten Prototyp so gestaltet, daß sie dampfsterilisiert werden können.

Es erscheint somit möglich, mit diesem neuentwickelten Ortungsprinzip den Zielvorgang völlig ohne Verwendung von Röntgenstrahlen durchzuführen. Jedoch sind noch weitere experimentelle Untersuchungen mit weiterentwickelten Prototypen notwendig, bevor eine abschließende Beurteilung des Verfahrens möglich ist.

Zusammenfassung

Seit Einführung der Verriegelungsnagelung stellt die distale Verriegelung eine herstellerunabhängige, systemimmanente Schwachstelle des Verfahrens dar. Trotz verbesserter Qualität der Röntgenbildverstärker ist die distale Verriegelung, insbesondere in der Hand des weniger Geübten, zeitaufwendig und mit Strahlenbelastung für Patient und OP-Personal verbunden. Zielgeräte lassen sich wie folgt gruppieren: A) Freihandzielgeräte, B) am proximalen Nagelende montierte Zielhilfen, C) am Röntgenbildverstärker montierte Zielhilfen und D) Verfahren ohne Verwendung von Röntgenstrahlen. Da der geschlitzte Nagel beim Eintreiben in die Markhöhle eine Biege- und Torsionsverformung erhält, sind starre, am proximalen Nagelende fixierte Zielhilfen für den distalen Zielvorgang allein nicht ausreichend, um den distalen Bohrvorgang ausreichend genau durchzuführen. Sie bedürfen einer röntgenbildverstärkerkontrollierten Nachjustierung. Bei den Verfahren der Gruppe A und C wird der Zielvorgang vollständig mit dem Röntgenbildverstärker kontrolliert, bei der Gruppe B entfällt die Durchleuchtungskontrolle lediglich für den Bohrvorgang selbst. Verfahren der Gruppe D sind z. Z. nicht kommerziell erhältlich. Vor dem Hintergrund einer eingehenden Analyse des Zielproblems wurden unterschiedliche Lösungsansätze zur Neuentwicklung eines Zielgerätes gesammelt und bewertet: 1) Strahlungsschattenmessung, 2) Feldmessung, 3) Abformen und 4) Austasten vom Nagelinneren her. Unter Berücksichtigung der Kriterien Realisierbarkeit, Kosten, Anwendbarkeit auf bestehende Nagelsysteme und vollständigen Verzicht auf Röntgenstrahlung wurde ein Zielgerät entwickelt, bei dem die Nagelverformung im Nagelinneren mit einer DMS-armierten Tastsonde gemessen, die Position der distalen Verriegelungslöcher mikroprozessorgestützt berechnet und für die Positionierung der Bohrvorrichtung zur Verfügung gestellt wird.

Literatur

 1. Azer SN, Krause MD, Salman NN (1991) Development and clinical performance of a reversible titanium alloy femoral intramedullary nail. 58th Annual Meeting, Am Acad Orthop Surg March 7–11
 2. Barry TB (1984) Radiation exposure to an orthopedic surgeon. Clin Orthop Relat Res 182: 160–164
 3. Berentey G (1983) Neues Zielgerät für die distale Verriegelungsnagelung. Hefte Unfallheilkd 165: 260–262
 4. Börner M, Brudermann U, Klemm K, Ziegelmüller R (1984) Distale Zielgeräte für die Verriegelungsnagelung. Hefte Unfallheilkd 182: 387–389
 5. Bross IDJ, Ball M, Falen S (1979) A dosage response for the one rad range: Adult risks from diagnostic radiation. Am J Public Health 69: 130
 6. Browner BD (1986) Pitfalls, errors, and complications in the use of locking Küntscher nails. Clin Orthop Relat Res 212: 192–208
 7. Conlan DP (1990) Grosse and Kempf locked intramedullary nailing: an improved distal locking screw drill guide. J R Coll Surg Edinb 35: 61
 8. Eitenmüller J (1990) Neues Ziel- und Perforationsgerät für die distale Verriegelung. Osteosynthese International, Kiel 14.–16. Juni 1990
 9. Franke D, Sossinka N (1978) Der Krallennagel (zur statischen und dynamischen Verriegelung). Unfallmed Tagg 35: 69–71
10. Fritsch J (1990) Inbetriebnahme und Erprobung des Prototyps eines Zielgerätes zum Auffinden der distalen Verriegelungslöcher bei der Marknagelung. Studienarbeit, Institut für Konstruktionslehre, Maschinenbau und Feinwerklehre, Braunschweig.
11. Hacker G (1990) Entwurf einer Vorrichtung für die Meßwertaufnahme und Positionierung eines medizinischen Zielgerätes. Diplomarbeit, Technische Universität Braunschweig

12. Herzog K (1951) Verlängerungsosteotomie unter Verwendung des percutan gezielt verriegelten Marknagels. Hefte Unfallheilkd 42: 226–234
13. Holzmann G, Meyer H, Schumpich G (1972) Technische Mechanik Teil 3: Festigkeitslehre. Teubner, Stuttgart
14. Höntzsch D, Weller S (1991) Die distale Verriegelung von Marknägeln mit transversalen Schrauben oder Bolzen. Operat Orthop Traumatol 3(1): 25–37
15. Howmedica (1990) Two minutes to distal target. (Howmedica Produktinformation)
16. Hudson I (1989) Locking nailing: an aid to distal targeting. Injury 20: 129–130
17. ICRP Publication 26 (1977) Recommendations of the International Commission on Radiological Protection. Ann ICRP 1: 3
18. Klemm K (1983) Die Entwicklung des Verriegelungsnagels. Hefte Unfallheilkd 161: 1–7
19. Krettek C, Haas N, Gotzen L (1986) Bending and torque stiffness of a new nail with a new spreading mechanism for femoral fractures. Proc. Tenth Annual Conf. of the American Society of Biomechanics, II: 129–130
20. Krettek C, Haas N, Mathys R sen, Tscherne H (1991) Erste klinische Erfahrungen mit der Osteosynthese von Oberschenkelschaftfrakturen mit einem neuentwickelten intramedullären Implantat (Krallenverriegelungsnagel). Unfallchirurg 94: 1–8
21. Levin PE, Schoen RW, Browner BD (1987) Radiation exposure to the surgeon during closed interlocking intramedullary nailing. J Bone Joint Surg [Am] 69: 761–766
22. Maatz R, Lentz W, Arens W, Beck H (1983) Die Marknagelung und andere intramedulläre Osteosynthesen. Schattauer, Stuttgart New York
23. MacMillan M, Gross RH (1988) A simplified technique of distal femoral screw insertion for the Grosse-Kempf interlocking nail. Clin Orthop 226: 252–259
24. Maxon HR, Thomas SR, Saenger EL, Buncher CR, Kereiakes JB (1977) Ionizing irradiation and the induction of clinically significant disease in the human thyroid gland. Am J Med 63: 967
25. Pennig D, Brug E (1989) Das Einbringen der distalen Bolzen bei der Verriegelungsnagelung mit einem neuen Freihand-Zielgerät. Unfallchirurg 92: 331–334
26. Radiation NRCACotBEoI (1972) The effects on populations of exposure to low levels of ionizing radiation. National Research Council, Washington, D.C.
27. Rao JP, Allegra MP, Benevenia J, Dauhajre TA (1989) Distal screw targeting of interlocking nails. Clin Orthop 238: 245–248
28. Ritter G, Comte P, Schürich A (1986) Zur Entwicklung einer neuartigen Zielvorrichtung für die Einbringung der distalen Schrauben beim Verriegelungsnagel. Hefte Unfallheilkd 181: 121–125
29. Sachs L (1978) Angewandte Statistik. Springer, Berlin Heidelberg New York
30. Schneider R (1990) Neues Ziel- und Perforationsgerät für die distale Verriegelung. Osteosynthese International – Internationaler Kongreß, Kiel 14.–16. Juni, 69–70 (Abstract)
31. Siemens AG (1990) Laserlichtvisier am chirurgischen Bildverstärker Siremobil 4. Siemens AG, Mediznische Technik, Erlangen 50209 SB 02915
32. Skejedal S, Backe S (1987) Interlocking medullary nails – radiation doses in distal targeting. Arch Orthop Trauma Surg 106: 179–181
33. Smith NRI (1990) Cole Radiolucent drill: distal targeting of an interlocking nail. 1450 Brooks Rd., Memphis, TN 38116 U.S.A.
34. Soyka P, Bussard C (1990) Zur Verriegelungsnagelung – Ein stabiles Zielgerät für die distale Verbolzung. Helv Chir Acta 57: 117–120
35. SPSS I (1990) SPSS/PC+ Update for V3.0 and V3.1. SPSS Inc Chicago Il., ISBN 0-918469-91-0
36. Stedtfeld HW, Jurowich B, Bäumer F, Ertel R (1990) Laser-Zielvorrichtung für die distale Verriegelung des Marknagels. Chirurg 61: 469–472
37. Sugarman ID, Adam I, Bunker TD (1988) Radiation dosage during AO locking femoral nailing. Injury 19: 336–338
38. Synthes GmbH (1990) Röntgenstrahlendurchlässiges Winkelgetriebe. Synthes GmbH, 463 Bochum Produktinformation Nr. 016.066 1/90
39. Tabutin J, Tanguy C (1990) Innovation and modification of osteosynthesis. Osteosynthese International, Kiel 14.–16. Juni 1990
40. Zuber K, Schneider E, Eulenberger J, Perren SM (1988) Form and Dimension der Markhöhle menschlicher Femora im Hinblick auf die Passung von Marknagelimplantaten. Unfallchirurg 91: 314–319

Steifigkeit von Tibiaverriegelungsmarknägeln im Knochen-Implantat-Verbund*

P. Schandelmaier, C. Krettek und H. Tscherne

Unfallchirurgische Klinik, Medizinische Hochschule Hannover, Konstanty-Gutschow-Str. 8, 30623 Hannover

Einleitung und Fragestellung

Der erste von Küntscher angewandte Verriegelungsnagel (1968) [13] basierte auf einem geschlitzten Nagel mit geringer Torsionssteifigkeit. Auch die in der Folgezeit entwickelten Marknägel (Klemm/Schellmann: K-S [20], Grosse & Kempf: G-K [10], Börner/Mattheck: B-M [17], AO-Universal: AOU [8]) waren geschlitzte Marknägel. Aber auch ungeschlitzte Marknägel wurden entwickelt (Russell-Taylor Delta: RTD [2], Russell-Taylor Reconstruction: RTR [2], Brooker-Wills: B-W [4], AO Ungebohrter Tibianagel: UTN [12]). Beim Verriegelungsnagel wird die Verbindung des Nagels mit dem Knochen nicht über die elastische Verklemmung im Markraum, sondern über eine Schraubverbindung geschaffen. Die statisch verriegelten Nagelsysteme kontrollieren die Länge, Achse und Rotation des stabilisierten Knochens. Als Parameter zur Bewertung der Stabilität eines Nagelsystems dienen seine Steifigkeit und seine Festigkeit.

Für den Femur und den Humerus existieren Untersuchungen zur Steifigkeit verschiedener Implantate im Knochen-Implantat-Verbund (KIV) [6, 9], jedoch nicht für die Tibia. Ziel dieser Studie war es, einen Vergleich der Steifigkeit der verschiedenen für den Unterschenkel zur Verfügung stehenden Verriegelungsnagelsysteme im Knochen-Implantat-Verbund zu erhalten.

Material und Methode

Vorbereitung der Präparate

Es wurden 18 Paare kältekonservierte humane Tibiae mit einer Länge (Eminentia intercondylica bis Innenknöchel) von 400 mm ± 10 mm verwendet. Die Tibiae wurden bei der Obduktion von knochengesunden Spendern mit einem Alter von 22–55 Jahren entnommen. Jedes Implantat wurde in 4 Tibiae von unterschiedlichen Individuen implantiert, so daß die Streuung durch Unterschiede zwischen den Knochenpaaren vergleichbar war. Die umgebenden Weichteile wurden bis auf das Periost entfernt, die Knochen dann in feuchte Tücher geschlagen und bis zum Versuch bei −18 °C aufbewahrt. Der durchschnittliche Außendurchmesser der Knochen in der Schaftmitte betrug 21,4 ± 1,5 mm. 24 h vor dem Versuch wurden die Knochen aufgetaut. Es folgte eine Röntgenaufnahme in 2 Ebenen, um etwaige pathologische Veränderungen auszuschließen. Anschließend wurden die isolierten Knochen proximal

---

* Gefördert von der AO-Stiftung, Balderstr. 13, CH-3007 Bern

Hefte zu „Der Unfallchirurg", Heft 261
E. Schneider (Hrsg.), Biomechanik des
menschlichen Bewegungsapparates
© Springer-Verlag Berlin Heidelberg 1997

Tabelle 1. Kennzeichen und Verriegelungssystem der geprüften Implantate

Implantat	Kürzel	Durch-messer (mm)	Wand-stärke (mm)	Profil	Profil	Schlitz-breite (mm)	Mark-raumauf-bohrung zur Im-plantation bis (mm)	Verriege-lung prox-imal	Verriege-lung distal	Bohrer-durchmes-ser Verrie-gelungs-schrauben	Bezugsquelle
AO Universal	AOU	11	1,2	Rohr ge-schlitzt Klee-blatt		2,6	11,5	Bolzen 4,3/ 4,9 mm	Bolzen 4,3/ 4,9 mm	4,0 mm/ 4,5 mm	Synthes GmbH, 44791 Bochum
Börner/Mat-theck	B-M	11	1,4	Rohr Verstär-kungsrinnen geschlitzt		2,0	12,0	Schaft-schrauben 5,0 mm	Schaft-schrauben 5,0 mm	3,6 mm/ 5,0 mm	Johnson & John-son GmbH, 22848 Aspelohe
Brooker-Wills	B-W	10	1,19	Quadrat		0	11,0	Schaft-schrauben 4,5 mm	Finnen	3,6 mm	Effner-Biomet, 12247 Berlin
Grosse & Kempf	G-K	11	1,5	Rohr ge-schlitzt		2,6	11,5	Schaft-schrauben 5,0 mm	Schaft-schrauben 5,0 mm	3,5 mm/ 5,0 mm	Howmedica GmbH, 24232 Schönkirchen
Klemm/ Schellmann	K-S	11	1,5	Rohr ge-schlitzt		2,3	11,5	Schaft-schrauben 5,0 mm	Schaft-schrauben 5,0 mm	3,6 mm/ 5,0 mm	Effner Biomet 12247 Berlin
Russell-Tay-lor Recon-struction	RTR	11	1,0	Rohr, Klee-blatt, unge-schlitzt		0	12,0	Schrauben 5,0 mm	Schrauben 5,0 mm	4,0 mm	Richards GmbH, 22869 Hamburg
Russell-Tay-lor Delta	RTD	9	1,5	Rohr, Delta		0	Unaufge-bohrt	Schrauben 5,0 mm	Schrauben 5,0 mm	3,5 mm	Richards GmbH, 22869 Hamburg
AO unaufge-bohrter Tibia-nagel 8 mm US Version	UTN8	8		Vollmaterial kreissegment-artig		0	Unaufge-bohrt	Bolzen 3,2/ 3,9 mm	Bolzen 3,2/ 3,9 mm	3,2 mm	Synthes (USA) 1051 Synthes Av.; Monument, Co, 80132 USA
AO unaufge-bohrter Tibia-nagel 9 mm US Version	UTN9	9		Vollmaterial kreissegment-artig		0	Unaufge-bohrt	Bolzen 3,2/ 3,9 mm	Bolzen 3,2/ 3,9 mm	3,2 mm	Synthes (USA) 1051 Synthes Av.; Monument, Co, 80132 USA)

chen proximal und distal standardisiert in einem Eingießrahmen in Kunststoffzement (Vel-Mix-Stone, Fa. Kerr, W-7500 Karlsruhe) eingebettet.

Frakturmodell

Getestet wurde das Frakturmodell einer mechanisch ungünstigen Situation im Sinne einer Mehrfragment- oder Trümmerfraktur mit fehlender kortikaler Abstützung. Diese wurde durch eine Osteotomie 10 mm proximal und 10 mm distal der Schaftmitte und Entfernung des Fragmentes von 20 mm Länge geschaffen. Von der Osteotomie wurde der Markraum mit dem Pfriem an der ventralen Kante des Tibiaplateaus in Verlängerung der Schaftachse eröffnet. Die Osteosynthese wurde bei allen Implantaten entsprechend den Herstellerempfehlungen durchgeführt (Tabelle 1). Es bestand kein Knochenkontakt zwischen proximalem und distalem Fragment. Eine Abstützung der Fragmente gegeneinander und daraus entstehende Reibungskräfte zwischen den Fragmenten konnten somit ausgeschlossen werden.

Implantate

Es wurden in der Studie statisch verriegelte Unterschenkelverriegelungsmarknägel getestet. Bis auf den Brooker-Wills-Nagel wurden alle Typen proximal und distal mit Schrauben verriegelt; allen angewandten Implantaten gemeinsam war eine Nennlänge von 360 mm, bei den unaufgebohrt eingebrachten Implantaten wurde ein Durchmesser von 8 mm bzw. 9 mm angewendet, bei den anderen der kleinste erhältliche Durchmesser (11 mm) (Tabelle 1). Der Brooker-Wills-Nagel wurde proximal mit 2 queren Schrauben distal mit ausfahrbaren Finnen verriegelt.

Einbau der Implantate

Die nicht aufgebohrten Nägel (UTN, RTD) wurden mit dem jeweiligen Instrumentarium nach der Eröffnung des Markraumes eingeschlagen. Bei den aufgebohrten implantierten Marknägeln bohrten wir den Markraum mit dem AO-Aufbohrinstrumentarium (Fa. Synthes, D-44791 Bochum, Best. No. 117.50) vor der Osteotomie 0,5 mm über den Nageldurchmesser auf, der Nagel wurde dann über den Führungsdraht eingeschlagen. Bei dem B-W-Nagel wurde entsprechend den Herstellerempfehlungen bis 1 mm über den Nageldurchmesser aufgebohrt. Die proximale und distale Verriegelung erfolgte unter Bildwandlerkontrolle in „free hand technique". Der KIV wurde im Eingießrahmen eingebettet, so daß die Tibiahinterkante senkrecht und mittig auf der Grundfläche des produzierten Zementblocks stand. Proximal über der Eintrittsstelle wurde während des Eingießens durch einen temporären Platzhalter aus Knetgummi, der nach dem Aushärten der Eingießmasse entfernt wurde, ein Raum geschaffen, in den das Nagelende bei Verkürzung unter axialer Belastung eintreten konnte.

Untersuchungsbedingungen

Alle Untersuchungen wurden mit einer Universalprüfmaschine ZWICK 1445 (UPM) (Fa. Zwick, Ulm) durchgeführt. Die Steuerung der UPM und die Erfassung der Meßwerte erfolgte durch einen angeschlossenen PC mit zur UPM gehöriger Software (Fa.

Zwick, 89079 Ulm). Es wurden alle Versuche mit zugehörigem Kraftaufnehmer (F_{max} = 10 kN) und Torsionsaufnehmer (M_{max} = 20 Nm) gefahren. Die Längenänderung wurde mit einer Genauigkeit von ± 0,1 mm über den Traversenwegaufnehmer gemessen. Es wurde bei allen Versuchen die Längenänderung bzw. der Biege- oder Torsionswinkel in Be- und Entlastung registriert. Die Belastungsmaxima wurden im überwiegend elastischen Bereich des KIV gewählt. Es wurden keine Bruchlastversuche durchgeführt. Bei den Versuchen kam es zu keiner plastischen Schraubenbiegung und zu keinem Schraubenbruch.

Zur Torsions- und zur axialen Belastung wurde der KIV proximal in einen speziell angefertigten Einspannrahmen aus Aluminium gesetzt, distal wurde der KIV über den angegossenen Verankerungsblock eingespannt. Hierdurch wurde eine Annäherung von Belastungsachse und Tibiaachse erreicht. Bei der axialen Prüfung wurde mit einer Vorkraft von 5 N bis maximal 1100 N belastet, dann unter Registrierung des Weges bis 0 N entlastet. Die Prüfgeschwindigkeit betrug 1,5 mm/min. Die Torsionsversuche wurden als überlagerte Torsionsdruckprüfung mit einer konstanten axialen Belastung von 10 N mit einem maximalen Moment von 5 Nm in beiden Richtungen durchgeführt, das Vormoment betrug 0,05 Nm, die Testgeschwindigkeit betrug 18°/min.

Die Biegelast wurde in einer Vierpunktbiegeprüfanlage gemessen. Die Länge der Biegestrecke betrug 127 mm und die Länge der Auflagerstrecke 380 mm. Die Kraft wurde über Stahlrollen von 12,7 mm Durchmesser eingebracht. Von einem Vormoment von 0,05 Nm wurde bis 66 Nm mit einer Testgeschwindigkeit von 40 mm/min belastet. Das Biegemoment und der Biegewinkel wurden aus dem Traversenweg und der einwirkenden Kraft über die bekannten Abmessungen des Biegebalkens errechnet.

Berechnung der Steifigkeit

Für jedes Implantat wurde mit Hilfe des Querschnittes des Implantates in Nagelmitte das Flächenträgheitsmoment errechnet. Die Biegesteifigkeit wurde dann durch Multiplikation des Flächenträgheitsmoments mit dem K-Modulus von rostfreiem Stahl (200 GPa) errechnet. Zunächst wurden beispielhaft vergleichend die Biege- und Torsionssteifigkeit für Vollmaterial, ungeschlitztes und geschlitztes Hohlprofil mit gleicher Wandstärke berechnet (Tabelle 1) [17].

Für einen E-Modul von E = 207 GPa (Implantatstahl (AISI 316 L)) und einer Querkontraktionszahl ν ergibt sich für den Schubmodul G = E/2(1+ν) = 76,9 GPa. Die Biegesteifigkeit EI ist das Produkt aus Flächenträgheitsmoment I und E-Modul E. Die Torsionssteifigkeit GI_t ist das Produkt aus Torsionsträgheitsmoment I_t und Schubmodul G [7] (Tabelle 2).

Der Widerstand gegen Torsionsbelastung steht im direkten Verhältnis zur Sankt-Venantschen Torsionssteifheit. Der Sankt-Venantsche Torsionskonstantwert berechnet sich aus den bekannten geometrischen Eigenschaften des Querschnitts [3]. Für einen Querschnitt wird dieser Wert durch Multiplikation des Sankt-Venantschen Torsionskonstantwertes mit dem Abschermodulus des Materials (79,4 GPa) erhalten.

Tabelle 2. Berechnung von Biege- und Torsionssteifigkeit für verschiedene Implantatprofile und Durchmesser

Außendurch-messer d (mm)	Biegesteifigkeit EI (Nm²)			Torsionssteifigkeit GI$_t$ (Nm²)		
	Vollprofil	Hohlprofil, ungeschlitzt, s = 1,2 mm	Hohlprofil, geschlitzt (Kraft in Schlitzrichtung), s = 1,2 mm	Vollprofil	Hohlprofil, ungeschlitzt, s = 1,2 mm	Hohlprofil, geschlitzt, s = 1,2 mm
8	40,22	29,63	25,47	30,9	22,7	0,95
9	64,42	44,72	39,24	49,5	34,4	1,08
10	98,02	64,22	57,25	75,4	49,4	1,23
11	143,74	88,70	82,90	110,5	68,2	1,36
12	203,58	118,73	110,33	156,57	91,31	1,50

Statlstlk

Die Ergebnisse wurden mit dem Statistikprogramm SPSS/PC+ (Version 4.01) [19] auf einem PC ausgewertet. Es wurde die Prozedur ANOVA angewandt mit dem Least Significance Difference Test (LSD). Das Signifikanzniveau betrug 5 %.

Ergebnisse

Testung

Torsion

Die Torsionsversuche wurden bei einer konstant auf 10 N geregelten axialen Belastung durchgeführt. Die Torsionssteifheit wurde vereinfachend als Moment pro Grad Winkeldeformation (Nm/°) zwischen den beiden Endpunkten bei +5 Nm und −5 Nm definiert. Das Ergebnis wurde mit der Torsionssteifigkeit der intakten Tibia verglichen. Wie auch auf den beispielhaft für jedes Implantat ausgewählten Kurven von Verdrehwinkel gegen Torsionsmoment zu ersehen ist, zeigte sich ein triphasischer Verlauf mit einem steilen Anstieg der Kurvensteigung, sobald die Torsionsbelastung über eine Belastung von 0,25 – 1 Nm je nach Implantat ansteigt. Zwischen den KIV der einzelnen Implantate zeigen sich erhebliche Unterschiede. Der isolierte Knochen zeigt einen abweichenden Verlauf der Belastungskurve, es besteht über den ganzen Belastungsverlauf eine weitgehend konstante Steigung (Abb. 1). Der isolierte, nicht osteotomierte Knochen zeigte die größte Steifigkeit (4,42 Nm/° = 100 %). Damit war die Steifigkeit des isolierten Knochens dreimal so hoch wie die Steifigkeit des UTN9 KIV und 20mal so hoch wie die des geschlitzten AOU KIV. Die ungeschlitzten Marknägel zeigten gegenüber den geschlitzten eine signifikant höhere Torsionssteifigkeit. Der UTN9 zeigte die höchste Steifigkeit mit 1,59 Nm/° (35 %) und war damit auch signifikant steifer als der RTD (0,72 Nm/° = 16 %) und auch als der UTN8 (0,74 Nm/° = 16 %). Die untersuchten Marknägel können anhand der Steifigkeit ihres KIV in 3 unterschiedliche Gruppen eingeteilt werden (Tabelle 3):

Tabelle 3. Torsionssteifigkeit (Nm/°) * = p < 0,05 LSD-Test

Implantat	Mittelwert (Nm/°)	Standardfehler (Nm/°)	Relative Steifigkeit (%)	AOU	G-K	B-M	K-S	RTD	UTN8	B-W	RTR	UTN9
AOU	0,21	0,02	5	–	–	–	–	–	–	–	–	–
G-K	0,23	0,03	5	–	–	–	–	–	–	–	–	–
B-M	0,28	0,01	6	–	–	–	–	–	–	–	–	–
K-S	0,57	0,18	13	–	–	–	–	–	–	–	–	–
RTD	0,72	0,07	16	*	*	*	–	–	–	–	–	–
UTN8	0,74	0,12	16	*	*	*	–	–	–	–	–	–
B-W	1,42	0,19	32	*	*	*	*	*	*	–	–	–
RTR	1,46	0,15	32	*	*	*	*	*	*	–	–	–
UTN9	1,59	0,14	35	*	*	*	*	*	*	–	–	–
Isolierter Knochen	4,49	0,28	100	*	*	*	*	*	*	*	*	*

Tabelle 4. Axiale Steifigkeit 100–1000 N, * = p < 0,05 LSD-Test

Implantat	Mittelwert (N/mm)	Standardfehler (N/mm)	Relative Steifigkeit (%)	RTD	UTN9	UTN8	RTR	B-W	AOU	K-S	B-M	G-K
RTD	1490,5	145,8	53	–	–	–	–	–	–	–	–	–
UTN8	1506,8	220,1	53	–	–	–	–	–	–	–	–	–
UTN9	1655,2	147,3	58	–	–	–	–	–	–	–	–	–
RTR	1682,6	207,2	59	–	–	–	–	–	–	–	–	–
B-W	1696,0	223,3	60	–	–	–	–	–	–	–	–	–
AOU	1758,1	142,9	62	–	–	–	–	–	–	–	–	–
K-S	2033,8	131,0	72	*	*	–	–	–	–	–	–	–
B-M	2102,8	66,4	74	*	*	–	–	–	–	–	–	–
G-K	2282,0	251,1	81	*	*	*	*	*	*	–	–	–
Isolierter Knochen	2829,8	82,5	100	*	*	*	*	*	*	*	*	*

Tabelle 5. Biegesteifigkeit Valgus 6–66 Nm, * = $p < 0{,}05$ LSD-Test

Implantat	Mittelwert (Nm/°)	Standardfehler (Nm/°)	Relative Steifigkeit (%)	B-W	UTN8	UTN9	RTD	AOU	B-M	G-K	RTR	K-S
B-W	10,5	2,3	25	–	–	–	–	–	–	–	–	–
UTN8	12,0	1,1	28	–	–	–	–	–	–	–	–	–
UTN9	15,7	0,7	37	–	–	–	–	–	–	–	–	–
RTD	16,3	0,6	39	–	–	–	–	–	–	–	–	–
AOU	18,1	1,6	43	–	–	–	–	–	–	–	–	–
B-M	22,2	0,6	53	*	*	–	–	–	–	–	–	–
G-K	22,6	0,5	54	*	*	–	–	–	–	–	–	–
RTR	24,0	1,2	57	*	*	–	–	–	–	–	–	–
K-S	25,6	1,2	61	*	*	*	*	–	–	–	–	–
Isolierter Knochen	42,2	1,7	100	*	*	*	*	*	*	*	*	*

Tabelle 6. Biegesteifigkeit Antekurvation 6–66 Nm, * = $p < 0{,}05$ LSD-Test

Implantat	Mittelwert (Nm/°)	Standardfehler (Nm/°)	Relative Steifigkeit (%)	B-W	UTN	RTD	UTN	AOU	G-K	B-M	RTR	K-S
B-W	13,3	2,1	14	–	–	–	–	–	–	–	–	–
UTN8	14,9	0,7	16	–	–	–	–	–	–	–	–	–
RTD	15,9	0,6	17	–	–	–	–	–	–	–	–	–
UTN9	16,6	0,8	18	–	–	–	–	–	–	–	–	–
AOU	18,4	1,4	20	–	–	–	–	–	–	–	–	–
G-K	21,5	0,9	23	–	–	–	–	–	–	–	–	–
B-M	22,7	0,4	24	–	–	–	–	–	–	–	–	–
RTR	25,9	1,0	28	–	–	–	–	–	–	–	–	–
K-S	29,7	0,7	32	–	–	–	–	–	–	–	–	–
Isolierter Knochen	92,8	13,9	100	*	*	*	*	*	*	*	*	*

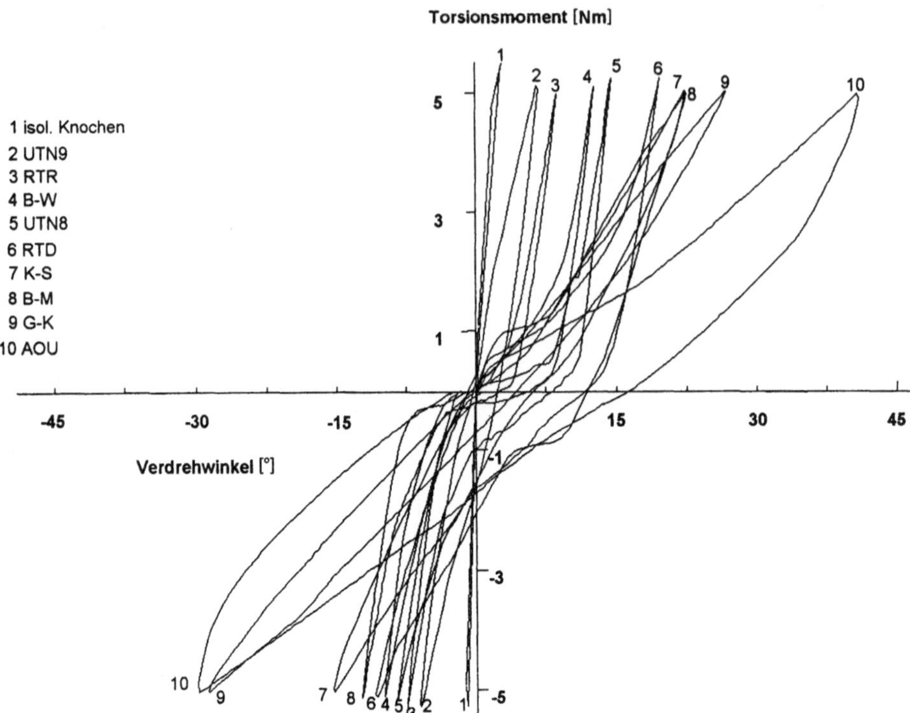

Abb. 1. Torsionsbelastung versus Verdrehwinkel, Beispielkurven

1. ungeschlitzte Marknägel (B-W, RTR, UTN9) mit hoher Torsionssteifigkeit des KIV von 32–35 % des intakten Knochens, es sind dies Marknägel mit größerem Durchmesser (10 mm B-W, 11 mm RTR) oder aus Vollmaterial hergestellte Nägel (UTN9),
2. ungeschlitzte Marknägel mit geringem Durchmesser mit mittlerer Steifigkeit von 16 % des intakten Knochens (RTD, UTN8),
3. geschlitzte Marknägel geringer Torsionssteifigkeit von 5–13 % des intakten Knochens (AOU, B-M, G-K, K-S).

Axial

Als Parameter der axialen Steifigkeit des KIV diente die Federrate des KIV zwischen 100 N und 1000 N in N/mm. Im Vergleich zur Torsionstestung fanden sich nur geringe Unterschiede zwischen den Implantaten, jedoch zeigten die Marknägel mit Verriegelung durch Schaftschrauben (K-S, B-M, G-K) bei diesem Versuchsaufbau eine signifikant höhere Steifigkeit (Tabelle 4) (Abb. 2).

Biegung

Zur Bewertung der Biegesteifigkeit wurde vereinfachend ein Moment pro Grad Biegewinkel (Nm/°) zwischen 6 und 66 Nm definiert. Zwischen 0 Nm und 6 Nm fand sich ein Spiel der Implante im Markraum, so daß dieser Bereich nicht in die Auswertung einbezogen wurde. Bei der Biegung in den Valgus zeigten sich signifikante Steifigkeitsunterschiede (Tabelle 5). Insgesamt lag die Steifigkeit mit 10,5–25,6 Nm/° ver-

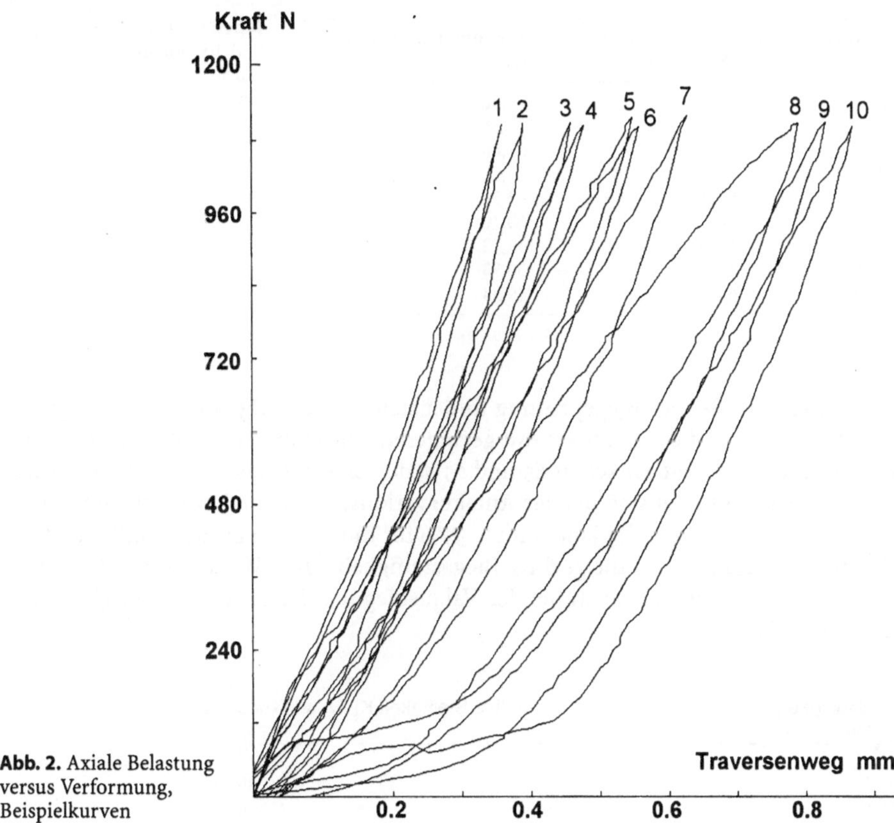

Abb. 2. Axiale Belastung versus Verformung, Beispielkurven

glichen mit der Torsion (0,21–1,59 Nm/°) in einem relativ engen Bereich. Der isolierte, nicht osteotomierte Knochen war jedoch mit 42,2 Nm/° signifikant steifer. Bei der Valgusbiegung zeigt sich eine signifikant höhere Biegesteifigkeit für den B-M, G-K, RTR und K-S KIV im Vergleich zum B-W und UTN8 KIV. Der KIV des K-S hat eine signifikant höhere Biegesteifigkeit als der UTN9 und RTD.

Bei der Antekurvationsbiegung findet sich zwischen den KIV der einzelnen Implantate kein signifikanter Unterschied, nur der isolierte Knochen hat eine höhere Steifigkeit (Tabelle 6). Die Steifigkeit des jeweiligen KIV war für die Antekurvationsbelastung geringer als für die Valgusbelastung.

Vergleich der gemessenen und berechneten Steifigkeiten (Tabelle 7)

Die Berechnung der Steifigkeit des Marknagelprofils zeigt in der Rangfolge der Implantate untereinander eine Übereinstimmung mit den Versuchsergebnissen für den jeweiligen KIV, jedoch sind die Unterschiede bei der Profilsteifigkeit der isolierten Implantate sehr viel größer als die Steifigkeitsunterschiede im KIV. Die Profilsteifigkeit erlaubt nur eine grobe Aussage über das Verhalten des Marknagels im KIV. Weitere Einflußfaktoren sind in der Verbindung von Verriegelungsschrauben zum Knochen und zum Nagel, sowie bei der Verankerung des Profils im Knochen zu

Implantat	Biegesteifigkeit EI (Nm²)	Torsionssteifigkeit GIt (Nm²)
AOU	73,72	1,36
B-M	87,47	2,58
B-W	88,24	67,86
G-K	83,41	2,58
K-S	84,09	2,58
PTR	8,54	60,40
RTD	49,70	38,22
UTN8	40,21	30,93
UTN9	64,41	49,54

Tabelle 7. Errechnete Biege- und Torsionssteifigkeit des Profils der getesteten Implantate

suchen (Abb. 3). Bei der Biegeprüfung findet sich bei der Valgusbiegung eine geringere Steifigkeit für die Implantate mit geringerem Durchmesser (Abb. 4). Die Biegesteifigkeit im Test liegt zwischen 65 und 25 % der Biegesteifigkeit des intakten Knochens. Insgesamt findet sich bei der Antekurvationstestung im Vergleich zum intakten Knochen nur eine Steifigkeit von 15–35 % für die Testung im KIV. Auffallend bei allen Biegeprüfungen war die geringe Biegesteifigkeit des B-W KIV. Er zeigte sowohl bei der Antekurvation als auch bei der Valgusbiegung die geringste Steifigkeit aller getesteten KIV.

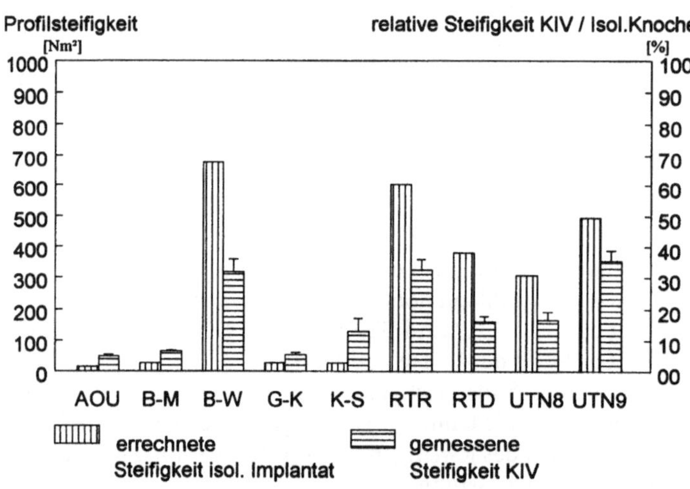

Abb. 3. Vergleich der Profilsteifigkeit und der relativen Steifigkeit des Knochen-Implantat-Verbundes für die Torsionsbelastung

Diskussion

Die auf die menschliche Tibia beim Gehen einwirkenden Lasten wurden von Laurence et al. [14] mit dem 4fachen Körpergewicht angegeben, das gestreckte Anheben des Beines übt ein Biegemoment von 10 Nm auf die Tibia aus. Willkürlich kann ein Torsionsmoment von 22 Nm ausgeübt werden. Der isolierte intakte Tibiaknochen bricht bei einem Biegemoment von 137 Nm (59–226 Nm) und einem Torsionsmoment von 49 Nm (29–98 Nm) [14]. Bei diesen Messungen fällt eine sehr große Spann-

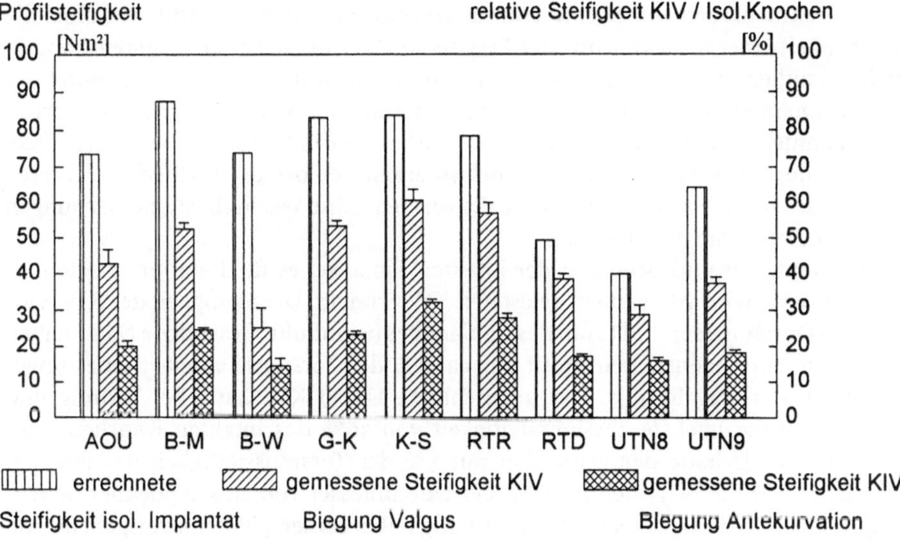

Abb. 4. Vergleich der Profilsteifigkeit und der relativen Steifigkeit des Knochen-Implantat-Verbundes für die Vier-Punkt-Biegebelastung

weite auf. Insbesondere die Torsionssteifigkeit des Nagelprofils ist bei unverriegelten Nägeln von geringem Interesse, ohne Verriegelung kann bei Frakturen ohne kortikale Abstützung nur eine geringe Torsionssteifigkeit erreicht werden [14]. Das Wissen um die optimalen biomechanischen Eigenschaften eines Unterschenkelverriegelungsnagels ist immer noch relativ gering. Grundnes u. Reikeras [5] verglichen tierexperimentell bei Rattenfemora die Knochenheilung bei 3 unterschiedlichen Arten von Marknägeln. Zum einen wurden die Osteotomien mit einem rotations- und axialsteifen Nagel, vergleichbar einem ungeschlitzten Verriegelungsnagel großen Durchmessers, mit dicken Verriegelungsbolzen versorgt (der RTR repräsentiert diese Kombination in unserer Testung), in der zweiten Gruppe mit einem rotationssteifen und axial nicht steifen Nagel, vergleichbar mit einem ungeschlitzten Nagel mit dünnen Bolzen oder dynamischer Verriegelung (in unserer Serie vergleichbar einem UTN). Die dritte Gruppe wurde mit einem in beiden Ebenen instabilen Marknagel versorgt, vergleichbar mit einem unverriegelten Küntscher-Nagel oder einem geschlitzten Nagel mit dünnen Verriegelungsbolzen (in unserer Serie kein vergleichbares Modell, klinisch am besten mit einem dynamisierten, geschlitzten Nagel vergleichbar). Sie fanden eine höhere Biegesteifigkeit, ein höheres Biegemoment bis zur Fraktur und eine größere von dem Knochen absorbierte Energie bis zum Bruch bei den Tieren, die mit einem Marknagel hoher Torsionssteifigkeit und niedriger axialer Steifigkeit, vergleichbar einem UTN, versorgt worden waren. Molster et al. [18] fanden bei Ratten, deren Femurosteotomie mit einem Marknagel unterschiedlicher Steifigkeit versorgt wurde, daß die Gruppe mit höherer Torsionssteifigkeit des Implantates signifikant früher eine höhere Steifigkeit des Knochens erreichte. Woodard et al. fanden bei Femurosteotomien an Hunden höhere Bruchlast und Steifigkeit für die Tiere, die mit ungeschlitzten Marknägeln versorgt waren, im Vergleich zu den mit einem geschlitzten Nagel versorgten Tieren [22].

Im Frakturmodell wurde eine Trümmerfraktur mit einem Schaftdefekt ohne die Möglichkeit einer Impaktierung der Fragmente oder Reibung der Fragmente aneinander simuliert. Bei dem gewählten Versuchsaufbau wurde die Primärstabilität des KIV an einem Modell getestet, das die Stabilisierung nur über die Verriegelung erreichen konnte, es stellte somit ein „worst case scenario" dar. Der Versuchsaufbau erlaubte nur Rückschlüsse über die Belastbarkeit der osteosynthetisch versorgten Tibia in der frühpostoperativen Phase. Es wurden keine Wechsellastuntersuchungen und Dauerversuche durchgeführt.

Die Steifigkeit und Bruchlast der intakten Tibia, sei es für Rotation, axiale Last oder Biegung, wird von keinem getesteten KIV erreicht. Die Steifigkeit des KIV wird v. a. vom Durchmesser und Profil des Implantates beeinflußt. Geschlitzte Nägel haben bei einem sonst identischen Profil nur ca. 2 % der Torsionssteifigkeit eines ungeschlitzten Marknagelprofils. Der ungeschlitzte UTN9 KIV hatte bei Testung und Berechnung die höchste Torsionssteifigkeit von 36 % des intakten Knochens, der geschlitzte AOU hatte demgegenüber nur 5 % der Torsionssteifigkeit des intakten Knochens. Für die Biegesteifigkeit ist der Durchmesser von entscheidender Bedeutung, er beeinflußt die berechnete Biegesteifigkeit in seiner 4. Potenz. Ausgehend von den vorgestellten Versuchen und Berechnungen hätte ein solider Marknagel von größtmöglichem Durchmesser die maximale Steifigkeit, da sich das solide ungeschlitzte Profil v. a. durch eine Erhöhung der Torsionssteifigkeit, der große Durchmesser v. a. auf die Biegesteifigkeit auswirkt. Die einzelnen Implantate unterschieden sich hier in viel geringerem Maße (25–61 % Valgusbiegung bzw. 14–32 % Antekurvationsbiegung der Steifigkeit des intakten Knochens) als bei der Testung der Torsionssteifigkeit. Dies kann v. a. durch den geringen Unterschied im Durchmesser der Implantate erklärt werden. Das Vorhandensein eines Nagelschlitzes wirkt sich nur gering auf die Biegesteifigkeit aus.

Bei der Testung der axialen Steifigkeit zeigten nur der B-M-Nagel (74 %) und der G-K-Nagel (81 %) eine signifikant höhere Steifigkeit, die Unterschiede zwischen den anderen Implantaten waren insgesamt nur gering (53–52 %) im Vergleich zur Steifigkeit des intakten Knochens.

Das Design der Unterschenkelverriegelungsnägel erfolgte überwiegend durch Abänderung der unverriegelten Nägel sowie unter dem Gesichtspunkt einfacher Implantation. Es ist zu erwarten, daß Verriegelungsmarknägel hier andere Anforderungen stellen. Neben den mechanischen Eigenschaften kommen jedoch am Menschen zum einen die Einwirkungen des Implantates auf die Frakturheilung, z. B. beim Einbringen, wie eine Schädigung der kortikalen Durchblutung durch den Aufbohrvorgang, zum anderen die Auswirkungen der mechanischen Eigenschaften auf die Implantierbarkeit zur Geltung. Eine Torsion des Marknagels beim Einbringen soll eine Verringerung der Einschlagkraft bewirken [1, 21], dies ist jedoch bisher experimentell biomechanisch noch nicht nachgewiesen worden. Bei der Implantation eines geschlitzten Marknagels kommt es über eine Verbiegung zu einer Torquierung des Marknagels, schließlich zu einer Reduktion der Einpreßkraft [21], der Marknagel „windet" sich in die Markhöhle. Ist eine Nageltorsion nicht möglich, kann es theoretisch zu einem Austritt des Nagels aus der Kortikalis oder zur Fragmentaussprengung kommen. Die Marknägel ohne Schlitzprofil können darum nur mit einem im Vergleich zu geschlitzten Marknägeln kleineren Durchmesser eingebracht werden. Bei dem Einsatz eines Marknagels großen Durchmessers mit hoher Torsionssteifigkeit besteht die

Gefahr des Ausbrechens von Fragmenten [1]. Es ist somit für ungeschlitzte und ungebohrte Marknägel eine besondere Konstruktion erforderlich, um bei geringem Durchmesser eine genügende Festigkeit zu erreichen und den vorhandenen Platz im Markraum bestmöglich auszunutzen. Ein ungeschlitzter solider Nagel von großem Durchmesser würde insbesondere bei der Implantation Schwierigkeiten bereiten, da hier keine Verformung, kein Hineinwinden in den Markraum möglich ist.

Von den biologischen Eigenschaften haben nicht aufgebohrte Marknägel Vorteile in bezug auf eine geringere thermische und mechanische Schädigung der kortikalen und Markraum-Durchblutung [11]. Mit diesen Nägeln können auch Frakturen mit schwerem Weichteilschaden bei nur geringer septischer und aseptischer Komplikationsrate versorgt werden [12]. Für aufgebohrt eingebrachte Marknägel sind hier vergleichsweise hohe Komplikationsraten nachgewiesen [15, 16].

Schlußfolgerungen

1. Für die Torsionssteifigkeit des Unterschenkelverriegelungsnagels im KIV ist das Profil entscheidend, besondere Bedeutung kommt dem Vorhandensein eines Schlitzes im Profil zu.
2. Ungeschlitzte Marknägel haben eine signifikant höhere Torsionssteifigkeit. Es gibt experimentellen Anhalt für eine raschere Frakturheilung bei hoher Torsionssteifigkeit des KIV. Aus diesem Grund sind ungeschlitzte Marknägel zu bevorzugen.
3. Der Durchmesser der Verriegelungsbolzen ist für die axiale Steifigkeit entscheidend, während das Marknagelprofil nur eine vergleichsweise geringe Bedeutung hat.
4. Im Vergleich mit dem AO-Universalnagel hat der AO UTN eine höhere Torsionssteifigkeit bei niedrigerer axialer Steifigkeit, was, wie im Tierversuch nachgewiesen wurde, die Frakturheilung beschleunigt.

Zusammenfassung

Wir untersuchten die Steifigkeit des Knochen-Implantat-Verbundes von 9 Tibiaverriegelungsmarknägeln. An humanen, gepaarten, kältekonservierten Kadavertibiae wurde durch Osteotomie in Schaftmitte ein Defekt von 20 mm Länge geschaffen. Dieses Frakturmodell wurde mit einem der folgenden Implantate stabilisiert: AO unaufgebohrter Tibianagel 9 mm (US-Version) [UTN9], AO unaufgebohrter Tibianagel 8 mm (US-Version [UTN8], Russell-Taylor-Delta-Tibiamarknagel 9 mm [RTD], Russell-Taylor-Reconstruction-Tibiamarknagel 11 mm [RTR], Brooker-Wills-Tibiamarknagel 11 mm [B-W], Grosse & Kempf-Tibiamarknagel 11 mm [G-K], AO-Universal-Tibiamarknagel 11 mm [AOU], Klemm-Schellmann-Tibiamarknagel 11 mm [K-S], Börner-Mattheck-Tibiamarknagel 11 mm [B-M]. Es wurde die Steifigkeit des Knochen-Implantat-Verbundes (KIV) untersucht. Die Prüfungen wurden mit einer Zwick-Universalprüfmaschine durchgeführt. Jeder KIV wurde zunächst axial bis 1100 N geprüft, dann erfolgte die Torsionsbelastung bis 5 Nm, schließlich die Antekurvations- und Valgusbiegung. Die experimentell gemessene Steifigkeit des KIV wurde mit der errechneten Biege- und Torsionssteifigkeit des jeweiligen Marknagelprofils verglichen. Es zeige sich eine signifikant höhere Torsionssteifigkeit der nicht geschlitzten Marknägel im Vergleich zu den geschlitzten Marknägeln. Die experimentell gemessenen Differenzen zwischen den Implantaten waren geringer als die Unterschiede in der berechneten Profilsteifigkeit. Bei der gemessenen axialen Steifigkeit waren der KIV der Implantate mit 11 mm Durchmesser und Verriegelung mit Schaftschrauben (K-S, B-M, G-K) signifikant steifer als der KIV der Implantate mit geringem Durchmesser, der isolierte Knochen war gegenüber allen Implantaten signifikant steifer. Die Steifigkeitsunterschiede zwischen den verschiedenen KIV waren bei der axialen Belastung relativ geringer als bei der Torsion. Bei der Valgusbiegung zeigte der KIV der Implantate großen Durchmessers und hoher Wandstärke (B-M, G-K, RTR, K-S) eine gegenüber dem KIV der anderen Implantate signifikant höhere Steifigkeit. Bei der Antekurvationsbiegung fanden sich zwischen den KIV der einzelnen Implantate keine signifikanten Unterschiede.

Die Torsionssteifigkeit der Modellosteosynthese einer Tibiaschaftdefektfraktur ist wesentlich vom Vorhandensein eines Schlitzes im Marknagel abhängig, die Varus-Valgus-Biegesteifigkeit dagegen vom Durchmesser und der Wandstärke des Implantates, die axiale Steifigkeit im wesentlichen vom Durchmesser der Verriegelungsbolzen.

Literatur

1. Alho A, Moen O, Husby T, Rønningen H, Skjedal S (1992) Slotted versus non-slotted locked intramedullary nailing for femoral fractures. Arch Orthop Trauma Surg 111(2): 91–95
2. Beals N, Durham G, Lynch G (1990) Charakteristische mechanische Merkmale intramedullärer Verriegelungsnägel. Smith & Nephew Richards Inc, Memphis TN, USA
3. Böge A (1984) Mechanik und Festigkeitslehre. Viehweg, Braunschweig Wiesbaden
4. Brooker Af, Jr, Epps H, Constable D (1987) New tibial interlocking nail system. J Orthop Trauma 1(3): 257–259
5. Grundnes O, Reikeras O (1993) Effects of instability on bone healing. Acta Orthop Scand 64(1): 55–58
6. Henley MB, Monroe M, Tencer AF (1991) Biomechanical comparison of methods of fixation of a mid shaft osteotomy of the humerus. J Orthop Trauma 5(1): 14–20
7. Holzmann G, Meyer H, Schumpich G (1972) Technische Mechanik Teil 3: Festigkeitslehre. Teubner, Stuttgart
8. Höntzsch D, Weller S, Perren SM (1989) Der neue AO-Universalmarknagel für die Tibia. Akt Traumatol 19: 225–237
9. Johnson KD, Tencer AF, Sherman MC (1987) Biomechanical factors affecting fracture stability and femoral bursting in closed intramedullary nailing of femoral shaft fractures, with illustrative case presentations. J Orthop Trauma 1: 1–11
10. Kempf I, Grosse A, Lafforgue D (1978) L'apport du verrouillage dans l'enclouage centro-médullaire des os longs. Rev Chir Orthop 64: 635–651
11. Klein MPM, Rahn BA, Frigg R, Kessler S, Perren SM (1990) Reaming versus non-reaming in medullary nailing: interference with cortical circulation of the canine tibia. Arch Orthop Trauma Surg 109: 314–316
12. Krettek C, Haas N, Schandelmaier P, Frigg R, Tscherne H (1991) Der unaufgebohrte Tibianagel (UTN) bei Unterschenkelfrakturen mit schwerem Weichteilschaden. Unfallchirurg 94: 579–587
13. Küntscher G (1968) Die Marknagelung des Trümmerbruchs. Langenbecks Arch Chir 322: 1063–1069
14. Laurence M, Freeman MAR, Swanson SAV (1969) Engineering considerations in the internal fixation of fractures of the tibial shaft. J Bone Joint Surg [Br] 51: 754–768
15. Lhowe DW, Hansen ST (1988) Immediate nailing of open fracturs of the femoral shaft. J Bone Joint Surg [Am] 70: 812–821
16. Maatz R (1983) Zur Infekthäufigkeit nach gedeckter oder offener Nagelung geschlossener Frakturen. Akt Traumatol 13: 75–79

17. Mockwitz J, Börner M, Soldner E (1983) Indikationen für die Verriegelungsnagelung am Unterschenkel bei Trümmer-, Stück- und Etagenfrakturen. Hefte Unfallheilkd 161: 110–117
18. Molster AO, Gjerdet NR, Alho A (1984) Effect of Rotational Instability on the Healing of Femoral Osteotomies in Rats. 30th Annual ORS 246
19. Norusis MJ (1986) SPSS/PC+ for the IBM PC/XT/AT. Chicago SPSS Inc.
20. Schellmann WD, Klemm K, Vitali HP (1974) Die Verriegelungsnagelung des Unterschenkels. Hefte Unfallheilkd 119: 70–73
21. von Issendorf WD, Ritter G, Ahlers J, Kurock W (1987) Untersuchungen zu den Kräften beim Einschlagen von Unterschenkelmarknägeln Teil I. Unfallchirurg 90: 201–205
22. Woodard PL, Self J, Calhoun J, Tencer AF, Evans EB (1988) The effect of implant axial and torsional stiffness on fracture healing. J Orthop Trauma 1(4): 331–340

Die mechanische Testung des Pinless-Zangenfixateurs*

A.R. REMIGER[1], U. SCHLEGEL[2], R. FRIGG[2], S.M. PERREN[2] und B. CLAUDI[3]

[1] Klinik für Orthopädische Chirurgie, Kantonsspital, CH-9007 St. Gallen
[2] AO-Forschungsinstitut, Clavadelerstr., CH-7270 Davos-Platz
[3] Abt. für Unfallchirurgie, Klinik Dachau, D-85204 Dachau

Einleitung

Die Behandlung II – IIIgradig offener [8] und schwerer geschlossener (G3 oder IC 4/5) Unterschenkelfrakturen [18, 26] stellt nach wie vor ein Problem der Orthopädie und Traumatologie dar. Die Primärstabilisierung dieser Frakturen mit dem Fixateur externe ist u.a. eine Methode der Wahl. Radikale einmalige oder wiederholte Débridements von Weichteilen und Knochen sind notwendig und mitentscheidend für den Heilungsverlauf. Der Fixateur stabilisiert die Fraktur und kann entweder als endgültige Osteosyntheseform oder aber auch nur als temporärer Stabilisator für die Zeit der Weichteilkonsolidierung belassen werden. Wegen bekannter Komplikationen bei der Langzeitanwendung von Fixateuren wird der Fixateur meist nur vorübergehend eingesetzt. Auch die oft lange Heilungsdauer der ausschließlich mit dem Fixateur behandelten Frakturen läßt einen frühen Verfahrenswechsel empfehlenswert erscheinen. Nach der Weichteilkonsolidierung wird deshalb ein frühzeitiger Verfahrenswechsel auf den Marknagel angestrebt.

In der Literatur besteht nach wie vor die Diskussion über die sehr unterschiedlich hohen Infektraten (bis zu 40 %) nach sekundärer Marknagelung [3, 14, 17, 25]. Es ist dabei ein Zusammenhang dieser Infekte mit vorangegangenen Pinkanalinfekten herzustellen [16, 17]. Die Ursache der Pinkanalinfekte liegt in der transossären Pin- bzw. Drahtverankerung im Knochen: Der Markraum steht über diese Kortikalisperforationen mit den stets kontaminierten Weichteilen in Verbindung. Diese Kontamination kann bei der Marknagelinsertion auslösende Ursache für einen Markrauminfekt werden.

Der Pinless-Zangenfixateur

Diese Problematik führte zur Entwicklung eines neuen Fixateurtyps, welcher die Markraumperforation vermeidet. Die Grundidee war die Entwicklung eines Fixateurs, der bei minimaler Invasivität eine ausreichende temporäre Stabilisierung offener Unterschenkelfrakturen gewährt und gleichzeitig einen sicheren sekundären Wechsel auf den Marknagel erlaubt (Swiontkowski 1988, pers. Mittlg.). Mit der Idee, den Knochen nur von außen zu packen, war der sog. Pinless-Zangenfixateur (Synthes) geboren. Der Name „Pinless" kam zustande, weil keine der konventionellen Pins oder Drähte mehr zur Befestigung des Fixateurs am Knochen verwendet wur-

---

* Diese Arbeit wurde von der Deutschen Forschungsgemeinschaft (DFG), Bonn, unterstützt.

Hefte zu „Der Unfallchirurg", Heft 261
E. Schneider (Hrsg.), Biomechanik des
menschlichen Bewegungsapparates
© Springer-Verlag Berlin Heidelberg 1997

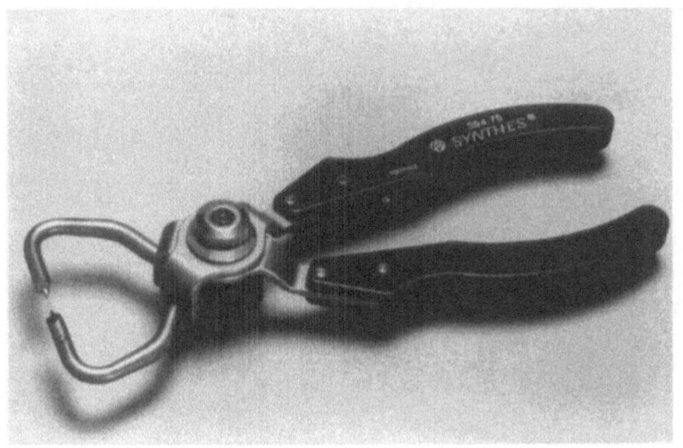

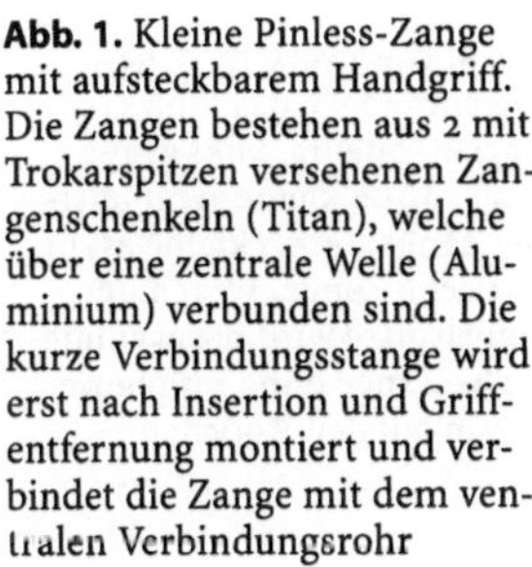

Abb. 1. Kleine Pinless-Zange mit aufsteckbarem Handgriff. Die Zangen bestehen aus 2 mit Trokarspitzen versehenen Zangenschenkeln (Titan), welche über eine zentrale Welle (Aluminium) verbunden sind. Die kurze Verbindungsstange wird erst nach Insertion und Griffentfernung montiert und verbindet die Zange mit dem ventralen Verbindungsrohr

den. Diese wurden durch stabile Zangen ersetzt, welche nur noch in der Knochenschale verankert sind, ohne diese zu durchbohren [6, 20, 23, 24].

Eine Zange besteht aus folgenden Teilen: 2 mit Trokarspitzen versehene Zangenschenkel (Titan) sind mit einem kurzen, schwenkbaren Verbindungsstab (Stahl) über eine zentrale Welle (Aluminium) verbunden. Mit dem aufsteckbaren Handgriff wird die Zange geöffnet bzw. geschlossen (Abb. 1). Die Zangen sind kombinierbar mit den Klemmbacken und Rohren des AO-Rohr-Fixateursystems (Synthes). Über 2 Stichinzisionen setzt man die Zange über der medialen Tibiafläche an. Eine Trokarspitze kommt in der ventralen und eine in der dorsomedialen Tibiakante zu liegen. Die Muskellogen am Unterschenkel bleiben dabei unverletzt (keine Muskeltransfixation). Die Handgriffe werden gegeneinander gepreßt und gleichzeitig Kippbewegungen um die Trokarspitzenachse der symmetrisch geformten Zangen ausgeführt (Abb. 2). Dadurch dringen die Spitzen in die Knochenkortikalis ein, ohne diese zu durchdringen. Unter gleichbleibender Spannung der Griffe wird die Mutter an der zentralen Welle angezogen und die Zange damit unter Vorspannung am Knochen fixiert. Die

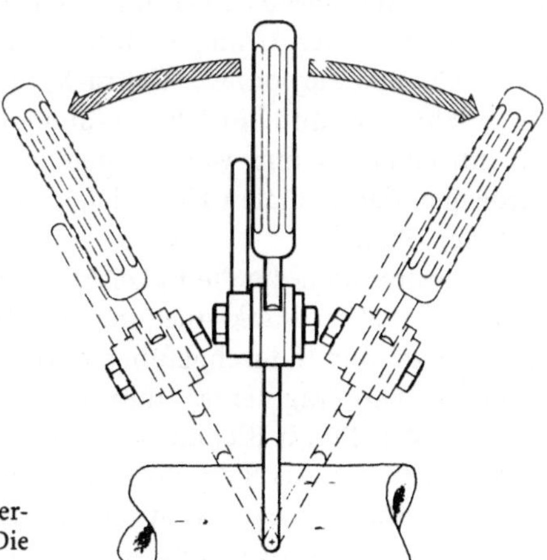

Abb. 2. Die Kippbewegungen um die Trokarspitzenachse bei der Insertion der symmetrischen Zangen verankern die Trokarspitzen in der Knochenkortikalis. Die Stabilität wird dadurch deutlich erhöht

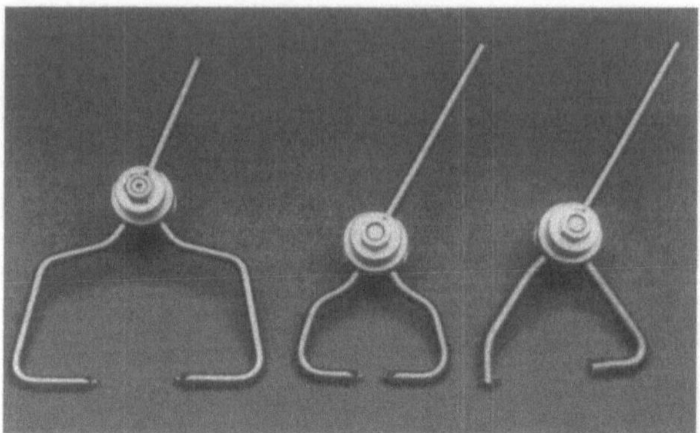

Abb. 3. Die 3 verschiedenen Zangenmodelle des Pinless-Zangenfixateurs. *links* große Zange, *Mitte* kleine symmetrische Zange, *rechts* kleine asymmetrische Zange. Wegen der Doppelspitze wird die asymmetrische Zange ohne Kippbewegungen auf den Knochen gepreßt

stabile Verankerung am Knochen wird durch Zug an der Zange oder durch das Anheben des Beines an derselben geprüft [20, 21]. Zusätzlich gibt es noch asymmetrische Zangen mit einer anderen Spitzenform speziell für den Tibiaschaft: Die Doppelspitze des einen Zangenschenkels „reitet" auf der Tibiavorderkante, die Trokarspitze des zweiten Zangenschenkels steckt in der dorsomedialen Tibiakante. Die Kippbewegungen entfallen, die asymmetrische Zange wird nur auf den Knochen gepreßt (Abb. 3).

Material und Methoden

In dieser In-vitro-Studie verglichen wir den experimentellen Zangenfixateur mit 2 in der Klinik gebräuchlichen Rahmenfixateuren, nämlich mit dem unilateralen AO-Rohr-Fixateur (Synthes) und dem Ultra-X-Fixateur (Howmedica). Der letztere kam v. a. zur temporären Frakturstabilisierung von Extremitätenfrakturen zum Einsatz [4] und eignete sich daher zum Vergleich für den ebenfalls als Kurrzeitstabilisator gedachten Zangenfixateur.

3 verschiedene Zangenmodelle (kleine und große symmetrische sowie kleine asymmetrische Zangen) (Abb. 3) wurden den Anordnungen des AO-Rohr- und Ultra-X-Fixateurs mit jeweils 4 5,0-mm-Schanz-Schrauben gegenübergestellt. Die Verbindungsrohre (1 oder 2) und Klemmbacken waren entweder aus Stahl (Pinless, AO-Rohr) oder aus Karbonfaser (Ultra-X). 4 Leichentibiapaare (Sektionsmaterial, Alter 29–73 Jahre, im Mittel 61 Jahre, radiologisch unterschiedliche Knochendichte) wurden mit einem 15 mm weiten Spalt in Schaftmitte versehen. Der Zangenfixateur wurde über der medialen Tibiafläche angebracht, die beiden Rahmenfixateure in der sagittalen Ebene.

Wir bestimmten die Steifigkeit der verschiedenen Fixateursysteme unter axialer Kompression, Vier-Punkt-Biegung in 2 Ebenen und Torsion. Die axiale Kompression wurde bis zu 1000 N durchgeführt, wobei die Kraft (N) gegen die Fragmentbewegung des proximalen Fragmentes (mm) gemessen wurde (axiale Steifigkeit). Die Biegung wurde als Vier-Punkt-Biegung parallel zu einer Referenzebene und senkrecht zu dieser durchgeführt. Als Referenzebene diente die Fläche zwischen der Knochenlängsachse und der Achse des ventralen Fixateurrohres. Es wurde ein maximales Biegemoment von 25 Nm ausgeübt. Die Torsion wurde an einer Handtorsionsmaschine bis zu einem möglichen Drehmoment von 44 Nm und zu einer möglichen Verdrehung von 60 Winkelgraden durchgeführt. Das distale Fragment war dabei fixiert, das proximale über einen 30 cm langen Hebelarm gegen das distale Fragment verdrehbar. Der Verdrehwinkel wurde gegen das Drehmoment mittels eines X-Y-Schreibers aufgezeichnet (Torsionssteifigkeit).

Mit den Titanzangen wurden Ausreißversuche an weiteren 4 Leichentibiapaaren durchgeführt. Diese Messungen erfolgten in Abhängigkeit vom Knochendurchmesser (proximale Tibia: D_{max} = 3,3 cm; distale Tibia am geringsten Tibiadurchmesser: D_{min} = 2,2 cm) und von der Anzahl der Kippbewegungen (0, 2, 5, 10, 20) beim Einbringen der Zangen. Die Ausreißgeschwindigkeit war 5,0 mm/min. Die einwirkende Kraft wurde axial auf die Zange und senkrecht zur Tibialängsachse appliziert.

	Biegung (Nm/ mm)		Komp. (N/ mm)	Torsion (Nm/Grad)	Ausreisskraft (N)	
	parallel	senkrecht			Dmax	Dmin
45 mm	8.9±0.6	4.4±0.3	59±4	1.02±0.06		
U	3.4±0.6	1.8±0.2	19±2	0.84±0.12		
	11.4±1.3	5.2±0.3	113±10	1.09±0.06		
	7.0±0.3	1.9±0.1	21±1	0.97±0.10	693±42	681±44
	7.9±0.5	2.1±0.1	29±1	0.99±0.08		
	6.3±0.4	2.2±0.4	21±1	0.97±0.14	598±45	457±68
70 mm	8.8±0.4	2.4±0.2	31±1	0.94±0.06		
U	3.8±0.4	1.2±0.1	13±1	0.71±0.09		
	11.9±0.8	3.3±0.4	47±2	0.98±0.06		
	5.2±0.1	1.2±0.1	13±1	0.40±0.03	759±57	448±64
	5.6±0.4	1.4±0.1	17±1	0.46±0.04		

Abb. 4. Steifigkeitswerte des Zangenfixateurs mit kleinen und großen Titanzangen im Vergleich zum AO-Rohr-Fixateur und Ultra-X (Mittelwerte ± Standardfehler; n = 8) (*Komp.* Kompression; D_{max} maximaler, mit der Zange gefaßter Tibiadurchmesser; D_{min} geringster Tibiadurchmesser; *U* Ultra-X-Fixateur). 45 mm bzw. 70 mm entsprechen den jeweiligen Knochen-Rohr-Abständen. Die angegebenen Ausreißkräfte der verschiedenen symmetrischen Zangen wurden nach 20 Kippungen ermittelt. Der *obere Zahlenblock* zeigt die Ergebnisse der kleinen Zangen, der *untere* die Resultate der großen Zangen

Die statistischen Vergleiche wurden mit der Varianzanalyse und dem Duncan Multiple Comparison Test bei einem Signifikanzlevel von $p \leqq 0{,}05$ durchgeführt.

Resultate

Die Meßergebnisse sind in Abb. 4 systematisch dargestellt. Die kleinen und großen Zangen werden den anderen Fixateuren gegenübergestellt.

Der Pinless-Zangenfixateur aus Titan (4 Zangen, 1 oder 2 Verbindungsrohre) war dem AO-Rohr-System in der Steifigkeit unterlegen. Der Schwachpunkt des Pinless war die Axialsteifigkeit (analog den Stahlmodellen) und die Biegesteifigkeit senkrecht zur Referenzebene. Bei der Biegung parallel zur Referenzebene näherten sich beide Fixateure in ihren Steifigkeitswerten an, bei der Torsion gab es keine signifikanten Unterschiede zwischen dem Pinless- und dem AO-Rohr-Fixateur.

Verglichen zum Ultra-X war der Zangenfixateur diesem mindestens ebenbürtig oder überlegen (Biegesteifigkeit parallel zur Referenzebene). Nur die großen Zangen waren unter Torsionsbelastung schwächer als der vergleichbare Ultra-X. Es wurden aber nur Ein-Rohr-Konstruktionen zwischen dem Pinless und dem Ultra-X verglichen.

Die Pinless-Varianten mit 2 Rohren waren nur unter axialer Kompression den Ein-Rohr-Konstruktionen signifikant ($p < 0{,}05$) überlegen. Bei der Torsion und der Biegung senkrecht zur Referenzebene gab es bezüglich der Steifigkeit keine signifikanten Unterschiede.

Insgesamt waren die kleinen Zangen signifikant steifer als die großen. Die Kombination von 2 symmetrischen (proximal und distal) und 2 asymmetrischen (Tibiaschaft) kleinen Zangen erwies sich als die praktikabelste und stabilste Kombination (Abb. 5). Allerdings zeigte sich kein signifikanter Unterschied zu der Zangenkombination von 4 symmetrischen kleinen Zangen.

Die Ausreißversuche ergaben eine Abhängigkeit von der Zangengröße, vom Knochendurchmesser und von der Anzahl der Kippbewegungen beim Einbringen der Zange. Die Ausreißkraft aller Zangen an einem großen Tibiadurchmesser (D_{max}) war nicht signifikant unterschiedlich. Am kleinsten Tibiadurchmesser (D_{min}) waren die

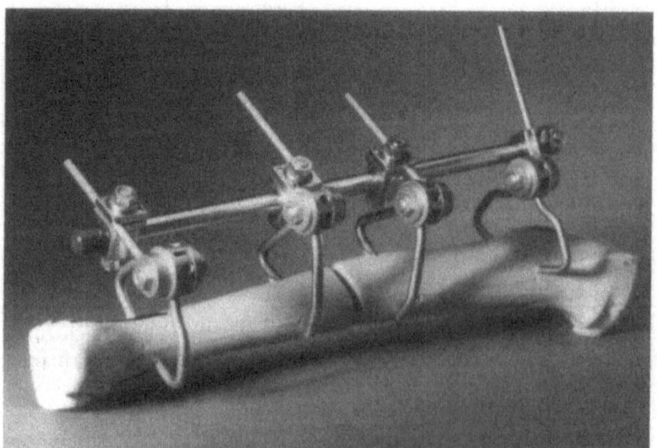

Abb. 5. Pinless-Zangenfixateur mit 4 kleinen Zangen und einem Verbindungsrohr: Die beiden asymmetrischen Zangen sind im Bereich des Tibiaschaftes lokalisiert. Diese Zangenkombination erwies sich auch im klinischen Alltag als die praktikabelste und stabilste Konstruktion

Abb. 6. Die Ausreißkräfte der kleinen und großen Titanzangen in Abhängigkeit von der Anzahl der Kippbewegungen gemessen am proximalen Tibiadrittel (Mittelwerte ± Standardfehler; n = 8): ohne Kippbewegungen war die asymmetrische Zange die stabilste (p < 0,05). Bereits mit 5 Kippbewegungen erreicht man eine deutliche Stabilitätserhöhung, verglichen mit dem alleinigen Anpressen der Zangen ohne Kippbewegungen auf dem Knochen

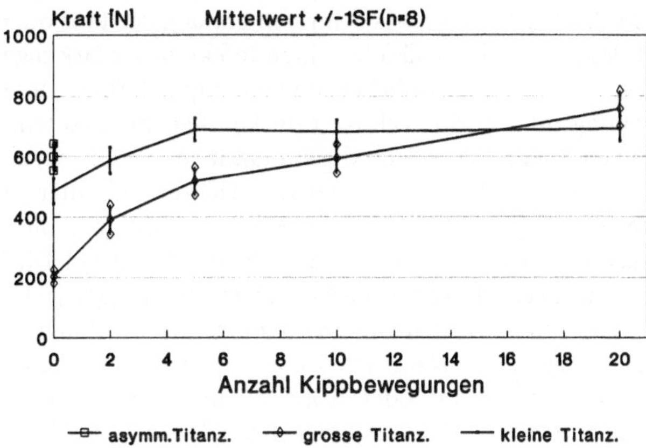

kleinen den großen Zangen signifikant überlegen (Abb. 4). Ohne Kippbewegungen war die asymmetrische Zange die stabilste (p < 0,05). Die Ausreißkraft verdoppelte sich nahezu mit dem Durchführen von nur wenigen Kippbewegungen. Die großen Zangen erreichten im Mittel ohne Kippbewegungen 203 N, mit 5 Kippungen dagegen 517 N (Abb. 6). Der Ausriß erfolgte überwiegend an der mediodorsalen Kante mit einem Gleiten der Trokarspitze entlang der Kortikalis. Vorher kam es zur elastischen Deformation der Zangen. Ein Ausbrechen eines Knochenfragmentes ereignete sich nie.

Mit den Trokarspitzen v. a. der kleinen Zangen perforierte man mehrfach die Metaphyse der osteoporotisch veränderten Knochen. Dies war deutlich abhängig von der Anzahl der Kippbewegungen. Bei 2–5 Kippbewegungen kam es zwar zu Knochenspanbildung, aber nie zur Perforation. Dagegen wurde mit 20 Kippbewegungen 8mal die Kortikalis perforiert (8 Perforationen bei 88 Versuchen).

Diskussion

Der Fixateur externe hat weiterhin seine Indikationen bei II–IIIgradig offenen und schweren geschlossenen Unterschenkelfrakturen [18, 26]. Die Tendenz zu einem frühen Wechsel vom äußeren Festhalter zu einer internen Osteosyntheseform ist nicht neu [14] und nahm in den letzten Jahren wieder zu [2, 11, 13, 16, 17, 25, 27]. Der Grund dafür ist die hohe Rate an Komplikationen bei der Langzeitanwendung von Fixateuren [7]. Probleme wie Pinkanalinfekte, Pinlockerungen, Repositionsverluste, verzögerte Heilung und Immobilitätsschäden der Nachbargelenke führen oft zu Folgeoperationen. Der frühe Verfahrenswechsel bietet die Möglichkeit, diese Nachteile einzuschränken bzw. zu umgehen. Als definitive Osteosyntheseform bietet sich an der Tibia der Marknagel an. Die Methode des sekundären Verfahrenswechsels hat aber ihre Probleme mit den nicht unbedeutend hohen Infektraten nach sekundärer gebohrter Marknagelung [3, 14, 17, 25]. Es besteht ein klarer statistischer Zusammenhang zwischen diesen Infekten und vorangegangenen Pinkanalinfekten [16]. Die Ursache dafür liegt in der konventionellen transossären Pinverankerung im Knochen. Der Markraum wird eröffnet und vom Implantat durchbohrt, eine Kontamination des Markraumes via Bohrloch entlang der Pins oder Drähte ist möglich. Damit ist das potentielle Risiko für einen Infekt nach Marknagelung gegeben. Die perioperative Antibiotikaprophylaxe und ein implantatfreies Intervall zwischen Fixateurentfernung und Marknagelinsertion konnten die Inzidenz dieser Komplikation zwar senken, aber nicht vollständig eindämmen [2, 12, 13, 19, 28]. Inwieweit die ungebohrte Marknagelung beim Verfahrenswechsel die Infekthäufigkeit senkt, bleibt abzuwarten. Kürzlich berichteten Höntzsch u. Weller über Infektraten von nur 1,8 % beim Wechsel vom Fixateur auf den gebohrten Marknagel. Die Verwendung der ungebohrten Nageltechnik senkte die Infektrate gar auf 1,2 % [11].

Der Pinless-Fixateur soll mit dem Prinzip der Zangenfixation die Markraumeröffnung vermeiden. Natürlich ist es möglich, bei osteoporotischen Knochen durch genügend hohe Kraft oder große Anzahl von Kippbewegungen die Knochenkortikalis zu perforieren (Trokarspitzen!). Bei den In-vitro-Versuchen (hohes Knochenalter) traten alle Perforationen im metaphysären Anteil der Tibia auf, wo die Kortikalis am dünnsten war. Es sollten deshalb nur wenige Kippbewegungen an der Metaphyse und am osteoporotischen Knochen durchgeführt werden.

Verglichen mit den meisten bisherigen Fixateuren wurde beim Pinless die Handhabung eines Fixateurs im allgemeinen vereinfacht: Die Zangen werden von Hand am Knochen befestigt, ein Bohrer ist nicht nötig. Die Fraktur muß nicht, wie bisher, vor der Zangeninsertion reponiert werden, da die kurzen schwenkbaren Verbindungsstäbe eine nachträgliche Reposition in alle Richtungen zulassen. Eine ungünstige Positionierung der Zangen kann ohne Schwächung des Knochens (Bohrlöcher verringern die Knochenfestigkeit) im Bedarfsfall korrigiert werden. Die schwenkbaren kurzen Stäbe erlauben zudem eine problemlose anteromediale Positionierung der Verbindungsrohre, auch wenn 2 Rohre parallel verwendet werden. Mit der Entwicklung von asymmetrischen Zangen wird die Irritation der Weichteile am Übergang vom proximalen zum mittleren Unterschenkeldrittel (Wadenmuskulatur) deutlich verringert.

Die Zangenfixation hat allerdings auch Nachteile: Zum einen sind 2 Hautinzisionen pro Zange nötig, zum anderen ist die Steifigkeit geringer wie bei vielen anderen konventionellen Fixateuren. Bei gleichem Rohr-Knochen-Abstand ist die freie Biegestrecke der Zange immer größer als die der Schanz-Schrauben. Damit ist die Stabilität der Zangen auch bei gleichem Schrauben- bzw. Zangenschenkeldurchmesser geringer. Das vermeintlich erhöhte Risiko von Hautirritationen um die Zangenschenkel kann durch quere Hautinzisionen reduziert werden. Oberflächliche Zangenkanalinfekte können allerdings trotz Titan nicht ausgeschlossen werden, eine intramedulläre Kontamination oder Infektion wird aber verhindert. Bei Langzeitanwendungen über 6 Wochen wurden Osteolysen der Kortikalis um die Zangenspitzen beschrieben [21].

Betrachtet man die geringere Steifigkeit des Zangenfixateurs genauer, so ist die Axialsteifigkeit eindeutig der Schwachpunkt. Dies sollte aber für eine temporäre Frakturstabilisierung von geringerer Bedeutung sein, im Gegensatz zur Biegesteifigkeit. Bei den oben beschriebenen Frakturen ist eine unmittelbare Gewichtsbelastung und Mobilisation eher nicht die Regel. Erst nach der Weichteilkonsolidierung und somit nach der Phase der vorübergehenden Fixierung im Zangenfixateur nimmt die Gewichtsbelastung im Bein zu. Die geringe Axialsteifigkeit relativiert sich also. Voraussetzung für die Anwendung ist natürlich eine ausreichende Stabilisierung durch den äußeren Spanner ohne nachfolgenden Repositionsverlust. Dazu ist eine genügend hohe Biegesteifigkeit nötig, um die einwirkenden Biegemomente zu neutralisieren. Es bleibt ferner zu berücksichtigen, daß hier die mechanisch ungünstigste Konstellation einer Tibiaschaftfraktur (mit Knochendefekt) getestet wurde. In dieser Situation trägt der Knochen selbst keinen Anteil zur Stabilität bei, da eine Kraftübertragung über die Tibia wegen des Defektes nicht stattfinden kann.

Die höchste Steifigkeit erreicht man mit den kleinen Zangen in der Anordnung von je einer symmetrischen Zange proximal und distal sowie von 2 asymmetrischen Zangen am Tibiaschaft (Abb. 5). Die exakte Insertionstechnik mit Kippbewegungen der symmetrischen Zangen und das Fassen eines größtmöglichen Knochendurchmessers erhöhen die Stabilität der Zangenfixation deutlich. Mit einem zweiten Rohr kann nur ein signifikanter Steifigkeitszuwachs für die Axialsteifigkeit erreicht werden. Da diese Steifigkeit von untergeordneter Bedeutung für die primäre temporäre Stabilisierung ist, kann eine zweite Stange somit auch aus der Montage weggelassen werden. Zudem stellt die Zange das schwächste Glied in der Montage des Pinless-Fixateurs dar, nicht das ventrale Verbindungsrohr.

Die geringere Steifigkeit bedingt allerdings eine Begrenzung der Anwendungsbereiche des Zangenfixateurs. So kann z. B. eine interfragmentäre Kompression, die zur Arthrodese notwendig ist oder bei der Pseudarthrosenbehandlung gewünscht wird, mit dem Zangenfixateur nicht ausgeübt werden; ebensowenig kann die Vielseitigkeit eines Ilisarow-Ringfixateurs erreicht werden. Dies ist und war jedoch zu keinem Zeitpunkt das Ziel des Zangenfixateurs.

Klinische Anwendungsmöglichkeiten des Pinless bestehen in der akuten temporären Stabilisierung von Unterschenkelfrakturen, bei denen eine primäre interne Osteosynthese wegen kritischer Weichteilverhältnisse riskant ist oder die Versorgung anderer schwerer Verletzungen Vorrang hat (Abb. 7). Ist eine Weiterversorgung der Unterschenkelfraktur an einer anderen Klinik geplant, bietet der Pinless eine einfache Primärversorgung, welche alle weiteren Versorgungsmöglichkeiten offenläßt. Ein Verfahrenswechsel sollte aber so früh wie möglich erfolgen. Weitere Einsatzmöglichkeiten bestehen bei der freischwebenden Lagerung der unteren Extremität. Diese Lagerungshilfe ist oftmals nötig bei Weichteilverletzungen (Kompartmentsyndrom, Verbrennungen) oder Weichteilrekonstruktionen [21]. Bei Brandverletzungen kann das Problem der Pinkanalinfekte mit den bisherigen Fixateuren reduziert oder sogar vermieden werden [15]. Zusätzliche Möglichkeiten bietet der Zangenfixateur als Repositionshilfe und Zusatzstabilisation bei sekundär dislozierten proximalen Unterschenkelfrakturen, welche mit dem Marknagel stabilisiert wurden [9]. Die Extensionsbehandlung mit einer Zange am Kalkaneus oder Tibiakopf wurde ebenso beschrieben [10, 22]. Durch die einfache Handhabung ist ein Einsatz im Katastrophenfall auch außerhalb der Klinik denkbar. Insgesamt aber bietet der Pinless-Zangenfixateur ein neues externes Fixationsprinzip, welches den Knochen und die umgebenden Weichteile schont und damit das Repertoire der biologischen, minimal invasiven Osteosynthese ergänzt. Diese Resultate sollen helfen, die Anwendung des Pinless-Fixateurs auf spezielle Indikationen zu limitieren und eine Überforderung des Zangenfixateurs zu verhindern.

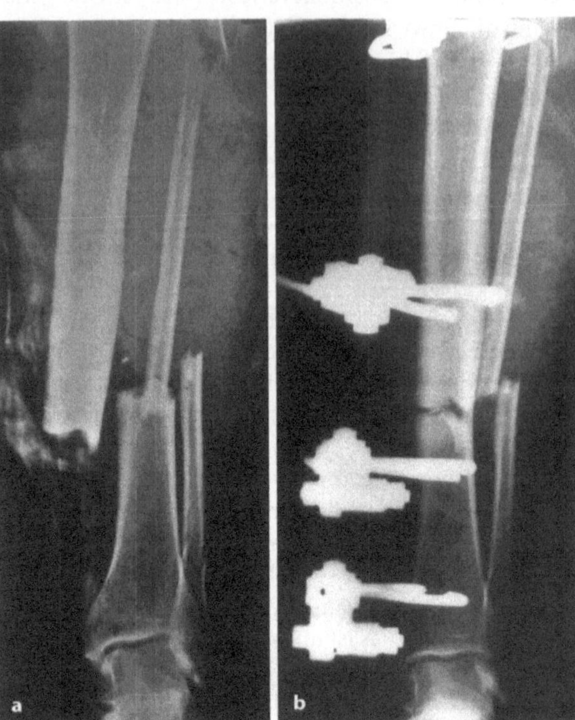

Abb. 7. a–d Temporäre Frakturstabilisierung mit 4 Zangen und einem Rohr. Nach der Weichteilkonsolidierung erfolgte der Wechsel vom Pinless-Fixateur auf den Marknagel bei liegendem Fixateur

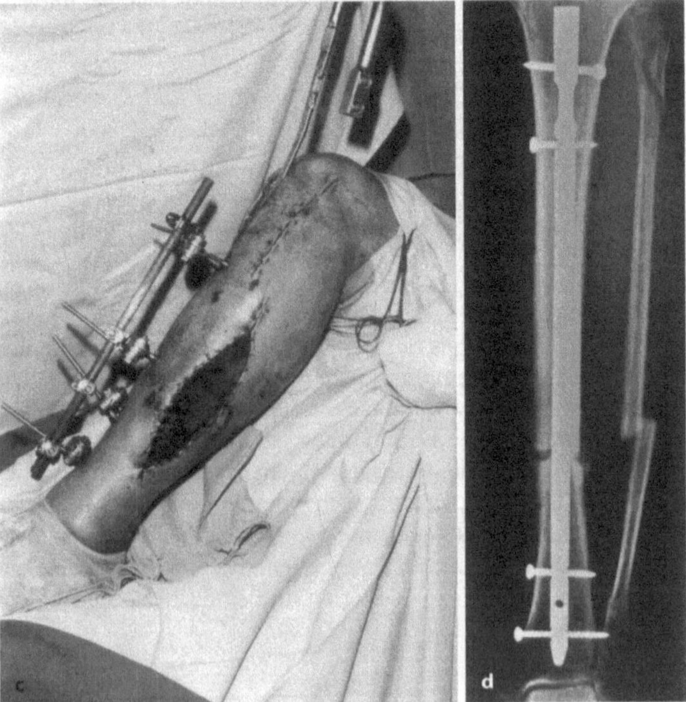

Zusammenfassung

Bei bestimmten Indikationen und Anwendungsbereichen stellt der Pinless-Zangenfixateur eine Alternative zu den herkömmlichen Fixateuren mit Schrauben und Drähten dar. Der hier durchgeführte Vergleichstest mit 2 in der Klinik gebräuchlichen Fixateurtypen zeigt einerseits die Schwächen des Pinless-Fixateurs (Synthes) im Vergleich zum AO-Rohr-Festhalter (Synthes) und andererseits die Ebenbürtigkeit zum Ultra-X-Fixateur (Howmedica), welcher ebenso zur temporären Frakturstabilisierung entwickelt wurde. Demnach ist der Pinless-Fixateur stabil genug für die temporäre Stabilisierung offener oder geschlossener Unterschenkelfrakturen bei nicht gewichtbelastenden Patienten. Weitere mögliche Anwendungen als Lagerungs- und Repositionshilfe sowie als Zusatzstabilisator zu internen Fixationen und als Extensionszange sind denkbar. Die Voraussetzungen für eine ausreichende Stabilität sind die richtige Zangenwahl, die exakte Lokalisation der Zangen am Knochen und die korrekte Insertionstechnik (Kippbewegungen, Stabilitätsprüfung).

Literatur

1. Behrens F, Searls K (1986) External fixation of the tibia. Basic concepts and prospective evaluation. J Bone Joint Surg (Br) 68: 246–254
2. Blachut PA, Meek RN, O'Brien PJ (1990) External fixation and delayed intramedullary nailing of open fractures of the tibial shaft. A sequential protocol. J Bone Joint Surg (Am) 72: 729–735
3. Bone L, Johnson K (1986) Treatment of tibial fractures by reaming and intramedullary nailing. J Bone Joint Surg (Am) 68: 877–887
4. Bosse MJ, Holmes C, Vossoughi J, Alter D (1994) Comparison of the Howmedica and Synthes military external fixation frames. J Orthop Trauma 8: 119–126
5. Fischer MD, Gustilo RB, Varecka TF (1991) The time of flap coverage, bone grafting, and intramedullary nailing in patients who have a fracture of the tibial shaft with extensive soft-tissue injury. J Bone Joint Surg (Am) 73: 1316–1322
6. Frigg R (1989) Pinless external fixator. International patent
7. Green SA (1983) Complications of external skeletal fixation. Clin Orthop 180: 110–116
8. Gustilo RR, Anderson JT (1976) Prevention of infection in the treatment of one-thousand and twenty five open fractures of long bones. J Bone Joint Surg (Am) 58: 453–458
9. Haas N, Schütz M, Wagenitz A, Krettek C, Südkamp N (1994) Routine application of the pinless external fixator. Injury 25 (Suppl 3): 3–7
10. Höntzsch D, Weller S (1995) Verfahrenswechsel vom Fixateur externe zur aufgebohrten versus unaufgebohrten Marknagelung an Femur und Tibia. Jahrestagung DGU, Berlin S 11
11. Heim D, Weymann A, Schütz M, Matter P (1994) Pinless calcaneal traction: a preliminary report. J Orthop Trauma 8: 338–342
12. Johnson EE, Marder RA (1987) Open intramedullary nailing and bone-grafting for non-union of tibial diaphyseal fracture. J Bone Joint Surg (Am) 69: 375–380
13. Johnson EE, Simpson LA, Helfet DL (1990) Delayed intramedullary nailing after failed external fixation of the tibia. Clin Orthop 253: 251–257
14. Karlstroem G, Olerud S (1983) External fixation of severe open tibial fractures with the Hoffmann frame. Clin Orthop 180: 68–78
15. Mackowski MS, Drücke D, Vogt PM, Steinau HU (1994) Application of the pinless external fixator in severely burned patients. Injury 25 (Suppl 3): 30–33
16. Maurer DJ, Merkow RL, Gustilo RB (1989) Infection after intramedullary nailing of severe open tibial fractures initially treated with external fixation. J Bone Joint Surg (Am) 71: 835–838
17. McGraw JM, Lim EVA (1988) Treatment of open tibial-shaft fractures. External fixation and secondary intramedullary nailing. J Bone Joint Surg (Am) 70: 900–911
18. Müller ME, Allgöwer M, Schneider R, Willenegger H (1992) Manual of internal fixation. Springer, Berlin Heidelberg New York Tokyo, pp 151–157
19. Puno RM, Teynor JT, Nagano J, Gustilo RB (1986) Critical analysis of results of treatment of 201 tibial shaft fractures. Clin Orthop Relat Res 212: 113–121

20. Remiger A, Schlegel U, Frigg R, Perren SM, Claudi B (1992) Biomechanik des schraubenlosen Zangenfixateurs. Langenbecks Arch Chir (Suppl) 67–74
21. Remiger AR, Magerl F (1994) The pinless external fixator – relevance of experimental results in clinical applications. Injury 25 (Suppl 3): 15–29
22. Schütz M, Bühler M, Swiontkowski MF, Matter P (1994) Documentation. Injury 25 (Suppl 3): 34–37
23. Stene MG, Frigg R, Schlegel U, Swiontkowski MF (1992) Biomechanical evaluation of the pinless external fixator. Injury 23 (Suppl 3): 9–27
24. Swiontkowski MF, Stene MG, Frigg R, Schlegel U, Perren SM (1992) Biomechanical and histological evaluation of the pinless external fixator. J Orthop Trauma 6: 510
25. Törnqvist H (1990) Tibia nonunions treated by interlocked nailing: Increased risk of infection after previous external fixation. J Orthop Trauma 4: 109–114
26. Tscherne H, Oestern HI (1982) Die Klassifizierung des Weichteilschadens bei offenen und geschlossenen Frakturen. Unfallheilkunde 85: 111–115
27. Weise K, Weller S, Ochs U (1993) Verfahrenswechsel nach primärer Fixateur externe-Osteosynthese beim polytraumatisierten Patienten. Akt Traumatol 23: 149–168
28. Wheelwright EF, Court-Brown CM (1992) Primary external fixation and secondary intramedullary nailing in the treatment of tibial fractures. Injury 23: 373–376

Teil III. Modelle und Simulationen in der Biomechanik

Simulation of Self-Organization and Functional Adaptation in Bone

R. Huiskes

Biomechanics Section, Institute of Orthopaedics, University of Nijmegen, P.O. Box 9101, 6500 HB Nijmegen, The Netherlands

Introduction

The adaptive remodelling capacities of bone are immensely important for orthopedic surgery. It has long been known that bones adapt to the functional mechanical demands to which they are exposed. Reduced mobility and lack of weight causes osteoporosis – loss of bone mass. Excessive training increases bone mass, bones affected by trauma outgrow their maldeformities and teeth subjected to abnormal external forces migrate through the jaw bone. This principle of functional adaptation in bones has become known as Wolff's law. Many orthopedic surgical procedures are based upon its workings.

Wolff's law is also important for the success for failure of joint replacement. Artificial joint components transfer stress to the bone tissues to which they are bonded. When these stresses are abnormal – nonphysiological – the bone tissue adapts locally by resorption or deposition of bone (Rosenberg 1989; Sumner et al. 1992). Because the artificial components do not adapt, the bone remodelling process may result in a loss of fixation and, eventually, failure of the replacement. The stress distribution around a prosthesis depends on the joint loads, but also on the prosthesis design, material properties, and bonding characteristics (Huiskes 1991). Hence, the adaptive process is also governed by these factors. For example, the femoral stems in total hip replacements are known to reduce the stresses in the bone surrounding the implant, relative to normal conditions ("stress shielding"). The degree of stress shielding depends on the stiffness of the stem, i.e., a stiffer stem leads to greater stress reduction than a flexible stem (Huiskes et al. 1992). It has been shown in animal experiments (Bobyn et al. 1990) and in clinical radiographic studies (Engh and Bobyn 1988) that stiffer stems produce more bone resorption than flexible ones, thus confirming the assumed relationship between bone stresses and functional adaptation.

Awareness of these relationships is important in orthopedic surgery, as "it is possible theoretically to predict the therapeutic result to be obtained by taking full advantage of the remodelling force" (Wolff 1892; p. 87 in the translation by Macquet and Furlong). However, Wolff has not provided the means of actually predicting the outcome of adaptive remodelling processes, other than in a general qualitative sense. In contemporary clinical orthopedics, Wolff's law is a passive asset: bone remodelling phenomena seen in patients are often understood as typical demonstrations of Wolff's law. This adds to the intuitive awareness of the surgeon and thus to the art of orthopedic intervention. However, actual predictions are hardly ever made, certainly not in a quantitative sense. Still, as Wolff suggested 100 years ago, the theoretical possibility for actual predictions does exist. All it requires is a "quantitative formulation

Hefte zu „Der Unfallchirurg", Heft 261
E. Schneider (Hrsg.), Biomechanik des
menschlichen Bewegungsapparates
© Springer-Verlag Berlin Heidelberg 1997

of Wolff's law" (Hayes and Snyder 1981), in which the relationship between bone stresses and remodelling is described mathematically. Studies attempting to reach this goal have been performed during this century (Treharne 1981; Roesler 1987). In recent years, new advances have been made, largely owing to the possibilities of mathematical simulation offered by computers. These conditions, together with the increasing popularity of total joint prostheses, have created a new interest in the research pathways that were first taken by Wolff and his contemporaries. These advances, their prospects, and the scientific controversies and debates they created, are briefly discussed in this article.

The Biological Control Process and Its Goal

A key factor in the development of Wolff's law was the discovery by Meyer and Culmann (described by Wolff in 1892) of the similarity between the trabecular structure in the proximal femur, seen in the anatomic specimens of Meyer, and the stress trajectories calculated in the mathematical models of Culmann. Wolff saw proof in this similarity for his trajectorial hypothesis, and this led to the notion that the shape and internal structure of bones are optimized relative to functional – or mechanical – requirements. This was not a new idea; much earlier the notion of functional optimization in organisms had been considered (Roux 1881).

In recent years, structural optimization has become very important in science and technology, notably to find the best combination of parameters for systems in which the variables are interdependent. For example, airplane wings are optimized to provide both adequate strength and minimal weight. To accomplish that, these two design goals are described mathematically and the best solution for the combination of the relevant design parameters is determined in a computer optimization procedure. This information is then applied in the design and in the eventual assembly.

Although the mathematics of such a procedure may escape many a person, the concept as a whole of it is quite straightforward. The reverse process, however, is not simple at all, not even in principle. How does one infer from the shape and the structure of an airplane wing that adequate strength and minimal weight were the optimization goals of its design, assuming that this was unknown? Of course, it makes sense, and hence is not hard to guess, particularly not for a bird watcher! But how to assess it unequivocally? This is precisely the question we are faced with when considering the shape and structure of bones as optimized relative to mechanical function. And since bones do not speak, and their designer is not available for questioning, the only way left open for an answer is to assume optimization goals that make sense, see what kind of structure these would produce in an optimization process, and compare that to reality. In this way, it was discovered that the optimal structure for a long, prismatic member which is to have minimal weight and optimal resistance against multiple-plane bending, torsion, and axial loading, is a hollow shaft, similar to the diaphysis of a bone (Wainwright et al. 1976). However, a similar explanation for the metaphyseal and epiphyseal structure of bones has not been found, sensible qualitative explanations notwithstanding (Currey 1984).

Wolff's trajectorial hypothesis suggests that the density, thickness, and relative orientations of trabeculae are optimized to provide for minimal weight and minimal stresses. However, no one has yet formulated these optimization criteria mathematically and shown that the actual trabecular bone structure is what one obtains in an optimization procedure. Hence, the questions whether bones are optimal structures, and if so, for what goals, precisely, have no definite answers as yet. Nevertheless, observations such as Wolff's trajectorial hypothesis are too realistic to be merely fortuitous, and provide excellent guidelines for directions of research. In my opinion, given the progressive development of computer methods, the answer is only a matter of time. As we will see later in this article, we are well on our way already.

A much more complicated question than what they are formed for, is how bones are formed. For those who reject the (literally) "deus ex machina" for an answer, the scale of this question can hardly be exaggerated. This structure is subject to development during growth, maintenance in normal bone turnover and adaptation after a change of function. These activities are all performed by cells having a relatively small range of influence, but together they all contribute to the "masterplan" of the construction. It is very unlikely that the activity of every cell toward the realization of the masterplan is preprogrammed in and governed by the genes (Carter et al. 1991). Hence, an image emerges of an analogy, whereby millions of bricklayers, each having a few of bricks and a bit of mortar at his disposal, together produce a building without continuing guidance from a central authority. The assumption that adequate development, maintenance, and adaptation of constructions can be organized in this way is of a staggering implication. Nevertheless, this implication is precisely what Wolff accepted when he wrote that "the outstanding efficacy in providing everywhere the most appropriate element up to the last molecule and the finest structural detail can no longer be considered as teleological, but as mechanical," a notion he based on Roux (1881). So the question in our time and age is whether we can devise, conceptually, a realistic biological control process based on individual local cell activity, which produces, maintains, and adapts a functionally fit structure such as bone. As we will see below, the answer to this question is beginning to lean towards the affirmative.

Characteristics of a Biological Control Process

The conceptual characteristics of a biological control process of the kind discussed in the previous section are illustrated in Fig. 1. For such a process to work requires actors, sensors, and signals. The whole idea of functional adaptation, when this function is a mechanical one, presumes that the signal is also mechanical and can be evaluated locally by a sensor. Every local mechanical signal conceivable derives its value from the external loads, shape, and internal structural organization of the whole bone. Conversely, every contribution of a single actor in resorption or deposition of bone affects the shape or internal structure of the bone as a whole, and hence indirectly influences the signal values in every location. This means that although the bone remodelling "unit" is a local one, every unit is coupled to the others by the mechanics of the whole bone. This is an important conclusion out of this simple conceptual scheme, because it already presents the key for an answer to the questions posed in the previous section.

The actors in this biological control process are, no doubt, the osteoclasts and the osteoblasts. Less certainty exists about the nature of the sensors (or mechanorecep-

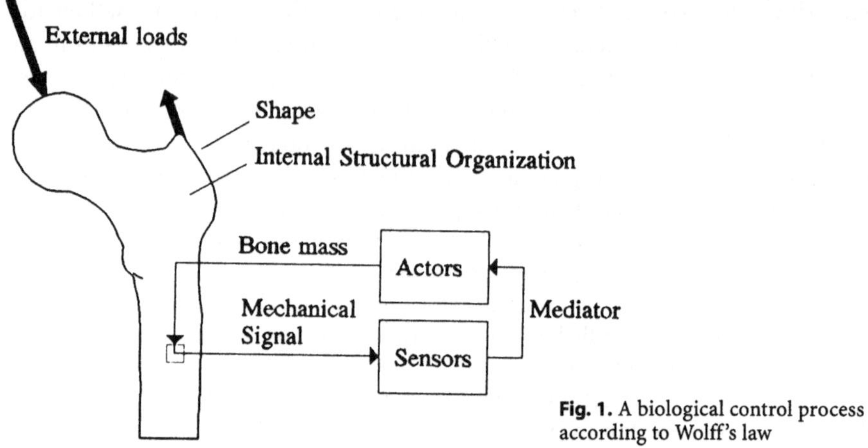

Fig. 1. A biological control process according to Wolff's law

tors). It may be that the osteoclasts play a role here as well, but it is widely assumed that the osteocytes, in combination with the lining cells, are the best candidates for this function (Mullender and Huiskes 1995). Owing to their placement and morphology they could well function as "strain gauges" (Cowin et al. 1991), and it is hard to imagine what else they would be for.

The mediator, the biochemical messenger which is used by the sensor to stimulate the actors, is also unknown. Possibly prostaglandins play a role here (Rodan et al. 1975; Binderman et al. 1984). The most prominent unknown in the scheme, however, is the mechanical signal, the variable derived from the mechanical loads which triggers the biological process. Of course, the number of candidates for this role is limited. The immediate mechanical effects of loading a bone are deformations, mathematically represented by local strains. These deformations cause stresses, they store and release elastic energy, dissipate energy in the form of fluid flow, electromechanical transformations, or heat, they pressurize cells and generate microcracks. These phenomena all relate to the magnitudes (or amplitudes) of the local strains, but some also depend on other variables such as strain rates, frequencies, or number of loading cycles. They could all, hypothetically, be sensed by cells, but there is not enough evidence yet to prefer one over the other.

From a theoretical point of view, it makes sense to consider strain as the basic mechanical signal, because, as has been said, it is the immediate local effect of external bone loading. For the sake of simplicity, we may consider an arbitrary strain component as a periodic function in time $\varepsilon(t)$, eveloped in a Fourier series

$$\varepsilon(t) = \sum_{i=1}^{n} \bar{\varepsilon}_i \cos(\omega_i t), \tag{1}$$

with $\bar{\varepsilon}_i$ the amplitudes and ω_i the frequency spectrum. If the remodelling signal is related to the magnitudes of the load, then only the amplitudes would play a role. However, if it is related to loading rates, the derivative of the strain signal is important, which is proportional to the product of amplitudes and frequencies $\bar{\varepsilon}_i \omega_i$. It is fairly certain that static load alone presents no stimulus for bone remodelling (Lanyon and Rubin 1984), hence we should probably look for a combination of strain amplitude and frequency. It has also been found that a few cycles of dynamic loading per day are sufficient to maintain bone mass (Rubin and Lanyon 1987). On the one hand, it is certain that the biological mechanism to remove or deposit bone takes time, in the sense that a remodelling signal is not instantly translated into a change in bone mass. On the other hand, it is intuitively obvious that the time for bone to react to a mechanical signal is finite. Or, in other words, that the signal $S(t)$ is probably made up of a "recent" loading history, for instance a function

$$S(t) = \int_0^t e^{-\alpha(t-\tau)} f\,(t-\tau))\; d\tau. \tag{2}$$

Of the above-mentioned effects of bone deformations, which are all candidates for signals, microcracks play a special role (Burr et al. 1985). In fact, assuming microcrack development as the stimulus for bone remodelling is very tempting for a number of reasons (Prendergast 1990; McNamara et al. 1992; Prendergast and Huiskes 1996). First of all, it relates normal bone turnover directly to development, maintenance, and adaptation. The continuous physiological process of resorption and deposition (Parfitt 1984) makes no sense other than as a repair process for microdamage. If we assume, for example, that resorption is a continuous process at a fixed rate, and the deposition rate depends on the amount of damage accumulated, then development, maintenance, and adaptation can be understood as direct effects of the net result of this process. Secondly, bone repair is a well-known biological phenomenon; any other assumption for a stimulus effect requires the introduction of biological mechanisms of which the actual existence is unknown. Thirdly, the development of microdamage is automatically related to the dynamic loading history, which is not the case for the other possibilities mentioned above.

There is also criticism of the idea of microcracks as a driving force for remodelling. First of all, it is often suggested that, although they have been seen in histology of bone, their incidence is not such as to suggest it as the basis for a physiological mechanism. This may well be so, but there is no reason to assume that these microcracks should be detectable in normal histological investigations. In view of the complex micromorphology of bone, it is entirely possible that the initial damage to be repaired occurs at a submicroscopic level. A second argument often used is that the (fatigue) strength of bone is much higher than the physiological stresses resulting from normal daily functioning. In other words, damage would only occur in strenuous exercises. However, bone is a composite material, even at the microlevel, and it is known that in such materials microcracks may occur even at very low dynamic loads, due to local stress concentrations which occur at irregularities and cement lines (Lakes and Saha 1979; Wang et al. 1986).

The third criticism is the most interesting one. It is argued that from the perspective of probability of survival it would be disadvantageous to rely on a structure in a continuous state of imminent failure. However, the probability of failure is dependent not only on the **initiation** of microcracks, but also, and foremost in these composite materials, on the rate of crack **propagation**. If the rate of remodelling has a wide margin over the rate of damage accumulation in physiological – if strenuous – functions, the probability of whole-bone fracture is not that high. In fact, such a mechanism would be extremely cost-effective in terms of material expenditure. Coming back to the airplane wing I discussed earlier, it must be noted that airplane manufacturers have long since given up the goal of designing airplanes of which the components would not fail in fatigue. It is much more cost-effective to monitor the crack initiation and crack propagation processes in critical parts of the construction, and replace components when their time is almost up. Presently, much research is being done on so-called "smart materials," which have in-built stress or strain monitoring gauges which give a signal when damage accumulation of a critical construction part has reached the danger level. In summary, the idea of damage accumulation as a driving force for remodelling is not easily discarded and is worth investigating; it provides a simple and natural explanation of a seemingly complex phenomenon.

The alternative to microdamage as a signaling phenomenon is that cells must have a mechanism to evaluate strains, pressures, strain-energy, or their derivatives, e.g., strain rates. This is not at all implausible. Cowin et al. (1991), for example, have proposed a theoretical model according to which cells measure fluid transport as a result of local deformations.

Simulation of a Biological Control Process

To simulate bone remodelling, its parameters and variables must be described mathematically and a process formulation must be proposed. If we take the scheme of Fig. 1 as a basis, we may assume that local sensors create a remodelling stimulus $F = F(S)$ for the actors, where $S = S(\underline{x})$ is the mechanical signal, depending on location $\underline{x}$. The process formulation can then be written as

$$\frac{dM}{dt} = \tau F, \tag{3}$$

where $M = M(\underline{x})$ is the local mass and τ is a time constant. The formula expresses that the rate of net bone resorption ($dM/dt < 0$) or net bone deposition ($dM/dt > 0$) is proportional to the value of the stimulus F. In the literature, several mathematical bone remodelling theories have been proposed, using different kinds of mechanical variables to represent the remodelling signal. The general forms of the stimulus functions (F), however, were usually very similar.

Pauwels (1980) proposed $F = F((\sigma-\sigma_g)^n)$, where σ is an actual stress component and σ_g an "ideal" stress at the same location; the exponent n was necessary to obtain a symmetric function, in which tension and compression play the same role. Later, a mathematical formula based on this assumption was used by Kummer and Lohscheidt (1985) in actual calculations of bone adaptation.

Cowin and associates (Cowin and Hegedus 1976; Hegedus and Cowin 1976; Cowin 1986) in their "Theory of Adaptive Elasticity" proposed strain to be the remodelling signal and used a function $F = C(\varepsilon-\varepsilon_{ref})$ for the remodelling stimulus, where ε is the local strain tensor, ε_{ref} a reference strain tensor (or equilibrium strain tensor), and C is a matrix of constant coefficients. A practical problem of this theory is that C contains a relatively large number of unknown constants. A basic problem is that the theory assumes that tension and compression have opposite effects on bone maintenance, which I believe to be unrealistic.

Carter et al. (1989) hypothesized that the local bone remodelling process would try to satisfy

$$\varrho = K \left\{ \sum_{i=1}^{m} n_i \, \sigma_i^M \right\}^{\frac{1}{2M}}, \tag{4}$$

where ϱ is the apparent density, m a number of loading cases out of a loading cycle, σ_i an "effective stress" for loading case i, M an exponent, n_i a weighting factor and K a constant. It never became quite clear to me what this "effective stress" was to be. Fyhrie and Carter (1986) introduce an "energy stress" for this variable, defined as $\sigma_{en} = (2EU)^{1/2}$, where E is the elastic modulus and U the strain-energy density. But the possibility of a "failure stress" was also mentioned. Later, the exponent $1/2M$ was changed to $1/M$ (Carter et al. 1991), and it was suggested that M would be between 3 and 8 (Whalen et al. 1988). This hypothesis was used by Beaupré et al. (1990) in a remodelling process simulation study, using a stimulus function as in Eq. 3, whereby F represents again a balance between an actual and a reference value of the remodelling signal.

Mattheck and Burkhardt (1990) use a stimulus function $F = \sigma_m - \sigma_{ref}$ for their bone adaptation studies, in which the remodelling signal σ_m is taken as the v. Mises stress. Grüters (H. Grüters, personal communication, 1992) applies again a similar objective function, but instead of stress, relative strain-energy density is used as the remodelling signal.

Prendergast (1990) and McNamara et al. (1992) assume the remodelling signal to be related to the amount of microdamage present in the bone, using the stimulus function

$$F = \int_{-\infty}^{t} (\dot{w} - \dot{w}_{ref}) \, dt, \tag{5}$$

where $\dot{w} = \dot{w}(t,\underline{x})$ is the local damage accumulation rate associated with the bone load, and $\dot{w}_{ref}$ is a (constant) repair rate. Using principles of continuum damage theory, $\dot{w}$ is determined in a finite element (FE) model.

It is interesting to see that wherever predictions of bone development, maintenance, or adaptation were made with all these different simulation models, the results usually made sense. Although rigorous experimental validation of these models has not been reported as yet – other than attempts at producing "sensible" results as compared to isolated experimental findings reported in the literature – this already indicates that there may be very little difference between the effects of the mechanical variables assumed as remodelling signals. In an attempt to correlate initial mechanical signals with remodelling results Brown et al. (1990) and Fyhrie and Carter (1990) also found little discrimination between various possible mechanical variables. This is not at all surprising, since they all relate to the bone deformations, i.e., strains.

We have chosen to investigate the prospects of the strain-energy density (SED) as the remodelling signal (Huiskes et al. 1987, 1989). The SED $U(\underline{x})$ is determined directly from the strain tensor $\varepsilon(\underline{x})$ and the stress tensor $\sigma(\underline{x})$ as $U = 1/2\varepsilon\sigma$. We normalize this value to the apparent density $\varrho = \varrho(\underline{x})$, thus obtaining the mechanical signal value for a loading case i as $S_i = U_i/\varrho$, which is in fact the local elastic (strain) energy stored per unit of bone mass for an external loading case i. Assuming that only the amplitudes of this strain-energy signal play a role, hence neglecting effects of frequency, we take

$$S = \frac{1}{m} \sum_{i=1}^{m} S_i \tag{6}$$

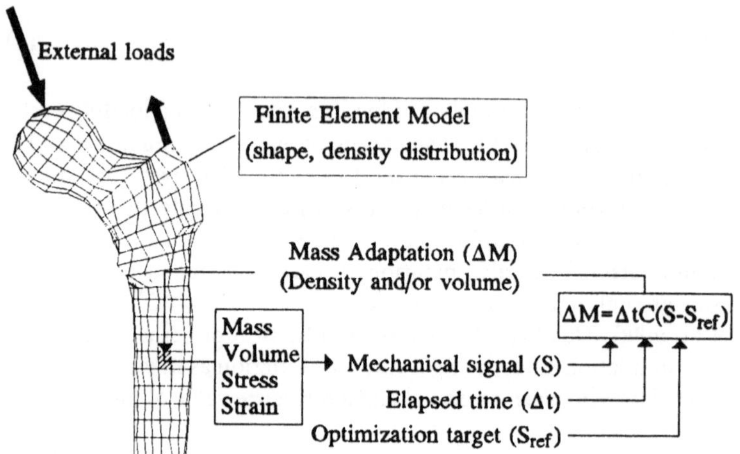

Fig. 2. A finite element (FE) integrated computer-simulation model of the biological control process of bone remodelling

as the remodelling signal, where m is the number of relevant loading cases in a recent loading history (Carter 1987).

The stimulus function F the bone cells attempt to minimize then becomes

$$F = A \ (S - S_{ref}), \tag{7}$$

where $A = A(\underline{x})$ is the internal or external bone surface area locally available for actors to act on, and S_{ref} a reference signal value, the target for the signal S.

Remodelling can take place either internally, around the bone pores, or externally, at the outside surface of the bone. In the former case, the apparent density ϱ is adapted and A signifies the amount of pore-surface area (Martin 1972, 1983); in the latter case the outside boundary of the bone is adapted and A is the area of the periosteal surface.

In the computer simulation program, the biological control process formulation is integrated with an FE model, whereby the resulting shape and internal apparent density distribution of a remodelling process are determined iteratively (Fig. 2). In every iteration, the signal value S is determined per element according to Eq. 6, for the loading cases considered, by the FE code. From this value and the reference signal, the value of the stimulus F is determined according to Eq. 7. Using Eq. 3, the adaptation of the outside surfaces and the apparent densities for each element are calculated. The former are implemented by a change of surface coordinates in the FE mesh, and the latter by a change of elastic moduli E, using the relationship

$$E = c\varrho^{\gamma}, \tag{8}$$

where c and γ are constants (Carter and Hayes 1977). Then the next FE iteration starts, and this procedure continues until in each element either

$$S = S_{ref}$$
$$\text{or: } \varrho = \varrho_{min},$$
$$\text{or: } \varrho = \varrho_{cb}, \tag{9}$$

where ϱ_{min} is the minimum allowable apparent density and ϱ_{cb} is the maximal allowable density, that of cortical bone.

Hence, in the case of internal remodelling only, the process description reduces to

$$\frac{d\varrho}{dt} = \tau a(S - S_{ref}),$$

$$\text{with: } \varrho_{min} \leq \varrho \leq \varrho_{cb}, \tag{10}$$

where a is the pore-surface area per unit volume (Martin 1972, 1983), which governs the rate of the remodelling process, assuming that this rate is proportional to the amount of trabecular surface area available to the actors.

It is evident from this description that the bone is assumed as a continuous (albeit nonhomogeneous), isotropic, linear elastic material. The morphological variables ϱ and a – the apparent density and the pore-surface area per unit volume – and the mechanical signal S, as derived from stresses and strains, are all considered as *apparent* variables, which are thought to be continuous over a finite volume. This implies that the local effects of discontinuities – such as pores – are neglected, but that their combined effects are superimposed and averaged in the volume concerned. This is a reasonable approximation only if the dimensions of the discontinuities are small compared to those of the volume considered (Harrigan et al. 1988) This approach also means that the morphological changes in bone structure are represented only by changes in local mass (or apparent density); hence, directionality of bone trabeculae and its effects on anisotropy are not considered.

Equation 3 is a generic one and, if the conceptual scheme of Fig. 1 is accepted, it cannot but be a true statement. Assuming that $S_i = U_i/\varrho$ is the remodelling signal for an external bone load is purely hypothetical; it has no other defense than that it has interesting prospects. Equation 6 is no more than a very primitive representation of loading history, neglecting effects of loading frequencies. Equation 8 is a fair approximation of the stiffness of trabecular bone, under the restrictions of continuity mentioned above. The parameters m, A, c, γ, ϱ_{min}, ϱ_{cb}, and a can be measured if necessary, but the signal target value S_{ref} and the time constant τ cannot be evaluated directly. These uncertainties, inaccuracies, and simplifications notwithstanding, the results of this model are quite interesting, as we shall see in the next sections.

Application to Bone Development and Maintenance

To test the biological control model discussed above for its efficacy in predicting internal bone structure in development and maintenance, we used a two-dimensional (side-plated) FE odel of a proximal femur (Weinans et al. 1992). Initially, we assumed all bone to have a uniform density of $\varrho = 0.8$ g/cm^3. Three loading cases out of a "daily loading history" were considered ($m = 3$), each consisting of a compressive force on the femoral head and a tensile force on the greater trochanter (Carter 1987).

The time constant τ and the rate constant a were both arbitrarily taken as unity in each element. For Eq. 8 the values $c = 3790$ and $\gamma = 3$ were used, according to Carter and Hayes (1977). The minimal allowable density was $\varrho_{min} = 0.01$ g/cm^3 and the cortical bone density $\varrho_{cb} = 1.74$ g/cm^3. It was assumed that the target value for the signal, S_{ref}, was uniform throughout the bone, as $S_{ref} = k$ for every element. Based on earlier pilot studies, k was taken as 0.004 J/g (Weinans et al. 1989; Huiskes et al. 1989).

The simulation was performed according to the scheme in Fig. 2. Forward Euler integration with a constant time step Δt was applied to solve the iterative formulation. After every FE iteration the signal values in each integration point of each element were calculated from the stresses and strains and averaged per element. In accordance with Eq. 8, the resulting density adaptations per element during the time step considered were calculated and transferred to elastic moduli adaptations. Regarding this solution procedure from the perspective of the conceptual biological control process depicted in Fig. 1, it is evident that every element in the model is considered as a "remodelling unit" with one single sensor and actors which only have effect in that same element. Hence, the resulting prediction to which the procedure converges represents an FE structure with a particular uniform density value in each element, which either satisfies $S = S_{ref}$, is equal to ϱ_{min} or is equal to ϱ_{cb}. The FE postprocessor then interpolates the density values per element to obtain an averaged, continuous distribution over the whole mesh.

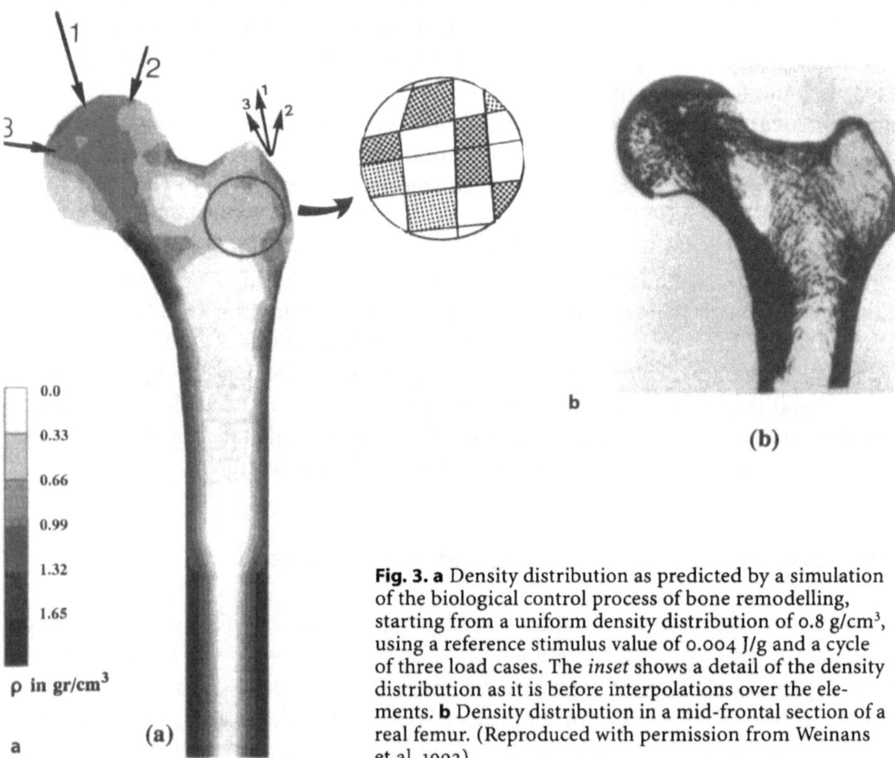

Fig. 3. a Density distribution as predicted by a simulation of the biological control process of bone remodelling, starting from a uniform density distribution of 0.8 g/cm^3, using a reference stimulus value of 0.004 J/g and a cycle of three load cases. The *inset* shows a detail of the density distribution as it is before interpolations over the elements. **b** Density distribution in a mid-frontal section of a real femur. (Reproduced with permission from Weinans et al. 1992)

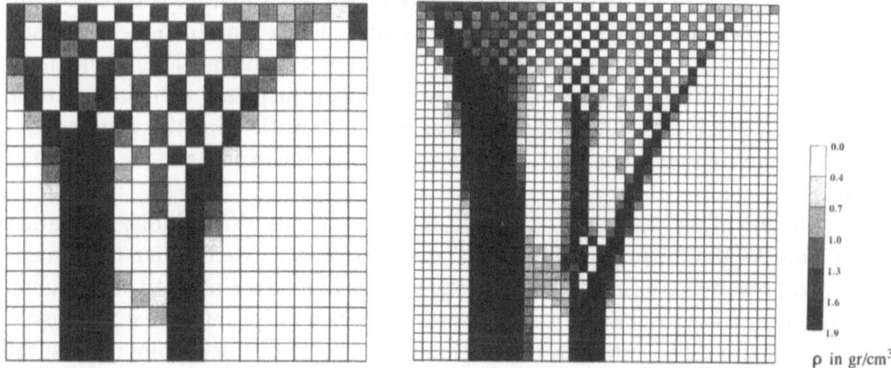

Fig. 4. Density distribution determined for a plate model, using 20 × 20 (*left*) and 40 × 30 (*right*) FE meshes, using the simulation model of the biological control process of bone remodelling, started from a uniform density distribution of 0.8 g/cm³. (Adapted from Weinans et al. 1992)

The result is shown in Fig. 3, and it is in fact surprising that the most characteristic density features of a real femur are reproduced in this prediction, such as the cortical shells, the intramedullary canal, the metaphyseal cortical bone shells, Ward's triangle, and the typical density patterns in greater trochanter and femoral head. The actual numerical prediction of constant density per element is also shown for a small region in Fig. 3; evidently, the continuous, interpolated density distribution is based on a "checker-board" solution.

The solution discussed above, albeit surprisingly realistic, is based on a noncontinuous density distribution, including many elements which are "empty" ($\varrho = \varrho_{\min}$). To investigate this behavior further, Weinans et al. (1992) studied the characteristics of the proposed biological control model, using both analytical and simplified FE methods. Figure 4 shows an example of a density distribution we obtained with the simulation model in a simple plate-like structure, loaded on the top by a compressive stress distribution which varies linearly over the width of the plate from a particular value on the left to zero on the right. Again the noncontinuous, checker-board solution is seen, with many elements converged to either $\varrho = \varrho_{\min}$ or to $\varrho = \varrho_{cb}$, and less converged to $S = k$. We discovered that the value of the exponent γ in Eq. 8 plays a key role in this behavior. If $\gamma < 1$, the solution is a relatively smooth one, with virtually all elements satisfying $S = k$. If $\gamma > 1$, a "smooth" solution is unstable and the process converges to the checker-board.

The reason for this behavior can be understood from an analytical point of view, assuming a structure in which only uniaxial strain occurs, which is equal in all elements. In that case the process formulation for element i, using Eqs. 8 and 10, reduces to

$$\frac{d\varrho_i}{dt} = c_1 \left(c_2 \varrho_i^{\gamma-1} - k \right), \tag{11}$$

where c_1 and c_2 are constants. This equation describes a process with positive feedback when $\gamma > 1$ and negative feedback when $\gamma < 1$. In other words, in the former case every element which is denser than its neighbors is rewarded by becoming denser still, at the expense of its neighbors. In the latter case, the situation is reversed and elements are forced to share the material available. For a more complex, realistic model this translates to a mechanism whereby, for $\gamma > 1$, higher loaded elements develop more mass than their neighbors, which again increases their loads at the expense of the neighbors, which again increases their densities, and this process continues until the rich ones are fully satisfied ($\varrho = \varrho_{cb}$) at the expense of the poor ones ($\varrho = \varrho_{min}$).

The problem of the checker-board solution for $\gamma > 1$ is its discontinuity in relation to the FE model and the presumptions it is based on. As discussed earlier, the simulation model presumes continuity, and although this is indeed maintained per element, the resulting density patchwork is so discontinuous as to be prohibitive for a reasonable FE approximation of stress transfer. Hence, from a mechanical point of view, the smooth solution for $\gamma < 1$ is to be preferred. However, there are two reasons for its rejection. One is that numerous mechanical tests of trabecular bone specimens have shown that γ in Eq. 8 is somewhere between 2 and 3 (Carter and Hayes 1977; Rice et al. 1988, Hodgskinson and Currey 1990), certainly not less than 1. The second reason is that the positive feedback found for $\gamma > 1$ in the control process description is consistent with the hypothesis of bone as a locally self-optimizing material, as discussed earlier. In fact Wolff (1892) suggested – again following Roux (1881) – that "... the cells compete with each other, the tissues made of these cells compete, the organs made of these tissues compete and the groups of organs compete."

In summary, the application of the remodelling rule provides for structural details which are not realistic. However, their general nature is consistent with trabecular architecture as a conceptual solution of the biological, self-organizational optimization process the cells undertake. Later in this article we will see how this contradiction can be resolved. First I will discuss another aspect of remodelling simulation.

Adaptation versus Development and Maintenance

In the previous section, I took the target signal S_{ref} in Eq. 10 to have a constant value k throughout the bone. In doing this I assumed that every remodelling unit, i.e., each sensor cell assisted by its associated actors, strives for one unique value of its signal. Of course, if is not impossible that the cells throughout the bone have different goals, hence that S_{ref} is location-dependent ($S_{ref} = S_{ref}(\underline{x})$). However, based on such an assumption, a simulation study as presented in the previous section would be near to impossible. The solution would no longer depend on an explicit hypothesis, but simply on the distribution of $S_{ref}(\underline{x})$ presumed, for which the number of possibilities is near infinite. Hence, any solution required could be realized. It is also unlikely that S_{ref} would be location-dependent, in view of the realistic results presented in the previous section with the assumption that S_{ref} is constant (Fig. 3).

However, if the objective of a simulation study is only to study an adaptive process, i.e., the adaptation of bone shape and external structure as a result of changes in load, such an assumption can be very effective. In that case, one can assume that the target signal value $S_{ref} = S_{ref}(\underline{x})$ is equal to the actual signal value $S = S(\underline{x})$ as it occurs in a reference configuration, e.g., the bone as it was before the change in load took place. Such an approach is particularly effective when one wishes to study the effects on a

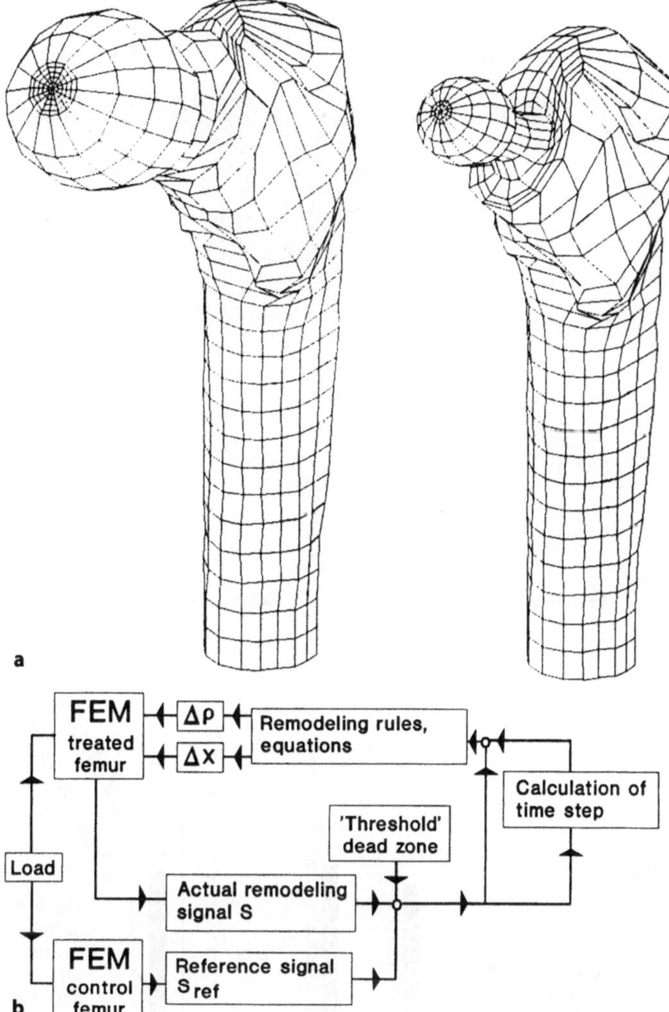

Fig. 5. a A site-specific remodelling simulation can be performed by using an FE model of a reference configuration (e.g., an intact bone, *left*) and one of an actual configuration (e.g., a bone with prosthesis, *right*). The reference model is then used to determine the location-dependent reference signal value for a particular loading history and the simulation is then carried out relative to the actual model. (Huiskes et al. 1992). **b** This figure shows the scheme for such a procedure, whereby both internal (density) remodelling ($\Delta\varrho$) and external (periosteal) modeling (Δx) are simulated. (Weinans et al. 1993; van Rietbergen et al. 1993)

change in external load, or the effects of the placement of an implant (Huiskes et al 1987, 1992; Weinans et al. 1993; van Rietbergen et al. 1993). A schematic illustration of such a procedure is shown in Fig. 5. In this case two FE models are used, one of the preoperative, intact bone and one of the bone with the implant, a total hip replacement. An external loading configuration is defined and used in the preoperative model to determine the distribution of the signal. That same loading configuration is then applied to the FE model with the hip replacement and a remodelling simulation is started, whereby the target signal distribution $S_{ref}(\underline{x})$ is identical to $S(\underline{x})$ found in the preoperative model.

We found that when using this method of adaptive bone remodelling analysis, in association with Eqs. 3 and 6–9, realistic results could be produced relative to animal experimental data (Weinans et al. 1993; van Rietbergen et al. 1993), as illustrated in Fig. 6. However, in order to obtain good similarity with the animal experiments simu-

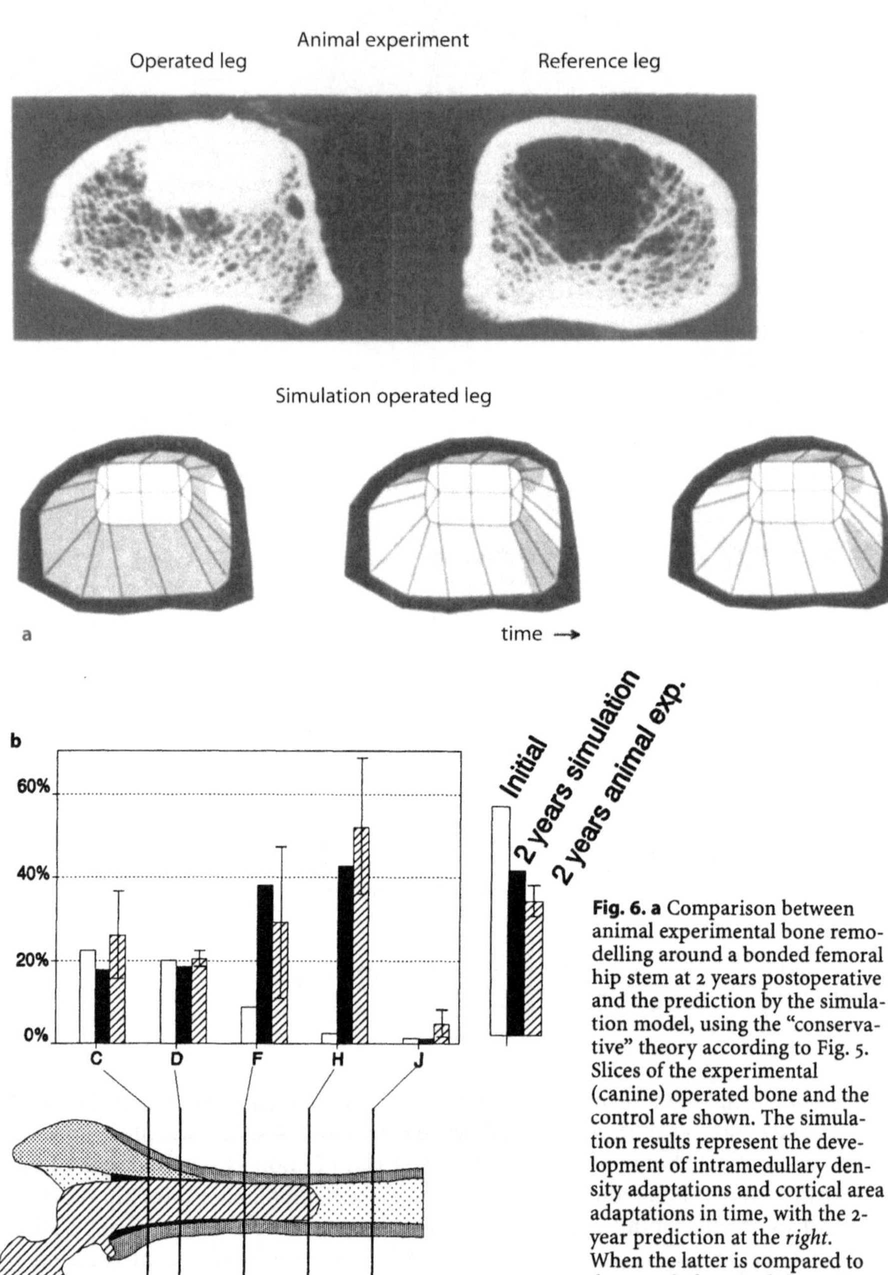

Fig. 6. a Comparison between animal experimental bone remodelling around a bonded femoral hip stem at 2 years postoperative and the prediction by the simulation model, using the "conservative" theory according to Fig. 5. Slices of the experimental (canine) operated bone and the control are shown. The simulation results represent the development of intramedullary density adaptations and cortical area adaptations in time, with the 2-year prediction at the *right*. When the latter is compared to the morphology in the experimental result, the similarity in medial/ anterior cortical thinning and the trabecular density patterns is noted (Weinans et al. 1993). **b)** Results as in *a*, but this time relative to remodelling around an unbonded stem and the average results in a canine series. The intermedullary bone densification is shown at 2 years postoperative for the experiment (with 95 % confidence interval indicated) and for the simulation. The density is measured as an average area fraction of bone per slice and the *white bars* give the results of the measurements in the control bones, which are also applied as the initial value for the FE model. (Van Rietbergen et al. 1993)

lated, we had to assume that the bone requires a signal disturbance of at least $(1\pm s(S_{\text{ref}}$ before it reacts. Hence, Eq. 7 must be augmented by a threshold level s, which produces the stimulus function

$$F = A \{S - (1\pm s)S_{ref}\}. \tag{12}$$

The assumption of such a threshold level (or "dead zone") s to exist, may seem merely a trick necessary to fit the simulation results to the experiments, but in fact belief in its validity has a long history. Pauwels (1980) already suggested its existence. Carter (1984) believes that bone is "lazy" in reacting to loading disturbances near to the equilibrium value, and Frost (1964, 1987, 1992) introduced the "minimum effective strain" (MES) threshold as a concept based on his observations.

It is unfortunate that in the literature these two approaches, constant value of the target signal on the one hand and location-dependent values on the other, are often confused. They are usually referred to as "non-site-specific" and "site-specific," respectivel. The site-specific theory has been advanced by Cowin and associates in their "Theory of Adaptive Elasticity" (Cowin and Hegedus 1976; Hegedus and Cowin 1976; Cowin 1986), by Hart et al. (1984a, b), Grüters (personal communication, 1992). McNamara et al. (1992), and by our group (Huiskes et al 1987, 1992; Weinans et al. 1993; van Rietbergen et al. 1993). Non-site-specific theories have been used by Carter and associates (Carter et al. 1989, 1991; Beaupré et al. 1990; Orr et al. 1990), by Kummer and Lohscheidt (1985), Mattheck and Burkhardt (1990), Prendergast (1990), and by our group (Huiskes et al. 1989; Weinans et al. 1989, 1993). We believe that the site-specific theory, at least in the form we use, has proven itself as a valid one for application in simulations and predictions of long-term bone remodelling around implants – and hence, for preclinical testing of prosthetic designs – and we apply it for that purpose. The non-site-specific theory, however, is directly related to Wolff's and Roux's hypotheses, and provides the opportunity to study bone behavior more fundamentally, as we shall see below.

A Physiological, Osteocyte-Controlled Bone Regulation Process

As we have seen above, a remodelling rule applied in a non-site-specific sense to an FE model representing a bone volume produces a checker-board patchwork. This is caused by the positive feedback loop in the regulatory model, on the one hand, and by artifacts due to the FE mesh on the other. In the FE model each element was assumed to be a sensor for the mechanical signal and a controller of its own bone density. In reality, no such artificial (elemental) boundaries exist. We have therefore developed the regulatory model further towards a more physiological formulation (Mullender et al. 1994; Mullender and Huiskes 1995).

We assume, like Roux (1881), Wolff (1892), and many other authors since, that trabecular bone architecture is formed, maintained, and adapted by mechanical load. In order to test the viability of such a paradigm in a regulatory model, we must specify the potential controlling variables and parameters, and relate them mathematically. Central in our model is the assumption that mechanical load is sensed by osteocytes. These are thought to stimulate the actor cells in their environments in the bone remodelling process (Fig. 7a). The actor cells, of course, are the osteoblasts and osteoclasts,

load

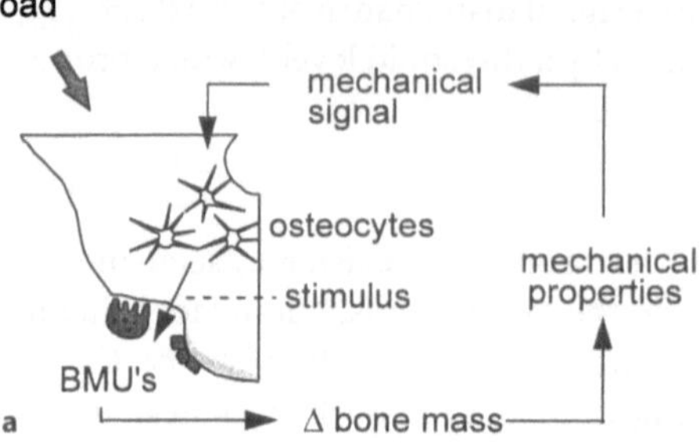

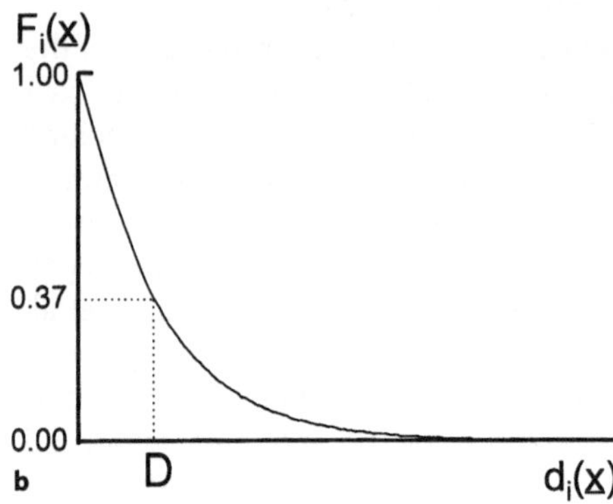

Fig. 7. a The hypothetical regulatory remodelling process: osteocytes act as sensor cells, which in turn stimulate bone multicellular units (BMUs) to adapt the bone mass (Mullender and Huiskes 1995). **b** The reach of the osteocyte's stimulus ($f_i(\underline{x})$) is described by a spatial influence function and depends on the distance between the osteocytes and the actors cells ($d_i(\underline{x})$). The parameter D determines the decay of the influence function (Mullender and Huiskes 1995)

organized in basic multicellular units (BMUs; Frost 1964). Of all possible local expressions of load, we selected strain-energy density as the mechanical signal the osteocytes are supposed to sense. The stimulus distributed by an osteocyte equals the difference between the signal sensed and a constant reference value. The amount of stimulus a BMU receives from a particular osteocyte depends on its distance away from it (Fig. 7b). As a net effect of the total stimulus received by BMUs we consider the development of the local degree of bone mineralization $m(\underline{x},t)$

$$\frac{dm(\underline{x},t)}{dt} = \tau F(\underline{x},t), \quad \text{with } 0 < m(\underline{x},t) \leq 1, \tag{16}$$

where τ is a time constant and the local remodelling stimulus is

$$F(\underline{x},t) = \sum_{i=1}^{N} f_i(\underline{x})\,(S_i(t) - k). \tag{17}$$

In this regulatory scheme $S_i(t)$ (MPa) is the signal value in osteocyte i, N is the total number of osteocytes, and k (MPa) a reference energy value which the osteocytes are supposed to consider as normal. The function

$$f_i(\underline{x}) = e^{-(d_i(\underline{x})/D)} \tag{18}$$

weights the distances from the osteocytes (Fig. 7b) and is characterized by the parameter D (μm).

For the purpose of FE analysis, the variable tissue elastic modulus is calculated from the degree of mineralization using (Currey 1988)

$$E(\underline{x},t) = Cm(\underline{x},t)^{\gamma}, \tag{19}$$

where C (MPa) and γ are constants.

The input to this regulatory model comprises the directions and magnitudes of the external loads applied to the volume of bone studied, and its output is architecture, represented by a density pattern. Its physiological parameters are the reference energy k, the osteocyte density (derived from their total number N and the volume considered), the exponential osteocyte influence function (characterized by the distance parameter D), and the constants τ, C, and γ. When we applied this regulatory scheme to a two-dimensional FE model of a square plate, using realistic values for the parameters (Mullender and Huiskes 1995), we saw the emergence of a trabecular architecture from a homogeneous field (Fig. 8). The morphology and dimensions of the trabeculae have a realistic appearance, with an orientation loosely in accordance with that of the (external) principal stresses. When we changed the orientation of the external stresses, the trabecular architecture adapted accordingly (Mullender and Huiskes 1995).

What we have in fact accomplished here is to prove that the paradigms of Roux (1881) and Wolff (1892) can be realized with a very simple regulatory scheme governed by a limited number of physiological parameters. These parameters are the external loading characteristics (magnitude and orientation), the maximum degree of mineralization (which is coupled to tissue elastic modulus), the reference energy k (which implicitly represents osteocyte mechanosensitivity), the osteocyte density (number per unit volume), and the osteocyte regional influence distance D. Only the value of D cannot be estimated in any way as yet, as it is simply unknown. For all other parameters reasonable estimates can be determined (Huiskes and Mullender 1995).

In parametric analysis (Mullender and Huiskes 1995) it turned out that, in the simulation model, the osteocyte density determines remodelling velocity only, while the distance parameter D determines the refinement of the architecture, measured by the average trabecular thickness (Fig. 9). It is known that small animals have faster metabolism than large ones. Hence, if our model is valid, this would imply that osteocyte density is inversely correlated with animal size. This is indeed what we found from measurements in the femoral heads of five species (Mullender et al. 1996b). Furthermore, as osteocyte cells are consistent in magnitude and morphology in the vertebrates, it is reasonable to assume that osteocyte influence distances would also be

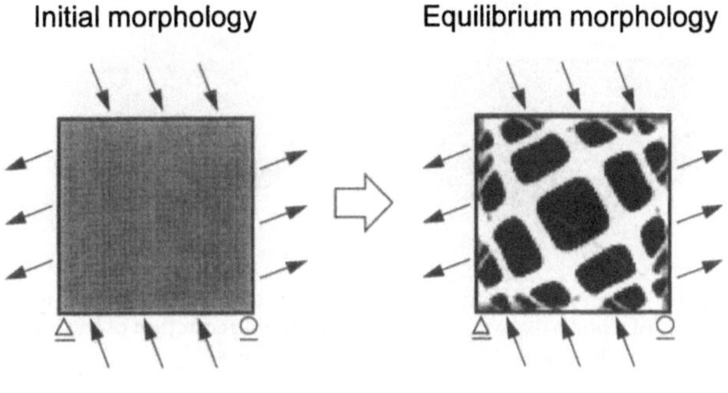

Fig. 8. After the application of loads to a homogeneous field, the regulatory scheme predicts the genesis of a trabecular architecture. The struts are oriented according to the load directions (Mullender and Huiskes 1995)

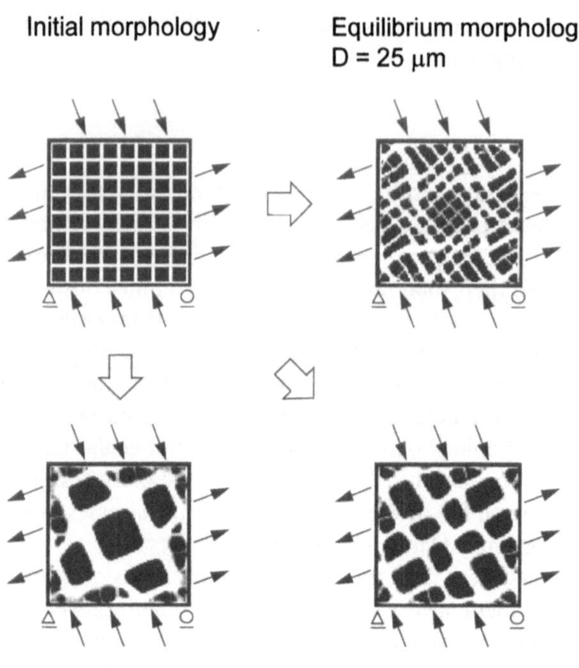

Fig. 9. Loads are applied to an arbitrary lattice structure for three different values of the osteocyte influence parameter *D*. The osteocyte reach of influence affects the dimensions of the structures formed, but does not affect the relative bone volume or the directionality of the structure. Increasing the value of *D* results in a reduction of trabecular number and increased trabecular thickness. Hence, the osteocyte communication reach determines the "refinement" of the architecture (Mullender and Huiskes 1995)

similar. Our regulatory model predicts, in this case, that the average trabecular thickness in vertebrates is very similar as well. This is precisely what we found in these same five species (Mullender et al. 1996b).

In addition, we found that the model predicts the disappearance of unloaded (e.g., broken) trabeculae (Mullender and Huiskes 1995). This is often seen in histology as well. In its three-dimensional form (van Rietbergen et al. 1995), the model predicts the emergence of plate-like rather than strut-like architectures when shear stress pre-

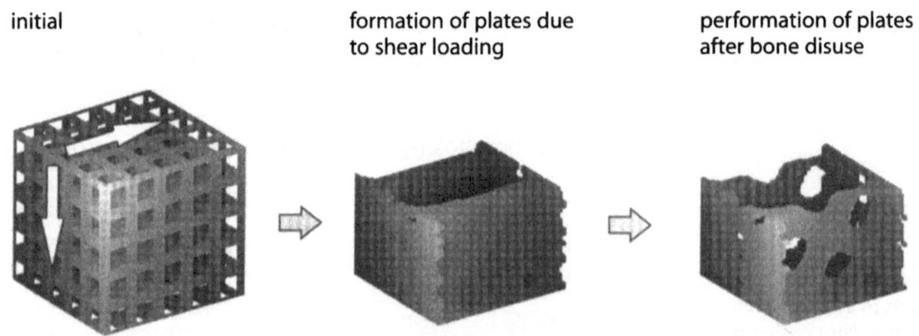

Fig. 10. When shear loads are applied to a cubic lattice structure, the regulatory model predicts the genesis of a plate-like architecture. Subsequent reduction of the load by 40 % results in bone loss by perforation of the plates. (Van Rietbergen et al. 1995)

sides (Fig. 10). This is also found in morphology of bone at locations subject to shear stress (Dalstra et al. 1993). Finally, the model predicts bone mass enhancement where stresses are high, reduction where they are low, and alignment of trabecular architecture with the principal stresses (Mullender and Huiskes 1995), as Wolff noted from his anatomical specimens. In short, our proposed regulatory model seems consistent with actual bone morphological features.

Of course, the matter of validity must be studied further before we can actually apply the simulation model in the sense that Wolff implied, to quantitatively predict the development of bone morphology in degeneration or treatment. Nevertheless, the results of the model have already led to renewed interest in osteocytes as controllers of bone metabolism and the pathophysiology of osteoporosis (Mullender et al. 1996a).

Closing Remarks

A reviewer of one of our articles, when discussing the simulation model, commented that we had not really learned anything about bone, just about a computer procedure. I found this a very interesting observation indeed, and it kept me awake on many occasions, because it pierces right into the heart of our scientific philosophy (and that of many others). Wolff thought he learned a great deal about bone by comparing its morphology to the stress trajectories in Culmann's graphic statics crane model, but did he really? Or did he just learn something about graphic statics? Did Newton learn anything about apples when applying his law of gravity to their falls? Probably not, but he could certainly predict the forces by which they hit the lawn. Newton's law is till a very versatile tool of engineering mechanics, even though Einstein proved that it was wrong. If I had a mathematical law which could, very precisely, predict the relationship between loads and morphology of bone, would I then have proven how the biological control process of bone remodelling works? Certainly not; I would just have a mathematical tool to predict its outcome (Huiskes 1995). And whatever I did to validate its predictions, I could never validate the model itself, which would put me in the same position as Newton and Einstein. True models only exist for man-made constructions, not for natural processes. No one has succeeded in verifying Hooke's law of linear elasticity in the crystal structure of metals, but that does not make it less useful for predicting their mechanical behavior. I would be fully satisfied with a theory producing valid quantitative predictions for the morphological consequences of bone development, maintenance, and adaptation. Whether it is "true" is not the issue; the point is whether it is useful.

However, we are not nearly there, of course. This is still the era of speculation, and in this light I can appreciate the remark of the reviewer. But I also believe that the kind of research I have discussed here precisely follows the line first laid out by Roux and Wolff, and that this line will get us, eventually, to where we want to be.

Acknowledgement. The research from our group discussed in this chapter was sponsored in part by the Netherlands Foundation for Scientific Research (NWO), Division of Medical Sciences.

References

Beaupré GS, Orr TE, Carter DR (1990) An approach for time-dependent bone modeling and remodelling – Theoretical development. J Orthop Res 8: 651–661

Binderman I, Shimshoni Z, Somjen (1984) Biochemical pathways involved in the translation of physical stimulus to biological message. Calcif Tissue Int 36: S82–S85

Bobyn JD, Goto H, Krygier JJ, Glassman AH, Brooks CE, Miller JE (1990) The effect of stem stiffness on femoral bone resorption after canine porous coated hip replacement. Trans 36th Annual Meeting Orthopaedic Research Society, New Orleans, p 202

Brown TD, Pedersen DR, Gray ML, Brand RA, Rubin CT (1990) Toward an identification of mechanical parameters initiating periosteal remodeling: a combined experimental and analytic approach. J Biomech 23: 893–905

Burr DB, Martin RB, Schaffler MB, Radin EL (1985) Bone remodeling in response to in vivo fatigue microdamage. J. Biomech 18: 198–200

Carter DR (1984) Mechanical loading histories and cortical bone remodelling. Calcif Tissue Int 36 [Suppl]: 19–24

Carter DR (1987) Mechanical loading history and skeletal biology. J Biomech 20: 1095–1109

Carter DR, Hayes WC (1977) The behavior of bone as a two-phase porous structure. J Bone Joint Surg [Am] 59A: 954–962

Carter DR, Orr TE, Fyhrie DP (1989) Relationships between loading history and femoral cancellous bone architecture. J Biomech 22: 231–244

Carter DR, Wong M, Orr TE (1991) Musculoskeletal ontogeny, phylogeny and functional adaptation. J Biomech 24 [Suppl] 1: 3–16

Cowin SC (1986) Wolff's law of trabecular archiecture at remodeling equilibrium. J Biomech Eng 198: 83–88

Cowin SC, Hegedus DH (1976) Bone remodeling I: a theory of adaptive elasticity. J Elasticity 6: 313–326

Cowin SC, Moss-Salentijn L, Moss ML (1991) Candidates for the mechanosensory system in bone. J Biomech Eng 113: 191–197

Currey J (1984) The mechanical adaptations of bone. Princeton University Press, Princeton

Currey JD (1988) The effect of porosity and mineral content on the Young's modulus of elasticity of compact bone. J Biomech 21: 131–139

Dalstra M, Huiskes R, Odgaard A, van Erning L (1993) Mechanical and textural properties of pelvic trabecular bone. J Biomech 26: 523–535

Engh CA, Bobyn JD (1988) The influence of stem size and extent of porous coating on femoral bone resorption after primary cementless hip arthroplasty. Clin Orthop 231: 7–28

Frost HM (ed) (1964) Bone biodynamics. Little, Brown, Boston, pp 315–333

Frost HM (1987) Vital biomechanics. Proposed general concepts for skeletal adaptations to mechanical usage. Calcif Tissue Int 42: 145–156

Frost HM (1992) The role of changes in mechanical usage set points in the pathogenesis of osteoperosis. J Bone Miner Res 7: 253–261

Fyhrie DP, Carter DR (1986) A unifying principle relating stress to trabecular bone morphology. J Orthop Res 4: 304–317

Fyhrie DP, Carter DR (1990) Femoral head apparent density predicted from bone stresses. J Biomech 23: 1–9

Harrigan TP, Jasty M, Mann RW, Harris WH (1988) Limitations of the continuum assumption in cancellous bone. J Biomech 21: 269–275

Hart RT, Davy DT, Heiple KG (1984a) Mathematical modeling and numerical solutions for functionally dependent bone remodeling. Calcif Tissue Int 36: S104–109

Hart RT, Davy DT, Heiple KG (1984b) A computational method for stress analysis of adaptive elastic materials with a view toward applications in strain induced bone remodeling. J Biomech Eng 106: 342–350

Hayes WC, Snyder B (1981) Toward a quantative formulation of Wolff's law in trabecular bone. In: Cowin SC (ed) Mechanical properties of bone. American Society of Mechanical Engineers (ASME), New York, pp 43–68 (AMD vol 45)

Hegedus DH, Cowin SC (1976) Bone remodeling II: small strain adaptive elasticity. J Elasticity 6: 337–352

Hodgskinson R, Currey JD (1990) Effects of structural variation on Young's modulus of nonhuman cancellous bone. Proc Instn Mech Engrs 204: 43–52

Huiskes R (1991) Biomechanics of arificial-joint fixation. In: Mow VC, Hayes WC (eds) Basic orthopaedic biomechanics. Raven, New York, pp 375–442

Huiskes R (1995) The law of adaptive bone remodeling: a case for crying Newton? In: Odgaard A, Weinans H (eds) Bone structure and remodeling. World Scientific Publishing, Singapore, pp 15–24

Huiskes R, Weinans H, Grootenboer HJ, Dalstra M, Fudala B, Slooff TJ (1987) Adaptive bone-remodelling theory applied to prosthetic design analysis. J Biomech 20: 1135–1150

Huiskes R, Weinans H, Dalstra M (1989) Adaptive bone remodeling and biomechanical design considerations for noncemented total hip arthroplasty. Orthopedics 12: 1255–1267

Huiskes R, Weinans H, van Rietbergen B (1992) The relationship between stress shielding and bone resorption around total hip stems and the effects of flexible materials. Clin Orthop 274: 124–134

Kummer VB, Lohscheidt K (1985) Mathematisches Modell des Längenwachstums der Röhrenknochen. Anat Anz 158: 377–393

Lakes R, Saha S (1979) Cement line motion in bone. Science 204: 501–503

Lanyon LE, Rubin CT (1984) Static vs dynamic loads as an influence on bone remodeling. J Biomech 17: 897–905

Martin RB (1972) The effects of geometric feedback in the development of osteoporosis. J Biomech 5: 447–455

Martin RB (1983) Porosity and specific surface of bone. CRC Crit Rev Biomed Eng 10: 179–222

Mattheck C, Burkhardt S (1990) A new method of structural shape optimization based on biological growth. Int J Fatigue 12: 185–190

McNamara BP, Prendergast PJ, Taylor D (1992) Prediction of bone adaptation in the ulnar-osteotomized sheep's forelimb using an anatomical finite element model. J Biomed Eng 14: 209–216

Mullender MG, Huiskes R (1995) A proposal for the regulatory mechanism of Wolff's law. J Orthop Res 13: 503–512

Mullender MG, Huiskes R, Weinans H (1994) A physiological approach to the simulation of bone remodeling as a self-organizational control process (Technical note). J Biomech 27: 1389–1394

Mullender MG, Van der Meer DD, Huiskes R, Lips P (1996a) Osteocyte density changes in aging and osteoporosis. Bone 18: 109–113

Mullender MG, Huiskes R, Versleyen H, Buma P (1996b) Osteocyte density and histomorphometric parameters in cancellous bone of the proximal femur in five mammalian species. J Orthop Res (in press)

Orr TE, Beaupré GS, Carter DR, Schurman DJ (1990) Computer predictions of bone remodeling around porous-coated implants. J Arthroplasty 5: 191–200

Parfitt AM (1984) The cellular basis of bone remodeling: the quantum concept re-examined in light of recent advances in the cell biology of bone. Calcif Tissue Int 36: S37–S45

Pauwels F (1980) Short survey of the mechanical stressing of bone and its significance for functional adaptation. In: Biomechanics of the locomotor apparatus (translated from the 1965 German edition by Manquet P, Furlong R). Springer, Berlin Heidelberg New York, pp 478–503

Prendergast PJ (1990) A structural analysis of the artificial hip joint. PhD thesis, University of Dublin

Prendergast PJ, Huiskes R (1996) Microdamage and osteocyte-lacuna strain in bone: a microstructural finite element analysis. J Biomech Eng (Trans ASME) 118: 240–246

Rice JC, Cowin SC, Bowman JA (1988) On the dependance of the elasticity and strength of cancellous bone on apparent density. J Biomech 21: 155–168

Rodan GA, Bourret LA, Harvey A, Mensi T (1975) Cyclic AMP and cyclic GMP: mediators of the mechanical effects on bone remodeling. Science 189: 467–469

Roesler H (1987) The history of some fundamental concepts in bone biomechanics. J. Biomech 20: 1025–1034

Rosenberg A (1989) Cementless total hip arthroplasty: femoral remodeling and clinical experience. Orthopaedics 12: 1223–1233

Roux W (1881) Der züchtende Kampf der Teile, oder die „Teilauslese" im Organismus (Theorie der „funktionellen Anpassung"). Wilhelm Engelman, Leipzig

Rubin CT, Lanyon LE (1987) Osteoregulatory nature of mechanical stimuli: function as a determinant for adaptive remodeling in bone. J Orthop Res 5: 300–310

Sumner DR, Turner TM, Urban RM, Galante JO (1992) Remodeling and ingrowth of bone at two years in a canine cementless total hip arthroplasty model. J Bone Joint Surg [Am] 74-A: 239–250

Treharne RW (1981) Review of Wolff'law and its proposed means of operation. Orthop Rev 10: 35–47

Van Rietbergen B, Huiskes R, Weinans H, Sumner DR, Turner TM, Galante JO (1992) The mechanism of bone remodeling and resorption around press-filled THA stems. J Biomech 26: 369–382

Van Rietbergen B, Mullender M, Huiskes R (1995) Differentiation to plate-like or strut-like architectures in trabecular bone as a result of mechanical loading. Trans 41th Annual Meeting Orthopaedic Research Society, 13–16 February 1995, Orlando, Florida, p 179

Wainwright SA, Biggs WD, Currey JD, Gosline JM (1976) Mechanical design in organisms. Edward Arnold, London

Wang SS, Chim ES-M, Suemasu H (1986) Mechanics of fatigue damage and degradation in random short fibre composites. Part 1: Damage evolution and accumulation; Prt 2: Analysis of anisotropic property degradation. J Appl Mech 53: 339–353

Weinans H, Huiskes R, Grootenboer HJ (1989) Convergence and uniqueness of adaptive bone remodelling. Trans 35th Annual Meeting Orthopaedic Research Society 13: 354

Weinans H, Huiskes R, Grootenboer HJ (1992) The behavior of adaptive bone-remodeling simulation models. J Biomech 25: 1425–1441

Weinans H, Huiskes R, Van Rietbergen B, Sumner DR, Turner TM, Galante JO (1993) Adaptative bone remodeling around bonded noncemented THA: a comparison between animal experiments and computer simulations. J Orthop Res 11: 500–513

Whalen RT, Carter DR, Steele CR (1988) Influence of physical activity on the regulation of bone density. J Biomech 21: 825–838

Wolff J (1892) Das Gesetz der Transformation der Knochen. Kirchwald. Trans Maquet P, Furlong R (1986). Springer, Berlin Heidelberg New York

Entwicklung eines Preprocessors zur Generierung von FEM-Modellen des Femur und Applikation zur Berechnung von Torsionsspannungen

M. Lengsfeld[1], J. Kaminsky[1] und B. Merz[2]

[1] Klinik für Orthopädie, Philipps-Universität Marburg, Baldingerstraße, D-35043 Marburg
[2] Institut für Biomedizinische Technik, Eidgenössische Technische Hochschule, Moussonstraße 18, CH-8044 Zürich

Einleitung

Im Gegensatz zum Berechnungsvorgang erfordert die zuvor notwendige Generierung eines biomechanischen Finite-Elemente-Modells realistische Vorgaben von äußerer Geometrie, Materialeigenschaften, sowie Lager- und Krafteinleitungsbedingungen, die als interaktive Computereingaben auch für den erfahrenen Analytiker schwierig und zeitaufwendig sein können. Die Applikation der Finiten-Elemente-Methode (FEM) in Orthopädie und Biomechanik erfolgt seit über 2 Jahrzehnten und erweist sich als wichtiges Werkzeug zur mechanischen Analyse von Geweben des Stütz- und Bewegungsapparates einschließlich einliegender Implantate (Röhrle et al. 1977; Rohlmann et al. 1983; Huiskes et al. 1989; Lengsfeld et al. 1992). Besondere Bedeutung errang sie für Tests zur Streßkompatibilität von Endoprothesen. Die Entwicklung biomechanischer Modelle wirft jedoch zwei besondere Probleme auf:

- die Definition und standardisierte Vernetzung extrem irregulärer Geometrien, wie beim Knochen, für die handelsübliche FEM-Programme keine Komplettlösungen bereitstellen,
- inhomogene und anisotrope Materialeigenschaften biologischer Gewebe.

Als Konsequenz der angesprochenen Probleme bleibt eine biomechanische Modellgenerierung auch innerhalb der Klinik bislang die Ausnahme, obwohl gerade dann eine direkte Umsetzung klinischer Erfahrung und Fragestellung in Modellanalyse und Ergebnisinterpretation möglich wäre. Auch könnte dann das allgemeine Verständnis der Methode verbessert, und die Anwendungsgebiete und auch Einschränkungen der Methode könnten leichter und exakter beurteilt werden.

Aus den einleitenden Bemerkungen ergibt sich als Zielsetzung der vorliegenden Arbeit, ein weitgehend automatisiertes Verfahren bereitzustellen, das eine schnelle, flexible und genaue dreidimensionale Modellierung von menschlichen Femora gestattet. Neben einer wesentlichen Vereinfachung der Modellgenerierung soll hiermit auch ein Beitrag zur besseren Untersuchbarkeit individueller Variationen geleistet werden.

Material und Methode

Die Computertomographie (CT) bietet als Schnittbildverfahren die Darstellung konsekutiver, horizontaler Querschnitte des Femurs in definierten vertikalen Abständen und in einem einheitlichen Koordinatensystem. Diese Eigenschaften haben wesent-

Hefte zu „Der Unfallchirurg", Heft 261
E. Schneider (Hrsg.), Biomechanik des
menschlichen Bewegungsapparates
© Springer-Verlag Berlin Heidelberg 1997

lich zu ihrer Etablierung als Meßmethode zur Bereitstellung von Daten zur Geometrie und ggf. zur Verteilung der CT-Dichte beigetragen (vgl. Merz et al. 1992).

Im Rahmen der vorliegenden Studie wurde das von Müller et al. (1990) entwickelte Verfahren der Konturerkennung an CT-Bildern für die Bereitstellung von geometrischen ASCII-Datensätzen angewandt. Für die Entwicklung eines berechnungsfähigen FEM-Modells des Femurs ausgehend von ASCII-Datensätzen wurden mehrere Programme entwickelt, die von einem kurzen Hauptprogramm nacheinander aufgerufen und abgearbeitet werden. Die Programme wurden bis auf gekennzeichnete Ausnahmen innerhalb der Entwicklungsumgebung von ANSYS (Swanson Analysis Systems, Inc. Houston, PA, U.S.A.) und der dort implementierten Programmiersprache (Ansys Parametric Design Language) geschrieben:

- Aufbereitung der gemessenen Konturpunkte in vom ANSYS-Preprocessor lesbaren Key-Points (Turbo-Pascal-Programm);
- Einstellung von Eingabeparametern, die Größe und Vernetzungsdichte des Modells festlegen;
- Definition von Konturlinien durch Key-Point-gestützte interpolierende Spline-Funktionen;
- Berechnung einer den Krümmungsverlauf des Femurs beschreibenden, longitudinalen Mittelpunktlinie (geometrische Hilfslinie) mit einem geometrischen Näherungsverfahren;
- Definition von Segmentlinien für jede einzelne horizontale Schicht, die senkrecht auf der Mittelpunktlinie stehen;
- optionales Glättungsprogramm zur Korrektur etwaiger über die äußere Kontur hinausgehender Linien;
- Definition von segmental angeordneten Linien, die durch auf der Linie liegende Knoten ersetzt werden. Im Zentrum des Femurschaftes werden die Linien in einem Rechteckschema angeordnet;
- von proximal nach distal werden schichtweise die bereits implementierten Knoten mit Quaderelementen (3-D, isoparametrisch, 8-Knoten) vernetzt;
- automatische Erkennung stark spitzwinkliger Elemente und pyramidenähnliche Umformung durch Verschiebung von Elementknoten (unter Einbeziehung eines Turbo-Pascal-Programms);
- Emodulberechnung und Grundeinstellung für Kortikalis (15 000 MPa), Spongiosa (1100 MPa) und Markraum (100 MPa) nach Maßgabe der Konturkeypoints;
- Modul zur Berechnung der Krafteinleitung im Bereich der Tragfläche des Hüftkopfes, das neben dem Betrag lediglich den Winkel der Hüftgelenkresultierenden zur Vertikalen innerhalb der frontalen und sagittalen Ebene abfragt. Die Knoten am distalen Ende des Modells werden in allen Verschiebungsrichtungen gesperrt;
- Orientierung der lokalen Elementkoordinatensysteme in Richtung der Hauptnormalspannungen und ggf. Einführung eines orthotropen Materialverhaltens (optionales Programm);
- Berechnung des Gesamtmodells und Nachbearbeitung (Postprocessing).

Die Parameter wurden so eingestellt, daß ein Modell mit 3380 Elementen, 3750 Knoten und ca. 11 200 Freiheitsgraden generiert wurde. Die Vernetzungsdichte wurde im Schaft niedriger definiert (Abb. 1).

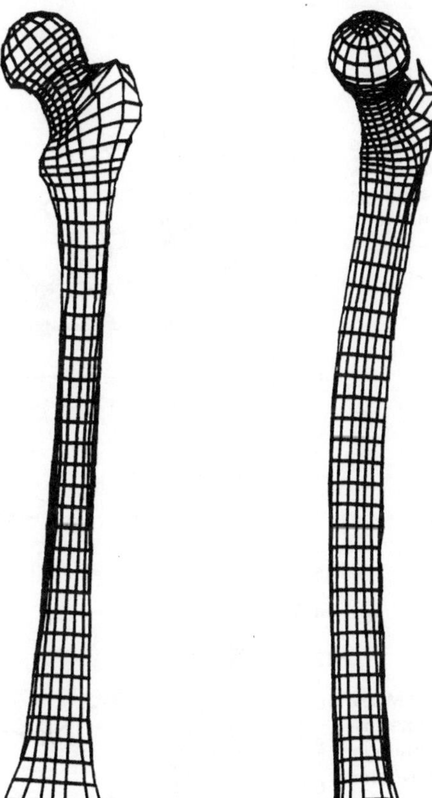

Abb. 1. Elementplots des Femurmodells

Alle Berechnungen wurden auf einem i486 DX 2-66 local bus PC durchgeführt.

Ausgehend vom Einbeinstand, der nach Pauwels (1935) eine um 16° zur Vertikalen geneigte Resultierende und einen Kraftvektor der pelvitrochantären Muskelgruppe zum Ausgleich des adduktorischen Drehmomentes zur Folge hat, wurde für die Resultierende ein Wert von 1750 N und für die Muskelkraft ein Wert von 1300 N vorgegeben. Jeweils eine Testserie erfolgte mit und ohne Berücksichtigung einer Zuggurtung des Tractus iliotibialis von 390 N. Um die Sensitivität der femoralen Spannungsverteilung gegenüber Richtungsänderungen der Resultierenden zu testen, wurden Resultierende und Muskelkraft der Abduktoren in 7-Grad-Schritten aus der Frontalebene in sagittaler Richtung verkippt (−7° (dorsal) bis 28° (ventral)). Die 16-Grad-Neigung der Resultierenden zur Vertikalen wurde konstant beibehalten. Für die Auswertung wurde das Femur in 5 Bereiche unterteilt.

Ergebnisse

Die Diagramme in Abb. 2 vermitteln einen zusammenfassenden Überblick über den Einfluß der Richtung der resultierenden Kraft auf die femorale Spannungsverteilung. Angegeben wird jeweils das arithmetische Mittel der v. Mises-Spannungen der einzelnen Femurbereiche sowie des gesamten Femurs. Unter Berücksichtigung des Trac-

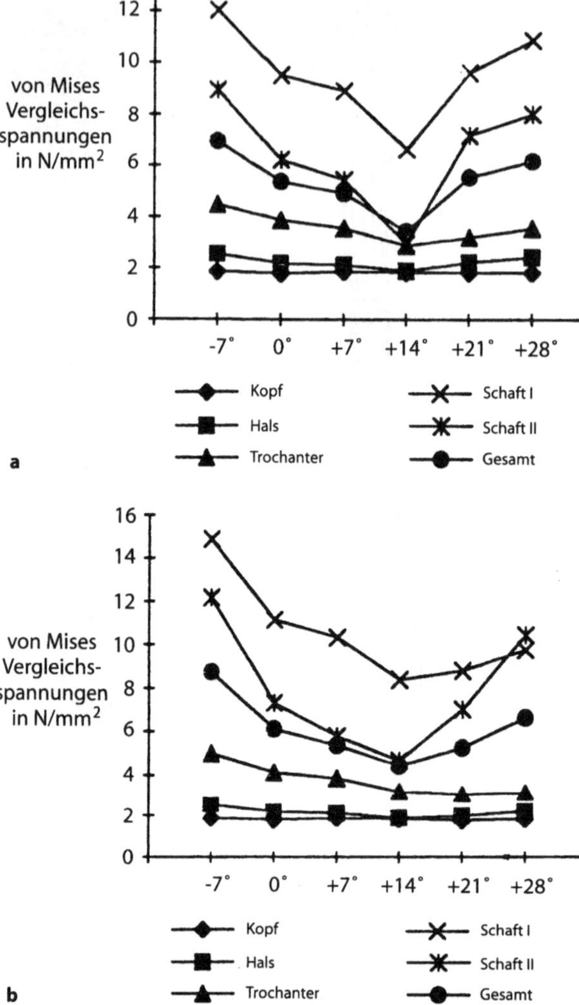

Abb. 2 a, b. Unter Berücksichtigung des Tractus iliotibialis (**a**) werden insgesamt niedrigere v. Mises-Spannungen gefunden, als ohne Einbeziehung der Zuggurtungswirkung (**b**). Die Spannungsverteilung in der Kopf-, Hals- und Trochanterregion wird durch Änderungen der Belastungsrichtung nur geringfügig beeinflußt. Demgegenüber kommt es zu einer deutlichen Zunahme der gemittelten Spannungen im Schaft im Falle einer reklinierten und stark inklinierten Lastrichtung. In der Testserie mit und ohne Zuggurtung wird gleichermaßen das Spannungsminimum im 4. getesteten Kippwinkel (14° Inklination) gefunden

tus iliotibialis (Abb. 2a) werden insgesamt niedrigere Spannungen gefunden als ohne Einbeziehung der Zuggurtungswirkung (Abb. 2b). Die Spannungsverteilung in der Kopf-, Hals- und Trochanterregion wird durch Änderungen der Belastungsrichtung nur geringfügig beeinflußt. Demgegenüber kommt es zu einer deutlichen Zunahme der gemittelten Spannungen im Schaft im Falle einer reklinierten und stark inklinierten Lastrichtung. In der Testserie mit und ohne Zuggurtung wird gleichermaßen das Spannungsminimum im 4. getesteten Kippwinkel (14° Inklination) gefunden.

Querschnittsanalysen zeigen in den proximalen Schaftanteilen eine stärker nach ventromedial-dorsolateral aus der Frontalebene herausgedrehte Biegeebene, die sich weiter distal der Frontalebene wiederum nähert. Bei stark inklinierter Hüftresultierenden liegt die Biegeebene in Schaftmitte in ventrolateral-dorsomedialer Orientie-

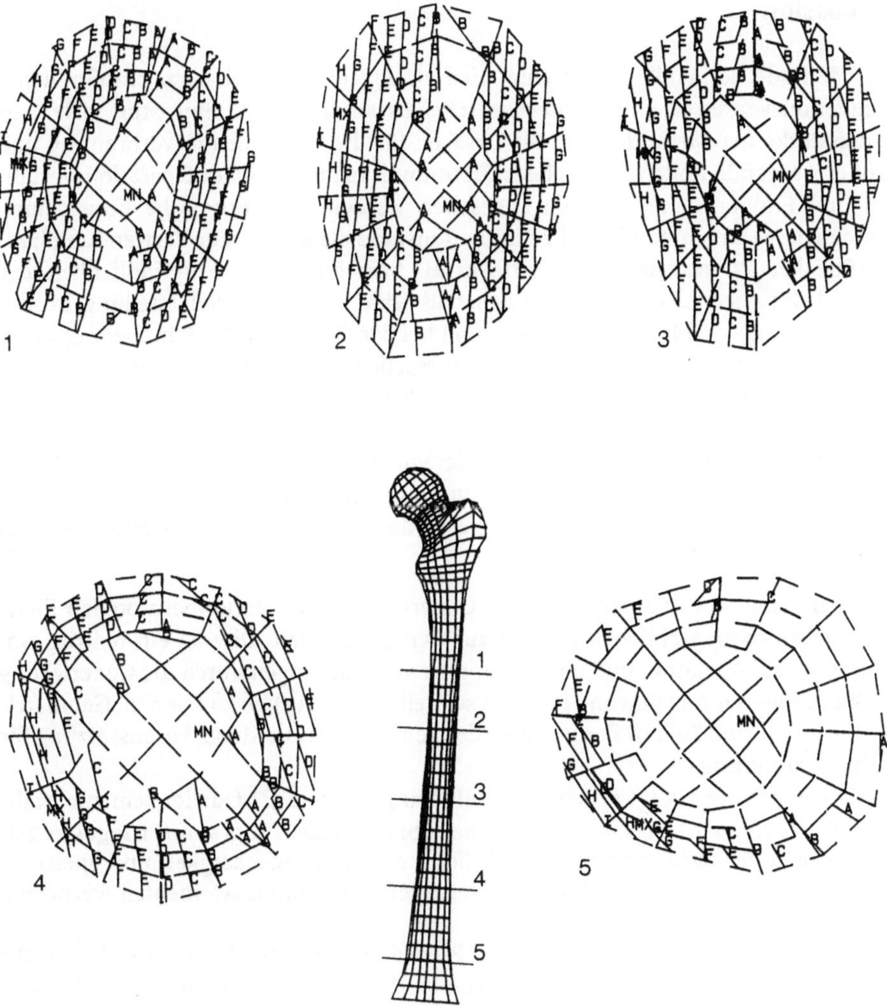

Abb. 3. Die höhenabhängige Betrachtung demonstriert für den 14°-Lastfall (s. Text) eine Innenverdrehung der Biegeebene mit zunehmender Distalisierung der Querschnittebene. In 1–5 ist *oben* jeweils die ventrale und *rechts* die laterale Schaftbegrenzung dargestellt. Die Spannung wird mit durch *Buchstaben* in alphabetischer Reihenfolge versehene Isolinien skaliert. Die Höhenzuordnung ist dem Elementplot des Gesamtmodells zu entnehmen

rung. Die höhenabhängige Betrachtung demonstriert für den 14°-Fall eine Innenverdrehung der Biegeebene mit zunehmender Distalisierung der Querschnittebene (Abb. 3).

Diskussion

Die Methode der Finiten Elemente wird als mächtiges, aber auch empfindliches Simulationsverfahren für biomechanische Zusammenhänge eingestuft. Die Leistungsstärke der Methode kann als Ursache für die zunehmende Verbreitung und größer werdende Rolle z. B. für Tests bestimmter orthopädischer Operationsverfahren und Endoprothesenmodelle angesehen werden. Die technische Entwicklung ermöglicht es zunehmend, große Simulationsmodelle auch unter Verwendung handelsüblicher PC als Hardwareplattform zu berechnen. Die Empfindlichkeit der Methode birgt jedoch die Gefahr in sich, daß Fehler bei der Modellerstellung, bei der Voreinstellung von Modellparametern und bei der Definition der Randbedingungen falsche bzw. unrealistische Resultate verursachen. Neben der geometrischen und strukturmechanischen Komplexität biologischer Gewebe erschwert dieser Aspekt die schnelle und sichere Handhabung der Methode.

Wir möchten folgende Eigenschaften der von uns entwickelten Software anführen, wobei wir darauf hinweisen, daß die Programme innerhalb der Entwicklungsumgebung von ANSYS unter Nutzung zahlreicher dort implementierter Befehle verwirklicht wurde:

- Reduzierung des Zeitaufwandes zur Generierung eines dreidimensionalen FEM-Modells des menschlichen Femurs auf wenige Stunden. Dies ist ein Beitrag, um individuelle Variation und altesabhängige Veränderungen durch die Generierung einer größeren Anzahl von Modellen schneller untersuchen zu können. Geometrische innere und äußere Konturdaten des Femurs sind allerdings Voraussetzung für die Generierung.
- Die Vernetzung erfolgt durch regelmäßig angeordnete 3D-Quaderelemente, während aufrufbare Netzgeneratoren handelsüblicher FEM-Programme irreguläre 3D-Körper in der Regel nur mit hinsichtlich Rechenzeit, -genauigkeit und Speicherplatzbedarf teilweise erheblich ungünstigeren Pyramidenelementen vernetzen können.
- Weitestgehende Automatisierung des Preprocessings. Hierdurch wird die Gefahr von Fehlern während einer interaktiven Modellerstellung verringert und das Verfahren so weit vereinfacht, daß es als schnelles biomechanisches Test- und Screeningverfahren auch in klinischen Abteilungen eingeführt werden kann.

Die durchgeführten Tests zur Sensitivität der femoralen Spannungsverteilung gegenüber Richtungsänderungen der Resultierenden ergaben Spannungsänderungen bis zu 100 % und auch Richtungsänderungen der Biegeebene im Schaft, so daß der Neigungswinkel der Gelenkresultierenden in der Sagittalebene mit Veränderung der Torsionskomponente bei der Testung von Prothesen stärker beachtet werden muß. Morphologische Hinweise für Richtungsänderungen der Biegeebene im Femurschaft (Breul 1985) können mit direkten Berechnungen und systematisch veränderten Belastungsrichtungen korreliert werden.

In weiterführenden Untersuchungen ist vorrangig die Frage zu klären, ob ein auf die verwölbte Biegeebene abgestimmtes Prothesendesign mit Verankerung in Richtung der Biegeebene zu prognostisch günstigeren Spannungsverteilungen führt. Diese theoretischen Ergebnisse könnten dann mit klinischen Langzeitergebnissen von Prothesen verglichen werden, die ein ähnliches Design aufweisen (Graf u. Jessner 1995).

Es soll an dieser Stelle darauf hingewiesen werden, daß auch eine Automatisierung der Modellbildung einschließlich iterativer Anpassungsprozesse eine morphologische (Lengsfeld et al. 1992) oder experimentelle, z. B. dehnungsmeßtechnische, Modellvalidierung nicht ersetzen kann (Rohlmann et al. 1983; Walker et al. 1990).

Eine wichtige, durch die regelmäßige und standardisierte Elementanordnung erleichterte Weiterentwicklung des vorliegenden Softwarepaketes sind Programme, die ein Femurmodell mit implantiertem Hüftprothesenschaft erzeugen. Das Ziel ist es, mit einigen wenigen geometrischen Stützpunkten das Prothesendesign zu vermessen, mit interpolierenden Splinefunktionen vollständig zu beschreiben und in das Femurmodell zu integrieren, ohne daß eine schichtweise geometrische Querschnittvermessung erforderlich ist. Dabei müssen jedoch auch andere Vernetzungsverfahren, wie z. B. die Voxel-orientierte Methode (Keyak et al. 1990; Merz et al. 1996), in die Überlegungen mit einbezogen und hinsichtlich ihrer Applikabilität getestet werden.

Literatur

Breul R (1985) Die Auswertung der Dichteverteilung im Röhrenknochenquerschnitt von menschlichen Femora für die Bestimmung der Richtung der günstigsten Biegebeanspruchung. Z Morph Anthrop 76: 63–76

Graf R, Jessner A (1995) Erfahrungen mit dem anatomisch adaptierten, hydroxylapatitbeschichteten Schaft Typ SBG. Orthop Mitt 3: 160

Huiskes R, Weinans H, Dalstra M (1989) Adaptive bone remodelling and biomechanical design considerations. Orthopedics 12: 1255–1267

Keyak JH, Meagher JM, Skinner HB, Mote CD (1990) Automated three-dimensional finite element modelling of bone: a new method. J Biomed Eng 12: 389–397

Lengsfeld M, Weiß H, Kienapfel H (1992) Morphologische und numerische Untersuchungen zur Streßkompatibilität von Patellaimplantaten. Biomed Tech 37: 222–229

Merz B, Müller R, Rüegsegger P, Niederer P (1992) Stress analysis of excised human femora based on quantitative computed tomography. VIII Meeting of the European Society of Biomechanics, Rome, 1992

Merz B, Lengsfeld M, Müller R, Kaminsky J, Rüegsegger P, Niederer P (1996) Automated generation of 3D FE-models of the human femur – comparison of methods and results. Proceedings of the 2nd Intl. Symposium on Computer Methods in Biomechanics & Biomedical Engineering Swansea UK. In: Middleton J, Jones ML, Pande GN (eds) Computer Methods in Biomechanics & Biomedical Engineering. Gordon & Breach, U.K., pp 125–134

Müller R, Merz B, Rüegsegger P (1990) Interfacing quantitative computed tomography with finite element modeling. Spie Vol. 1395 Close-Range Photogrammetry Meets Machine Vision, pp 1092–1099

Pauwels F (1935) Der Schenkelhalsbruch. Ein mechanisches Problem. Beilageheft Z Orthop Chir 63

Rohlmann A, Mössner U, Bergmann G, Kölbel R (1983) Finite-Element-Analysis and experimental investigation in a femur with hip endoprosthesis. J Biomech 16: 727–742

Röhrle H, Scholten R, Sollbach W, Ritter G, Grünert A (1977) Der Kraftfluß bei Hüftendoprothesen. Arch Orthop Unfallchir 89: 49–60

Walker PS, Poss R, Robertson DD, Reilly DT, Ewald FC, Thomas WH, Sledge CB (1990) Design analysis of press-fit hip stems. Orthop Rel Sci 1: 75–85

Finite-Elemente-Festigkeitsberechnungen von Wirbelkörpern nach computertomographischen Schnitten

H. Martin, J. Werner, K.-P. Schmitz, D. Behrend und H.-C. Schober

Institut für Biomedizinische Technik, Medizinische Fakultät, Universität Rostock, Ernst-Heydemann-Straße 6, D-18055 Rostock

Einleitung

In den letzten Jahren ist eine Intensivierung der Anwendung strukturmechanischer Methoden auf biologische Strukturen deutlich erkennbar [2, 9, 19, 24]. Diese Arbeiten können sich auf umfangreiche Vorleistungen auf dem Gebiet der Bildverarbeitung in der Medizin zur Strukturdetektion und Strukturbeschreibung stützen. Des weiteren stehen komplexe Rechenmethoden der ingenieurwissenschaftlichen Strukturmechanik zur Verfügung.

Zunächst standen bei der Bildverarbeitung v. a. morphologische Untersuchungen im Vordergrund. Dreidimensionale Rekonstruktionen der Organgeometrie aus computertomographischen und kernspintomographischen Bilddaten wurden dabei bis zur klinischen Reife geführt und sind inzwischen teilweise bereits zum Standard bei der Operationsplanung weiterentwickelt worden (u. a. [16]).

Damit existieren die Voraussetzungen für die Ermittlung der Grobgeometrie osteologischer Strukturen und deren Konvertierung in Finite-Elemente-Modelle. Bereits Ende der 70er Jahre wurden Arbeiten über Wirbelkörper veröffentlicht, die grundsätzliche Festigkeitsuntersuchungen an verallgemeinerten Modellen zum Ziel haben [12].

Neuere Untersuchungen müssen individuelle Wirbelkörpergeometrien eines Patienten erfassen können. Es existieren Arbeiten zum Festigkeitsverhalten der spinalen Gesamtstruktur einschließlich Zwischenwirbelscheiben und Dornfortsätzen [21], der Trabekelfeinstruktur am Radius, sowie einzelner Wirbelkörper mit vollständiger Nachbildung der Trabekelfeinstruktur [26].

Die letztgenannten Untersuchungen sind jedoch numerisch sehr aufwendig und dürften auf absehbare Zeit ausschließlich leistungsfähigen Großcomputern vorbehalten sein.

Für Finite-Elemente-Modelle ist neben der Ermittlung der Modellgeometrie die Zuordnung von Werkstoffeigenschaften (Elastizitätsmodul, Streckgrenze, Bruchdehnung) eine unerläßliche Voraussetzung. Umfangreiche Untersuchungen galten der Ableitung von Elastizitäts- und Festigkeitskennwerten aus radiologischen Dichtewerten [17, 23, 29]. Die Elastizität und die Festigkeit humaner Knochen sind anisotrop. Dies gilt in besonderem Maße für spongiöse Knochen. Die Knochendichte ist eine skalare Größe, aus der richtungsabhängige Kennwerte nicht ohne Kenntnis zusätzlicher strukturbeschreibender Parameter ermittelt werden können.

Das Ziel der hier durchgeführten Arbeiten besteht in der Abschätzung der Festigkeit osteoporosegeschädigter Wirbelkörper auf nichtinvasivem Wege. Für eine Festigkeitsberechnung mit der Methode der Finiten Elemente ist die Kenntnis der

Hefte zu „Der Unfallchirurg", Heft 261
E. Schneider (Hrsg.), Biomechanik des
menschlichen Bewegungsapparates

Geometrie und der Materialeigenschaften erforderlich. Die Geometrie wird aus computertomographischen Körpertransversalschnitten rekonstruiert.

Eine vollständige Rekonstruktion der trabekulären Feinstruktur ist infolge unzureichender Auflösung der Körpertransversalschnitte und der dadurch nicht mehr handhabbaren Modellgrößen zur Zeit sehr erschwert. Die Materialdaten werden durch separate Untersuchung von trabekulären Einheitsvolumina gewonnen [33]. Der Schwerpunkt der Arbeiten liegt nicht in einer 3D-Rekonstruktion zur Visualisierung der Geometrie, sondern in einer Aufbereitung der Wirbelkörperschnitte für Finite-Elemente-Modelle zur Durchführung von Festigkeitsberechnungen.

Methoden zur Segmentierung von Kortikalis und Spongiosa

Die Arbeiten richten sich zunächst auf die Entwicklung einer Methode zur Extraktion der Kortikalisgeometrie. Verschiedene Arbeiten [8, 13, 30] heben den Einfluß der Kortikalisabmessungen auf die Wirbelkörpersteifigkeit hervor.

Die Schwellwertsegmentierung ist wegen ihrer Einfachheit weit verbreitet. Bei den heute üblichen Methoden zur dreidimensionalen Modellierung wird in der Regel der Schwellwert variiert, bis eine realistische Darstellung erreicht wird. Dieses Verfahren ist bei den hier angestrebten Festigkeitsberechnungen ungeeignet, weil durch die Wahl des Schwellwerts festigkeitsbestimmende Abmessungen (z. B. die Kortikalisdicke) beeinflußt werden. Es wurde daher eine Methode entwickelt, die weitgehend automatisch ohne Anpassung eines Schwellwerts arbeitet, also eine objektivierte Bestimmung der Kortikalisdicke gestattet.

Eine wesentliche Eigenschaft der Kortikalis ist ihre größere Kompaktheit gegenüber der Spongiosa. Damit ist es sinnvoll, zur Unterscheidung beider Bereiche neben der Hounsfield-Zahl eine weitere Größe einzuführen, die die Kompaktheit kennzeichnet. Diese Größe wird als lokale Varianz bezeichnet und ist aus den Bilddaten leicht zu ermitteln. Die Bilddaten werden dazu in einen Merkmalsraum transformiert, der durch die Hounsfield-Zahl und die lokale Varianz definiert wird (Abb. 1).

Als klassenbeschreibende Merkmale wurde eine hohe Hounsfield-Zahl und eine niedrige Varianz für die Klasse „Kortikalis", eine hohe Hounsfield-Zahl und eine

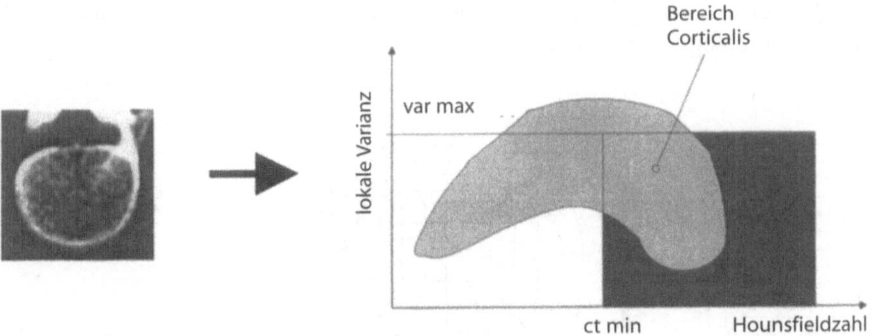

Abb. 1. Schema der Segmentierung von Kortikalis und Spongiosa

hohe Varianz für die Klasse „Spongiosa" und eine niedrige Hounsfield-Zahl und eine mäßige Varianz für die Klasse „umgebendes organisches Gewebe" festgelegt.

Die Segmentation erfolgt durch Definition eines Ausschnittes im Merkmalsraum. Dieser Ausschnitt wird durch die Bedingungen festgelegt, daß die CT-Werte größer als ein Wert ctmin sind und die lokale Varianz kleiner als ein Wert varmax ist. Punkte innerhalb dieses Ausschnitts gehören zur Klasse Kortikalis.

Eine Verbesserung der Klassengrenzen im Bildbereich erfolgt durch Anwendung morphologischer Operatoren. Bei Anwendung des Closing werden nacheinander die Operationen Dilatation und Erosion ausgeführt. Damit werden feine, nicht modellierbare Risse aus dem Modell eliminiert.

Die detektierte Kortikalis ist häufig durch ins Innere des Wirbels reichende Zungen gekennzeichnet. Dies können Trabekelendungen beim Übergang in die Spongiosa sein. Durch Anwendung des Erosionsoperators werden diese Bereiche entfernt.

Schließlich wird eine Konturfindung mittels eines Suchstrahls vorgenommen, der stets senkrecht zum Anstieg im letzten detektierten Punkt der Kontur ausgerichtet wird. Damit steht die Außenkontur des Wirbelkörpers zur Übergabe an die nachfolgenden Prozesse zur Verfügung.

Entwicklung von mechanischen Berechnungsmodellen

Vernetzungsverfahren

Spongiosa und kortikale Knochenkompartimente werden separat modelliert. Die Spongiosa wird mit Volumenelementen modelliert.

Es wurde eine Methode zur weitgehend automatischen Generierung des Elementnetzes im Raum zwischen 2 aufeinanderfolgenden CT-Schnitten entwickelt und als Softwaremodul realisiert.

Dazu wird ein abbildendes Verfahren benutzt, das von einer vorzugebenden Vernetzungstopologie ausgeht, die gemäß der Schnittaußenkontur verzerrt wird. Diese Methode ermöglicht eine problemlose Generierung der Elemente und kann für den Bereich des Wirbelkörpers weitgehend automatisch angewandt werden.

Als Vernetzungsmodell wurde eine Kombination aus radialem und orthogonalem Netz (Abb. 2) verwendet, wobei jeweils verschiedene Elementanzahlen in radialer und in den beiden orthogonalen Richtungen möglich sind. Für jeden Schnitt wird dieselbe Netztopologie verwendet.

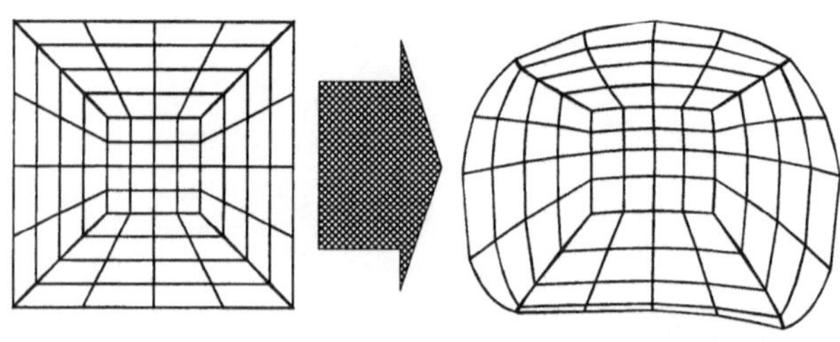

Abb. 2. Vernetzung durch transfinite Abbildung

Dieses Netzmodell wird durch eine transfinite Abbildungsfunktion [14] so verzerrt, daß die detektierten Kanten der Kortikalis des Corpus (ohne Dornfortsätze) mit denen des Modells übereinstimmen. Dabei sind übermäßige Verzerrungen einzelner Elemente durch geeignete Wahl der Netztopologie zu vermeiden.

Gegenüber rasterorientierten Vernetzungsverfahren (u. a. [9]) hat dieses Verfahren den Vorteil, daß stark unterschiedliche Elementverzerrungen des Ausgangsnetzes vermieden werden können. Das Verfahren ist zur weitgehend automatischen Vernetzung von mäßig komplizierten Körpern mit nicht zu starken Querschnittsänderungen geeignet.

Die realisierte Anwendungssoftware übernimmt die CT-Datenvorverarbeitung einschließlich Segmentierung, Konturextraktion und Vernetzung bis zur Erzeugung eines Finite-Elemente-Strukturfiles. Interaktiv sind die Art der Belastung sowie die Randbedingungen vorzugeben. Eine Geometrieschnittstelle (VDA-FS) ermöglicht den Datenaustausch der Grobgeometrie zu einem CAD-System. Für den Datenaustausch mit dem Finite-Elemente-Programm wurde eine Schnittstelle zum System ADINA realisiert.

Abschätzung von Materialkennwerten für spongiösen Knochen

Zum grundlegenden Verständnis der mechanischen Funktion wurden in der Vergangenheit verschiedene numerische Modelle für spongiösen Knochen entwickelt. Numerische Modelle sind grundsätzlich geeignet, Abschätzungen von Steifigkeiten und Versagenskriterien spongiöser Knochensysteme zu ermöglichen. Jensen et al. [18] entwickelten ein vereinfachtes Modell, das Balken zur Nachbildung der Trabekel benutzt. In Analogie zu diesem als unbefriedigend erachteten Modell wurde eine Methode entwickelt, die eine Bestimmung der orthotropen Materialkennwerte trabekulärer Einheitsvolumina bei bekannten strukturbeschreibenden Parametern gestattet. Dazu wurden spongiöse Knochenanteile mittels 3D-Volumenelementen in Anlehnung an das von Beaupré u. Hayes [3] vorgeschlagene Modell modelliert, wodurch eine bessere Nachbildung der Trabekelstrukturen erreicht wurde (Abb. 3). Dabei wurden im Gegensatz zu dem Beaupré-Modell Trabekeldicke, Trabekelabstand und Verzerrungsgrad variiert.

Weiterhin wurde der Einfluß der Zahl der Verknüpfungen durch Weglassen von mittels Zufallszahlen bestimmter Trabekelverbindungen untersucht. Somit ist die Modellierung pathologischer (osteoporotischer) Knochenabbauvorgänge möglich.

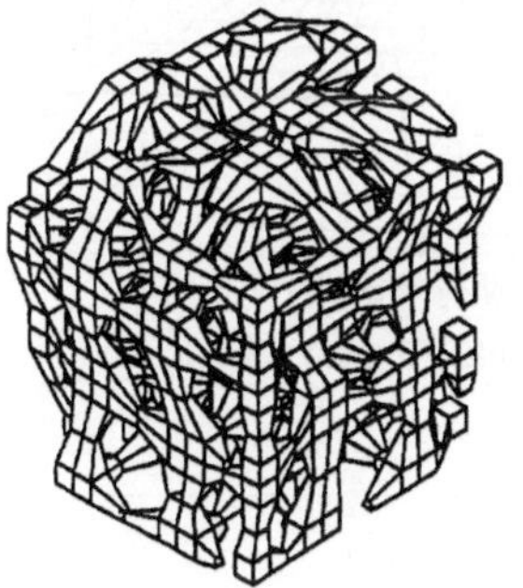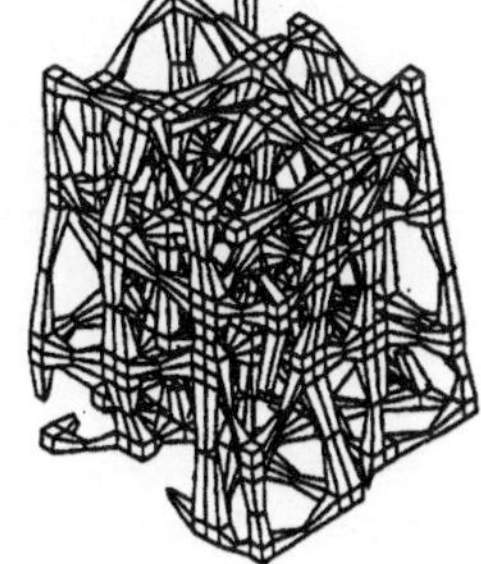

Abb. 3. Finite-Elemente-Modell für eine trabekuläre Struktur

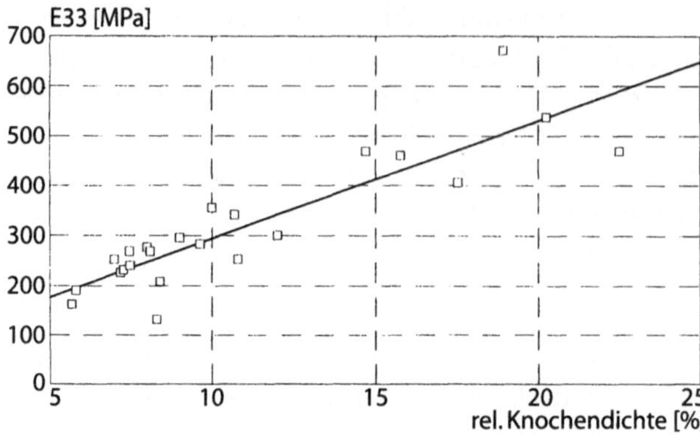

Abb. 4. Elastizitätsmodul in Abhängigkeit von der relativen Knochendichte

An diesem Modell wurden Systemsteifigkeiten bei Druck- und Schubbelastungen in den 3 Richtungen des Raumes durch Bewertung der Verformungscharakteristik ermittelt. Für alle Modelle wurde die Masse des mineralisierten Knochens pro Volumeneinheit (apparent density) ermittelt.

Die Ergebnisse (Abb. 4) zeigen, daß eine Korrelation von Systemsteifigkeiten und apparent density nur dann gelingt, wenn eine hohe Zahl annähernd orthogonaler Trabekelverbindungen vorausgesetzt werden kann. Diese Voraussetzung kann bei osteoporotischen Erkrankungen mäßigen Grades als erfüllt betrachtet werden. Die Ermittlung der lokalen Steifigkeit aus der Hounsfield-Zahl wurde nach eigenen Messungen [33] vorgenommen.

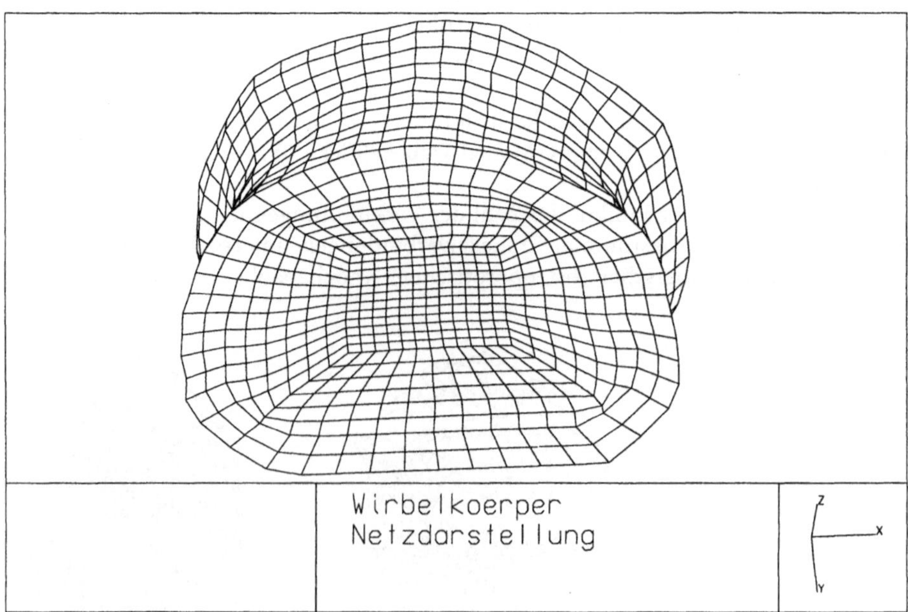

Abb. 5. Finite-Elemente-Modell für Wirbelkörper

Diskussion der numerischen Berechnungsergebnisse

Als Grundlage für die Erstellung eines Finite-Elemente-Modells für Wirbelkörper dienten 12 computertomographische Transversalschnitte mit einem Schnittabstand von 2 mm von einem Computertomographen vom Typ Siemens Somatom CR. Für diese Schnitte wurden Segmentierung und automatische Vernetzung durchgeführt. Dabei entstand ein Modell mit ca. 6000 Gleichungen (Abb. 5).

Finite-Elemente-Berechnungen dieser Größenordnung sind problemlos auf einer Workstation möglich. Für Testzwecke ist eine derartige Modellgröße akzeptabel. Eine Verfeinerung des Modells ist durch Vorgabe einer engmaschigeren Netztopologie jederzeit möglich und für weiterführende Untersuchungen erforderlich. Weiterhin ist dafür die Modellierung der Posteriorstruktur notwendig.

Um eine vereinfachte Darstellung der Zwischenwirbelscheiben zu ermöglichen, wurde der Wirbelkörper im Bereich der unteren Endplatte elastisch gebettet. Als Belastungsvarianten können Flächenlasten verschiedener Formen auf die obere Wirbelkörperendplatte verwendet werden (Abb. 6).

Zur Definition geeigneter Parameter zur Kennzeichnung des Tragverhaltens von Wirbelkörpern ist die Verwendung konstanter oder linear verteilter Flächenlasten sinnvoll.

Als derartige Parameter werden vorgeschlagen:

- Total stiffness: Drucksteifigkeit des Wirbelkörpers bei Beaufschlagung mit reiner Druckbelastung
- Flectional stiffness: Steifigkeit des Wirbelkörpers gegenüber Belastung durch Beugung des Oberkörpers

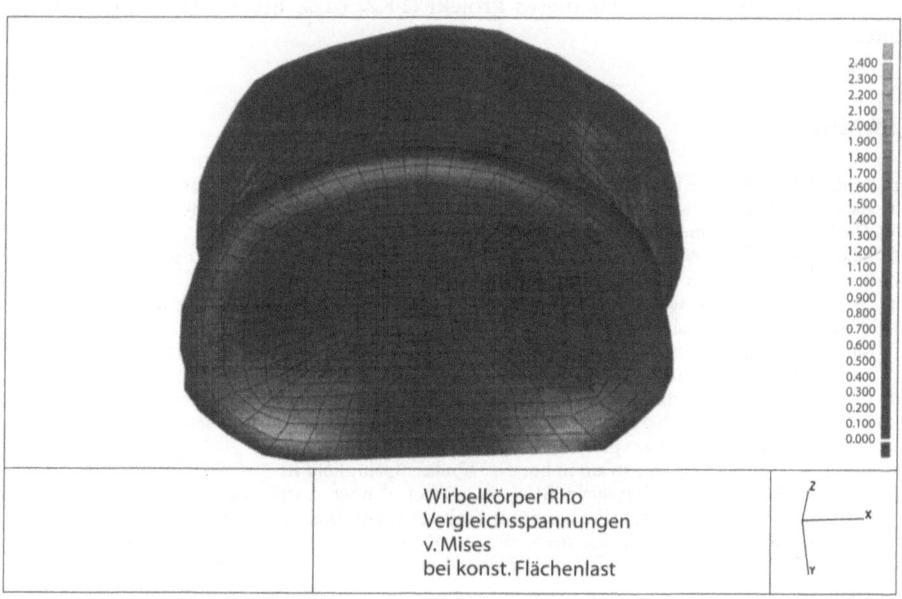

Abb. 6. Berechnete Spannungsverteilung bei konstanter Belastung

– Failure load: Versagenslast des Wirbelkörpers, beschreibt die Tragfähigkeit des Wirbelkörpers

Ein Postprocessing der Finite-Elemente-Rechnung gestattet eine Aufbereitung der Ergebnisse als diagnose- bzw. therapierelevante Größen.

Zusammenfassung

Ein nichtinvasives Verfahren zur Abschätzung der Festigkeit osteoporotischer Wirbelkörper wird vorgestellt. Die Wirbelkörperfestigkeit wird über 3 Parameter total stiffness, flectional stiffness und failure load beschrieben. Die dazu notwendigen Daten werden durch Verarbeitung computertomographischer Bilddaten gewonnen. Mit der beschriebenen Methode wird eine Objektivität in der Festigkeitsabschätzung angestrebt und erreicht, die über morphologische Beurteilungen hinausgeht. Mit dem vorgestellten Verfahren ist es möglich, eine individuelle Festigkeitsabschätzung an Wirbelkörpern vorzunehmen. Das prinzipielle Problem der Transformation von computertomographischen Daten zu mechanischen Berechnungsmodellen kann als gelöst betrachtet werden. Erforderlich für die Verifizierung in praxi sind weitere Testrechnungen an (bisher in nicht ausreichender Zahl vorhandenen) Patientendaten, eine Reduzierung des erforderlichen Datenaufkommens zur Verringerung der Strahlenbelastung und ein Vergleich mit experimentellen Daten. Die klinische und diagnostische Relevanz der Kriterien zur Beschreibung der Wirbelkörperfestigkeit soll in einer größeren Studie überprüft werden.

Danksagung: Die Autoren möchten hiermit dem Bundesministerium für Forschung und Technologie danken, das dieses Projekt (FKZ: 01ZZ 8192/6) freundlicherweise unterstützt.

Literatur

1. Ashby MF (1983) The mechanical properties of cellular solids. Metallurg Transact 14A: 1755–1768
2. Ascenzi A, Bell GH (1984) Bone as a mechanical engineering problem. Bourne, New York London. The biochemistry and physiology of bone, vol I
3. Beaupré GS, Hayes WC (1985) Finite Element Analysis of a three dimensional opencelled model for trabecular bone. J Biomed Eng 107: 249–256
4. Bell GH, Dunbar O, Beck JS, Gibb A (1967) Variations in strength of vertebrae with age and their relation to osteoporosis Calc Tiss Res 1: 75–86
5. Carter DR, Orr TE, Fyhrie DP (1989) Relationships between loading history and femoral cancellous bone architecture. J Biomech 22/3: 231–244
6. Currey JD (1970) The mechanical properties of bone. Clin Orthop 73: 210–220
7. Dempster DW, Ferguson-Pell MW, Mellish RWE et al. (1993) Relationships between bone structure and strength in the lumbar spine. Osteoporosis Int 3: 90–96
8. Evans FG (1957) Stress and strain in bones. Thomas, Springfield Ill.
9. Faulkner KG, Cann CE, Hasegawa BH (1991) Effect of bone distribution on vertebral strength: Assessment with patient-specific nonlinear Finite Element Analysis. Radiology 170: 669–674
10. Frost HM (1973) Orthopaedic Biomechanics, vol V, Part II. Springfield, Illinois, pp 187–225
11. Galante J, Rostoker W, Ray RD (1970) Physical properties of trabecular bone. Calc Tiss Res 5: 236–246
12. Hakim NS, King AI (1979) A three-dimensional Finite Element dynamic response analysis of a vertebra with experimental verification. J Biomech 2: 277–292

13. Hayes WC (1986) Bone mechanics: from tissue mechanical properties to an assessment of structural behavior. In: Schmid-Schönbein GW, Woo SLY, Zweifach BW (eds) Frontiers in Biomech. Springer, Berlin Heidelberg New York Tokyo

14. Heckmann A (1992) Zerlegungs- und Vernetzungsverfahren für die automatische Finite-Elemente-Modellierung. Shaker, Aachen

15. Hinz P (1969) Die Belastungsfähigkeit der osteoporotischen Wirbelsäule. Vortrag auf der 6. Arbeitstagung der Gesellschaft für Wirbelsäulenforschung am 7., 8. November 1969 in Frankfurt a.M.

16. Höhne KH, Bomanns P, Pommert A, Riemer M, Schiers C, Tide U, Wiebecke C (1990) 3-D-visualisation of tomographic volume data using the generalized voxel model. The Visual Computer 6/1: 28–36

17. Hvid I, Bentzen SM, Linde F, Mosekilde Li, Pongsoipetch B (1989) X-ray quantitative computed tomography: the relations to physical properties of proximal tibial trabecular bone specimens. J Biomech 22/8/9: 837–844

18. Jensen KS, Mosekilde Li, Mosekilde Le (1990) A model of trabecular vertebral bone architecture and its mechanical properties. Bone 11: 417–423

19. Keyak JH, Meagher JM, Skinner HB, Mote CD (1990) Automated three-dimensional finite element modelling of bone: a new method. J Biomed Eng 12/9: 389–397

20. Lang SM, Moyle DD, Clemson, Berg EW et al. (1988) Correlation of mechanical properties of vertebral trabecular bone with equivalent mineral density as measurement by computed tomography. J Bone Joint Surg (Am) 70/10: 1531–1538

21. Lavaste F, Skalli W, Robin St, Roy-Camille R, Mazel Chr (1992) Three-dimensional geometrical and mechanical modelling of the lumbar spine. J Biomech 25/10: 1153–1164

22. Lindahl O (1976) Mechanical properties of dried defatted spongy bone. Acta Orthop Scand 47: 11–19

23. Lotz JC, Gerhart TN, Hayes WC (1990) Mechanical properties of trabecular bone from proximal femur – a quantitative CT study. J Comp Ass Tomogr 14: 107–114

24. Mizrahi J Silva MJ, Hayes WC (1992) Finite Element stress analysis of simulated metastatic lesions in the lumbar vertebral body. J Biomed Eng 14/11: 467–475

25. Mosekilde Li, Mosekilde Le (1986) Normal vertebral body size an compressive strength: Relations to age and to vertebral and iliac trabecular bone compessive strength. Bone 7: 207–212

26. Odgaard A, Andersen A, Melsen F, Gundersen HJG (1990) A direct method for fast three dimensional reconstruction. J Microscopy 159: 335–342

27. Pesch HJ, Scharf HP, Lauer G, Seibold H (1980) Der altersabhängige Verbundbau der Lendenwirbelkörper. Virchows Arch A Pathol Anat Histol 386: 21–41

28. Pugh JW, Rose RM, Radin EL (1973) Elastic and viscoelastic properties of trabecular bone: Dependence on structure. J Biomech 6: 475–485

29. Rho JY, Ashman RB, Turner CH (1993) Young's modulus of trabecular and cortical bone material: ultrasonic and microtensile measurements. J Biomech 26/2: 111–119

30. Rockhoff SD, Sweet E, Bleustein J (1969) The relative contribution of trabecular and cortical bone of the strength of human lumbar vertebrae. Calc Tiss Res 3: 163–170

31. Short K (1989) Mechanical properties of vertebral cancellous bone. In: Yettram AL (ed) Mechanical properties and stress analysis in biomechanics. Manchester University Press, Manchester UK

32. Struhl S, Goldstein SA, Dickie DL, Flynn ML, Matthews LS (1987) The distribution of mechanical properties of trabecular bone within vertebral bodies and iliac crest: correlation with computed tomography density. Trans Orthop Res Soc 1987, 262

33. Werner J, Schmitz K-P, Martin H, Behrend D, Schober H-C (1992) Abschätzung anisotroper Werkstoffeigenschaften trabekulärer Knochen anhand einfacher Trabekelmodelle. Biomed Tech 37 (Ergänzungsb 2)

Aufrichtung von Molaren

H. Hempowitz, F.G. Sander und A. Wichelhaus

Zentralinstitut für Biomedizinische Technik und Abteilung für Kieferorthopädie, Universität Ulm, Oberer Eselsberg, D-89081 Ulm

Einleitung

Die Methode der Finiten Elemente wird nunmehr seit ca. 20 Jahren mit mehr oder minder großem Erfolg bei der Simulation biophysikalisch-medizinischer Probleme eingesetzt.

In der Kieferorthopädie beschäftigt man sich hauptsächlich mit der Korrektur von Kieferanomalien und Zahnfehlstellungen. Um diese Korrekturen vorzunehmen, werden die verschiedensten orthodontischen Apparate verwendet, die alle auf der Applikation mechanischer Kräfte und den dadurch induzierten Bewegungen beruhen.

Ein vorrangiges Ziel unserer Untersuchungen ist die Aufschlüsselung der einzelnen Kraft- und Bewegungskomponenten der Zahnbewegung.

Wichtigstes Mittel hierzu ist die Simulation der einzelnen Belastungsfälle und der verschiedenen Behandlungsapparate mit Hilfe der Methode der Finiten Elemente. Die Modellsimulationen werden begleitet von Messungen an geeigneten Versuchsaufbauten mit Hilfe von mehreren 6-Komponenten-Meßsensoren, die detaillierte Informationen über die Kraft- und Momentkomponenten dieses Kraftsystems liefern. Diese Messungen können sehr gut zur Verifikation der FE-Berechnungen herangezogen werden, wobei man darauf achten muß, daß Simulation und Messung auch den gleichen Belastungsfall darstellen.

Klinische Beispiele

Die Abb. 1 und 2 zeigen Röntgenbilder, die vor und nach einer kieferorthopädischen Behandlung erstellt wurden. Die Abb. 1 zeigt ein sog. Panoramabild mit eklatant

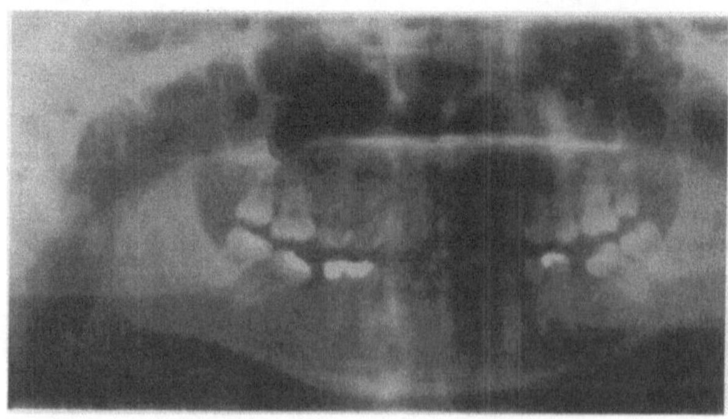

Abb. 1. Röntgenbild eines unbehandelten Patienten

Hefte zu „Der Unfallchirurg", Heft 261
E. Schneider (Hrsg.), Biomechanik des
menschlichen Bewegungsapparates
© Springer-Verlag Berlin Heidelberg 1997

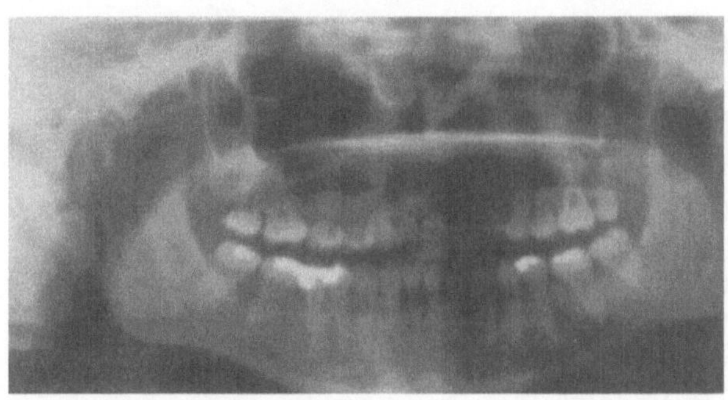

Abb. 2. Röntgenbild nach der
Behandlung der Fehlstellung

schiefliegenden Molaren. Hier hat die Behandlung zur Aufgabe, den Molaren in die
senkrechte Lage zu bringen und die bei einer alleinigen Rotation entstehende Lücke
zu den Nachbarzähnen durch eine Translation des Molaren zu verhindern. Die Abb. 2
zeigt die korrigierte Lage des Zahnes nach der Behandlung.

Problematik

Bei Behandlungen mit festsitzenden oder herausnehmbaren Apparaten gibt es einige
Probleme oder Unwägbarkeiten, die besonderer Beachtung bedürfen.

Neben dem Knochenabbau auf den durch Druckspannungen belasteten Struktur-
teilen werden auch Gewebereaktionen, welche den Knochenaufbau fördern, ange-
regt. Allerdings wirken diese Belastungen nur in einem bestimmten Intensitätsbe-
reich vorteilhaft. Werden diese Werte überschritten, so reagiert das Gewebe hier
stark nekrotisch. Da das Gewebe auch viskoelastische Eigenschaften besitzt, gehört
zu einer erfolgreichen kieferorthopädischen Behandlung sehr viel Erfahrung und
Know how.

Behandlungsapparate und FE-Simulationen

Für die Applikation der entsprechenden Kräfte sorgen speziell angefertigte Federn,
welche über Brackets (kleine, auf der Oberfläche der Zähne aufgeklebte Führungs-
plättchen) die Kräfte und Momente auf die Zähne übertragen können.

Eine zur Aufrichtung schiefliegender Zähne verwendete Aufrichtefeder ist in Abb.
3 zu sehen. Die gleiche Feder im eingespannten, aktivierten Zustand zeigt Abb. 4.
Diese Federkonstruktion erzeugt ein zur Aufrichtung ideales Kraft/-Moment-Ver-
hältnis.

Verwendet man wie üblich Stahl als Konstruktionsmaterial, so zeigt diese Feder
gravierende Nachteile in der klinischen Anwendung.

Steht der Zahn nach einer Behandlung schon in seiner Zielposition, so wirken in
aller Regel trotzdem noch Kräfte und Momente auf ihn. Diese würden jetzt den Zahn
wieder aus seiner günstigen Position herausbewegen und somit den Behandlungser-
folg wieder zerstören.

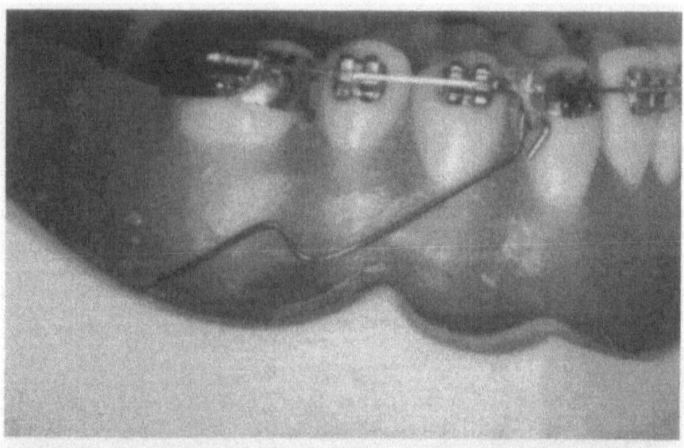

Abb. 3. Aufrichtefeder (NiTi-Legierung)

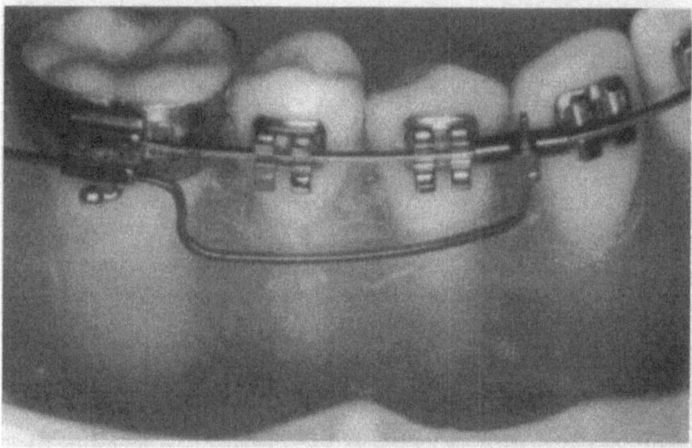

Abb. 4. Eingesetzte Aufrichtefeder

Um solche Überaktivierungen zu verhindern, werden an der Universität Ulm vermehrt sog. superelastische NiTi-MEMORY-Legierungen eingesetzt.

Diese Legierungen zeichnen sich durch ihre stark nichtlinearen Materialeigenschaften aus. Speziell die Spannungs-/-Dehnungs-Kurve hat ein ausgeprägt nichtlineares Hystereseprofil (Abb. 5). Anhand der σ/ε-Kurve kann man unterschiedliches Materialverhalten für den Be- und Entlastungsfall erkennen (Abb. 5, Kurve 1 und 2). Zudem ist der Kurvenverlauf stark temperaturabhängig.

Bei der Behandlung mit solchen superelastischen Aufrichtefedern nutzt man fast ausschließlich das weitgehend waagerechte Plateau des Entlastungszweiges der Spannungs-/-Dehnungs-Beziehung aus. Dadurch bekommt man nahezu auf dem gesamten Auslenkungsbereich einer superelastischen Feder eine konstante Kraftabgabe. Durch geeignete Wärmebehandlung des Materials kann nun die Höhe dieses Plateaus in gewissen Grenzen variiert werden. Auf diese Weise kann man sich maßgeschneiderte Federkonstruktionen selber erzeugen. Die Kraftabgabe ist somit so gut wie unabhängig von der Federauslenkung. Bei richtig bemessenen Konstruktionen nimmt die Kraftabgabe beim Erreichen der korrekten Zahnstellung schlagartig ab.

Wie schon erwähnt, muß man das Kraft-/-Momenten-System der Behandlungsapparate genau kennen, um die fast perfekten Eigenschaften des Materials ganz auszu-

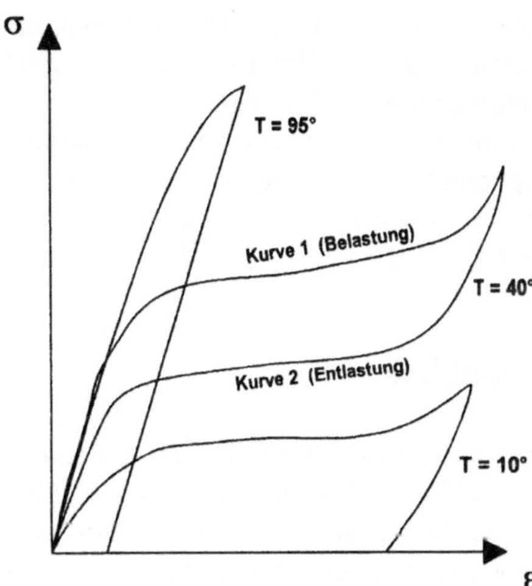

Abb. 5. Temperaturabhängigkeit σ/ε-Kurve
von NiTi

nutzen. Aus diesem Grund werden in der Abteilung Kieferorthopädie für bestehende Federformen genaue Messungen des resultierenden Kraft/-Momenten-Systems durchgeführt.

Dies geschieht mit Hilfe von speziell dafür entwickelten 6-Komponenten-Kraft/-Momenten-Meßdosen in einer computergesteuerten Dreh- und Verschiebevorrichtung. Momentaufnahmen während der Bewegung sind auf Abb. 6 dargestellt (erst Bewegung des rechten Federbügels nach links zur Simulation des Einspannvorganges der Feder, danach Drehung des rechten Federteiles um ein vorgegebenes Rotationszentrum. Dies simuliert die Aufrichtung des Zahnes auf der Entlastungskurve).

Um nun aber Neuentwicklungen bei den Behandlungsapparaten zu analysieren, wäre es von Vorteil, genauere Aussagen über ihr mechanisches Verhalten schon in der Entwicklungsphase zu bekommen. An dieser Stelle setzt nun die Methode der Finiten Elemente an.

Hat man erst einmal das Materialverhalten der NiTi-Legierungen im Griff, so kann man mit Hilfe der Computersimulationen detaillierten Einblick in die Mechanik der verschiedenen Neuentwicklungen erhalten. Die Implementierung des Materialverhaltens in unser bestehendes FE-Programmpaket ANSYS® ist allerdings nur über ein

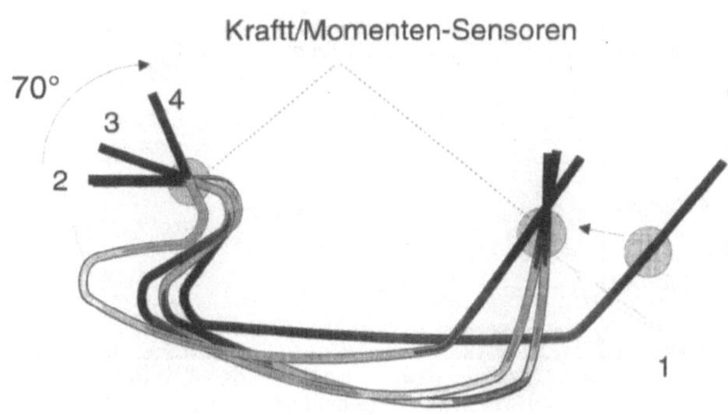

Abb. 6. Meßaufbau und Realisierung beim FE-Modell

paar Umwege möglich. Des weiteren sind die extremen Nichtlinearitäten des Problems verantwortlich für sehr lange Rechenzeiten bei der Simulationen einer Aufrichtefeder aus NiTi-Legierungen.

Um eine Aussage über die Genauigkeit der FE-Analyse zu bekommen, werden die Meßergebnisse und der Aufbau als Grundlage für eine Computersimulation herangezogen. Es wird versucht, das komplette Experiment als FE-Simulation aufzubauen und die FE-Rechnung mit Hilfe des Experimentes zu verifizieren.

Ergebnisse

Die Implementierung der Materialeigenschaften der NiTi-Legierungen ist in ihrer ersten Phase schon abgeschlossen und beinhaltet die in der Abb. 7 dargestellte Spannungs/-Dehnungs-Kurve. Stellt man der implementierten σ/ε-Kurve das reale Materialverhalten gegenüber, so fallen sofort die Unterschiede in der Darstellung der Belastungsübergänge auf.

Bei der realen σ/ε-Kurve werden Übergänge zwischen Be- und Entlastungsphase stetig abgebildet, wogegen bei der jetzt implementierten σ/ε-Kurve diese Übergänge als Sprünge zwischen verschiedenen Spannungsniveaus bei gleichbleibender Dehnung dargestellt sind.

Dies führt auch bei der Auswertung der Kräfte und Momente zu unterschiedlichen Kurven, v.a. bei der Entlastung der Federn. Zur Zeit wird ein neues Materialmodell getestet, bei dem diese Übergänge nur noch sehr kleine Sprünge im Spannungsverlauf der implementierten σ/ε-Kurve zeigen.

Das prinzipielle Verhalten der Memorylegierungen wird aber auch jetzt schon sehr gut abgebildet (Abb. 8). Als nachteilig erweist sich noch die Darstellung der Spannungs/-Dehnungs-Kurve als multilineares Polynom mit wenigen Stützstellen. Die Verwirklichung eines realeren und harmonischen Kurvenverlaufs bereitet aber keinerlei Probleme, da das Materialgesetz bis zu 100 Stützstellen in der Spannungs/-Dehnungs-Kurve enthalten kann.

In Abb. 9 und 10 wird die Vergleichsspannung nach v. Mises über dem Querschnitt eines Drahtes während verschiedenen Belastungsphasen dargestellt. Man sieht das pseudoelastische Plateau, welches sich im Spannungsfeld zum Drahtrand hin ausbil-

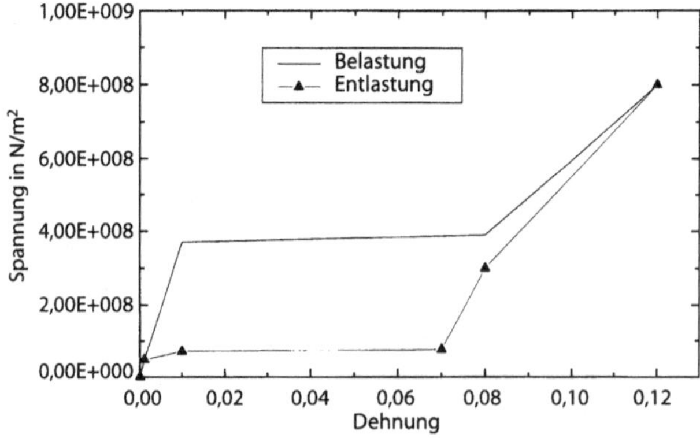

Abb. 7. Implementiertes Spannungs/-Dehnungs-Verhalten

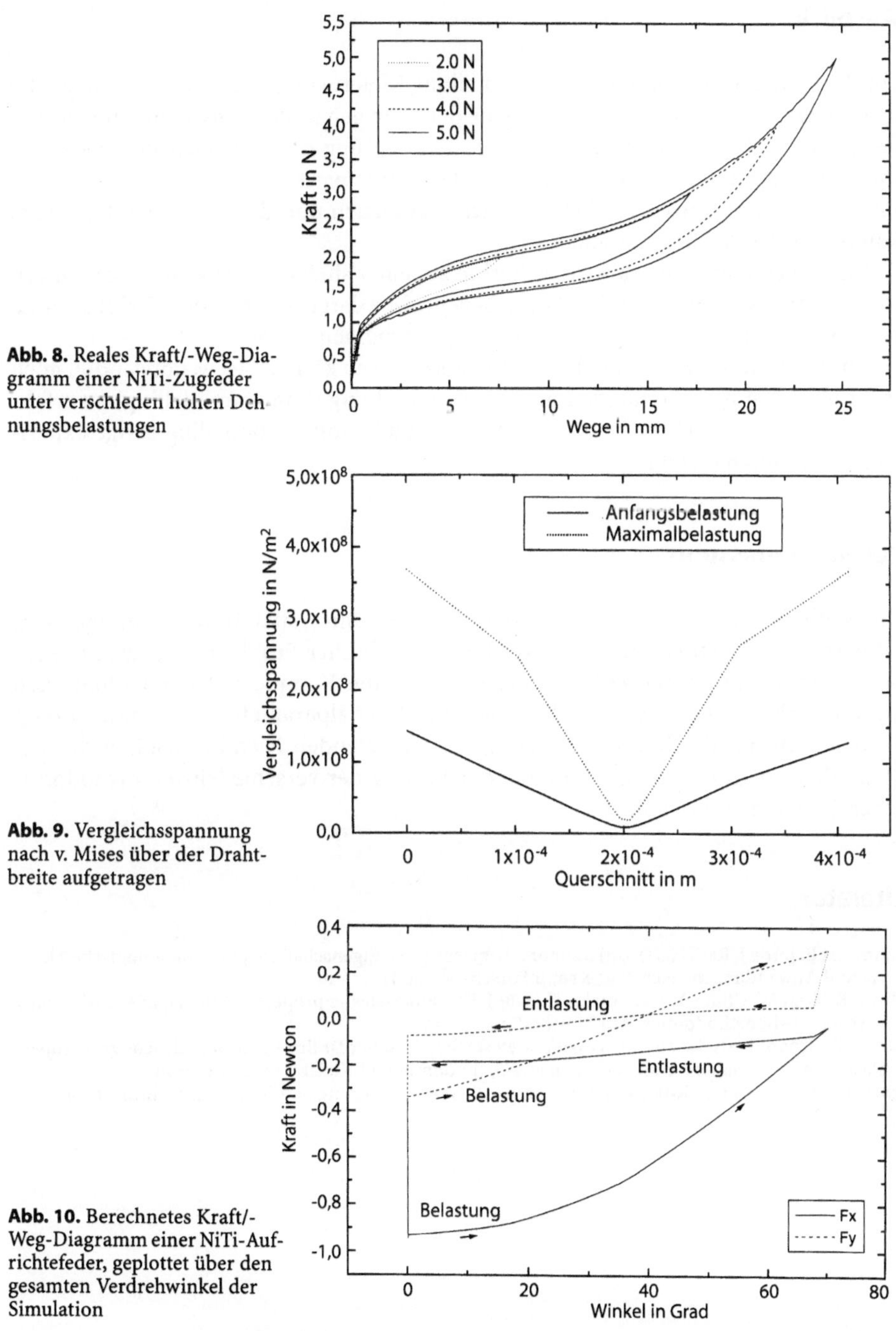

Abb. 8. Reales Kraft/-Weg-Diagramm einer NiTi-Zugfeder unter verschieden hohen Dehnungsbelastungen

Abb. 9. Vergleichsspannung nach v. Mises über der Drahtbreite aufgetragen

Abb. 10. Berechnetes Kraft/-Weg-Diagramm einer NiTi-Aufrichtefeder, geplottet über den gesamten Verdrehwinkel der Simulation

det, sobald die Dehnungen einen Wert erreichen, dessen resultierende Spannungen im Bereich des Plateaus liegen. Eine weitere Erhöhung der Biegung resultiert nun nicht mehr in einer vergrößerten Spannung, sondern nur in einer Ausbreitung des Plateaus in Richtung zur neutralen Faser.

Ausblick

Die Zukunft der FE-Analysen in der Abteilung Kieferorthopädie der Universität Ulm liegt in der Berechnung der Teilprobleme der oben genannten Aufgabenbereiche und der daraus resultierenden detaillierteren Betrachtung der einzelnen Parametereinflüsse. Kennt man die einzelnen Aspeke der Problematik genauer, so kann man ein FE-Modell eines ganzen Kieferteilbereiches aufbauen und die Zusammenhänge am komplexen Modell bestimmen.

Unser Hauptaugenmerk wird weiterhin auf einer sinnvollen Zusammenarbeit von Meßtechnik und Computersimulation liegen, ohne deren gegenseitige Verifikation so manche Ergebnisse nicht ganz glaubwürdig erscheinen würden.

Um die Zahnbewegung noch genauer studieren zu können, ist es notwendig, noch mehr über den Knochenumbau unter Lasteinwirkung (bone remodelling) zu erfahren. Zu diesem Zweck werden bei uns zum Thema bone remodelling einige experimentelle Studien erstellt.

Zusammenfassung

Die Methode der Finiten Elemente wird an der Universität Ulm seit einiger Zeit erfolgreich zur Simulation komplexer biophysikalischer Probleme angewandt. Probleme beim Einsatz der FEM entstehen durch die Komplexität der biologischen Zusammenhänge und bei der Messung von Materialparametern. Es sollte gezeigt werden, daß mit der Berücksichtigung der auftretenden Nichtlinearitäten die FE-Methode eine gute Unterstützung bei der Lösung der verschiedensten orthodontischen Probleme sein kann.

Literatur

Baumgart E, Jorde J, Reiß HG (1976) Memory-Legierungen – Eigenschaften, phänomenologische Theorie und Anwendungen. Tech Mitt Krupp Forsch-Ber 34, H 1: 1–16
Miura F, Mogi M, Uhura Y, Hamanaka H (1986) The super-elastic property of the japanese NiTi alloy wire for use in orthodontics. Am J Orthod 90/1: 1–10
Sander FG (1990) Festigkeit und Elastizität kieferorthopädischer Drähte unter Berücksichtigung superelastischer Materialien. Informationen aus Orthodontie und Kieferorthopädie. 4/90
Stöckel D, Hornbogen E, Ritter F, Tautzenberger P (1988) Legierungen mit Formgedächtnis. expert

Modellierung und Beurteilung der Belastung der Wirbelsäule beim Handhaben von Lasten

M. Jäger

Institut für Arbeitsphysiologie an der Universität Dortmund, Abteilung Ergonomie, Ardeystraße 67, D-44139 Dortmund

Einleitung

In ergonomischen und arbeitsphysiologischen Fragestellungen kann die Belastung der Wirbelsäule nicht durch Messung bestimmt werden. Invasive Methoden wie die Messung des Bandscheibeninnendrucks (Nachemson 1959; Andersson et al. 1977) bedürfen der medizinisch-klinischen Kontrolle und sollten aus ethischen Gründen allenfalls in Einzelfällen durchgeführt werden. Weiterhin ist die Anwendung intradiskaler Druckmessungen auf stationäre Belastungsfälle beschränkt und eignet sich nicht als Meßverfahren bei Körperbewegungen, die bei Lastenmanipulationen auftreten. Demzufolge wurde eine indirekte Methode zur Bestimmung der Belastung der Wirbelsäule entwickelt, bei der die mechanischen Eigenschaften des menschlichen Bewegungs- und Stützsystems in biomechanischen Modellen simuliert wird. Im folgenden soll die Methode der biomechanischen Modellrechnung beschrieben sowie eine Möglichkeit zur Ableitung individueller Belastungsgrenzen vorgestellt werden.

Prinzip der Modellbildung

In Abb. 1 ist ein biomechanisches Modell dargestellt, das die Analyse von Arbeitssituationen ermöglicht, bei denen eine Last beidseits symmetrisch gehalten wird. Als erste Kenngröße der Belastung der Wirbelsäule kann das sagittale Beugemoment bezüglich der untersten Bandscheibe (L5-S1) angesehen werden. (Aufgrund der hohen Schädigungsrate wird der Lenden-Kreuzbein-Übergang häufig als Bezugspunkt für Belastungsanalysen gewählt.) In dem hier angenommenen statischen Fall ergibt sich das Sagittalmoment aus der Summe der Produkte von Gewichtskräften der oberen Körperteile und der Last mit den korrespondierenden Wirkabständen. Die über die Bandscheibe übertragenen Kräfte repräsentieren weitere Kenngrößen der Belastung. Diese Bandscheibenkräfte lassen sich aus dem folgenden Zusammenhang herleiten: Dem beugenden Moment wirkt im statischen Fall ein gleich großes aufrichtendes Moment entgegen, das im wesentlichen durch die Rückenmuskulatur und zu einem geringeren Teil durch den Bauchrauminnendruck bewirkt wird. Die Richtung der resultierenden Muskelkraft im Modell ist durch den Verlauf der Rükkenmuskulatur entlang der Wirbelsäule anatomisch festgelegt. Die stützende Wirkung des Intraabdominaldrucks, die in belastungsmindernde Momente und Kräfte umgerechnet werden kann (Chaffin 1969), wurde in Laborstudien bestimmt (Morris et al. 1961). Die vektorielle Summe von Gewichtskräften, Muskel- und Intraabdominalkräften stellt die „Gesamtkraft" am Lenden-Kreuzbein-Übergang dar, die im Frei-

Hefte zu „Der Unfallchirurg", Heft 261
E. Schneider (Hrsg.), Biomechanik des
menschlichen Bewegungsapparates
© Springer-Verlag Berlin Heidelberg 1997

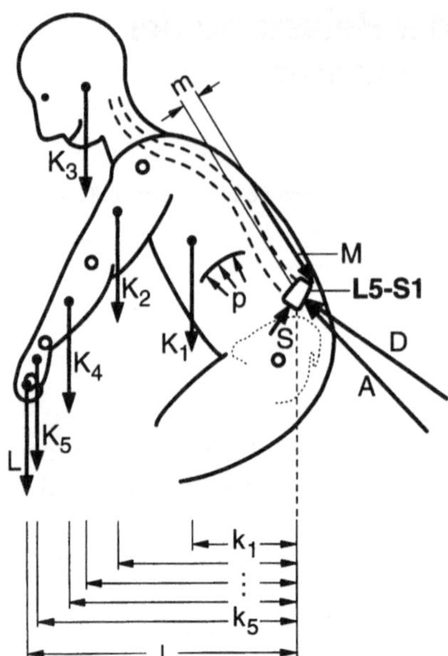

Abb. 1. Biomechanisches Modell zur Bestimmung von Kräften und Momenten an der Bandscheibe L5-S1 beim Halten von Lasten (aus Jäger et al. 1992). (*L5-S1 Bandscheibe zwischen dem 5. Lenden- und 1. Sakralwirbel, $K_1...K_5$ Gewichtskräfte der Körpersegmente oberhalb L5-S1, $k_1...k_5$ Wirkabstände von $K_1...K_5$, L Gewichtskraft der Last, l Wirkabstand von L, M Resultierende der Rückenmuskelkräfte, m Wirkabstand von M, p Bauchrauminnendruck, A Auflagerkraft des Freischnittdiagramms, D Druckkraftkomponente von A, S Scherkraftkomponente von A*)

schnittdiagramm von Abb. 1 in Form der Auflagerkraft mit deren Druck- und Scherkraftkomponenten berücksichtigt ist.

Biomechanisches Modell

Mit dem vorgestellten biomechanischen Modell können Körper- und Lastbewegungen nur dann analysiert werden, wenn aufgrund niedriger Beschleunigungen die Effekte der Massenträgheit im Vergleich zur Gravitation vernachlässigbar sind. Weiterhin kann das in Abb. 1 dargestellte Modell nicht zur Analyse unsymmetrischer Belastungsfälle wie einhändiges Handhaben von Lasten angewendet werden. Zur Berücksichtigung der Dynamik und der Asymmetrie bei der Bestimmung der Belastung der Wirbelsäule wurden deshalb entsprechend erweiterte Modelle entwickelt.

Skelettstruktur

In Abb. 2 ist die Skelettstruktur des gegenwärtigen Modells („Der Dortmunder") dargestellt. Dabei wurden insbesondere die unteren Körperteile, durch deren Bewegung Trägheitseffekte auf den oberen Teilkörper (vgl. Abb. 1) übertragen werden können, in das Modell integriert. Die insgesamt 30 Körpersegmente wurden als starre Körper angenommen, die in insgesamt 27 punktförmigen Gelenken gelagert sind. Sämtliche Bandscheiben im Rumpfbereich (L5-S1 kaudal bis T3 – T4 kranial) sind im Modell als Gelenke ausgebildet, so daß sagittale und laterale Flexionen sowie Torsionen realitätsnah simuliert werden können. Bewegungen von Körper und Last können als Überlagerung von Rotationen der Segmente um das jeweils untere Gelenk aufgefaßt werden. Die während der Bewegung eingenommenen Körperhaltungen sind durch

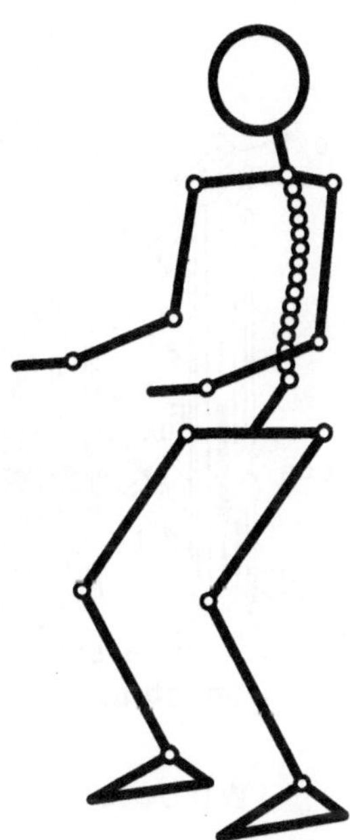

Abb. 2. Skelettstruktur des dreidimensionalen biomechanischen Modells mit 30 Segmenten und 27 Gelenken zur Simulation auch unsymmetrischer Körperhaltungen. (Aus Jäger et al. 1992)

die zu analysierende Tätigkeit festgelegt. Die mechanische Beschreibung der Segmente erfolgt durch Länge, Durchmesser, Gewicht, Schwerpunktlage und Trägheitsmoment, die Gestalt wurde zylindrisch angenommen.

Muskelstruktur

Die Modellerweiterung von einer zwei- auf die dreidimensionale Betrachtungsweise betrifft auch die Modellierung der Muskelstruktur, da in dem sagittalen Ansatz von Abb. 1 die Kompensation beidseits unterschiedlich belastender Momente nicht erfolgen kann. Dazu wurde die Wirkung von 4 Muskelpaaren im Modell berücksichtigt: Rückenmuskulatur (M. erector spinae), Schräge Bauchmuskulatur mit äußerem und innerem Anteil (M. obliquus externus abdominis, M. obliquus internus abdominis), Gerade Bauchmuskulatur (M. rectus abdominis). Dazu enthält Abb. 3 schematische Darstellungen der unteren Rumpfregion in dorsaler und lateraler Ansicht sowie der Draufsicht eines Horizontalschnitts in Höhe der präsakralen Bandscheibe. Die Ansicht von hinten verdeutlicht die bilaterale Annahme des M. erector spinae, der dem Verlauf der Krümmung der Wirbelsäule folgend angenommen wurde (vgl. Seitenansicht). Weiterhin ist die Schräggurtung der Bauchwand durch die Muskelzüge der schrägen Bauchmuskulatur dargestellt, die durch Verbindung von jeweils kontralateralen inneren und äußeren Anteilen gebildet werden. Die beiden Muskelstränge der Geraden Bauchmuskulatur, die als Antagonisten zur Rückenmuskulatur wirken (vgl. Seitenansicht), wurden aufgrund des kleinen Ursprungsareals am Beckenboden in einer Kraftresultierenden zusammengefaßt (vgl. Dorsalansicht).

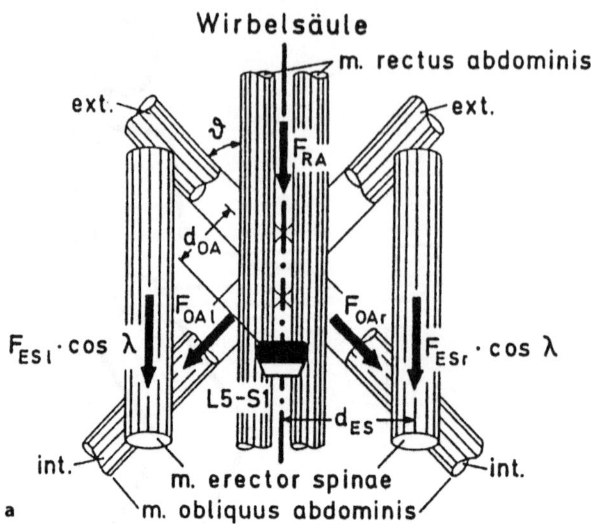

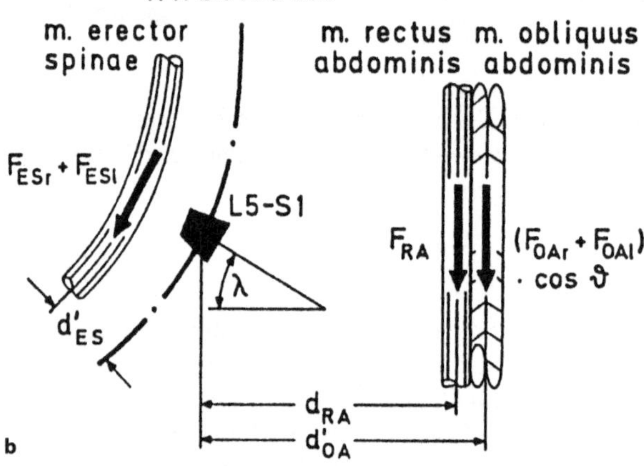

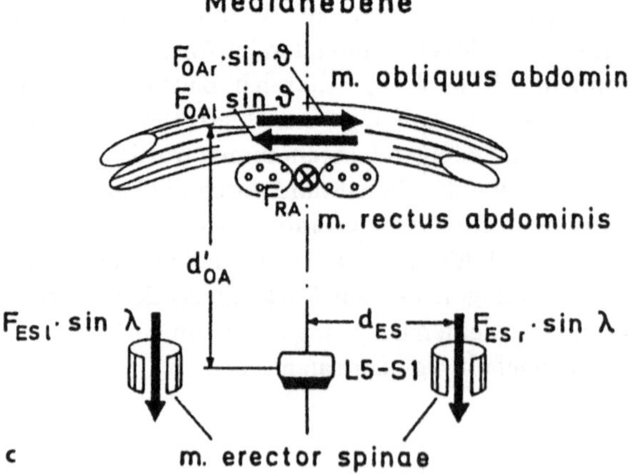

Abb. 3 a–c. Muskelstruktur des dreidimensionalen biomechanischen Modells in der Lumbalregion in der Ansicht von hinten (**a**), von rechts (**b**) und in der Draufsicht (**c**). (Nach Jäger et al. 1991). (*F* Kraftresultierende eines Muskels bzw. Muskelzugs, *d* Wirkabstand einer Kraftresultierenden von L5-S1; *ES, OA, RA* Indizes analog zu lateinischen Muskelnamen; *l, r* links, rechts; λ, *v* Winkel zu Raumachsen)

Modellanwendung

Mit Hilfe des biomechanischen Modells wurden zahlreiche Belastungsfälle des beruflichen Alltags hinsichtlich der Belastung der Wirbelsäule analysiert, beispielsweise bei Tätigkeiten von Müllwerkern oder Transportarbeitern, beim Handhaben von Getränkekästen oder bei Packtätigkeiten. Dabei wurde u. a. der Einfluß unterschiedlicher Lastgewichte und Ausführungsgeschwindigkeiten von Hebe- oder Umsetzvorgängen auf die Belastung der Wirbelsäule quantifiziert. Weiterhin wurde die Auswirkung verschiedener Hebetechniken untersucht, der Einfluß anthropometrischer Unterschiede analysiert sowie die Belastung an den verschiedenen lumbalen Bandscheiben untereinander verglichen.

Tätigkeitsbeschreibung

Als ein typisches Beispiel der Anwendung des biomechanischen Modells werden im folgenden Simulationen von Maurertätigkeiten vorgestellt. Dazu zeigt Abb. 4a schematische Darstellungen des Umsetzens von „Einhandsteinen", die in unterschiedlicher Höhe (90, 50, 10 cm) seitlich vom Körper aufgenommen werden. Die Vermauer-

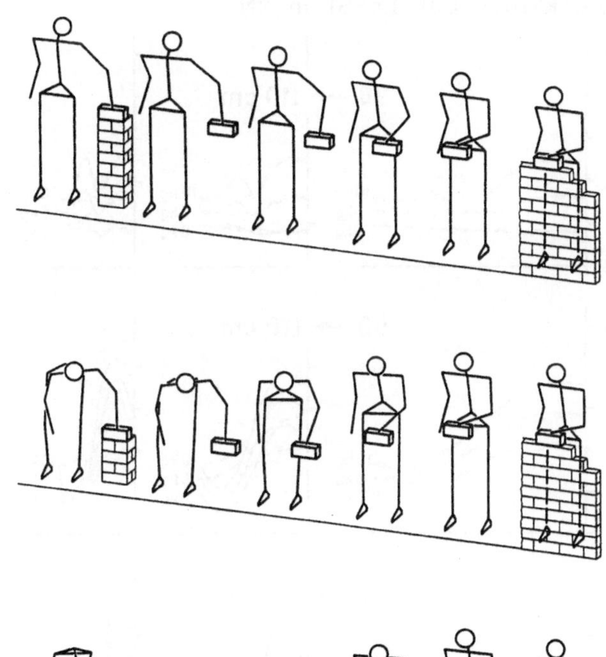

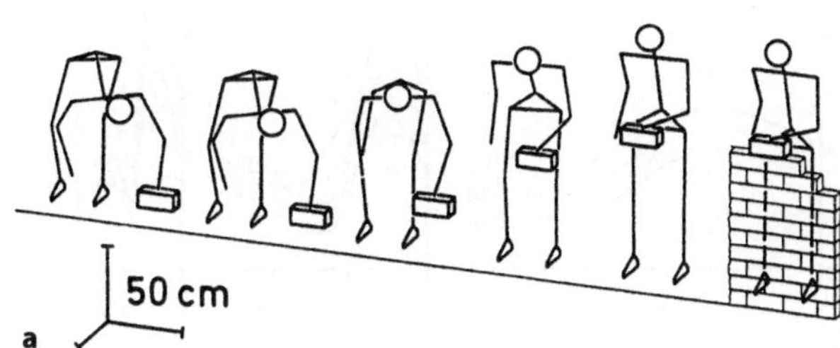

Abb. 4 a,b. Beispiel der Modellanwendung (nach Jäger et al. 1991): Schematische Darstellung des Umsetzens von „Einhandsteinen" bei verschiedenen Aufnahmehöhen (**a**) und entsprechend berechnete Verläufe der lumbosakralen Druckkraft für verschiedene Lastgewichte und Bewegungszeiten

stelle liegt jeweils mittig vor dem Körper in einer Höhe von 110 cm. Anhand der skizzierten Körperhaltungen wird deutlich, daß bei niedrigen Aufnahmepositionen der Rumpf gebeugt und zur Seite gewendet wird, während Greifpositionen in etwa Hüfthöhe Körperhaltungen mit aufrechtem Oberkörper ermöglichen. Die während einer Bewegung eingenommenen Körperhaltungen werden aus der Vorgabe der Segmentstellungen, relativ zu einem ortsfesten Koordinatensystem, am Anfang und am Ende sowie zu einem beliebigen Zeitpunkt dazwischen modelliert. Diese „Stützstellen" der Bewegung können Photos am Arbeitsplatz entnommen werden.

Bestimmung der Belastung

In Abb. 4b sind Ergebnisse biomechanischer Modellrechnungen für die in Abb. 4a skizzierten Umsetzvorgänge dargestellt. Als Kenngrößen der Belastung der Wirbelsäule werden in dem System „Der Dortmunder" die Momente und Kräfte sowie deren Komponenten bezüglich der Rumpf- und Bandscheibenebenen berechnet. Von diesen insgesamt 10 Belastungsindikatoren sind hier die Zeitverläufe für die Kompressionskräfte auf die Bandscheibe L5-S1 aufgetragen. Dabei wurden neben unterschiedli-

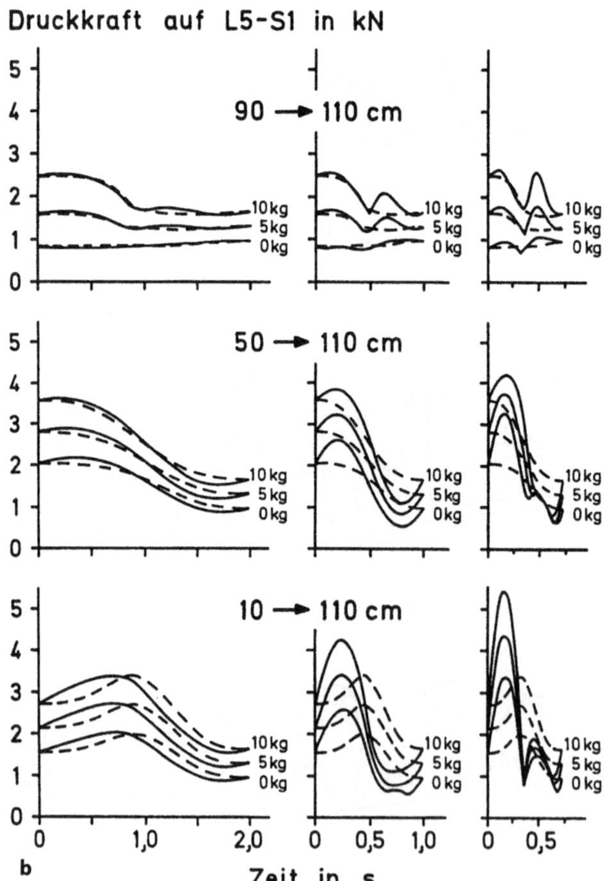

(**Abb. 4 b**) Annahmen für die Berechnungen: Körperhöhe 175 cm, Körpergewicht 75 kg, dorsaler Hebelarm der Rükkenmuskulatur 6,0 cm. (Nach Kumar 1988)

chen Aufnahmehöhen verschiedene Ausführungsgeschwindigkeiten vorausgesetzt. Aus Beobachtungen an Baustellen ergab sich, daß die Dauer einer solchen Umsetzbewegung weniger als 1 s bis zu einigen wenigen Sekunden betragen kann. Zur Verdeutlichung des Einflusses der Massenträgheit bei beschleunigten Bewegungen sind in Abb. 4 die Ergebnisse von „statischen" und „dynamischen Berechnungen" gegenübergestellt. Eine weitere Einflußgröße auf die Wirbelsäulenbelastung stellt das Lastgewicht dar, das entsprechend typischer Steingewichte in dem Bereich bis zu 10 kg gewählt wurde.

Die berechneten Druckkräfte zeigen, daß bei fast allen Kombinationen von Lastgewicht, Dauer der Bewegung und Aufnahmehöhe der Last die Belastung am Anfang des Umsetzvorgangs höher ist als am Ende der Bewegung. Dies ist auf die ungünstigeren Körperhaltungen mit zum Teil stark vorgebeugtem Oberkörper und relativ großen Hebelarmen der Last zurückzuführen. Der Vergleich unterschiedlicher Steingewichte zeigt, daß bei schwerer Last die Bandscheibenkompression höher ist als bei leichten Lasten. Beispielsweise kann bei langsamer Bewegung und hoher Aufnahmehöhe (2,0 s/90 cm: s. Abb. 4b, Diagramm links oben) das Handhaben eines 10-kg-Steins zu einer Verdreifachung der Werte relativ zur Körperbewegung ohne Last führen. Eine Erhöhung der Kompressionskräfte ergibt sich auch für niedrigere Werte der Lastaufnahmeposition und Bewegungsdauer. Insbesondere bei schnellen Bewegungen aus niedriger Höhe (0,7 s/10 cm: s. Abb. 4b, rechts unten) werden Kompressionskräfte im Bereich von bis zu 5,5 kN erreicht, während bei günstigeren Bedingungen (2,0 s/90 cm) Werte bis zu 2,6 kN angenommen werden. Die Vergleiche von statischen und dynamischen Druckkraftverläufen in Abb. 4 zeigen, daß die Maxima bei Berücksichtigung der Trägheitseffekte mit höheren Kompressionswerten verbunden sind als bei Vernachlässigung des Dynamikeinflusses. Dies wird bei niedrigen Aufnahmepositionen der Last und kurzer Bewegungsdauer besonders deutlich; in diesem Fall beträgt die Überhöhung der „dynamischen Zeitverläufe" über die entsprechenden statischen Kurven deutlich mehr als 50 % (Abb. 4b, rechts unten).

Beurteilung der Belastung

Die oben beschriebene Vorgehensweise ermöglicht es, verschiedene Tätigkeiten in Hinsicht auf die Belastung der Wirbelsäule untereinander zu vergleichen oder den Einfluß von Variablen wie Lastgewicht oder -position auf die Belastung zu quantifizieren. Aus solchen Modellrechnungen können jedoch keine Aussagen zur Gesundheitsgefährdung oder zum Schädigungsrisiko durch die Ausführung einer Tätigkeit abgeleitet werden. Entsprechend eines üblichen Verfahrens in der Mechanik, auftretende Belastungen an einer Struktur mit deren Belastbarkeit zu vergleichen, kann aber die berechnete Belastung der Wirbelsäule der Festigkeit von Bandscheiben und Wirbelkörpern gegenübergestellt werden.

Kompressionsfestigkeit der Lendenwirbelsäule

In mehreren in der Literatur verfügbaren Untersuchungen wurde die Kompressionsfestigkeit von Segmenten der Lendenwirbelsäule bestimmt. Insgesamt standen 607 Meßergebnisse aus 13 Publikationen zur Verfügung (zur Zusammensetzung der Kol-

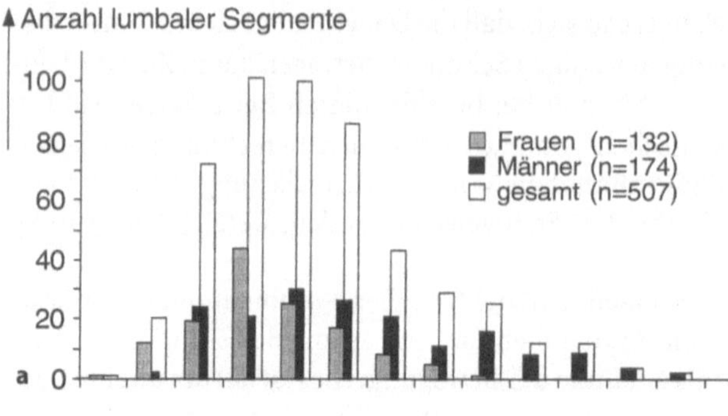

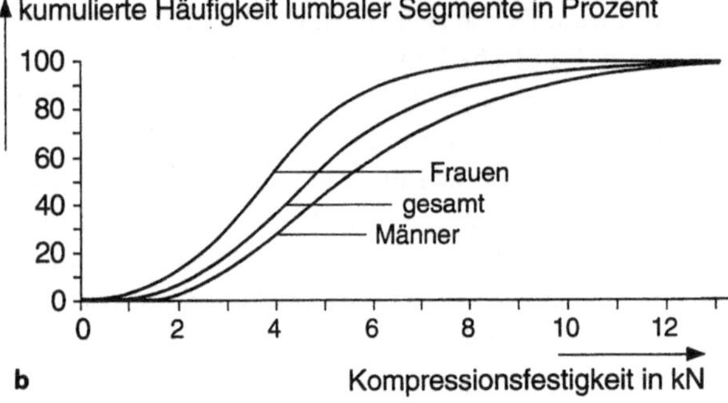

Abb. 5 a, b. Häufigkeitsverteilung (**a**) und kumulierte Häufigkeit (**b**) von Literaturbefunden zur Kompressionsfestigkeit lumbaler Segmente. (Nach Jäger u. Luttmann 1991)

lektive s. Jäger et al. 1991). Aus folgenden Gründen konnten jedoch nicht alle Werte für die weiteren Auswertungen verwendet werden: nicht vergleichbare Meßmethodik (z.B. zu hohe Verformungsgeschwindigkeit), Segmente der Brust- anstatt der Lendenwirbelsäule, zu geringe Abmessungen der Präparate (z.B. Proben aus selektiertem Kortexmaterial), zu geringes Alter der Personen, denen die Proben entnommen wurden (Kleinkinder).

Zur Beschreibung der für die Analysen verwendeten Festigkeitswerte sind in Abb. 5 Häufigkeitsverteilungen (Abb. 5a) sowie kumulierte Häufigkeiten (Abb. 5b) für verschiedene Kollektive dargestellt. Bei 306 der insgesamt 507 Proben war das Geschlecht der „Donoren" dokumentiert, so daß die Darstellungen in Abb. 5 sowohl für Segmente von Männern oder Frauen als auch geschlechtsunspezifisch erstellt werden konnten. Das Histogramm des Gesamtkollektivs verdeutlicht den großen Wertebereich der Einzelergebnisse: Die maximale Festigkeit beträgt 13 kN, die minimale 0,7 kN. Der Mittelwert beträgt 5,0 kN, die Standardabweichung 2,2 kN. Anhand der kumulierten Häufigkeit des Gesamtkollektivs läßt sich ersehen, daß etwa 80 % der Werte in dem Bereich zwischen 2 und 7 kN liegen.

Einflußgrößen der Festigkeit

Wie Abb. 5 zeigt, unterscheiden sich die Festigkeitswerte von Segmenten männlicher Personen von denen weiblicher Donoren in Hinsicht auf Breite und Lage der Verteilung. Etwa 95 % der Segmente von Männern weisen eine Festigkeit zwischen etwa 2 und 11 kN auf, der entsprechende Bereich für Frauen beträgt 1–7 kN. Mittelwert und Standardabweichung wurden zu 5,8 ± 2,6 kN (Männer) und 4,0 ± 1,5 kN (Frauen) berechnet.

Zur Erklärung der hohen Streuung der Meßergebnisse wurden Korrelationsrechnungen durchgeführt, bei denen in den jeweiligen Publikationen genannte Merkmale der Personen oder Segmente mit den Festigkeitswerten verknüpft wurden. Als wesentliche Einflußgrößen können die in Tabelle 1 aufgeführten Eigenschaften der Personen oder Segmente angesehen werden. Während „Alter der Person" und „Querschnittsfläche des lumbalen Segments" numerische Größen darstellen, bedürfen die Merkmale „Geschlecht", „lumbale Höhe" sowie „Struktur" einer numerischen Kodierung, um Korrelationsrechnungen durchführen zu können. Segmenten von Männern wurde der Wert „1", Segmenten von Frauen eine „0" zugeordnet. Die Variable „lumbale Höhe" beschreibt die Lage des Präparats innerhalb der Lendenwirbelsäule in kaudokranialer Richtung. Der Bandscheibe L5-S1 wurde der Wert „0" für die lumbale Höhe zugeordnet, L5-Wirbelkörper wurden mit „1" kodiert; die analoge Zuordnung führt schließlich zu dem Wert „10" für den thorakolumbalen Übergang T12-L1. Die Variable „Struktur" beschreibt den Unterschied zwischen Bandscheibe (Kode „0") und Wirbelkörper („1"). In Tabelle 1 verdeutlichen die unterschiedlichen Probenzahlen, daß die aufgeführten Einflußgrößen nicht in allen Publikationen dokumentiert wurden.

Aus den Analysen ergibt sich, daß die Kompressionsfestigkeit lumbaler Segmente mit dem Alter ab- sowie mit dem Segmentquerschnitt und der lumbalen Höhe zunimmt. Die Festigkeit von lumbalen Segmenten weiblicher Personen ist niedriger als die von männlichen, außerdem sind Wirbelkörper weniger „widerstandsfähig" als Bandscheiben. Die Werte des Korrelationskoeffizienten zeigen den stärksten Zusammenhang der Kompressionsfestigkeit mit dem Alter und Geschlecht der Donoren und den niedrigsten (hier aufgeführten) mit der Probenstruktur. Als weitere, jedoch aufgrund der unzureichenden Dokumentierung nicht quantifizierte Faktoren werden in der Literatur individuelle Merkmale (z.B. Beruf, Ernährung, Körpergewicht) oder auch Methodik-bedingte Einflußgrößen (z.B. Lagerungsart des Präparats, Dauer zwischen Sektion und Analyse) genannt.

Ableitung von Grenzwerten

Die Abhängigkeit der Kompressionsfestigkeit von Alter und Geschlecht ist in Abb. 6 dargestellt. Bei Annahme eines linearen Regressionsmodells ist die Abnahme der Festigkeit für Segmente von Männern annähernd doppelt so stark wie für Segmente von Frauen. Für das Kollektiv mit nicht spezifiziertem Geschlecht ergibt sich ein mittlerer Wert. Diese Zusammenhänge können für die Ableitung von maximalen lumbalen Belastungen bei Tätigkeiten des manuellen Lastentransports genutzt wer-

Tabelle 1. Zusammenhang zwischen der Kompressionsfestigkeit lumbaler Segmente und 5 Merkmalen von Personen oder Segmenten; Auswertung von Literaturbefunden

Merkmal	Anzahl der Präparate	Korrelationskoeffizient
Alter	342	−0,52
Geschlecht	306	0,39
Querschnittsfläche	297	0,29
Lumbale Höhe	468	−0,26
Struktur	468	−0,21

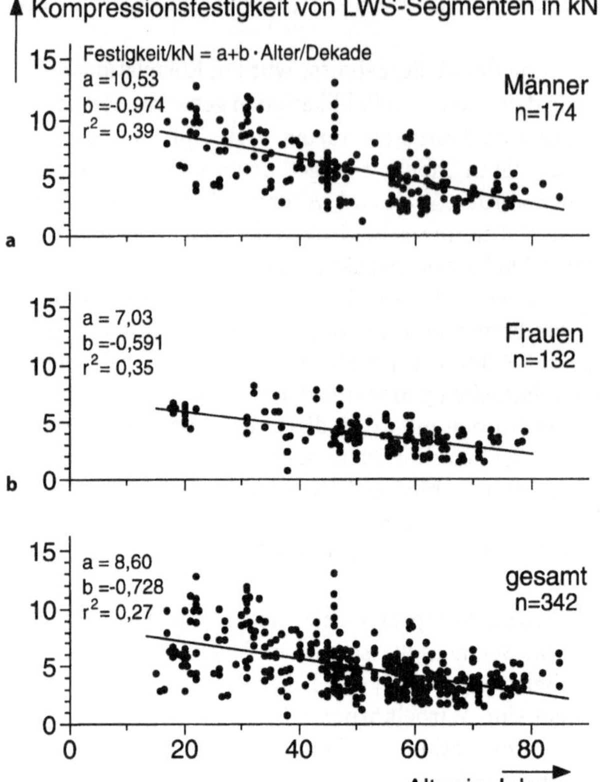

Abb. 6 a – c. Kompressionsfestigkeit lumbaler Segmente in Abhängigkeit von Alter und Geschlecht; Zusammenstellung und Auswertung von Literaturbefunden. (Aus Jäger et al. 1992)

den. Allerdings sollte dabei die Streuung der Kompressionsfestigkeit auch für bekanntes Geschlecht und Alter berücksichtigt werden. Demzufolge eignen sich Werte der Regressionsgeraden nicht als Grenzwerte, da dann die individuelle Festigkeit in (zu) vielen Fällen über- und das Schädigungsrisiko unterschätzt würde. Deshalb werden niedrigere Werte als maximale lumbale Kompressionsbelastung vorgeschlagen, die den Werten der Regressionsgeraden abzüglich der Standardabweichung des jeweiligen Kollektivs (Männer/Frauen) entsprechen. Bei diesem Vorgehen ergeben sich die in Tabelle 2 aufgeführten alters- und geschlechtsabhängigen Empfehlungen.

Alter	Frauen	Männer
20 Jahre	4,4 kN	6,0 kN
30 Jahre	3,8 kN	5,0 kN
40 Jahre	3,2 kN	4,0 kN
50 Jahre	2,6 kN	3,0 kN
≥ 60 Jahre	2,0 kN	2,0 kN

Tabelle 2. Empfohlene Grenzwerte der lumbalen Kompression beim Handhaben von Lasten in Abhängigkeit von Alter und Geschlecht

Diskussion

Ergebnisse

Der Vergleich von Belastungen beim Handhaben von Lasten mit der Belastbarkeit der Lendenwirbelsäule zeigt, daß die auftretenden Belastungen in der gleichen Größenordnung liegen können wie die Kompressionsfestigkeit lumbaler Segmente. Für das Beispiel des Vermauerns von Einhandsteinen mit einem Gewicht bis zu 10 kg (s. Abb. 4) wurden Kompressionskräfte bis zu 5,5 kN berechnet, dieser Wert ist annähernd so hoch wie der Maximalwert der in Tabelle 2 vorgeschlagenen Empfehlungen zur maximalen Kompression von lumbalen Wirbelkörpern und Bandscheiben (6 kN für 20jährige männliche Erwachsene). Der niedrigste Wert von 2 kN, empfohlen für 60jährige und ältere Personen, wird lediglich bei „günstiger" Aufnahmehöhe des Steins, die Körperhaltungen mit aufrechtem Oberkörper ermöglichen, und Lastgewichten bis etwa 7 kg nicht überschritten. Dies bedeutet, daß nicht sämtliche in Abb. 4 beschriebenen Umsetzbewegungen als risikolos eingeschätzt werden sollten, insbesondere nicht für Personen, bei denen nach den oben beschriebenen Auswertungen mit einer niedrigen „lumbalen Leistungsfähigkeit" gerechnet werden muß. „ungünstige Tätigkeitsbedingungen", wie in diesem Beispiel niedrige Aufnahmehöhen, hohe Lastgewichte und/oder hohe Bewegungsgeschwindigkeiten, stellen ein nicht erforderliches erhöhtes Schädigungsrisiko dar. Durch geeignete Planung von Arbeitsplatz und Arbeitsablauf können übermäßige Gesundheitsgefährdungen vermieden werden.

Methodik

Beschränkungen von Modellbildungen

Bei der Interpretation von Ergebnissen biomechanischer Modellrechnungen sollte bedacht werden, daß in Modellen lediglich die wesentlichen Gesetzmäßigkeiten der zu analysierenden Tätigkeit und die grundlegenden Zusammenhänge innerhalb des menschlichen Körpers beschrieben werden können. Die Entwicklung eines Modells erfordert zahlreiche Vereinfachungen anatomischer Bedingungen sowie Einschränkungen bei der Berücksichtigung individueller Eigenschaften. Beispielsweise wurde auf anthropometrische Unterschiede bei den vorgestellten Ergebnissen zum Mauern nicht eingegangen. Weiterhin wird im Skelettmodell von punktförmigen Gelenken ausgegangen, obwohl die Rotationen in den Gelenken von Translationsbewegungen überlagert werden. Das ohnehin beschränkte Muskelmodell der Lumbalregion geht bei der Beschreibung der Wirkung der Muskulatur von Kraftresultierenden aus, obwohl die Muskelaktivierung über dessen gesamten Querschnitt erfolgt. Bei der Simulation von Bewegungen werden zur Schätzung der dynamischen Einflüsse prinzipielle Zeitverläufe vorausgesetzt, die experimentell lediglich bei Armflexionen ermittelt (Slote u. Stone 1963) und im Modell auf alle Körpersegmente übertragen wurden. Individuelle Bewegungsmuster blieben demzufolge hier unberücksichtigt. Die stützende Wirkung des Bauchrauminnendrucks wurde bei sagittalen Hebeaufgaben bestimmt (Morris et al. 1961) und dennoch auf die unsymmetrischen Belastungsfälle beim einhändigen Umsetzen von Steinen angewendet. Trotz dieser an einer kleinen Auswahl erläuterten Beschränkungen von Simulationen kann das in dieser Arbeit vorgestellte biomechanische Modell als eines der umfangreichen und einfach zu handhabenden Modelle zur Analyse von Lastenmanipulationen gelten (Delle-mann et al. 1992).

Kritik des Beurteilungskriteriums

Bei der Ableilung von Grenzwerten zur Beurteilung von Lastenmanipulationen wur-den Untersuchungen zur Kompressionsfestigkeit von Segmenten der Lendenwirbel-säule herangezogen. Dabei ist zu bedenken, daß beim Handhaben von Lasten ver-schiedenartige Belastungen wie Flexions- und Torsionsmomente sowie Scherkräfte in Überlagerung mit Kompressionen von Wirbelkörpern und Bandscheiben auftre-ten. Diese Beschränkung ist darauf zurückzuführen, daß die Strukturfestigkeit in den meisten Untersuchungen hinsichtlich Kompression und nur in Einzelfällen in bezug auf die anderen Belastungsarten ermittelt wurde. Weiterhin ist zu bedenken, daß die Festigkeitswerte an isoliertem Leichenmaterial bestimmt wurden, so daß die Über-tragbarkeit auf den menschlichen Organismus in Frage gestellt werden könnte; die direkte Messung der In-vivo-Festigkeit ist jedoch unmöglich.

Schlußfolgerungen

Mit Hilfe biomechanischer Modelle läßt sich die Belastung der Wirbelsäule beim Handhaben von Lasten bestimmen. Dabei wird die Aussagekraft der Ergebnisse ent-scheidend vom Modellansatz geprägt: Bei Bewegungen von Körper und Last sollten die Einflüsse der Massenträgheit berücksichtigt werden, asymmetrische Belastungen bedingen dreidimensionale Modelle. Das in dieser Arbeit vorgestellte System „Der Dortmunder" erlaubt die Analyse räumlicher dynamischer Lastenmanipulationen und ermöglicht Hinweise zur Beurteilung der Belastung der Wirbelsäule anhand der Strukturfestigkeit von Wirbelsäulensegmenten. Aus der Auswertung entspechender Literaturbefunde wurden Empfehlungen zu alters- und geschlechtsabhängigen Grenzwerten der lumbalen Belastung abgeleitet. Demzufolge können Tätigkeiten mit zu hohen Belastungen selektiert und im Sinne der Prävention in Zukunft vermieden werden.

Literatur

Andersson GBJ, Örtengren R, Nachemson A (1977) Intradiskal pressure, intra-abdominal pressure and myoelectric back muscle activity related to posture and loading. Clin Orthop Relat Res 129: 156–164
Chaffin DB (1969) A computerized biomechanical model – development of and use in gross body acti-ons. J Biomech 2: 429–441
Dellemann NJ, Drost MR, Huson A (1992) Value of biomechanical macromodels as suitable tools for the prevention of work-related low back problems. Clin Biomech 7: 138–148
Jäger M, Luttmann A, Laurig W (1991) Lumbar load during one-handed bricklaying. Int J Indust Ergo-nomics 8: 261–277
Jäger M, Luttmann A (1991) Compressive strength of lumbar spine elements related to age, gender, and other influencing factors. In: Anderson PA, Hobart DJ, Danoff JV (eds) Electromyographical Kinesio-logy. Elsevier, Amsterdam, pp 291–294
Jäger M, Luttmann A, Laurig W (1992) Ein computergestütztes Werkzeug zur biomechanischen Analyse der Belastung der Wirbelsäule bei Lastenmanipulationen: „Der Dortmunder". Med Orth Tech 112: 305–313
Kumar S (1988) Moment arms of spinal musculature determined from CT scans. Clin Biomech 3: 137–144

Morris JM, Lucas DB, Bresler B (1961) Role of the trunk in stability of the spine. J Bone Joint Surg (Am) 43: 327–351
Nachemson A (1959) Measurement of intradiscal pressure. Acta Orthop Scand 28: 268–289
Slote L, Stone G (1963) Biomechanical power generated by forearm flexion. Hum Factors 5: 443–452

Messung, Modellierung und Simulation von Bauarbeitertätigkeiten*

G. Deuretzbacher und U. Rehder

Orthopädische Klinik, Klinische Biomechanik und Zentrum Biomechanik/UKE, Universitäts-Krankenhaus Eppendorf, Butenfeld 30, D-22529 Hamburg

Einleitung und Problemstellung

Seit 1991 läuft an der Orthopädischen Universitätsklinik in Hamburg-Eppendorf ein wissenschaftliches Projekt zur Erforschung berufsbedingter Verschleißerkrankungen bei Bauarbeitern. Es handelt sich um eine interdisziplinäre Längsschnittuntersuchung, die insgesamt 5½ Jahre dauern soll, und in deren Verlauf bisher 571 Maurer, Zimmerleute und Maler untersucht wurden.

Im ersten Untersuchungsabschnitt (Abb. 1) erfolgt eine epidemiologische Befragung zur Berufsvergangenheit und eine ausführliche orthopädische Untersuchung, die mögliche Risikofaktoren aufdecken soll.

Gleichzeitig werden bei einigen ausgewählten Bauarbeitern arbeitswissenschaftliche Feldstudien durchgeführt, die über Arbeitssituationen, die den Bewegungsapparat besonders belasten, Aufschluß geben sollen. In diesem Zusammenhang erfolgt auch eine Klassifizierung und Häufigkeitsanalyse der Tätigkeiten.

Auf die arbeitswissenschaftlichen Untersuchungen folgt eine biomechanische

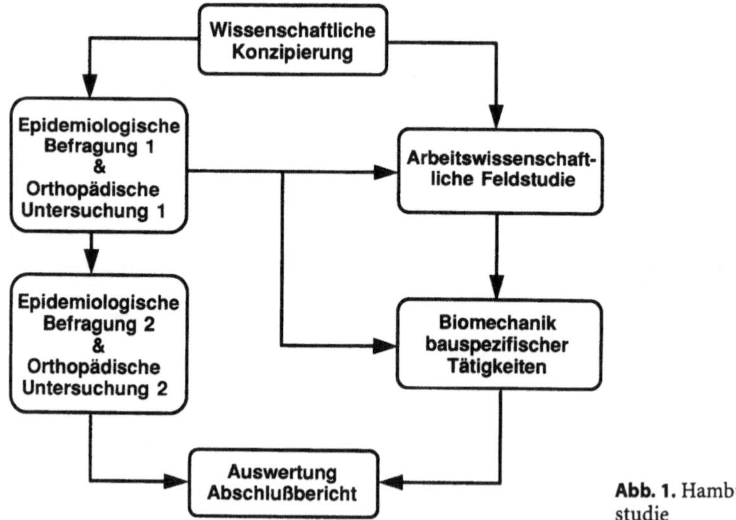

Abb. 1. Hamburger Bauarbeiterstudie

* Das dieser Publikation zugrundeliegende Forschungsvorhaben wurde mit Mitteln des Bundesministers für Forschung und Technologie unter dem Förderkennzeichen 01 HG 019/1 gefördert.

Hefte zu „Der Unfallchirurg", Heft 261
E. Schneider (Hrsg.), Biomechanik des
menschlichen Bewegungsapparates
© Springer-Verlag Berlin Heidelberg 1997

Feinanalyse bauspezifischer Tätigkeiten. Ziel dieses Untersuchungsabschnittes ist die Quantifizierung der Beanspruchung des Bewegungsapparates bei ausgewählten belastenden Tätigkeiten der Bauberufe. Hierüber soll in diesem Beitrag detailliert berichtet werden.

Messung bauspezifischer Tätigkeiten

Die Vermessung arbeitsspezifischer Bewegungsabläufe verlangt einen sehr hohen Aufwand an Vorbereitung und Auswertung, wodurch man gezwungen ist, sich auf wenige typische Bewegungssequenzen zu beschränken.

Die Auswahl der Sequenzen erfolgt nach Kriterien, die sich aus eingehenden orthopädischen, epidemiologischen und arbeitswissenschaftlichen Analysen ergeben. Einige der Kriterien sind z. B.

- die orthopädische Risikobewertung (extreme Haltungen, anatomische Schwachstellen im Bewegungsapparat)
- berufsgruppenbezogene Häufigkeitsanalyse muskuloskelettaler Erkrankungen
- die Häufigkeit und Dauer der Bewegungssequenz

Die Bewegungssequenzen werden im Labor mehrfach wiederholt, wobei in Echtzeit 3D-Bewegungsspuren anthropometrischer Punkte, Bodenreaktionskräfte und elektromyographische Ableitungen (EMG) interessierender Muskelgruppen gemessen werden.

Die erhobenen Daten dienen nach geeigneter Signalverarbeitung, zusammen mit den vorher gemessenen anthropometrischen Parametern der Probanden, als Grundlage für

- vergleichende kinematische Untersuchungen (Suche nach protektiven Bewegungsmustern), und für
- invers dynamische Modellrechnungen (Berechnung des zeitlichen Verlaufes der Gelenkreaktionskräfte).

Die in unserem Labor verwendete Hardware ist im wesentlichen eine gut ausgebaute Variante des von der Firma Oxford-Metrics entwickelten Bewegungsanalysesystems VICON (Abb. 2). Es ermöglicht die Echtzeitmessung von

- 3D Bewegungsspuren,
- Bodenreaktionskräften und
- Oberflächen-EMG.

Durch die Integration der Vorverstärker in die Elektroden zeichnet sich die von uns verwendete EMG-Einrichtung durch eine hohe Robustheit aus.

Das Echtzeitdatenmanagement der Analog- und Bilddaten findet in der Etherbox statt, die mit einer VAX 3100, einer SUN-Workstation und einem PC über Ethernet gekoppelt ist.

Die exakte Planung von Versuchen im Routinebetrieb setzt sehr genaue Kenntnisse der zur Verfügung stehenden Hardware voraus. Wir haben aus diesem Grunde eine Vielzahl von Experimenten durchgeführt, die in ihrer Komplexität mit den später durchzuführenden Versuchen im Rahmen des Projektes vergleichbar sind.

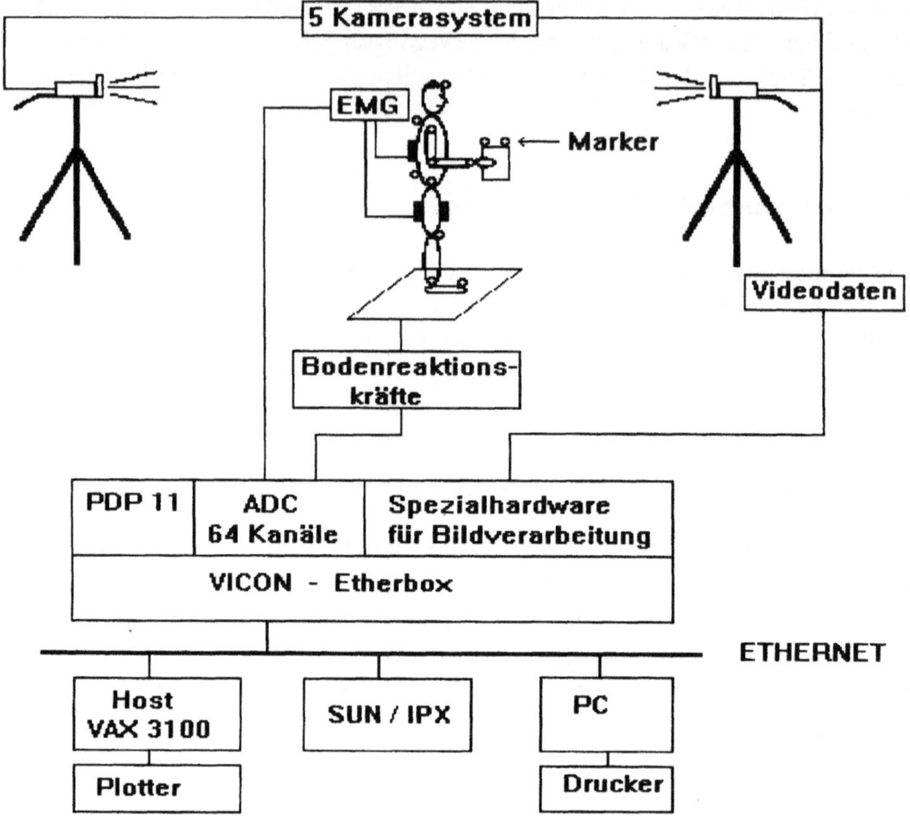

Abb. 2. Hardwarekonfiguration des Bewegungsanalysesystems

Folgende Aspekte wurden in diesem Zusammenhang einer genaueren Analyse unterzogen:

– Auswahl geeigneter anthropometrischer Punkte für die Markerpositionierung sowie die Schaffung geeigneter Hilfskonstruktionen für die indirekte Markierung
– Untersuchung von Genauigkeitsverlusten, die durch Hautverschiebungen und Schwingungen verursacht werden
– Untersuchungen zur Reproduzierbarkeit der EMG-Signale zum Zweck einer EMG/-Kraft-Kalibrierung

Die dabei erzielten Resultate trugen einerseits wesentlich zur Verbesserung der Experimentier- und Auswertetechnik bei, und zum anderen lieferten sie erste Aussagen über die zu erwartende Genauigkeit und die Grenzen unserer technischen Ausrüstung.

Einer der ersten Versuche „Aufheben und Ablegen eines Steines" galt der Optimierung der Markerzahl und Kamerapositionierung beim Mauern sowie der Abschätzung der durchschnittlichen Auswertungszeit für eine Messung (Abb. 3 und 4).

Abbildung 3 zeigt eine sog. „Stick-Darstellung", in der die Marker durch Geraden miteinander verbunden sind. Die zeitlich-räumliche Bewegung wurde in einem Plot

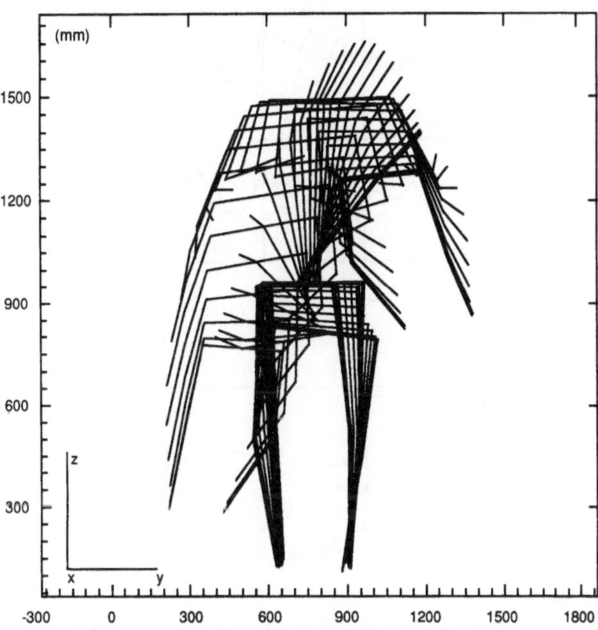

Abb. 3. Stick-Darstellung

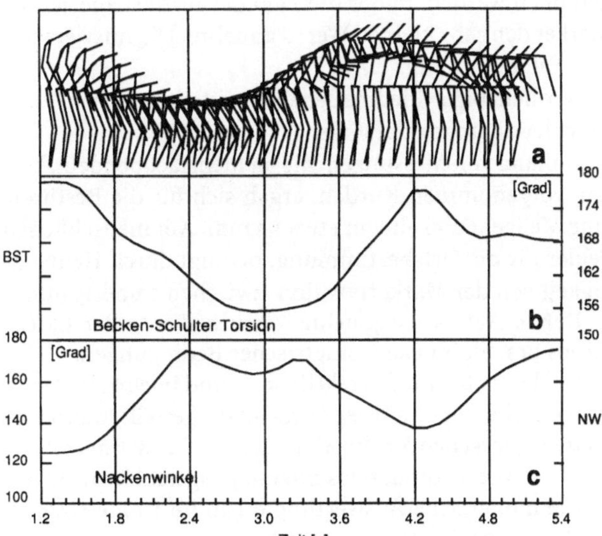

Abb. 4 a–c. Aufheben und
Ablegen eines Steines. **a** Zeitlicher Ablauf der Bewegung,
b, c Becken-Schulter-Torsion
(*BST*) und Nackenwinkel (*NW*),
c Einsatz des Kopfes als Steuer-
und Schwungelement der Bewegung

superponiert. Die insgesamt 15 Marker sind einzeln bezeichnet und lassen sich anatomischen Punkten zuordnen. Mit Hilfe derartiger Plots kann man gut den Raumbedarf während einer bestimmten Tätigkeit vermessen.

Abbildung 4a zeigt den zeitlichen Ablauf der Bewegung. In Abb. 4b, c wurden die
Becken-Schulter-Torsion (BST) und der Nackenwinkel (NW) dargestellt; in Abb. 4c
der Einsatz des Kopfes als Steuer- und Schwungelement der Bewegung.

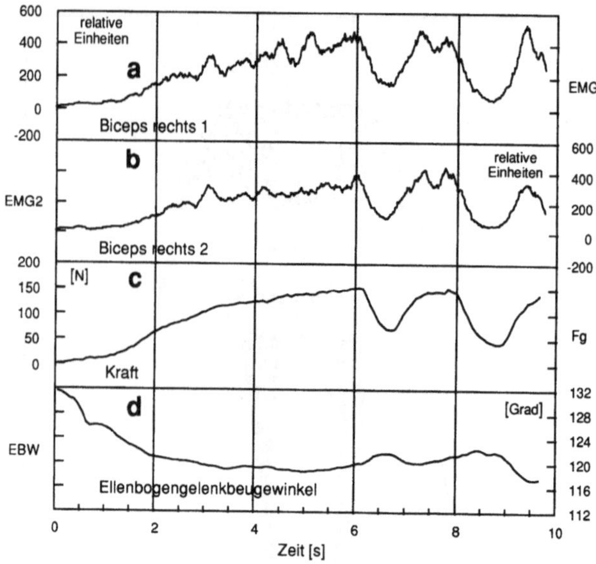

Abb. 5 a–d. EMG-Kraft-Kalibrierung des M. biceps brachii. **a, b** Rektifiziertes und integriertes Oberflächen-EMG an 2 verschiedenen Stellen des M. biceps brachii (*EMG 1, EMG 2*), **c** mit der Kistler-Platte gemessener Kraftverlauf (*Fg*), **d** zeitlicher Verlauf des Ellenbogengelenkbeugewinkels

Durch kontinuierliche Variation der Kamerapositionen konnte eine Anordnung gefunden werden, in der die Zahl der rekonstruierten Bewegungsspursegmente pro Marker den sehr kleinen Wert 2 annahm. Die Auswertungszeit pro Versuch lag in diesem Fall bei 30 min.

Für beliebige Gliedmaßenabschnitte lassen sich Winkel, Geschwindigkeiten und Beschleunigungen darstellen.

Anhand von Messungen, die an Mehrfachpendeln, bestehend aus starren Segmenten, vorgenommen wurden, ergab sich für die Bestimmung von Markerpositionen eine Meßgenauigkeit von etwa 1,5 mm. Am menschlichen Körper gemessen liegt der Fehler für die Ortsbestimmung, bedingt durch Hautverschiebungen und in Abhängigkeit von der Markerposition, zwischen 5 und 15 mm.

Der in Abb. 5 dargestellte Versuch diente der EMG/-Kraft-Kalibrierung des M. biceps brachii im Fall isometrischer Bedingungen.

In Abb. 5a,b wird das rektifizierte und integrierte Oberflächen-EMG an 2 verschiedenen Stellen des M. biceps brachii dargestellt, während Abb. 5c den mit der Kistler-Platte gemessenen Kraftverlauf darstellt. Zur Kontrolle der Isometrie wurde in Abb. 5d der zeitliche Verlauf des Ellenbogengelenkbeugewinkels gemessen.

Die numerische Auswertung ergab im isometrischen Fall einen relativen Fehler des Kalibrierfaktors von 15–20 %.

Die Verwaltung und Weiterverarbeitung der bei unseren Untersuchungen anfallenden Daten ist in Abb. 6 schematisch dargestellt.

Nach erfolgter Messung werden die Daten in geeigneter Weise einer Signalverarbeitung unterzogen. Dazu gehören die Gleichrichtung und Integration der Oberflächen-EMG, eine adaptive Splineapproximation der Bewegungsspuren sowie eine schnelle Fourier-Transformation der RAW-EMG. Des weiteren findet in diesem Schritt das Preprocessing für die nachfolgende inverse Dynamik statt.

Modellkonstruktion und Versuchsführung werden iterativ aufeinander abgestimmt.

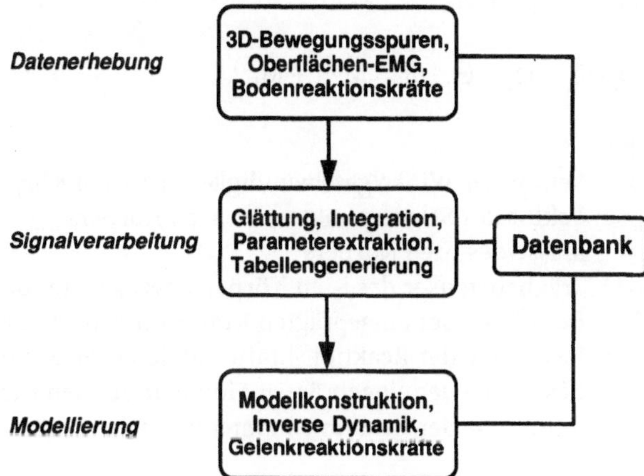

Abb. 6. Datenmanagement

Simulation und Modellierung

Für die Lösung unserer biomechanisch-arbeitsmedizinischen Problemstellungen haben wir zunächst ein 21-Gelenkmodell [3, 4, 6, 8] ins Auge gefaßt (Abb. 7). Auf der Basis dieses Modelles sollen mit Hilfe der inversen Dynamik (in der Technik auch Kinetostatik genannt) Gelenkreaktionskräfte und Momente bestimmt werden.

Die mathematische Formulierung dieses Modells führt auf die Bewegungsgleichungen eines Systems starrer Körper, die über Gelenke miteinander verkoppelt sind.

Ausgehend von der Newtonschen Dynamik und unter Nutzung des d'Alembertschen Prinzips kann man diese Gleichungen in der nachfolgenden übersichtlichen Form darstellen.

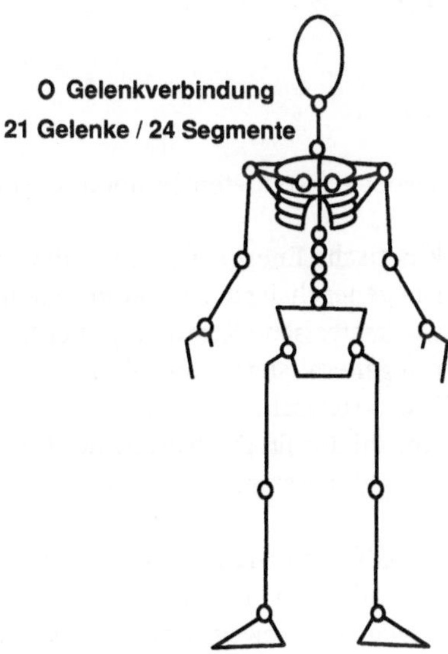

Abb. 7. Simulation des Skelettapparates

$$m_i \ddot{\vec{r}}_{S\,i} = \vec{F}_i^{(e)} + \vec{F}_i^{(r)}, \tag{1}$$

$$\Theta_i \cdot \dot{\vec{\omega}}_i + \vec{\omega}_i \times \Theta_i \cdot \vec{\omega}_i = \vec{M}_i^{(e)} + \vec{M}_i^{(r)}, \tag{2}$$

wobei

$\vec{\omega}_i =$ Vektor der Winkelgeschwindigkeit des i-ten Körpers

$\vec{r}_{S\,i} =$ Vektor des Schwerpunktes des i-ten Körpers

$m_i =$ Masse des i-ten Körpers

$\Theta_i =$ Trägheitstensor des i-ten Körpers, bezogen auf dessen Schwerpunkt

$\vec{F}_i^{(e)} =$ Resultante der eingeprägten Kräfte auf den i-ten Körper

$\vec{F}_i^{(r)} =$ Resultante der Reaktionskräfte auf den i-ten Körper

$\vec{M}_i^{(r)} =$ Resultante der eingeprägten Momente auf den i-ten Körper

$\vec{M}_i^{(e)} =$ Resultante der Reaktionsmomente auf den i-ten Körper

Gleichung (1) ist hierbei der Schwerpunktsatz und Gl. (2) der Momentensatz für den i-ten starren Körper. Für die Gesamtkraft und das Gesamtmoment des i-ten starren Körpers wurde eine Aufspaltung in eingeprägte Kräfte und Reaktionskräfte sowie eingeprägte Momente und Reaktionsmomente vorgenommen.

Die zweite und gebräuchlichere Formulierung der Bewegungsgleichungen eines Systems starrer Körper basiert auf der Lagrangeschen Dynamik [5, 9, 10]. Setzt man voraus, daß die kartesischen Kraftkomponenten kein Potential besitzen, dann kann man in diesem Fall die Bewegungsgleichungen wie folgt darstellen:

$$\frac{d}{dt}\frac{\delta T}{\delta \dot{q}_i} - \frac{\delta T}{\delta q_i} = Q_i, \tag{4}$$

wobei

$$Q_i = \sum_{j=1}^{3n} X_j \frac{\delta x_i}{\delta q_j} \tag{5}$$

mit

$$i = 1,2,...,f \tag{6}$$

Die hierbei verwendeten Symbole sind wie folgt definiert:

T = kinetische Energie des Gesamtsystems

Q_i = i-te generalisierte Kraftkomponente

X_i = i-te kartesische Kraftkomponente

q_i = i-te generalisierte Koordinate

x_i = i-te kartesische Koordinate

f = Anzahl der Freiheitsgrade des Gesamtsystems

n = Anzahl der starren Körper $\tag{7}$

Im Normalfall mechanischer Problemstellungen gilt es, aus bekannten eingeprägten Kräften und Momenten sowie vorgegebenen Anfangsbedingungen den raum-zeitlichen Verlauf der Bewegung eines Systems zu bestimmen. Die von uns zu lösende Auf-

gabe (inverse Dynamik) ist genau umgekehrt. Das heißt, aus dem gemessenen raum-
zeitlichen Bewegungsverlauf des Systems starrer Körper sind die Reaktionskräfte
und -momente an jedem Körper (Teilsegment) zu berechnen.

Die Reaktionskräfte und -momente geben Aufschluß über die gegenseitige Beanspruchung der Körpersegmente während der Bewegung. Sie hängen neben der ske-
lettalen Modellgeometrie auch von den Ansatzarealen ligamentärer und muskulärer
Strukturen am Skelett ab.

Die Bestimmung aller an einem Körpersegment angreifenden Muskelkräfte sowie
Reaktionskräfte und -momente ist mit Hilfe obiger Bewegungsgleichungen i.allg.
nicht eindeutig lösbar, da man in den meisten Fällen wesentlich mehr Unbekannte als
Gleichungen (6 skalare Gleichungen pro Körpersegment) zur Verfügung hat [7]. Man
ist daher auch auf die Ausnutzung solcher Signale, wie z. B. Oberflächen-EMG, angewiesen, die sich insbesondere im dynamischen Fall durch eine schlechte Reproduzierbarkeit auszeichnen [1, 2].

Für die Modellierung und Simulation der bauspezifischen Tätigkeiten verwenden
wir den in der Technik weit verbreiteten Mechaniksimulator Applied Motion. Dieser
Simulator zeichnet sich durch eine sehr einfache Nutzeroberfläche aus. Man kann mit
ihm sowohl Statik, Dynamik als auch inverse Dynamik (Kinetostatik) betreiben. Er
enthält sowohl einen expliziten als auch einen impliziten Integrator. Es besteht die
Parametrisierbarkeit von Körperdimensionen, Kräften, Massen und Trägheitsmo-
menten. Meßdaten können als ASCII-Tabellen eingegeben werden. Der Import und
Export von Modelldaten kann im DXF, IGES und anderen gebräuchlichen Formaten
erfolgen. In Abb. 8 sind die wichtigsten Leistungsmerkmale dieses Simulators zusammengefaßt.

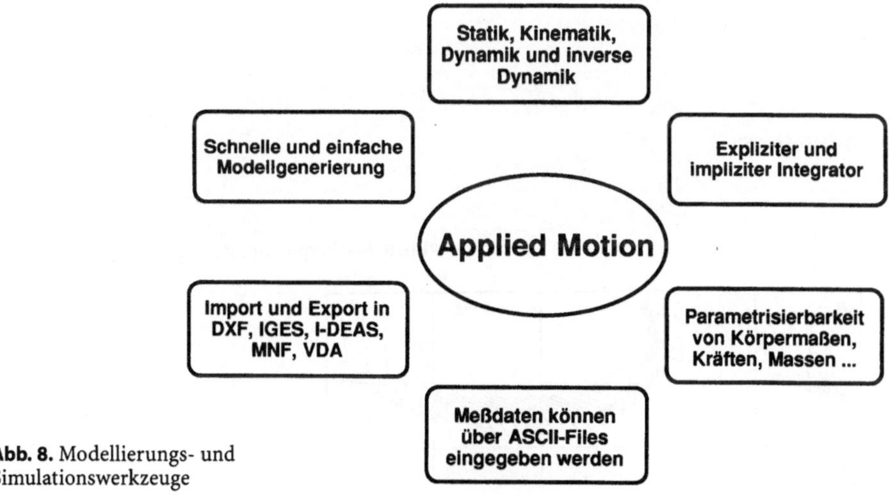

Abb. 8. Modellierungs- und
Simulationswerkzeuge

Modellierung einer Armbewegung mit Last

In einer ersten Anwendung von Applied Motion wurde eine Armbewegung mit Last untersucht (3DF Stein, Gewicht = 80 N). Abbildung 9 zeigt die Plazierung der Marker am Arm, die bei der Datenerhebung angewendet wurde.

Das Schultergelenk wurde als Kugelgelenk und das Ellenbogengelenk als Scharniergelenk behandelt. Die Mitbewegung der Schulter in allen 3 Translationsfreiheitsgraden konnte über ein sog. Free Joint berücksichtigt werden.

In Abb. 10a ist der gemessene Bewegungsablauf der Armbewegung zu erkennen. In Abb. 10b der zeitliche Verlauf des Ellenbogenbeugewinkels. Man kann leicht überprüfen, daß es sich um eine sehr langsame Bewegung handelt.

In Abb. 11 ist schließlich die mechanische Umsetzung des vereinfachten Armmodelles zu erkennen.

Im Groundpoint ist das Modell an den Koordinatenursprung des Laborsystems angeschlossen. Man erkennt die lokalen Koordinatensysteme des Ober- und Unterarmsegmentes, die Gelenkachsen und die durch Schraubenlinien gekennzeichneten Driver. Als Driver bezeichnet man ASCII-Tabellen, die die gemessenen Daten enthalten. Die y-Achsen der beiden lokalen Koordinatensysteme sind parallel zur Achse des

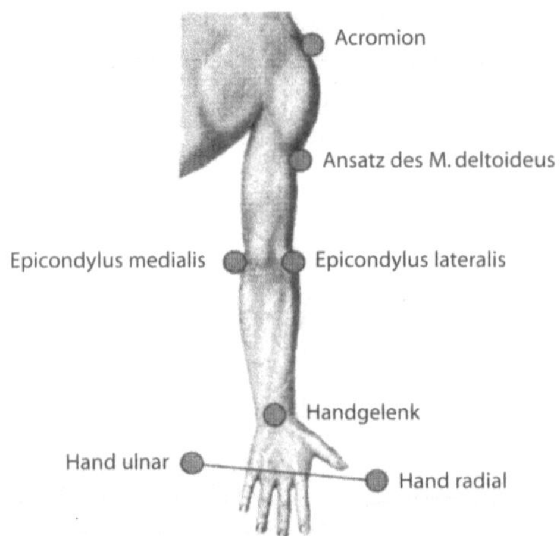

Abb. 9. Markerpositionierung

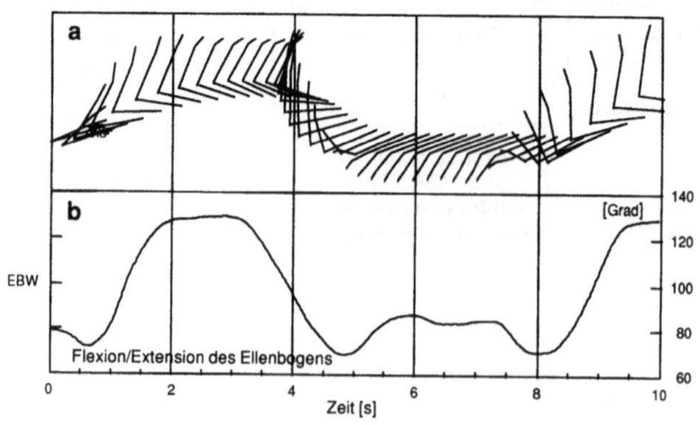

Abb. 10. a Gemessener Verlauf der Armbewegung, **b** zeitlicher Verlauf des Ellenbogenbeugewinkels (*EBW*)

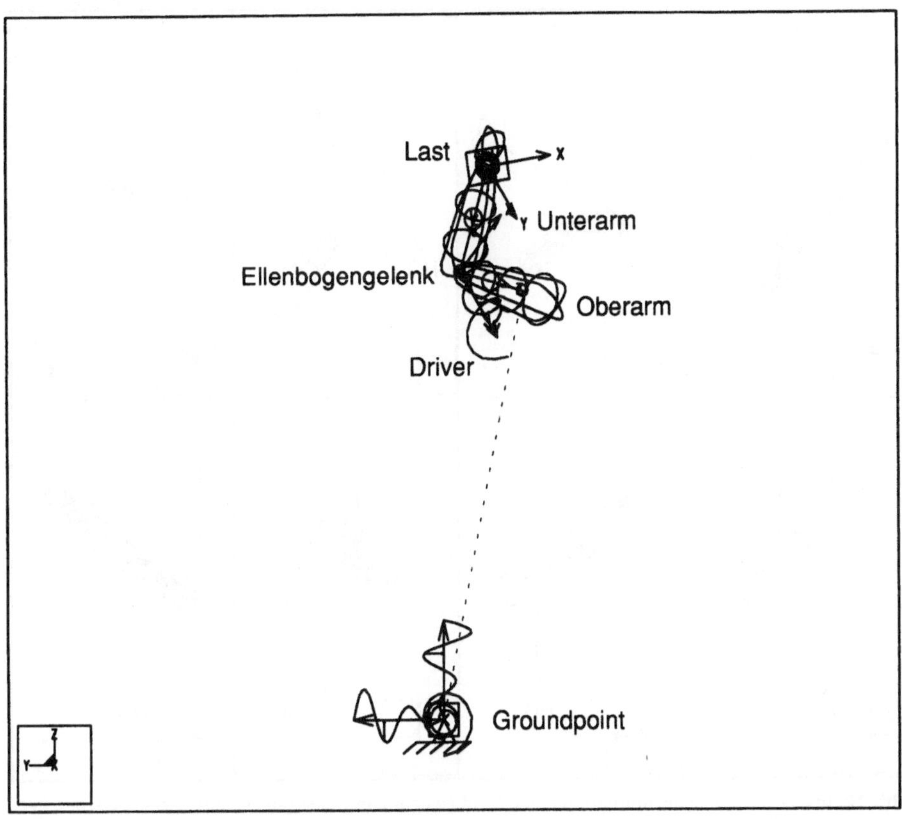

Abb. 11. Simulation einer Armbewegung mit Last (80 N)

Ellenbogengelenkes, während die z-Achsen jeweils mit der Längsachse des Ober- und Unterarmes zusammenfallen. Bei der Berechnung der Trägheitsmomente und Schwerpunkte sind wir von einer konischen homogenen Massenverteilung ausgegangen. Die Masse des Oberarmes wurde hierbei mit 2,0 kg und die des Unterarmes mit 1,5 kg angenommen. Die manipulierte Last hatte ein Gewicht von 80 N und ist damit etwa mit einem 3DF-Stein vergleichbar.

Die Abb. 12 zeigt das Armmodell unter verschiedenen Perspektiven.

Für die gemessene Armbewegung mit Last wurden, basierend auf dem hier vorgestellten Modell, die Reaktionskräfte und -momente im Ellenbogengelenk berechnet. Die x-, y- und z-Komponenten dieser Größen beziehen sich dabei auf das lokale Koordinatensystem des Oberarmes.

Das Reaktionsmoment My (Abb. 13) wird im wesentlichen durch den M. biceps brachii, M. brachialis, M. brachioradialis und den M. triceps brachii hervorgerufen, da es direkt auf die Gelenkachse des Humeroulnargelenkes wirkt. Mx und Mz (Abb. 13) stehen senkrecht zu dieser Gelenkachse und sind daher ein Maß für die Biegebelastung des Gelenkes. Die Reaktionskräfte Fx, Fy, Fz (Abb. 14) charakterisieren die Druck- und Zugbelastung des Ellenbogengelenks.

Anhand der gemessenen Daten (Abb. 10) ist zu erwarten, daß während der gesamten Bewegung im wesentlichen die Armbeuger aktiv sind. Dies äußert sich

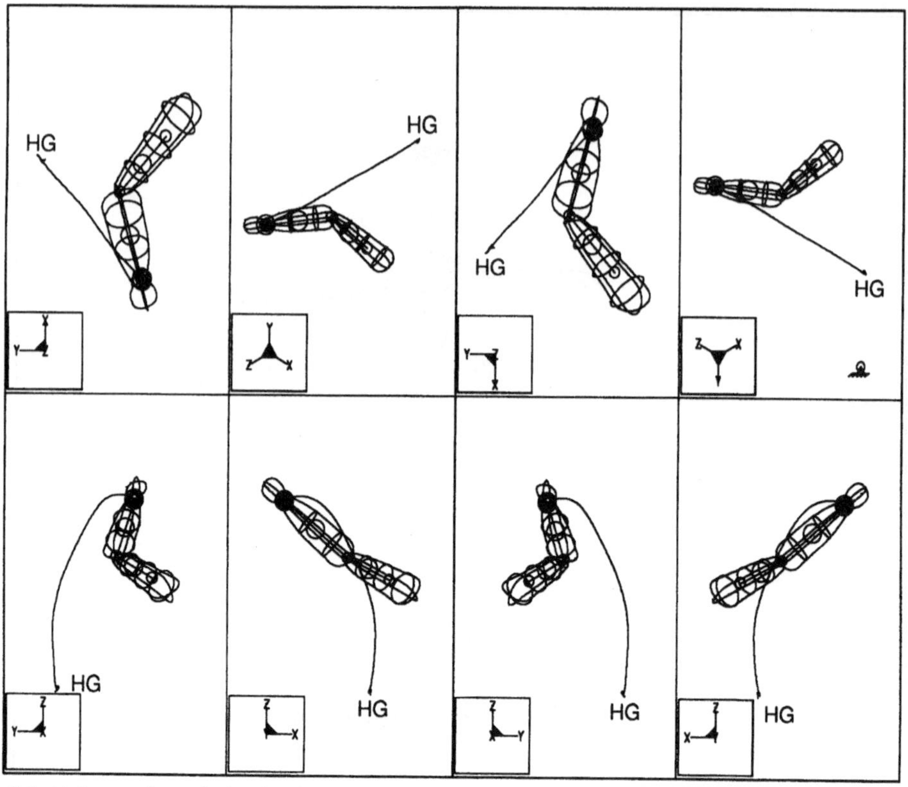

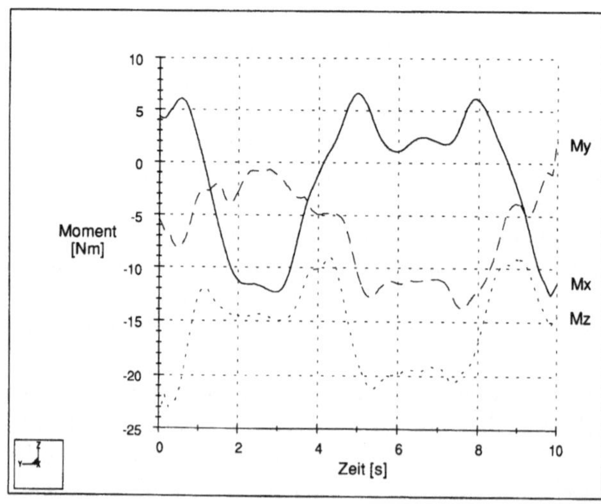

Abb. 12. Invers-dynamische Simulation einer Armbewegung mit Last (80 N) unter verschiedenen Perspektiven (*HG* Bewegungsspur des Handgelenkes)

Abb. 13. Die Komponenten des Reaktionsmoments am Ellenbogengelenk bei einer Armbewegung mit Last (80 N). My ist parallel zur Achse des Humeroulnargelenks

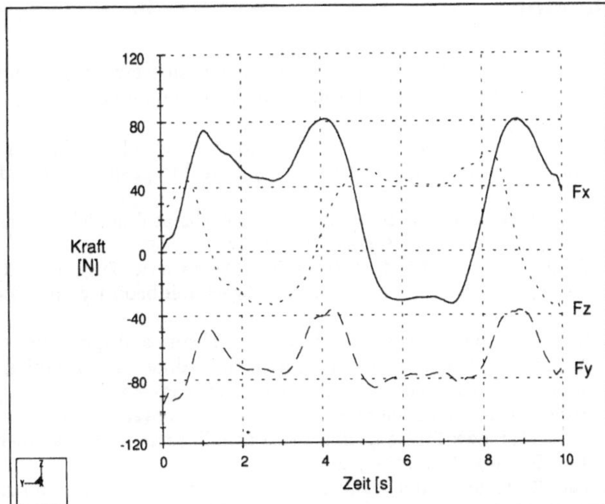

Abb. 14. Die Komponenten der Reaktionskraft am Ellenbogengelenk bei einer Armbewegung mit Last (80 N). Fy ist parallel zur Achse des Humeroulnargelenks

darin, daß die berechneten Werte von My (Abb. 13) durchgängig negativ sind. Auch der Wechsel zwischen Druck und Zug in Richtung der Längsachse des Oberarmes (Abb. 14, Fz) korreliert sehr gut mit den experimentellen Daten. Der maximale Betrag der Reaktionskräfte liegt bei 100 N und ist damit größer als die Summe aus den Gewichten des Unterarmes und der Last.

Schlußbemerkung

Das hier vorgestellte Armmodell zeigt die Durchgängigkeit unserer Konzeption von der Datenerhebung über die Modellierung bis zur Simulation.

Mit der dabei vorgestellten Laborausstattung in Hard- und Software haben wir ein Instrumentarium, das es gestattet, die muskuloskelettale Belastung von Bauarbeitern zu objektivieren.

Zusammenfassung

Der im Rahmen der Hamburger Bauarbeiter-Studie gewählte methodische Ansatz zur biomechanischen Analyse von Arbeitssituationen basiert auf der optischen Vermessung von Bewegungsabläufen und invers dynamischen Modellrechnungen zur Bestimmung der Belastung des Muskel-Skelett-Systems. Die Bewegungsdaten werden mit dem 3D-Bewegungsanalysesystem VICON gemessen und mit Hilfe adaptiver Splineapproximation einer Signalverarbeitung unterzogen. Die Modellentwicklung und Simulation erfolgt auf der Basis eines Mechaniksimulators, der in der Biomechanik bisher noch nicht verwendet wurde. Am Beispiel eines Armmodelles wird die Tragfähigkeit unserer Konzeption nachgewiesen.

Literatur

1. Andersson GBJ, Örtengren R, Nachemson A, Elfström G (1974) Lumbar disc pressure and myoelectric back muscle activity during sitting. I. Studies on an experimental chair. Scand J Rehabil Med 6: 104–114
2. Andersson GBJ, Örtengren R, Nachemson A (1977) Intradiskal pressure, intraabdominal pressure and myoelectric back muscle activity related to posture and loading. Clin Orthop Relat Res 129: 156–164
3. Chaffin DB (1969) A computerized biomechanical model – development of and use in studying gross body actions. J Biomech 2: 249–441
4. Deuretzbacher G, Rehder U (1995) Ein CAE-basierter Zugang zur dynamischen Ganzkörpermodellierung – Die Kräfte in der lumbalen Wirbelsäule beim asymmetrischen Heben. Biomed Technik 40 (4): 93–98
5. Kane TR, Levinson DA (1985) Dynamics: Theory and applications. McGraw-Hill, New York
6. Marras WS, Sommerich CM (1991) A three-dimensional motion model of loads on the lumbar spine: I. Model structure. Hum Factors 33 (2): 123–137
7. Miller DI (1979) Modelling in biomechanics: an overview. Med Sci Sports 11 (2): 115–122
8. Nolte LP, Pingel TH (1991) Ein ebenes nichtlineares Modell der menschlichen Wirbelsäule. Biomed Tech Berlin 36 (12): 298–304
9. Paul RP (1981) Robot manipulators: Mathematics, programming, and control. MIT Press, Cambridge, MA
10. Walker WM, Orin DE (1981) Efficient dynamic computer simulation of robot mechanism, vol 9. JACC Proc., 16–19 June, 1981, Charlottesville, VA

Sachverzeichnis

(Die Seitenzahlen verweisen auf den Beginn des jeweiligen Beitrags, in dem das Thema behandelt wird)

Springer
und
Umwelt

Als internationaler wissenschaftlicher
Verlag sind wir uns unserer besonderen
Verpflichtung der Umwelt gegenüber
bewußt und beziehen umweltorientierte
Grundsätze in Unternehmens-
entscheidungen mit ein. Von unseren
Geschäftspartnern (Druckereien,
Papierfabriken, Verpackungsherstellern
usw.) verlangen wir, daß sie sowohl
beim Herstellungsprozess selbst als
auch beim Einsatz der zur Verwendung
kommenden Materialien ökologische
Gesichtspunkte berücksichtigen.
Das für dieses Buch verwendete Papier
ist aus chlorfrei bzw. chlorarm
hergestelltem Zellstoff gefertigt und im
pH-Wert neutral.

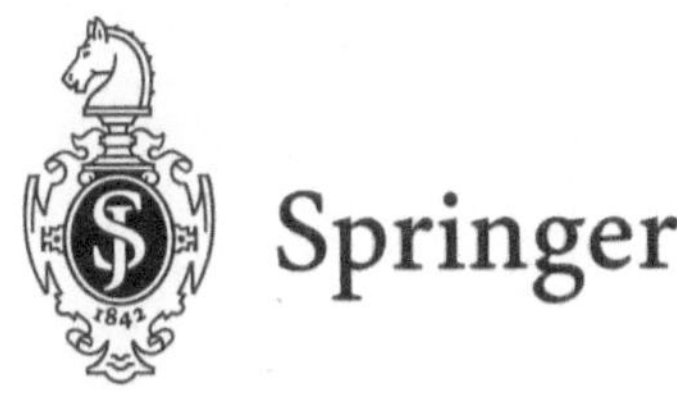

Springer